精神性疾病常见症状与治疗

主编 王 宁 卢怀云 毕玉娟 姜翠梅
郭 娟 谢颂世 付 琳

黑龙江科学技术出版社

图书在版编目(CIP)数据

精神性疾病常见症状与治疗 / 王宁等主编. -- 哈尔滨：黑龙江科学技术出版社，2022.8

ISBN 978-7-5719-1604-6

Ⅰ．①精… Ⅱ．①王… Ⅲ．①精神病－诊疗 Ⅳ．①R749

中国版本图书馆CIP数据核字（2022）第158635号

精神性疾病常见症状与治疗

JINGSHENXING JIBING CHANGJIAN ZHENGZHUANG YU ZHILIAO

主　　编　王　宁　卢怀云　毕玉娟　姜翠梅　郭　娟　谢颂世　付　琳
责任编辑　陈兆红
封面设计　宗　宁
出　　版　黑龙江科学技术出版社
地址：哈尔滨市南岗区公安街70-2号　邮编：150007
电话：（0451）53642106　传真：（0451）53642143
网址：www.lkcbs.cn
发　　行　全国新华书店
印　　刷　山东麦德森文化传媒有限公司
开　　本　787 mm×1092 mm　1/16
印　　张　27
字　　数　682千字
版　　次　2022年8月第1版
印　　次　2023年1月第1次印刷
书　　号　ISBN 978-7-5719-1604-6
定　　价　208.00元

编委会

◎ 主　编

王　宁　卢怀云　毕玉娟　姜翠梅

郭　娟　谢颂世　付　琳

◎ 副主编

王　兴　李先扬　尹文卅　耿德泉

赵永宽　徐　华

◎ 编　委（按姓氏笔画排序）

王　宁（聊城市退役军人医院）

王　兴（枣庄市薛城区人民医院）

尹文卅（云南省精神病医院）

卢怀云（山东省精神卫生中心）

付　琳（菏泽市第三人民医院）

毕玉娟（沂源县精神卫生中心）

李　蕊（云南省精神病医院）

李万洋（云南省精神病医院）

李先扬（湖北省宜昌市精神卫生中心）

李识昆（云南省精神病医院）

周致今（云南省精神病医院）

赵永宽（济宁众和医院）

姜翠梅（菏泽市第三人民医院）

耿德泉（潍坊市精神卫生中心）

徐　华（枣庄市精神卫生中心）

郭　娟（菏泽市第三人民医院）

谢颂世（菏泽市第三人民医院）

前言 foreword

21世纪的到来，使我国精神医学的发展走进了一个新时代。现代精神医学在理论上涉及自然科学、心理科学和社会科学的若干分支，其学科概念、服务及研究对象均有了新的变化；另外，新型精神药物的出现，以及人们对精神性疾病预防的重视，使精神障碍患者的预后大为改观。这都让我们意识到，只有更加深入地了解各种社会、心理因素对人体健康和疾病作用的影响，提升各类精神性疾病的诊疗水平，才能帮助更多人恢复和保持身心的健康状态，提高人们的生活质量。然而，市面上尚缺乏一本既包含精神性疾病诊疗新技术、新方案，又能总结精神性疾病既往诊疗经验的图书，来指导、规范广大精神科医务人员的工作。为此，我们特邀请一批拥有丰富临床经验的精神病学专家编写了这本《精神性疾病常见症状与治疗》，希望能够帮助各位读者进一步梳理对精神性疾病的诊疗思路。

本书内容编写力求更新、更精、更深，首先介绍了精神性疾病的病因、症状、诊疗流程和心理治疗方法；然后以循证医学为基础，细致讲解了精神分裂症、抑郁障碍、双相情感障碍等各种精神性疾病的临床表现、辅助检查及诊疗方案，强调了个体化治疗的重要性；最后加入了精神性疾病的护理和心理卫生等知识，使整体内容更为完善。本书兼具科学性、先进性、启发性和实用性，且注重培养医务人员的自学能力、解决问题能力、与患者的协调沟通能力，适合广大精神科医务人员及精神医学专业学生参考阅读。

由于精神病学是一门正在发展和壮大的学科，但编者的理论知识和实践经验有限，加之编写时间仓促，书中难免存在不足之处，敬请广大读者批评指正。

《精神性疾病常见症状与治疗》编委会

2022年5月

目录 contents

第一章　精神性疾病的病因……(1)
第一节　生物学因素……(1)
第二节　心理学因素……(2)
第三节　社会学因素……(4)
第二章　精神性疾病的症状……(5)
第一节　感知障碍……(5)
第二节　注意障碍……(8)
第三节　意识障碍……(9)
第四节　记忆障碍……(11)
第五节　情感障碍……(12)
第六节　思维障碍……(15)
第七节　意志障碍……(20)
第八节　动作及行为障碍……(20)
第三章　精神性疾病的诊疗流程……(24)
第一节　与患者的沟通……(24)
第二节　病史采集……(27)
第三节　病情检查……(30)
第四节　诊断原则与思路……(37)
第五节　住院病历记录……(39)
第四章　精神性疾病的心理治疗方法……(43)
第一节　支持性心理治疗……(43)
第二节　家庭治疗……(46)
第三节　认知治疗……(51)
第四节　行为治疗……(56)
第五节　森田疗法……(61)

第五章　精神分裂症及相关障碍 …………………………………………… (68)
第一节　精神分裂症 …………………………………………………………… (68)
第二节　持久妄想性障碍 ……………………………………………………… (86)
第三节　急性而短暂的精神病性障碍 ………………………………………… (90)
第四节　分裂情感性障碍 ……………………………………………………… (93)
第五节　感应性精神病 ………………………………………………………… (96)
第六章　焦虑障碍 ……………………………………………………………… (99)
第一节　惊恐障碍 ……………………………………………………………… (99)
第二节　分离焦虑障碍………………………………………………………… (102)
第三节　社交焦虑障碍………………………………………………………… (105)
第四节　广泛性焦虑障碍……………………………………………………… (108)
第五节　特定恐惧症…………………………………………………………… (112)
第七章　抑郁障碍……………………………………………………………… (116)
第一节　抑郁障碍的病因和发病机制………………………………………… (116)
第二节　抑郁障碍的临床表现与分型………………………………………… (121)
第三节　抑郁障碍的诊断和鉴别诊断………………………………………… (124)
第四节　抑郁障碍的治疗……………………………………………………… (126)
第八章　双相情感障碍………………………………………………………… (129)
第一节　双相情感障碍的病因和发病机制…………………………………… (129)
第二节　双相情感障碍的临床表现和类别…………………………………… (134)
第三节　双相情感障碍的诊断和鉴别诊断…………………………………… (139)
第四节　双相情感障碍的治疗………………………………………………… (144)
第九章　强迫障碍……………………………………………………………… (156)
第一节　强迫障碍的概述……………………………………………………… (156)
第二节　强迫障碍的临床表现………………………………………………… (165)
第三节　强迫障碍的诊断与评估……………………………………………… (167)
第四节　强迫障碍的药物治疗………………………………………………… (174)
第五节　强迫障碍的心理治疗………………………………………………… (177)
第十章　人格障碍……………………………………………………………… (185)
第一节　人格障碍的概述……………………………………………………… (185)
第二节　人格障碍的病因……………………………………………………… (188)
第三节　人格障碍的特征……………………………………………………… (191)

第四节　人格障碍的诊断与鉴别诊断……………………………………………………（198）
第五节　人格障碍的治疗…………………………………………………………………（201）
第十一章　躯体形式障碍…………………………………………………………………（205）
第一节　躯体形式障碍的概述……………………………………………………………（205）
第二节　躯体形式障碍的临床表现………………………………………………………（211）
第三节　躯体形式障碍的诊断与评估……………………………………………………（217）
第四节　躯体形式障碍的治疗……………………………………………………………（221）
第十二章　心理生理障碍…………………………………………………………………（225）
第一节　进食障碍…………………………………………………………………………（225）
第二节　排泄障碍…………………………………………………………………………（231）
第三节　睡眠障碍…………………………………………………………………………（234）
第十三章　精神性疾病的护理……………………………………………………………（259）
第一节　基本护理技能……………………………………………………………………（259）
第二节　神经衰弱的护理…………………………………………………………………（277）
第三节　恐惧症的护理……………………………………………………………………（280）
第四节　焦虑症的护理……………………………………………………………………（283）
第五节　强迫症的护理……………………………………………………………………（286）
第六节　癔症的护理………………………………………………………………………（289）
第七节　精神分裂症的护理………………………………………………………………（294）
第八节　抑郁障碍的护理…………………………………………………………………（307）
第九节　双相情感障碍的护理……………………………………………………………（315）
第十节　品行障碍的护理…………………………………………………………………（323）
第十一节　抽动障碍的护理………………………………………………………………（327）
第十二节　注意缺陷多动障碍的护理……………………………………………………（333）
第十三节　应激相关障碍的护理…………………………………………………………（338）
第十四章　心理护理………………………………………………………………………（347）
第一节　临床心理护理的要素……………………………………………………………（347）
第二节　临床心理护理的相关技术………………………………………………………（350）
第三节　临床心理护理的实施……………………………………………………………（359）
第四节　临床心理护理的应用研究………………………………………………………（364）
第十五章　心理卫生………………………………………………………………………（370）
第一节　概述………………………………………………………………………………（370）

第二节　儿童期心理卫生…………………………………………………………………………（373）
第三节　青少年期心理卫生………………………………………………………………………（384）
第四节　青年期心理卫生…………………………………………………………………………（394）
第五节　中年期心理卫生…………………………………………………………………………（398）
第六节　老年期心理卫生…………………………………………………………………………（402）
第七节　群体心理卫生……………………………………………………………………………（406）
第八节　社区心理卫生……………………………………………………………………………（410）
第九节　心理保健…………………………………………………………………………………（412）
参考文献…………………………………………………………………………………………（419）

第一章

精神性疾病的病因

第一节　生物学因素

我们可以借助既往病史、家族史、药物使用情况、物质滥用史、实验室资料、相关的影像学资料、相关的神经病学资料评估主要影响精神健康的生物学因素。了解到精神障碍的发病与遗传、感染、躯体疾病、创伤、营养不良、毒物等因素有关。首先，从生物学因素的分析资料中判断精神障碍是否是由躯体疾病或者脑器质性疾病所致，如果有躯体疾病或脑器质性疾病，那么通过病史、体格检查或者实验室检查可能发现某些器质性的依据，从而有利于作出正确的判断；根据性别、年龄因素考虑患者的诊断和鉴别诊断，如焦虑症、抑郁症，女性发病率高于男性，70%～80%的精神分裂症患者是在35岁之前发病，60岁以后发病的患者首先要排除脑器质性疾病症状。根据症状的筛查进行鉴别诊断，幻视常见于脑器质性疾病，因此，对于幻视的患者要考虑脑器质疾病的可能。物质滥用虽然也可能出现幻觉和妄想等精神病性症状，但是病前社会功能、情感和行为的相对正常的表现都提示需要了解是否有物质滥用的情况。

一、遗传因素

家族成员的精神障碍史，可作为诊断的重要参考依据。因为家系调查的结果发现精神分裂症、双相障碍、孤独症、儿童多动症、焦虑症、抑郁症、神经性厌食症、阿尔茨海默病等都具有明显的家族聚集性。如精神分裂症同卵双生子同病率接近50%，即具有相同基因的双生子中的一个患精神分裂症时，另一个患精神分裂症的概率可能是50%。这提醒我们遗传在精神分裂症发病中起了重要的作用，也说明遗传因素尽管可能不能改变，通过环境因素的调控却可能达到预防精神分裂症的目的。另外，千万要消除有遗传倾向，精神障碍就一定会发生的误解。阳性家族史只是说明与没有家族史相比，患病的风险性增加了。即使有较高的遗传度，是否发病还与环境因素有关。而有遗传家族史是预示患者预后较差的指标。

精神障碍是复杂疾病，是多个基因相互作用，使患病风险性增加，加上环境因素的作用，从而导致了疾病的发生。不能用单基因遗传来解释精神障碍的发病，单个基因所起作用可能是微小的，是多个基因和环境因素的相互作用，决定了某一个体是否患病。环境因素可能会影响基因的表达，从而使个体不断进化来适应社会、创造社会。这种经过环境的影响而能够适应环境的良好素质的建立也是会遗传的，从这个层面上来说，表观遗传对于提高心理承受能力、减少精神障碍的发生有重要意义。

二、中枢神经系统的感染、创伤、躯体疾病、营养不良、毒性物质等

在未满18岁中枢神经系统发育成熟之前出现中枢神经系统感染、创伤、躯体疾病、营养不良、毒性物质侵害等，可能会导致精神发育迟滞；这类影响因素也可能通过影响个体早期的神经系统发育，导致成年以后精神障碍的发生。例如，精神分裂症的神经发育障碍假说认为这些因素影响了神经系统的正常发育，导致在青少年后期或青年早期出现明显的精神分裂症的表现。这些因素还可能会引起明显的脑器质性的改变，从而使个体立即出现明显的精神异常，如脑器质性因素所致精神障碍、躯体疾病所致精神障碍、精神活性物质所致精神障碍。这些精神障碍在临床各科并不少见，应特别引起关注。例如，梅毒螺旋体是最早记载的能导致精神损害的病原体，麻痹性痴呆就是由梅毒螺旋体侵犯大脑引起的一种晚期梅毒的临床表现，以神经麻痹、进行性痴呆及人格障碍为特点，近年来有发病增多的趋势，因此，在临床上应予关注。人类免疫缺陷病毒（HIV）也被证实能产生进行性的认知行为损害，从而出现精神异常。通常病史、体格检查和实验室检查都可能得到某些确切的依据。但这些病因往往容易被忽视，从而被误诊或者漏诊。

可能会导致大脑缺血、缺氧、代谢异常的躯体疾病如肺心病、冠心病、肝肾衰竭等均可引发躯体疾病所致的精神障碍。其主要的临床表现以意识障碍为主，并且精神症状与躯体疾病的发生有时间上的联系，精神症状也随躯体疾病的变化而变化。一氧化碳、莨菪碱等中毒也可引发明显的精神症状，但是应有确切的依据支持诊断。类固醇类药物也可能会引起某些精神异常，在年轻人当中这类药物引起抑郁症的可能性较大，因此要严防自杀行为；但是在老年人当中这类药物导致意识障碍为多见，要加以注意。同样，药物导致的精神障碍不仅两者有时间上的联系，而且也会随着药物的减少而精神症状会减轻。

酒、大麻、海洛因、可卡因等精神活性物质引起的精神障碍越来越常见，危害也越来越大，且隐匿不易发现，应引起医务人员的高度重视。本书中专门有一章节来阐述这方面的问题。

（谢颂世）

第二节 心理学因素

应激性生活事件可能会引发精神分裂症、抑郁症、焦虑症或者创伤后应激障碍，但是有些人经历应激性生活事件后并不会患任何精神障碍。应激性生活事件是否会导致精神障碍不仅与应激性生活事件的强度，与潜在的心理易感性有关，还与当事人的应付方式有关。潜在的心理易感性除与遗传等生物性因素有关外，还与从小的生长环境、父母的养育方式等因素有关。研究发现儿童期创伤可能会影响大脑的发育，从而导致在成年期出现精神异常。因此减少儿童期虐待对于减少潜在的精神障碍的生物易感性有重要意义。

一、应激性生活事件

应激性生活事件通常是指生活中某些事件会引起个体精神过度紧张和感到难于应付而造成

心理压力。应激性生活事件与精神障碍的关系可看成一个致病谱，一端是直接的致病作用，如某些强烈的精神应激如地震、火灾、战争、被强奸、被抢劫、亲人突然死亡等可能引起心因性精神障碍，这种情况下应激性生活事件起了主要的致病作用，患者的精神症状与应激性生活事件有时间和内容上的联系，精神障碍的内容与应激性生活事件密切相关，相对来说这类精神障碍的预后相对较好；在另一端，精神应激在疾病的发生中所起的作用小，是诱发因素，如精神分裂症、双相障碍等。

二、应付机制

应付机制是指个体面临应激性生活事件时，个体内部心理活动中具有的自觉或不自觉地减轻心理压力、解脱焦虑、痛苦烦恼，以恢复心理平衡与稳定的一种适应性倾向。应付机制可简单地分为积极的应付和消极的应付，积极应对的意义在于能够使主体在遭受困难与挫折后减轻或免除精神压力，恢复心理平衡，甚至激发主体的主观能动性，激励主体以顽强的毅力克服困难，战胜挫折。消极应对的意义在于使主体可能因压力的缓解而自足，或出现退缩，甚至恐惧而导致心理疾病。遇到困难后，尽自己的努力去解决问题，这是积极的应付机制；而采取逃避的方式来处理问题，特别是消极的逃避，是消极的应付方式，有专家提出心理健康的"底线"就是不消极地逃避。借酒消愁、伤害自己或者报复社会都是非常消极的应付压力的方式。

弗洛伊德提出自我受到超我、本我和外部世界 3 方面的胁迫，如果它难以承受其压力，则会产生焦虑反应。然而焦虑的产生，促使自我发展了一种功能，即用一定方式调解冲突，缓和 3 种危险对自身的威胁。既要使现实能够允许，又要使超我能够接受，也要使本我有满足感，这样一种应付功能就是心理防御机制。一般来说，防御是在潜意识里进行的，因此个体并不会意识到它在发挥作用。根据个体防御机制运作水平的不同，导致的结果也不同。有的心理防御机制有利于身心健康，有的则对身心健康有害。理想的心理防御机制是升华，是遇到挫折后，将自己内心的痛苦通过合乎社会伦理道德的方式表现出来，例如通过艺术创作。良好的心理防御机制还有包括补偿、抵消和幽默。补偿是遇到挫折后，通过别的事物把因挫折带来的损失从内心体验到行为给予补偿过来。抵消是当欲望与现实发生矛盾的时候，以另外一种象征性的事物来缓解矛盾。幽默也就是自嘲，幽默很容易缩短与周围人的距离，而且能够帮助自己有效地寻求社会支持。本书还在以后的章节详细介绍认知行为治疗和精神分析的理论，从而能够更好地理解生物、心理和社会因素如何相互作用导致精神障碍的发病。

三、个性

个性是在先天的禀赋素质和后天环境共同作用下形成的。病前的性格特征与精神障碍的发生密切相关，不同的性格特征的个体易患不同的精神障碍。如精神分裂症的患者大多病前具有分裂样性格，表现为孤僻少语，生活缺少动力，缺少热情或情感冷淡，不仅自己难以体验到快乐，对他人亦缺少关心，过分敏感，怪癖，趋向白日梦，缺少进取心等。而有强迫性格的人，如做事犹豫不决，按部就班，追求完美，事后反复检查，穷思竭虑，对己过于克制，过分关注，所以易焦虑、紧张、苦恼，遇上应激性生活事件就易患强迫症。

（谢颂世）

第三节 社会学因素

精神障碍的临床工作的对象是人，人除了有生物学属性外，还有社会属性。临床医学除了要了解人的生物学特性外，还要有丰富的社会学知识，由于精神障碍的特点，在评估和防治当中，就更应该考虑社会学因素。患者的职业、家庭情况、生活习惯、文化程度、思想情感等与疾病都有直接或者间接的关系。患者的社会功能也是诊断标准中区分有无精神障碍最重要的标准。有些精神分裂症的患者社交退缩，很少参与任何社会活动，这种情况下预后不良。如精神分裂症的治疗目标是让患者能够重返社会，而不是“站在社会外面看社会”。潜在的社会压力源可能是来自人际关系、经济状态、工作、教育、法律问题、医疗资源等。患者往往不愿意与医师谈论这些问题，而这些因素却对疾病的影响很大。不考虑这些因素，虽有最好的药品、最新的治疗方法有时也达不到好的治疗效果。

要很好地评估这些因素，评估者与患者之间建立良好的关系非常重要。要取得患者的信任，首先取决于评估者对患者的态度，正确对待患者的态度决定了一切，是治疗能否成功的关键。当建立了良好的医患关系，患者的一切病情包括思想和社会情况才能原原本本地和盘托出。当然，医师有义务对患者的情况绝对保密，不要随意对外谈论患者的病情。

自然环境（如污染、噪声、生存空间过小）、社会环境（如社会动荡、社会大的变革）、移民（尤其是移民到另一个国家）等，均可能增加精神压力，诱发精神障碍。不同的文化环境，亚文化群体的风俗、信仰、习惯也都可能影响人的精神活动而诱发疾病或使发生的精神障碍刷上文化的烙印。如来自农村的精神分裂症患者，妄想与幻觉的内容多简单、贫乏，常与迷信等内容有关；来自城市的患者，妄想与幻觉的内容常与电波、电子、卫星等现代生活的内容有关。

经济的快速转型，社会的重大变革，如城市化、国内移民、失业等增加了人们心理压力的同时，弱化了传统的核心家族的社会支持系统，这些都可能是我国精神障碍发病率增加的可能的社会因素。

（谢颂世）

第二章 精神性疾病的症状

第一节 感知障碍

感知包括感觉和知觉两个部分。感觉是大脑对直接作用于感觉器官的客观事物的个别属性的反映，如光、声、色、气味、冷、热、软硬等，通过感觉器官在人脑中的直接反映。视觉、听觉、味觉、嗅觉、触觉、平衡觉、运动觉等都是不同类型的感觉，分别反映事物的个别属性。

知觉是客观事物的各种属性在人脑中经过综合，并借助于过去的经验所形成的一种完整的印象。知觉在感觉的综合基础上产生。比如吃苹果时，得到苹果的颜色、脆、甜、香各个属性是感觉，而将各个属性整合后得出一个具体品牌的苹果是知觉。通常我们对事物的感受都是综合性。

在精神科临床实践中，常常将感觉和知觉统称为感知觉，当感知出现症状时，称为感知障碍。感知障碍包括感觉障碍和知觉障碍两个部分。感觉障碍多见于神经系统疾病，知觉障碍常见于精神疾病。

一、感觉障碍

常见的感觉障碍有感觉过敏、感觉迟钝、内感不适和感觉质变四种。

（一）感觉过敏

感觉过敏又称感觉增强，由感觉阈值降低或强烈的情绪因素所致。临床表现为患者对一般强度的刺激反应特别强烈、难于忍受，比如不能忍受电话铃声、关门声、冷水、阳光等。感觉过敏多见于丘脑或周围神经病变，在精神科常见于焦虑障碍、躯体形式及相关障碍等。

（二）感觉迟钝

感觉迟钝又称感觉抑制，由感觉阈值升高或强烈的情绪抑制所致。临床表现为患者对强烈的刺激不能感知或感觉轻微，比如针刺没有疼痛感。感觉迟钝多见于神经系统疾病、谵妄或其他类型的意识障碍，在精神科见于精神分裂症、抑郁症等。

（三）内感不适

内感不适由感觉异常所致。临床表现为患者诉说体内有异常的不适感，比如喉部阻塞感、腹部气流上涌、内脏扭转或牵拉疼痛等。内感不适多见于躯体形式及相关障碍、分离性障碍、焦虑障碍等。

(四)感觉质变

感觉质变由物质中毒所致。临床表现感觉性质的改变,比如"红视症""绿视症"等。感觉质变常见于药物或毒物中毒。

二、知觉障碍

常见的知觉障碍有错觉、幻觉和感知综合障碍3种。

(一)错觉

错觉是对客观事物的一种错误感知,比如将草绳看成蛇。错觉可发生在以下4种情况。①感觉条件差使感觉刺激的水平降低时,如光线暗淡时将挂着衣服的衣架错认为是一个人站在墙边。②疲劳状态下感知清晰度下降时,如听见响声,以为有人叫自己。③意识障碍使意识水平下降时,如谵妄时将输液皮管当成蛇。④情绪因素处于某种强烈的心境状态时,如恐惧、紧张、期待时将陌生人看成熟悉的人。

错觉可以在正常人中出现,如上述光线暗淡、情绪紧张或处于期待状态时出现错觉,但条件改善或解释后,错觉很快被意识到,并能及时纠正。病理性错觉常常因意识障碍或其他精神障碍产生,患者常常坚信不疑,并伴有相应的情绪和行为反应,不容易及时纠正。病理性错觉多见于谵妄和躯体疾病,也见于精神分裂症。如果患者通过想象,将感知的简单形象,增添许多细节变成生动复杂的知觉形象,称为幻想性错觉,多见于感染中毒性精神障碍、分离性障碍或精神分裂症。

(二)幻觉

幻觉是一种缺乏外界相应的客观刺激作用于感觉器官时所出现的知觉体验。具有感知觉的四个特性:生动性、存在于客观空间、不从属于自己和不随主观意愿改变。如没有人和患者讲话的时候,患者听见有人同自己讲话的声音。引起幻觉的原因有:中枢神经系统病变或功能损害、情绪影响、暗示、周围感觉器官病变、感觉剥夺。

幻觉是一种常见的精神症状。幻觉可以在意识完全清晰时发生,也可以在不同程度的意识障碍时发生。虽然健康人有时也会出现幻觉,但主要发生在觉醒和睡眠的过渡状态,通常是短暂的、单纯的,如听到铃声或一个人的名字,没有诊断意义。亲人病故强烈思念时也会听见已故亲人的讲话声,也没有诊断意义。

作为精神病症状的幻觉,可以发生在各种重性精神障碍中如精神分裂症、情感性障碍和脑器质性疾病。幻觉症状本身没有特征性疾病的诊断意义。但视幻觉多见于脑器质性精神障碍,听幻觉、味幻觉、嗅幻觉、本体幻觉多见于精神分裂症等。

1.按感觉器官分类

幻觉按感觉器官分类有听幻觉、视幻觉、味幻觉和嗅幻觉、触幻觉和本体幻觉,幻觉种类繁多,具体划分如下。

(1)听幻觉:这是最常见的一种幻觉。患者可以听见各种声音,如言语、噪声、音乐等。如幻觉内容为言语交谈,称为言语性听幻觉。言语性听幻觉可以是几个单词、一段话、几个句子。如果言语内容是评论患者的言行,称为评论性听幻觉。如果言语内容为命令患者做某事,称为命令性听幻觉。言语性听幻觉,尤其评论性听幻觉、命令性听幻觉多见于精神分裂症。幻听内容有时十分清晰,有时非常模糊。临床上多数患者的行为和情绪受听幻觉影响,由于幻听内容多数对患者不利,患者的情绪多低落、不愉快,或与幻听对话,或自言自语,严重者有冲动或危险行为,造成不良后果。

(2)视幻觉:视幻觉比听幻觉少见,常与其他幻觉一起出现。视幻觉可以是简单的闪光,也可以是复杂的图像,如人体画像。视幻觉中的图像较正常大的为物体显大性幻觉,又称巨型幻视;较正常小的为物体显小性幻觉,又称小人国幻视。视幻觉多见于脑器质性精神障碍,如谵妄、中毒、癫痫等,也可见于功能性精神障碍,如精神分裂症等。

(3)味幻觉和嗅幻觉:味幻觉和嗅幻觉比较少见。通常是患者可以辨认的特殊气味和味道,如花香、臭味等。多数嗅幻觉或味幻觉是患者以前接触过的,令人不愉快的气味或味道。味幻觉和嗅幻觉常同时出现,常见于颞叶癫痫、精神分裂症等。

(4)触幻觉:触幻觉又称皮肤黏膜幻觉,此幻觉也较少见。患者感到皮肤或黏膜表面或生殖器官有接触、针刺、虫爬、通电等异常感觉。多见于周围神经炎、中毒、精神分裂症等。患者有性器官的接触感觉,称为性幻觉,见于精神分裂症、分离性障碍等。

(5)本体幻觉:本体幻觉又称体感幻觉,临床上较少见。本体幻觉包括内脏幻觉、运动幻觉和前庭幻觉 3 种。内脏幻觉指内脏产生异常感觉,如患者感到内脏被捏、拉、膨胀感、虫爬、刀割等体验。常与疑病妄想、虚无妄想相关,见于精神分裂症、抑郁症等。运动幻觉指患者处于静止状态时自觉身体某个部分在动,如患者感到唇舌在运动,称为言语运动性幻觉。患者感到肢体、躯干在运动,称为精神运动性幻觉,多见于精神分裂症。患者感到失去平衡,处在斜面或旋转的地面上而紧紧抓住扶手不放,称为前庭性幻觉,见于精神分裂症、脑干器质性疾病。

2.按结构性质分类

幻觉按结构性质分为完全幻觉和不完全幻觉,具体如下。

(1)完全幻觉:完全幻觉又称真性幻觉。患者的幻觉体验来源于外部客观世界,具有与知觉体验相同的鲜明性、生动性和不随意性。比如患者听见外面有人在议论自己。临床上多数幻觉属于完全幻觉。

(2)不完全幻觉:不完全幻觉又称类幻觉。此类幻觉除了有感知成分外,还有表象和思维的内容。常见的不完全幻觉有 4 种:①伪幻觉,又称假性幻觉、表象幻觉,其特点是幻觉出现在患者的主观空间,如患者听到肚子里有个人在说话,伪幻觉多见于精神分裂症。②思维化声和读心症,患者感到心里想什么,就听到什么。如果听到的声音为别人的声音,称为读心症;如果听到的声音为患者自己的声音称为思维化声。这两种幻觉见于精神分裂症。③思维显影,患者在思考的同时,能够看见所想的内容,性质与思维化声相同。④精神性幻觉,患者感到自己的大脑不通过感官就能看到文字,听到声音。幻觉的内容不属于患者自己,也不能随主观意志转移。精神性幻觉见于精神分裂症。

3.按产生条件分类

幻觉按产生条件分为功能性幻觉、反射性幻觉、域外幻觉、心因性幻觉和催眠相幻觉五种。

(1)功能性幻觉:功能性幻觉指患者的幻觉与现实刺激伴随出现的幻觉。如患者听见流水的声音,就听见别人在议论自己。客观刺激和幻觉同时为患者感受,这种现象多见于精神分裂症和应激相关障碍。

(2)反射性幻觉:反射性幻觉指患者的某一感觉器官感受到现实的刺激时,他(她)的另一个感觉器官产生幻觉。如患者看见有人在前面几米远的地方,就听见别人在议论自己。反射性幻觉多见于精神分裂症。

(3)域外幻觉:域外幻觉指患者具有超出感觉器官之外的幻觉。如患者双眼朝前看时能够看见站在后面的人。这种现象见于精神分裂症、催眠状态和脑器质性精神障碍。

(4)心因性幻觉：心因性幻觉指幻觉内容与心理因素密切相关，在强烈心理应激因素影响下产生的幻觉。如患者想起已故的亲人时就听见已故亲人的说话声等。常见于应激相关障碍、分离性障碍等。

(5)催眠相幻觉：催眠相幻觉指发生在催眠时相的幻觉。幻觉发生在将睡未睡时称为入睡前幻觉；幻觉发生在将醒未醒时称为醒前幻觉。催眠性幻觉一般没有病理性意义。

三、感知综合障碍

感知综合障碍指患者对客观事物能够正确认识，但是对部分属性如大小比例、形状结构、空间距离、物体的动静等产生错误的知觉体验。常见的有以下几类。

(一)时间知觉综合障碍

时间知觉综合障碍指患者对时间体验的判断出现障碍。比如患者感到时间“飞快”，或者感到时间“凝固”的感觉。这种症状多见于颞叶癫痫和精神分裂症等。

(二)空间知觉综合障碍

空间知觉综合障碍指患者对事物空间距离或事物大小的判断出现障碍。比如患者看见物体的形象比其实体大或者小，或者将近距离物体看得距离很远。这种症状多见于癫痫和精神分裂症等。

(三)运动知觉综合障碍

运动知觉综合障碍指患者觉得运动的物体静止不动，或者静止不动的物体在运动。比如患者感到面前的房屋在往后退，坐着的凳子在移动。这种症状多见于癫痫和精神分裂症等。

(四)体形知觉综合障碍

体形知觉综合障碍又称体象感知综合障碍，指患者觉得自己的体形改变。比如患者感到自己的脸变长、变大，鼻子变宽等。这种症状见于器质性精神障碍、癫痫和精神分裂症等。

(尹文卅)

第二节　注意障碍

注意指精神活动在一段时间内集中指向某一事物的过程。此时，人们对所注意的事物的感知最为清晰，而周围其他事物相对不清晰。注意分为主动注意/随意注意和被动注意/不随意注意。主动注意是有意地去注意某一事物，而被动注意是无意地注意到周围的事物。如上课时同学听老师讲课是主动注意，走廊上的声音是被动注意。前者是有目的的，需要作出自觉的努力；后者是无目的，不需要自觉努力。通常讲的注意是主动注意。

注意障碍指精神活动在一段时间内过度或不能集中指向某一事物的过程。常见的注意障碍有注意增强、减退、随境转移、范围缩小和注意迟钝。

一、注意增强

注意增强指患者特别容易为某种事物所吸引或特别注意某些活动。比如妄想患者对周围环境的变动特别注意。常见于有妄想的患者、躁狂发作、疑病症。

二、注意减退

注意减退又称注意涣散，指主动注意减退，注意不易集中，或不能持久。多见于神经症、精神分裂症、儿童多动症、疲劳过度。

三、随境转移

随境转移指被动注意/不随意注意明显增强。表现为患者的注意极易为外界的事物所吸引，且注意的对象经常变换。其主要见于躁狂发作，是躁狂症的主要症状之一。

四、注意范围缩小/狭窄

注意范围缩小/狭窄指患者的注意集中于某一事物时，就不能再去注意其他的事物。即主动注意范围缩小，被动注意减弱，患者表现十分迟钝。正常人对事物缺乏兴趣或疲劳时也会出现注意范围缩小。常见于有智能障碍、意识障碍的患者。

五、注意迟钝

注意迟钝指患者的主动注意和被动注意均减弱。外界的刺激不易引起患者的注意。常见于衰竭状态和严重脑器质性疾病的患者。

（尹文卅）

第三节　意识障碍

意识在临床医学中指患者对周围环境及自身能否正确认识和反应的能力。它涉及觉醒水平、注意、感知、思维、情感、记忆、定向、行为等心理活动/精神功能，是人们智慧活动、随意动作和意志行为的基础。

意识障碍指意识清晰度下降和意识范围改变。它是脑功能抑制所致。不同程度的脑功能抑制，造成不同程度的意识障碍。意识障碍时许多精神活动都受到影响，表现为感觉阈值升高，感知清晰度下降、不完全，甚至完全不能感知；主动注意减退，注意力集中困难；思维能力下降，难于形成新的概念，思维联想松散，或缓慢，内容含糊，抽象思维和有目的思维困难；情感反应迟钝、茫然；记忆减退，常有遗忘；行为和动作迟缓，缺乏目的性和连贯性；定向障碍，表现为时间、地点、人物的定向错误，通常时间定向最早受累，其次地点定向，最后人物定向受损。定向障碍是临床上判断患者有无意识障碍的重要标志。

临床上常见的意识障碍有嗜睡、昏睡、昏迷、意识混浊、谵妄、梦样状态和朦胧状态。

一、嗜睡

嗜睡指患者的意识水平下降，如不予刺激，患者昏昏入睡，但呼叫或推醒后能够简单应答，停止刺激患者又进入睡眠。此时，患者的吞咽、瞳孔、角膜反射存在。

二、昏睡

昏睡指患者的意识水平更低，对周围环境及自我意识均丧失，但强烈刺激下患者可以有简单或轻度反应。此时角膜反射减弱，吞咽反射和对光反射存在。

三、昏迷

昏迷指患者的意识完全丧失，对外界的刺激没有反应，随意运动消失。此时，吞咽、角膜、咳嗽、括约肌、腱反射，甚至对光反射均消失。

四、意识混浊

意识混浊指患者的意识清晰度受损，表现似醒非醒，缺乏主动，强烈刺激能引起反应，但患者的反应迟钝，回答问题简单，语音低而慢，有时间、地点、人物的定向障碍。此时，吞咽、对光、角膜反应尚存在。

五、谵妄

谵妄指患者除了意识水平下降外，还有记忆障碍和时间、地点定向障碍，常常伴有幻觉、错觉、情绪和行为的障碍。此时，患者的意识水平有明显的波动，症状呈昼轻夜重，伴有明显的错觉和幻觉，多数为视幻觉和视错觉，偶见触幻觉和听幻觉。幻觉和错觉的内容多为恐怖性的，形象生动逼真，如可怕的昆虫、猛兽、毒蛇等，常常伴随紧张不安、恐惧等情绪反应。思维活动困难，思维不连贯，理解困难，对环境的曲解和错误判断可以形成短暂的妄想，内容常为迫害性的。行为缺乏目的性，可在幻觉和妄想的支配下出现逃避行为、自伤行为和伤人行为。睡眠节律紊乱，白天昏昏欲睡，晚上兴奋不宁，将梦境与现实混淆。自我和周围定向障碍。意识恢复后常常部分或全部遗忘。谵妄常由感染、中毒、躯体疾病所致急性脑病综合征引起。

六、梦样状态

梦样状态指患者表现像做梦一样，完全沉湎于幻觉、妄想之中，对外界环境毫不在意，但外表好像清醒。对其幻觉内容过后并不完全遗忘。迷茫状态、困惑状态和梦呓状态都可纳入意识梦样改变的范围。睡眠剥夺或过度疲劳均可以引起梦样状态，精神分裂症、某些药物如致幻剂也可引起梦样状态。

七、朦胧状态

朦胧状态指患者的意识活动范围缩小，但其意识水平仅有轻度降低。患者对一定范围内的各种刺激能够感知和认识，并能作出相应反应，但对其他事物感知困难。具体表现为患者集中注意于某些内心体验，可有相对正常的感知觉和协调连贯的行为。但对范围外的事物都不能正确感知和判断，仔细检查可以发现定向障碍，片段的幻觉、错觉、妄想及相应的行为。常为突然发生、突然修正，持续时间为数分钟至数天，好转后常不能回忆。朦胧状态可有多种原因，其中器质性原因有癫痫、脑外伤、脑血管疾病、中毒等；心因性朦胧常见于分离性障碍和心因性精神障碍。

（王　兴）

第四节　记忆障碍

记忆是贮藏在脑内的信息或经历的再现,包括识记、保存、回忆、再认 4 个过程。①识记是记忆过程的开始,是事物通过感知在大脑中留下痕迹的过程。识记好坏取决于意识水平和注意是否集中,精神疲乏、缺乏兴趣、注意力不集中、意识障碍时可以影响识记。②保存是把识记了的事物贮存在脑内,是信息储存免于消失。保存发生障碍时患者不能建立新的记忆,遗忘范围与日俱增,常见于器质性疾病。③回忆是在必需的时候将保存在脑内的痕迹重现出来。如果识记和保存过程都是正常的,那么回忆过程一般很少会发生障碍。④再认指验证复现的印象是否正确的过程,即原刺激物再现时能认识它是过去已感知过的事物。回忆困难的事物可以被再认。部分或完全失去回忆和再认能力,称为遗忘。

记忆障碍分遗忘和记忆错误两大类。

一、遗忘

遗忘指患者部分或完全不能再现以往的经历称为遗忘。临床上分为心因性遗忘和器质性遗忘两类。

(一)心因性遗忘

心因性遗忘又名界限性遗忘,指同以往经历的某一特定时期/阶段有关的记忆丧失。通常这一阶段/时期发生的事件是不愉快的,或与强烈的恐惧、愤怒、羞辱情景有关,具有高度选择性。多见于分离性障碍。

(二)器质性遗忘

器质性遗忘是指由于脑部疾病引起的记忆缺失。通常近事遗忘比远事遗忘重。造成器质性遗忘的原因可以是意识障碍造成识记过程困难,也可以是不能形成持久的痕迹加以保存,或者记忆回路受损,或者三个过程都受到损害。临床常见的器质性遗忘有逆行性遗忘、顺行性遗忘、近事遗忘和远事遗忘和遗忘综合征。

1.逆行性遗忘

逆行性遗忘指患者不能回忆脑损伤以前一段时间的经历。多见于脑外伤、脑震荡、记性意识障碍。遗忘持续的时间长短同脑损伤的严重程度呈正相关。

2.顺行性遗忘

顺行性遗忘指患者对发病以后一段时间内发生的事情不能回忆。遗忘是因疾病而不能形成持久的痕迹所致。常见于急性器质性脑病,如高热谵妄、癫痫性朦胧、醉酒、脑外伤、脑炎、蛛网膜下腔出血等。

3.近事遗忘和远事遗忘

对新近发生的事情不能回忆再现称为近事遗忘。对过去发生的事情不能回忆再现称为远事遗忘。正常的规律近事较易回忆,远事则不易回忆。脑器质性疾病所引起的记忆遗忘,常常是近事遗忘甚于远事遗忘。

4.遗忘综合征

遗忘综合征又名柯萨可夫综合征,包括定向障碍、虚构和近事遗忘三大特点。下丘脑,尤其是乳头体附近的病变产生此综合征。常见于慢性弥漫性脑病患者,如老年性痴呆、麻痹性痴呆、慢性酒精中毒性精神障碍、脑外伤、脑肿瘤等。

二、记忆错误

记忆错误指由于再现歪曲而引起的记忆障碍。常见的记忆错误有错构、虚构、似曾相识或旧事如新感、妄想性记忆/妄想性追溯和记忆增强。

(一)错构

错构指对过去曾经历的事件在发生地点、时间、情节上出现错误回忆,尤其时间上容易发生,但患者仍坚信不疑。多见于脑部器质性疾病、抑郁症等。

(二)虚构

虚构指患者对自己记忆的缺失部分,以虚构一套事情来填补,其内容常很生动、多变,并带有荒诞的色彩,常瞬间即忘。这是器质性脑部疾病的特征之一,与病理性谎言不同,后者没有记忆缺陷。多见于脑部器质性疾病。

(三)似曾相识或旧事如新感

似曾相识指患者感受从未经历过的事物或进入一个陌生的环境时,有一种早先曾经经历过的熟悉感。旧事如新感指感受早已熟悉的事物或环境时,有一种初次见面的陌生感。这些都是回忆和再认的障碍,常见于癫痫。也见于正常人,但正常人很快会纠正自己的错误。

(四)妄想性回忆

妄想性回忆指患者将过去(产生妄想以前)的经历与当前的妄想内联系起来,剔除了回忆中与妄想内容相抵触的部分,夸大了回忆中与妄想内容可以联系的部分。常见于有妄想的患者,如被害妄想的患者回忆起自己在孩子时期就受到某人的迫害,其实他的妄想是最近才发生的。自罪妄想的患者认为过去经历是错误的、有罪的等。妄想性回忆与错构、虚构不同,在不涉及妄想内容时,患者没有明显的记忆障碍。

(五)记忆增强

记忆增强指病态的记忆增强,患者对过去很远的、极为琐碎的事情都能回忆出来,常常包括许多细节。如小时候上学时老师怎样批评自己,当时的语调,具体的每句话,同学们的具体反应,等。多见于躁狂症、强迫症、偏执性精神病等。

(王　兴)

第五节　情感障碍

在日常生活中情感和情绪常常互相通用,情感和情绪都是指个体对现实环境和客观事物所产生的内心体验和所采取的态度。从广义上讲两者相互包容,但狭义上讲两者有些不同。在心理学中,将主要与机体生理活动相联系的,伴有明显的自主神经反应的、初级的内心体验称为情绪,如由外伤引起的痛苦体验,精彩表演产生的愉快享受。把与社会-心理活动相联系的高级的内心体验称为情感，如友谊感、审美感、爱感、道德感等。情绪持续时间较短，其稳定性带有情境性。情感既有情境性，又有稳固性和长期性。

心境指影响个体内心体验和行为的持久的情绪状态。在精神科临床中，患者的情绪障碍和情感障碍常常同时出现，很难细分。因此，临床上情绪和情感经常互相兼用。

情感障碍通常表现三种形式，即情感性质的障碍、情感诱发的障碍和情感协调性的障碍。

一、情感性质的障碍

情感性质的障碍指患者的精神活动中占据明显优势地位的病理性情绪状态，其强度和持续时间与现实环境刺激不相适应。比如特别的兴奋，或者特别的恐惧。情感性质的改变临床表现为情感高涨、情绪低落、焦虑、恐惧。正常人在一定的处境下也可以表现这些情感反应，因此只有在情感反应不能依其处境及心境背景来解释时方可作为精神症状处理。

（一）情绪高涨

情绪高涨指患者情绪异常高涨，心境特别愉快。表现喜悦、语音高亢、动作明显增多、自我感觉良好，洋洋得意、盛气凌人，常常伴有明显的夸大色彩。常见于躁狂发作、分裂情感性精神障碍、脑器质性精神障碍。表现不易理解的、自得其乐的情绪高涨状态称为欣快，多见于脑器质性精神障碍或醉酒状态。

（二）情绪低落

情绪低落指患者情绪异常低落，心境抑郁。表现忧愁、语音低落、动作明显减少、自我感觉不良，常常自责自卑，严重者有明显的罪恶感，甚至可出现自伤和自杀念头或行为。情绪低落时常常伴有某些生理功能的改变，如食欲减退或缺乏、睡眠早醒、性功能下降、闭经等。常见于抑郁发作，也见于其他精神障碍或躯体疾病时的抑郁状态。

（三）焦虑

病态焦虑指缺乏相应的客观因素下，出现内心极度不安的期待状态、伴有大祸临头的恐惧感。表现惶惶不安、坐立不定、精神紧张。常伴有心悸、气急、出汗、四肢发冷、震颤等自主神经功能失调的表现和运动性坐立不安。严重者可以表现为惊恐发作。焦虑伴有严重的运动性不安，如搓手蹬脚时称为激越状态。常见于焦虑障碍，也见于其他各种精神障碍。焦虑是日常生活中常见的现象。正常人在预期不利的情况、执行无把握的任务时均可出现相应的焦虑表现。

（四）恐惧

恐惧指面临具体不利的，或危险的处境时出现的焦虑反应称为恐惧。轻者表现提心吊胆，重者极度害怕、狂奔呼喊，精神极度紧张。同时伴有明显的自主神经系统症状，如心跳加快、气急、呼吸困难、出汗、四肢发抖，甚至大小便失禁。恐惧常常导致抵抗和逃避。常见于各种恐惧症（恐怖症），也见于幻觉、错觉、妄想状态。

二、情感诱发的障碍

情感诱发障碍指情感的始动（启动）功能失调。临床表现为情感不稳定、情感淡漠、易激惹性、病理性激情、情感麻木。

（一）易激惹性

易激惹性指患者情绪/情感极易诱发，轻微刺激即可引起强烈的情绪/情感反应，或暴怒发作。常见于疲劳状态、人格障碍、神经症、轻躁狂、偏执性精神障碍、脑器质性精神障碍和躯体疾病伴发的精神障碍。

(二)情感不稳定

情感不稳定指患者的情感稳定性差,容易变动起伏,喜、怒、哀、乐极易变化;常常从一个极端波动到另一个极端,一会儿兴奋,一会儿伤感,且不一定有外界诱因。常见于脑器质性精神障碍、癫痫性精神病、酒精中毒、人格障碍。与外界环境有关的轻度的情感不稳定可以是一种性格表现,表现为极易伤感多愁,动辄呜咽哭泣,称为情感脆弱,多见于分离性障碍、神经衰弱、抑郁症。

(三)情感淡漠

情感淡漠指患者对客观事物和自身情况漠不关心,缺乏应有的内心体验和情感反应,处于无情感状态。常见于精神分裂症。如果患者对客观刺激的情感反应虽然存在,但反应速度明显迟缓、强度明显减低,称为情感迟钝。常见于精神分裂症、躯体疾病伴发的精神障碍、痴呆。

(四)病理性激情

病理性激情指患者骤然发生的、强烈而短暂的情感爆发状态。常常伴有冲动和破坏行为,事后不能完全回忆。见于脑器质性精神障碍、躯体疾病伴发的精神障碍、癫痫、酒精中毒、急性应激障碍、智能发育不全伴发的精神障碍、精神分裂症等。

(五)情感麻木

情感麻木指患者因十分强烈的精神刺激所引起的短暂而深度的情感抑制状态。患者当时虽处于极度悲痛或惊恐的境遇中,但缺乏相应的情感体验和表情反应,常见于急性应激障碍、分离性障碍。

(六)强制性哭笑

强制性哭笑指患者突如其来的、不能控制的强哭或强笑现象,既无外因,也无相应的内心体验。这种症状常见于脑器质性精神障碍。

三、情感协调性的障碍

情感协调性的障碍指患者的内心体验和环境刺激及其面部表情互不协调,或者内心体验自相矛盾。临床表现为情感倒错、情感幼稚、情感矛盾。

(一)情感倒错

情感倒错指患者的情感反应与环境刺激不相一致,或者面部表情与其内心体验不相符合。如遇到愉快的事情表现悲痛,痛哭流涕,多见于精神分裂症。

(二)情感幼稚

情感幼稚指患者的情感反应退化到童年时代的水平,容易受直觉和本能活动的影响,缺乏节制。面部表情幼稚,喜忧易形于色,不能很好地适应环境变化,极易受周围环境的影响而波动。多见于分离性障碍、痴呆。

(三)情感矛盾

情感矛盾指患者在同一时间内体验到两种完全相反的情感,但患者并不感到这两种情感的互相矛盾和对立,没有苦恼或不安;患者常将相互矛盾的情感体验同时显露出来,使别人不可理解。常见于精神分裂症。

(王　兴)

第六节 思维障碍

思维是人脑对客观事物的间接和概括的反映，是精神活动的重要特征，是认识过程的高级阶段。思维在感觉和知觉的基础上产生，并借助语言和文字来表达。思维包括分析、综合、抽象、概括、判断、推理等过程，通过观念与观念或概念与概念的联系，即通过联想和逻辑的过程来实现的。

从发展心理学看，人类的思维是从直觉的形象思维，逐步发展到抽象的逻辑思维。这个发展过程随着人类的发展而发展，通过大脑的结构和功能的日益完善，通过不断学习和社会实践来完成的。正常人的思维活动特征是有目的性、连贯性和逻辑性：①目的性，指思维围绕一定的目的有意识地进行；②连贯性，指思维过程中的概念与概念之间前后衔接，互相联系；③逻辑性，指思维过程的连贯性是合乎逻辑的。

思维障碍是精神障碍重要的精神症状，主要包括思维形式障碍、思维过程障碍、思维内容障碍和思维属性障碍 4 个部分。

一、思维形式障碍

思维形式障碍指思维的联想障碍。常见的思维形式障碍如下。

(一)思维散漫

思维散漫指联想范围松散，缺乏固定的指向和目的，即患者的思维缺乏目的性、连贯性和逻辑性。如患者讲了一段话后，其每句话的语法结构完整，但整篇谈话没有中心观念，缺乏观念之间应有的联系，使听者不得要领，不知道患者想要说明什么问题。严重者表现联想完全没有逻辑性，甚至是语词的堆积，不能组成完整的句子，称为思维破裂。比如，医师问患者姓名，患者回答：“我是一个兵，我要扫地，医师，我这件衣服好吗”。思维散漫主要见于精神分裂症，智能障碍等。

(二)思维贫乏

思维贫乏指思维数量的减少，概念缺乏。患者常感到脑子一片空白，想不出问题。临床表现患者回答问题时言语内容简单、空洞，自觉脑中空虚。如医师询问患者今后有什么打算，患者回答：“没有。”医师问患者家属探望时谈些什么，患者回答：“没什么。”医师问患者对住院治疗有什么看法，患者回答：“没什么看法。”思维贫乏多见于精神分裂症，脑器质性精神障碍。

(三)病理性象征性思维

病理性象征性思维指用无关的、不被大家所理解的具体概念来代表抽象概念，不经患者解释，别人无法理解。如患者不穿衣服在大街上走，医师问其原因，患者回答：“表示光明磊落。”病理性象征性思维常见于精神分裂症，也见于躁狂发作。

(四)语词新作

语词新作指患者自创新词、新字、图形、符号等，代替已被大家公认的概念。如患者指“尖”为心，称：“解剖鸡的心脏，是上面小，下面大，所以“尖”应该读“心”。语词新作常见于精神分裂症。

(五)持续言动

持续言动指回答问题时患者持续重复第一次答案，尽管提问者已经开始提下面的问题。如医师问患者今年多大年龄，患者回答："60 岁"(回答正确)；医师又问其住址在哪里，患者仍回答："60 岁"。持续言语主要见于脑器质性精神障碍，如痴呆，也见于其他精神障碍。

二、思维过程障碍

思维过程障碍又称思流障碍，指思维的联想过快、过慢，或中断。常见的有以下几种。

(一)思维奔逸

思维奔逸指思维的联想速度过度加快和思维量的增加。患者表现思维和谈话都非常快，一个概念接着另一个概念。患者讲话时，语量增多，语速变快。思维奔逸时常常伴有随境转移，音联意联。如医师问患者姓名，患者回答："鄙人姓张，弓长张，名字吗加上两个 X。今年 28 岁，生日 3 月 3 日，三月三，桃花开，本人是属猴的"。病情严重时患者有思维压力感，患者感到思维大量涌现，临床表现患者讲话时滔滔不绝，不易打断。思维奔逸是躁狂发作的典型症状，主要见于双相障碍。

(二)思维迟缓

思维迟缓指思维的联想过度缓慢，与思维奔逸正相反。患者表现为讲话速度缓慢，应答迟钝。回答一个简单的问题需要花上很长的时间。思维迟缓者常常伴有动作和行为的迟缓或抑制，情绪的低落。思维迟缓是抑郁发作的典型症状，主要见于抑郁障碍。

(三)思维阻隔

思维阻隔指思维突然中断。患者表现为谈话时话题突然中断，联想突然受到抑制，片刻后以新的话题内容出现，但患者对此不能解释。如医师问患者为什么住院的？患者回答："我昨天来医院的。"停顿片刻，患者问："人为什么要理发？我可以看书吗？"思维阻隔主要见于精神分裂症。

(四)赘述

赘述指患者在叙述一件事时加入许多不必要的细节，无法简明扼要讲清问题。如医师问患者通过什么交通工具来医院的，患者回答："我乘 49 路公交车，从终点站，经人民广场，到淮海路，车上有两个人为一点小事争吵，别人劝了还吵，后来一个人先下去了总算不吵了。我是乘到肿瘤医院，下车走过来的。"赘述主要见于癫痫，也见于痴呆早期，或其他精神障碍。

三、思维内容障碍

思维内容障碍指妄想。妄想是一种病理信念，其内容与事实不符，与患者的文化水平及社会背景也不符合，但患者仍坚信不疑，难于用摆事实、讲道理的方法加于纠正。妄想属于精神病性症状，是重性精神障碍患者最常见的症状之一。

妄想是个别的心理现象。集体的信念有时尽管不合理，也不能归于病态，如宗教迷信。妄想的定义中虽然有"坚信不疑"，但在妄想的开始形成阶段，或妄想消失阶段，患者对妄想可以动摇。有些患者尽管对妄想坚信不疑，但其行为常常不受妄想影响，如患者一边坚信自己是伟大人物的亲戚，一边却安心地生活在医院中。有时，妄想的内容虽然符合事实，但患者的推论并不是通过客观事实和逻辑推理得来的，如患者坚信配偶有外遇，"因为天在下雨，老天也为我感动"。妄想不能根据其内容是否"合乎常情"来定，因为现实生活是复杂的，对检查者来讲不可想象的事并不等于不会发生，关键在于患者的病态信念是如何得出的。

(一)鉴别

需要与妄想鉴别的心理活动。

1.偏见

正常人的成见和偏见是由人们的思想方法不正确或认识水平的限制造成的。

2.迷信观念

迷信观念是与当时当地的社会文化背景相联系的。

3.幻想

幻想时的内容可能离奇,但人们能够与现实区分,并不坚信不疑。

4.超价观念

超价观念是一种带有强烈情感色彩的先入之见,并在较长时间内占优势地位,使当事人以此来解释一切现象。不过,当情感稳定或客观环境改变时,超价观念即可消失。

(二)分类

1.按起源

妄想按起源可以分为原发性妄想和继发性妄想。原发性妄想是一种无法以患者当前的环境和以往的心境可以解释的,不是来源于其他异常精神活动的病理信念。原发性妄想是精神分裂症的特征性症状。

原发性妄想常在下列妄想体验的基础上形成。

(1)妄想心境:患者突然产生一种情绪,感到周围发生了某些与自己有关的情况,导致原发性妄想形成。

(2)妄想表象:患者突然产生一种记忆表象,接着对之赋予一种妄想意义。

(3)突发性妄想观念:妄想的形成既无前因,又无后果,没有推理,也无法理解。

(4)妄想知觉。患者对正常知觉体验,赋以妄想性意义。

原发性妄想的共同特征是对某一心理现象(如情绪、记忆表象、知觉)赋以难以理解的特殊的妄想性意义。原发性妄想体验仅见于妄想形成的开始之时。

继发性妄想常与下列情况相关:①情感障碍,如抑郁发作时情绪低落产生的自罪妄想或躁狂发作情绪高涨时产生的夸大妄想等;②知觉障碍,如听幻觉基础上产生的被害妄想;③意识障碍,如意识模糊与错觉有关的后遗性妄想;④智能障碍,如轻度精神发育迟滞、脑器质性精神障碍、老年性痴呆等因推理、判断、记忆缺损所产生的继发性妄想;⑤强烈的精神刺激,如等待审判、亲人的突然死亡所致的心因性妄想。

2.按内容

妄想分类按其内容划分,常见的妄想有以下几类。

(1)被害妄想:这是最常见的妄想。患者感到正在被人迫害、监视、跟踪、窃听、诽谤、诬陷、毒害等。被害妄想常见于各种精神病状态,伴有幻觉的被害妄想多见于精神分裂症。

(2)关系妄想:关系妄想较常见。患者感到周围的一事一物均与自己有关,或具有某种特殊意义。前者称为牵连观念,后者称为特殊意义观念。如患者认为报刊、电视中的内容都与自己有关,有些是明着讲自己,有些是暗示自己。关系妄想多见于精神分裂症,也见于其他各类精神病障碍。

(3)夸大妄想:患者认为自己是重要人物、出身名门,有特殊才能,有巨大财富等。如患者坚信自己是某个领袖人物的亲戚,家中有许多的钱财等。夸大妄想常见于躁狂发作,也见于精神分裂症、脑器质性精神障碍。

(4)自罪妄想:自罪妄想又名罪恶妄想。患者将过去的缺点错误无限上纲,看成是很大的罪行,对不起家人,不可饶恕,不配正常的生活下去。如同朋友吃一餐便饭,认为自己是受贿,应该判刑,罪有应得。患者常可伴有自杀或自伤行为,或者主动去公安局自首。自罪妄想多见于抑郁发作,也可见于精神分裂症。

(5)虚无妄想:虚无妄想又名否定妄想。患者认为客观存在的物质已不复存在,一切都是虚假的。如患者感到自己的胃肠已消失,因而不必吃饭,也没有饥饿感。虚无妄想多见于抑郁发作,也见于精神分裂症、老年期精神障碍。

(6)疑病妄想:患者深信自己患了某种严重疾病,如癌症、艾滋病等。一系列详细检查和反复的医学验证都不能纠正患者的病态信念,常伴有反复就医的行为和焦虑不安的情绪。疑病妄想常见于抑郁发作,尤其中老年患者,也见于精神分裂症。

(7)嫉妒妄想:患者捕风捉影地认为自己的配偶另有新欢,坚信配偶对自己不忠,常跟踪、逼问配偶,以求证实;甚至对配偶或第三者采取攻击行为。嫉妒妄想常见于精神分裂症、偏执性精神障碍等。嫉妒妄想男性多于女性,夫妇双方条件相差大者,更年期患者容易发生。

(8)钟情妄想:患者认为自己被异性看中、所爱,因而眷恋、追逐对方。患者钟情的对象常常是名人如影星、歌星等。钟情妄想可以是突发的,也可以在一次见面之后产生。如在一次演唱会上向明星献过花,其实对方根本不认识他(她),也没有任何意思,但患者坚信不疑。钟情妄想多见于精神分裂症。

(9)影响妄想(或称被控制感):患者觉得自己的一言一行都受到外界某种力量的控制,如电波、仪器、光等,因而不能自主,常伴有与妄想内容相应的行为。如患者感到自己的行为受到情报部门的控制,情报部门在自己的大脑中安装了特殊仪器,然后操纵他的一举一动,连讲话的声音和内容也是借患者的大脑和喉咙。影响妄想是诊断精神分裂症的重要症状之一。

(10)被偷窃妄想患者认为自己家中所收藏的东西被人偷窃了。这类妄想多见于老年期精神障碍或更年期偏执状态。

(11)内心被揭露感:又称被洞悉感,读心症。患者认为自己所想的事虽然没有讲出来,但确信已经被所有的人知道了,所有的人都在议论自己,搞得满城风雨。如患者称:“我想什么,别人马上就有反应。我想吃饭,别人就用筷子敲碗。”内心被揭露感见于精神分裂症。

(12)其他常见的妄想:有非血统妄想、宗教妄想、着魔妄想等。妄想根据结构的严密性,即妄想的推理系统化程度分为系统妄想和非系统妄想。妄想结构的严密性或系统性,取决于患者人格的完整性。通常,中年人的人格比青年人稳定。因此,中年患者的妄想常常比青年患者来得系统,常常需要经过调查研究,方能明确患者的现象是否属于妄想。尤其,偏执性精神病患者的人格比精神分裂症妄想型患者的人格更加完整,妄想也就更加系统化,临床判断也就更难。妄想可使患者采取种种行为,如攻击、自伤、反复就诊等。妄想是否付诸行动,取决于患者的人格是否完整,取决于患者对妄想内容的评估。

四、思维属性障碍

思维属性障碍又名思维占有障碍,指患者感到头脑中的思维不受自己控制,或者体验到思维不属于自己,受外界控制。常见的有以下几种。

(一)思维插入

思维插入指患者认为自己大脑中的某些想法不属于自己，而是外界有人通过某种技术放入自己的大脑，自己在被别人利用。比如患者告诉医师："气功师傅用气把师傅的思维放入自己的大脑，来控制自己。我现在的思维一部分是自己的，还有一部分是师傅的。"思维插入常见于精神分裂症。

(二)思维抽去/思维被窃

思维抽去/思维被窃指患者认为自己的思维没有了，被外界偷走了；并常常有思维中断现象。比如患者称："特殊部门用一种高科技手段把我脑子中的思想都抽取了，脑子不舒服，想不出问题。他们在考验我，拿我做试验。"思维被窃常见于精神分裂症。

(三)思维播散

思维播散指患者觉得自己的思维即使不讲出来别人也会知道，好似新闻被广播，人人皆知，称为思维广播或思维播散。如患者在回答医师问题时称："你们不要装了，其实你们都已经知道，还要故意问我。我的想法还没讲出来就已经通过电视、广播全世界都知道了，你还不知道？至于用什么方法从我脑子中发出去的，我也不知道。"思维播散常见于精神分裂症。

(四)强迫观念

强迫观念指一种反复出现的思维，表现为一种想法、冲动等，尽管患者明知不对、不必要、不合理，但很难克服和摆脱。抵抗是强迫观念的特征，也是与妄想鉴别的要点。通常，强迫思维的内容是不愉快的、痛苦的。患者认为这些想法是没有意义的，甚至是不可告人的。强迫思维主要见于强迫症，也见于抑郁症、精神分裂症。常见的强迫思维如下。

1.强迫思维

强迫思维指患者重复、持续的出现一些想法，如怕接触细菌、病毒，怕染上某种疾病或把疾病传给别人；或反复出现某些淫秽或亵渎神灵的想法。

2.强迫性穷思竭虑

强迫性穷思竭虑指患者不停地思考，明知不必要，却一遍又一遍地想。如为什么月亮会发光？先有鸡还是先有蛋？

3.强迫怀疑

强迫怀疑指患者对已做的事不停地怀疑或担忧，如门是否已关，电闸是否已切断。

4.强迫冲动/强迫意向

强迫冲动/强迫意向指患者反复出现某种冲动的欲望，虽然从不表现具体行动，但使患者感到非常紧张害怕。如攻击别人、采取危险行动或社会不容许的违法行为等。不管冲动欲望如何，患者都认识到这是不合理的，并且不想采取行动。这是与妄想鉴别的重点。

5.强迫回忆

强迫回忆指患者对往事、经历反复回忆，明知没有实际意义，但无法摆脱，不断回忆。如不断回忆电视中的情景，一遍又一遍地重复回想。

6.强迫性对立思维

强迫性对立思维指患者摆脱不了与自己的认识相对立的想法的纠缠，而感到非常痛苦。比如听见"和平""友好"，马上出现"战争""敌人"相反的词语。

（付　琳）

第七节 意 志 障 碍

意志是人们自觉地确定目的并支配其行动以实现预定目标的心理过程。意志与情绪密切相关,互相渗透。当人们认识到前途或未来时,就会向着既定目标采取自觉的积极的行动。反之,就会消极行动。

意志障碍的临床表现有意志增强、减弱、缺乏、矛盾和易受暗示。

一、意志增强

意志增强指病态的自信和固执的行动。常见于偏执性精神障碍、精神分裂症等。如有被害妄想的患者,反复上访,向有关部门申述和要求安全保障等。

二、意志减弱

意志减弱指病态的缺乏主动性和进取性,缺乏克服困难的决心和力量。如不想做事,没有积极性等。常见于精神分裂症、抑郁症、药物成瘾等。

三、意志缺乏

意志缺乏指患者的意志要求显著减退或消失。患者的生活处于被动状态,处处需要别人的督促和管理,常常伴有情感淡漠和思维贫乏。常见于精神分裂症和痴呆。

四、矛盾意向

矛盾意向指对同一事物,同时出现两种完全相反的意向和情感,但患者并不感到不妥。如遇到朋友时,一面想哭,一面又想笑。常见于精神分裂症,这是诊断精神分裂症的重要症状之一。

五、易受暗示性

易受暗示性指患者缺乏主观意向,其思想和行为常常受别人的言行影响,受别人的暗示支配,自己不加分析思考,盲目服从。如别人讲这种药不能吃,容易产生某种不良反应,患者听后马上出现这些不良反应。别人讲这种药好,患者服用后当场见效。常见于分离性障碍、催眠状态。也见于暗示性强的人。

(王　兴)

第八节 动作及行为障碍

动作指简单的随意和不随意的运动,如点头、弯腰。行为则指为达到一定目的而进行的复杂随意运动,它是一系列动作的有机组合。一定的行为反映一定的思想、动机和目的。但这两个词常被合用或互为通用。精神障碍患者由于认知、情感和意志等活动的障碍,常导致动作和行为的异常,称为动作及行为障碍,又称精神运动性障碍。

动作及行为障碍分为精神运动性兴奋、精神运动性抑制、本能行为异常和其他特殊症状4类。

一、精神运动性兴奋

精神运动性兴奋指患者的动作和行为增加,分协调性兴奋和不协调性兴奋。

(一)协调性兴奋

协调性兴奋指患者的动作和行为的增加与其思维、情感活动是一致的,与其思维和情感活动的量的增加相协调的,是有目的的、可以理解的,身体各部分的动作与整个精神活动是协调的。例如情绪激动时的兴奋、轻躁狂时的兴奋、焦虑时的坐立不安都是典型的协调性兴奋。

(二)不协调性兴奋

不协调性兴奋指患者的动作和行为的增加与其思维、情感是不一致的。表现为动作单调杂乱、无动机、无目的,令人难于理解。患者的动作行为与其整个精神活动不相协调,与外界环境也不相协调。如精神分裂症紧张型的紧张性兴奋,青春型的愚蠢行为和装怪相、做鬼脸等。意识障碍时也可出现不协调性兴奋如谵妄状态。

二、精神运动性抑制

精神运动性抑制指患者的整个精神活动的抑制,表现为动作、行为的明显减少。常见以下各类。

(一)木僵

木僵指患者的动作和行为明显减少或抑制,并常常保持一种固定姿势。严重的木僵称为僵住,患者不言、不语、不动、不食,面部表情固定刻板,保持一个固定姿势,僵住不动,大小便潴留,对刺激缺乏反应。如不治疗,可维持很长一段时间。轻度木僵称为亚木僵,表现问之不答、唤之不动、表情呆滞,但在无人时能自动进食,自动解大小便。木僵常见于精神分裂症,也见于抑郁症、急性应激障碍及脑器质性精神障碍。

木僵常见于精神分裂症,称为紧张性木僵。抑郁症发作严重时也可出现木僵,但一般程度较轻,如与患者讲述不愉快的事,可以引起患者表情的变化(如流泪等),称为抑郁性木僵。突然的严重的精神刺激可引起心因性木僵,一般维持时间很短,事后对木僵时的情况不能回忆。脑部疾病,尤其第三脑室及丘脑部位的病变也可产生木僵状态,称为器质性木僵。

(二)蜡样屈曲

蜡样屈曲指患者静卧或呆立不动,但身体各部位却可以任人随意摆布,即使把他(她)摆成一个很不舒服的位置,患者也可以维持很长的时间。由于患者的临床表现像塑料蜡人一样,故称为蜡样屈曲。此时,患者的意识清楚,事后能够回忆。当患者躺在床上把他(她)的枕头抽去,患者仍可悬空维持,称为空气枕头。蜡样屈曲是一种被动服从,常见于精神分裂症。

(三)缄默症

缄默症指患者缄默不语,不回答问题,有时以手示意。见于精神分裂症和分离性障碍。

(四)违拗症

违拗症指患者对于要求他做的动作不但没有反应,反而表现抗拒。如医师要患者躺下,患者却站立不躺。患者做出与对方要求完全相反的动作称为主动性违拗;拒绝别人的要求,不去执行称为被动性违拗。有些患者甚至连口水也不咽下去,大小便也不解,称为生理性违拗。违拗常见于精神分裂症,常在木僵的基础上出现。

三、其他特殊症状

(一)刻板言动

刻板言动指患者不断地、无目的地重复某些简单的言语或动作,可以自发产生,也可以因提示而引起。如反复的摇头、解纽扣等。常见于精神分裂症。

(二)持续言动

持续言动指患者对一个有目的而且已完成的言语或动作进行无意义的重复。持续言语经常与持续动作同出现。如医师问患者几岁了? 回答:"33 岁。"(回答正确)。医师又问他做什么工作? 还是回答:"33 岁。"需要反复多次后,患者才正确回答具体的工作。持续言动多见于脑器质性精神障碍。

(三)模仿言动

模仿言动指患者对别人的言语和动作进行毫无意义的模仿。比如医师问患者姓名,患者也重复:"叫什么名字?"常见于器质性精神障碍,也见于精神分裂症。

(四)作态

作态又称装相,指患者用一种不常用的表情、姿势或动作来表达某一有目的的行为。如患者做出古怪的、愚蠢的、幼稚的动作、姿势、步态与表情。以某种特殊的姿势来握手、写特殊的字等。患者用词特殊、表情夸张、行为与所处环境不相称,称为扮鬼脸、作怪相等。常见于精神分裂症和器质性精神障碍。

(五)强迫动作

强迫动作指患者明知不必要,却难于克制而去重复地做某个动作,如果不去重复患者就会产生严重的焦虑不安。常见的强迫动作有强迫性洗手、强迫性检查门锁、强迫性记数等。强迫动作常常由强迫思维引起,常见于强迫性神经症(强迫症),也见于精神分裂症、抑郁症。

(六)冲动行为

冲动行为指患者突然产生的,通常引起不良后果的行为。常见于人格障碍、精神分裂症等。

四、本能行为异常

本能行为分为保存生命的本能行为和保存种族延续的本能行为两大类,具体表现为安全、饮食、睡眠、性需要等。常见的异常的本能行为有以下几类。

(一)自杀

自杀指保存生命本能的障碍。常见的自杀原因有:受到外界强大的压力;因为一时的感情冲动;为了达到某种目的,弄假成真;各种精神疾病,以抑郁症最为常见。自杀的形式多种多样,与当时的条件有关,常见的有跳楼、投河、自缢、服毒、自刎、开枪等。自伤也属于本能行为障碍,指没有死亡动机或没有造成死亡后果的自我伤害的行为,多见于精神发育迟滞、分离性障碍、精神分裂症。

(二)饮食障碍

饮食障碍指维持生命所需物质摄入行为的障碍。常见以下 4 种形式。

1.食欲减退

食欲减退在精神疾病中抑郁症抑郁发作引起的食欲减退最常见,其次为神经性厌食。许多躯体疾病也可以产生食欲减退的症状。

2.食欲亢进

在精神科指经常的暴饮暴食。多见于精神发育迟滞或精神分裂症,也见于躁狂症躁狂发作、分离性障碍等。

3.拒食

拒食指精神疾病患者因猜疑怕中毒、幻觉、妄想、意识模糊及木僵等症状基础上出现的拒绝进食的行为。

4.异食症

异食症指嗜食普通人不吃或不常吃的东西,如泥沙、石灰等。钩虫病患者因体内缺铁也可以出现异食症。痴呆患者因丧失判断力而乱吃东西不属于异食症。

(三)睡眠障碍

睡眠障碍指睡眠觉醒周期性变化的障碍。常见的睡眠障碍有以下几种。

1.失眠症

失眠症表现为入睡困难、多梦、易醒、早醒等。失眠是最常见的临床症状之一,可由多种原因引起,多数是神经症的表现。有些患者虽然已经睡着过,但却没有睡过的感觉,并出现严重的焦虑,称为主观性失眠。

2.嗜睡

嗜睡常由衰弱引起。有些患者表现不可抗拒的进入睡眠状态,但持续时间短暂、易叫醒,称为发作性睡病。

3.睡行症

睡行症又称梦游症,指患者在夜间睡过一阵后起床活动,行为呆板,意识恍惚,问之不答或者含糊回答。活动一阵后患者又回床上睡,次日不能回忆。该病多见于儿童和癔症患者。

(四)性功能障碍

性功能障碍由多种原因引起,分为器质性性功能障碍和功能性性功能障碍。性器官或脊髓疾病常引起器质性性功能障碍。功能性性功能障碍则由心理因素、人格障碍、神经症、躁狂症、抑郁症、各种精神病等引起。常见的性功能障碍为性欲亢进、性欲减退、性欲倒错等。阳痿、早泄归在性欲减退。恋物、露阴、施虐与受虐等都属于性欲倒错。

(郭　娟)

第三章 精神性疾病的诊疗流程

第一节　与患者的沟通

一、建立医患关系的原则与技能

医患关系是医师与患者在健康与疾病问题上建立起来的人际关系，对于精神科而言，医师与患者及其家属或监护人之间围绕精神障碍所建立的人际关系是医患关系中的重要部分。此种关系的性质不同于一般的人际关系，具有单一性、专业性和亲密性等特征。医师和患者及其家属之间的关系质量是影响精神检查和相关治疗的重要因素。一个值得信赖、风趣、乐于助人、善于理解和具有同情心的医师，更能够让患者感到安全并乐于接受。建立良好的医患关系，注意以下几点。

(1)医师应持的态度。患者是我们服务的对象，值得我们礼遇、尊敬、接纳和花费时间。

(2)医患关系是医师与患者及其家属围绕着疾病的诊治而建立起来的，医师在医患关系中作为一个社会角色而出现。

(3)从内心深处真正接受患者，充分理解和尊重患者的人格、文化取向、生活态度、世界观与价值观。

(4)极大程度地相信患者是完全可以进行面谈、交流和协商的。

(5)医患关系的建立应限于围绕对疾病的正确诊断、治疗，以及对患者的医学关怀与帮助，而非其他。

(6)在医疗活动中，医患关系并非一成不变，而是动态发展的，需要不断维护、反思医患关系是否偏离伦理的界限和专业的需要。

(7)相信患者能从这种良好的关系中获益，即使患者无法"治愈"，一种良好的医患关系至少可以帮助患者改善功能情况、躯体情况，提高生活质量。

(8)建立良好的医患关系需要时间与耐心，而且患者可能并不了解这种关系的重要性。

二、面谈的基本原则与面谈技能

面谈是医师，尤其是精神科医师需要尽快掌握并不断完善的核心临床技能。熟练而有效的面谈是对疾病正确诊断、成功治疗和提供恰当医疗服务的基本保障之一。如果只重视利用相关医疗仪器、设备作为诊断和治疗的手段而忽视面谈的重要性，患者往往很少，甚至不愿向医师坦诚自己的感受与需要，并常因“医师不了解我、不了解我的病情，或医师忽视我、医师水平差”等体验而终止求医行为或另寻他径。

面谈的质量取决于面谈的设置、过程、技巧和医患关系的性质。面谈设置依其目的可分为资料收集性面谈、诊断性面谈、支持性面谈及治疗性面谈，目的不同，其方法、技能与内涵等存在一定差异。然而就具体的患者而言，既无法也没有必要将这些面谈截然区分开来。面谈技巧是指医师在面谈中能掌握和影响面谈过程的各种技术。从医师的角度及其在面谈过程中的主动性而言，这种技巧包括了完全放弃控制到完全控制的连续过程。沉默与开放式的提问，往往能够让患者自由地表达他的情绪、态度及其他信息，减轻他的焦虑与局促，也可以防止医师先入为主的偏见和不恰当的导向；而封闭性提问所带来的回答通常为“是”或“否”，在医师已经掌握了足够多的疾病相关信息之后，适当的封闭性提问可以帮助医师更快地确定这些信息的真实性与主次关系，因而同样是医学交谈的重要组成部分。

(一)面谈的基本原则

(1)在与患者面谈前，应熟悉病情，全面了解患者的躯体、心理、社会、文化等方面情况，对精神障碍患者更要同时了解患者的年龄、职业、文化程度、兴趣爱好、个性特征、生活习惯、家庭经济状况及成员关系、学习或工作情况等。

(2)面谈开始即须告知患者自己的名字以及在医疗活动中的角色，简单介绍本次面谈的流程、内涵、目的、所需时间及需要患者配合的情况等；给患者信任、舒适的感觉。面谈最好单独进行，因为在病房环境中或家庭成员的关注之下，患者很难顺利进入面谈。医师与患者交流时最好平起平坐，座位呈斜角相交而非相对，这样的设置会让患者觉得舒适自如，较快对医师以及这种交流过程产生亲近感，不会出现诸如被审问之类的感受。

(3)面谈过程中注意尊重患者，同情、理解其处境，并给予适当的安慰和保证。例如注意对不同性别、年龄患者的尊称，使患者感到亲切、体贴而敞开心扉进行交谈。

(4)需注意接触交谈的一般仪态和言语。医师要以端庄的仪态、温和的态度、诚恳的言语对待患者，善于体会患者的心情，谈话要针对性强、目的明确，以安慰、鼓励为主。即使有不同意见，应采取婉转的方式尽量使患者乐于接受。对患者的承诺应兑现，办不到的事情应耐心解释取得患者的谅解。

(5)要善于启发、提示或引导患者。交谈的方式应灵活，对不同对象应采用个别化原则，例如：①对刚入院的精神障碍患者说：“听说您不想住院，是吗?”。因为这常常是其最关心的问题，容易引起患者的交谈兴趣，可由此开始再酌情切入正题。②有的患者在表述自己的感受或经历时，会偏离主题或出现思路停顿，应给予适当的启发或引导，使患者完整地谈出想说的内容。③在接触多疑、敏感(如幻觉、妄想)的患者时，不要因其荒谬的思维而随便打断患者的讲话，更不要与患者争辩或强行指正其病态，否则将会阻碍患者的表述或引起患者的猜疑，甚至成为患者妄想的对象。④对抑郁、情绪消极的患者，医师应以热情、鼓励的话语，引导患者回忆以前的成绩。⑤对精神衰退或思维迟缓的患者，医师应耐心的重复主题，启发诱导患者按主题思路进行交谈和面谈。⑥避免边询问，边翻阅有关资料，使交谈检查经常中断，破坏与患者进行思想情感交流的气氛，甚至使患者有似乎被法官询问的不快感受。⑦对紊乱性兴奋、焦虑、抑郁和愤怒等恶劣情绪明显的患者，暂时不宜交谈。

(6)要适当掌握时间和进度，例如对首次门诊和住院的患者，精神检查可以与一般查体、神经科检查结合进行。

(7)注重非言语性的交流。这种交流与提问一样重要，有时通过医师的鼓励性眼神、点头或肯定性的语气，可以让患者更加敞开心扉。及时发现患者在交流开始以后所出现的"模糊"回应，一般情况下，这种"模糊"回应与其焦虑、智能损害和意识障碍或痴呆所致的认知损害有关。

(8)需保持高度的专业敏感性和稳定的情绪。①交谈时要防止仅注意强调精神因素而忽视躯体因素；②防止只注意阳性症状，而忽视阴性症状、早期症状和轻度异常。③防止注意了情感反应和行为异常，而忽视了思维和内心体验的异常。④精神病患者随时都可能有异常思维和行为，与其接触时必须时刻防止患者冲动或自伤等行为的发生。同时要注意加强自身专业修养，无论遇到患者不合作、冲动、误解，甚至非礼，均能以冷静稳定的心态予以说服制止。

(9)通过开放式交流、封闭性提问等方法适时、适当调控面谈的进程，以达到最大限度和最有效的收集各种对诊断、治疗有用的信息。

(10)结束面谈时，应进一步简单复述与强调患者所关心的主要问题，同时询问一些患者并未涉及的其他情况，鼓励患者提出他自己的想法，并告知医师下一步的考虑与打算。

(二)面谈的方式与方法

(1)言语性面谈是指精神科专业性交谈(也称精神检查)，具体分为以下两种。①正式交谈：是指事先通知患者，进行有目的、有计划的交谈；②非正式交谈：是指医师在日常与患者随便而自然的交谈，此时应让患者感到是闲聊，但是医师却可以从中了解到患者的真实想法和心理反应。

(2)非言语性面谈在面谈时所发生的一切非言语性的交流称为非言语性面谈，包括表情、姿势、动作、手势、触摸、音调、音量等。

(三)面谈常用技能

1.积极倾听

积极倾听是以患者为中心面谈最为重要的方法。医师扮演听众的角色，将问题集中在与患者相关的内容上，从患者的自由叙述中获得信息。交谈时，要注意倾听，让患者谈自己的问题，不要打断患者的谈话(至少在谈话初期不要插话)。这有利于患者解除过分的警戒心理、增加信任感。在倾听时，应思考、分析、综合，筛选出患者谈话的中心内容及"弦外之音"，掌握患者的真实思想。

2.充分地表达

让交谈中的一方完成发言的重要性是不言而喻的。一个开放式的提问就给予了患者信号，让他有空间去自由发言。医师能够允许患者完成他的发言，有调查发现78%的患者会在2分钟内停止自发谈话，而且谈话的内容多是与主题相关的。

3.开放式提问与追究性交谈

开放式提问是那些不能用简单的"是"或"否"来回答的提问。通过开放式提问，医师给予患者空间和信息，表明他对患者的观点感兴趣，让患者能更开放的表达自己的感受；而追究性交谈是在开放启发式提问之后，再作针对性询问式交谈，往往涉及一些较为特殊的问题，目的在于得到更具体和更详尽的资料，例如对处于严重抑郁发作状态的患者，必须询问有关自杀的问题。

4.停顿

停顿可以降低谈论心理、社会问题的抑制阈值，简短的停顿可以让患者回忆起之前忘记的事情，给患者机会补充之前的谈话，尤其需要将其犹豫的内容表达出来。在停顿中，医师使用倾听的信号("嗯""是的"等)和姿势来表示他正在倾听，从而鼓励患者继续说下去。

5.鼓励继续交谈

可以用一些非语言信号鼓励患者继续交谈下去，例如当患者犹豫不决时，用点头、眼神来鼓励患者继续讲下去。

6.复述

复述指使用患者的话进行重复。医师接纳了患者的观点，并且使用复述聚焦患者所述内容中最相关的内容。

7.总结内容

当医师复述时，总是只摘取信息中最重要的部分，而总结就要涵盖讨论的绝大部分内容。医师将他所理解的东西用自己的语言表达出来。这就会使医师与患者达成内容上的一致。

8.情感回应

医师通过言语、表情和肢体动作对患者的情绪作出回应。如为哭泣的患者递上一条纸巾，尝试讨论患者的情绪等。

三、精神科面谈相关问题与注意事项

(1)恪守职业道德，尊重精神障碍患者的隐私权。不随便议论患者羞于启齿的言行或遭遇；不任意谈论病情表现或议论患者缺陷、家事等。

(2)综合交谈的话题，当交谈完一个主题或整个面谈结束前，应与患者一起分析总结交谈的主题，复述重点、解答问题，让患者明白医师已理解他所表达的意思，如有误解可及时澄清和纠正。并且在结束交谈前向患者说明检查即将结束，需填写有关记录，争取患者合作，使有关信息客观全面而不致遗漏。如情况允许，必要时可一边面谈，一边做录音或录像。

(3)由于精神障碍的特殊性，常需知情人提供病史，因而应尽量扩大知情群体调查，提高面谈资料的可靠性、防止片面性

(耿德泉)

第二节　病史采集

与多数临床医学学科不同，由于精神障碍的发作通常会影响患者的思维过程，且很多重性精神障碍患者对精神症状缺乏自知力，使患者本人不能提供准确的病史。因而，精神科的病史主要来源于各种知情人，包括亲属、同事、同学、朋友、邻居以及以前为之诊治过的医务人员等。除此以外，患者发病期间的书写材料也是重要的病史资料源。我国现阶段的通用接诊程序是先从最熟悉病情或患者发病时接触最多的知情人处了解病史，再有针对性地对患者进行诊断性面谈；但对于门诊患者尤其是对疾病有自知力的患者，或者心理咨询门诊咨客，采用直接和患者面谈的方式渐趋增多，甚至成为主流方式。

一、精神科病史采集的基本方法和注意事项

精神科病史采集的主要目的：①了解患者的主要异常表现，本次病情与既往病情的异同之处，治疗经过；②患者的生活经历、人格特征、家庭和社会关系；③病史资料的可靠性；④处理家属

的疑问和顾虑，建立信任度良好的医患关系。

首先应告知知情人尽可能客观、详细地描述患者的异常表现与发病经过，如果怀疑其中有隐瞒或夸大，应在强调客观陈述的基础上通过进一步询问其他知情人来佐证病史的可靠性。导致第一知情人不能够客观、准确地提供病史的原因一般包括下述情况：①知情人将疾病归咎于他人或环境，过分强调发病过程中的精神刺激等；②知情人不愿承认患者的病态，对病态表现给予“合理”的自我解释，隐瞒相关的过程与细节；③知情人不会恰当地表达，如只是笼统地用“胡言乱语”“胡说八道”“瞎胡闹”“打人”“折腾”等词句，但缺乏对具体细节、前因后果的掌握和描述。

要防止病史采集中的片面性，通常应注意：①听取病史前应阅读有关医疗档案（如门诊病历、转诊记录，过去住院病历）和其他书面资料。②在听取知情人提供病史时，患者不宜在场，如果知情人之间分歧较大，应分别询问。③采集老年患者病史应注意询问脑器质性病变的可能性，例如意识障碍、智能损害和人格改变。④采集儿童病史，应注意家长的心理状况，必要时请幼儿园或学校老师补充或进行家庭访问。需要指出，对儿童患者进行精神检查时，也应注意儿童特点，要掌握接触患儿的技巧。⑤应保持病史采集顺序的灵活性，优先重点的同时灵活掌握。对于病种各异、病情严重不一，或门诊或住院的患者而言，可以首先从现病史或个人史、家族史进行采集，而不是只按程序刻板进行。

二、病史采集的基本内容与要点

（一）一般资料

内容包括患者姓名、性别、年龄、婚姻状况、文化程度、职业、民族、出生地、宗教信仰、现住址与通信地址、联系电话、电子邮箱、入院日期、供史人情况（姓名、与患者关系、联系电话等）、病史的可靠性评价。

（二）（代）主诉

这是对现病史的发病异常表现、发病方式、病程特点、持续时间等的高度概括，充分表达出本次就诊的理由。通常不超过 25 个字。

（三）现病史

现病史是导致本次就诊的全部内涵。主要包括精神障碍的起病时间、发病形式，并依发生时间先后次序详细描述各项主要症状（每项症状的具体表现、持续时间、症状演变及诊疗经过等）、各症状之间的互相联系与此消彼长等情况。对于现病史中所提及的各种症状与演变情况，应让供史者尽量举例说明，并反复求证后记录在案。一般情况下，现病史可按以下顺序描写。

1.起病时间与发病形式

精神障碍的发生或急或缓，急者可能以天或小时计算，甚则表现为突然发作的形式，而有些起病隐袭者则往往难以确定具体的发病日期，但应确定其大致的时间段与当时的年龄等。同时应注意了解起病当时有无精神诱因、环境变化等生活事件发生，以及本次发病与这些因素有无联系等。

2.早期症状

许多精神疾病，如精神分裂症、抑郁发作等存在早期症状，这些症状往往因其表现潜隐而被忽略，因而需要反复询问。通常应注意了解患者明显发病前有无生活习惯、学习及工作热情、态度与状况、人际交往、个人日常卫生习惯、兴趣、睡眠、个性、行为等方面的变化。

3.症状的发生、发展与演变

按发生时间次序从首发症状开始描述各种症状的具体表现、背景条件、变化特点、持续时间、相互联系和造成后果等方面内容。

4.既往诊治经过

历次就诊的时间、地点，医师诊断（有变化者应了解诊断改变的理由）与处理，特别是用药的种类、剂量、治疗反应与症状的发作、缓解形式等。

5.发病后的一般情况

发病后患者的日常生活、工作学习、饮食起居与社会交往等方面的整体情况，有无社会退缩、生活疏懒、性格行为改变等，有无伤人毁物、自残自杀等。

（四）过去（既往）史

通常包括一般健康状况，预防接种情况，此前发生的与本次就诊无直接关系的疾病史（如有直接关系，应归纳于现病史中）。尤其注意儿童期有无高热、惊厥、抽搐和头部外伤等病史；有无重大躯体疾病史、感染中毒史、过敏史、药瘾史、酒瘾史、癫痫发作史、血制品使用史等。

（五）个人史

精神科病史中的个人史采集十分重要，应较为全面地反映患者的成长和生活经历及人格特点。通常包括以下几方面内容。

1.出生及生长发育情况

母孕期与生产情况、早期发育情况（应包括开始认人、开始说话、开始走路等的时间）、成长环境（如是否长期与父母分离、与父母的关系、家庭氛围等）、幼儿园经历等。

2.受教育情况

受教育情况包括学龄前教育和学校教育。学龄前教育指家庭教育的方式、文化背景、家长的价值观；学校教育情况包括患者在学校的成绩、所爱好的学科、与老师同学相处情况、在校期间有无违纪逃学等，以及最终学历等。

3.职业和工作经历

应包括所有的工作经历，先后从事过什么工作，表现如何，因何变换工作等，目前从事何种职业，能否胜任工作，工作中的人际关系，是否经常变换岗位，是否经常存在违反劳动纪律或违法情况。

4.婚恋经历和家庭状况

患者是否有恋爱史，恋爱的基本态度，恋爱中遭受挫折的原因和处理态度；结婚年龄，目前婚姻状况，夫妻感情和性生活，有无婚外恋、性功能障碍、性心理障碍等情况；家庭大致收入和社会地位等。

5.月经、生育史

记录初潮和绝经时间，月经周期规律和月经期的生理、心理反应，怀孕及生产情况等。

6.重大生活事件

了解患者过去生活经历中所遭受的重大精神创伤以及患者对此的反应方式，包括早年创伤性经历或被虐待情况；更须关注本次发病前有无对患者心理状态产生较大影响的应激性事件。

7.个性特点

主要了解患者个性倾向性，如个人兴趣爱好、理想信念、烟酒嗜好。也应了解其情感反应模式、行为模式和认知模式。

（六）家族史

了解患者主要家庭成员的构成、关系等情况，详细了解父母两系三代有无精神病患病史、精神发育迟滞者、人格异常者、滥用酒和药物者、自杀者以及违法犯罪者等。家族成员有无近亲婚配及其他遗传性疾病。

（王　宁）

第三节　病情检查

精神状况检查是指检查者通过与患者的交谈和直接观察全面了解患者精神活动各个方面情况的检查方法。交谈的重点是患者自身的所见、所闻、所感，观察重点是医师的所见、所闻、所感，两种检查方法通常交织在一起，密不可分，同等重要，但对处于不同疾病状态的患者当有所侧重。具体内容描述如下。

一、一般表现

(1)一般状态：患者的年龄和外貌是否相符，衣着适时或出格，入院形式是自行入院或强制入院。

(2)接触情况：注意接触的主动性，合作程度，对周围环境的态度。

(3)意识状态：意识清晰度如何，是否有意识障碍及其意识障碍的性质与程度等。

(4)定向力：时间、地点、人物定向，自我定向；有无双重或多重定向。

(5)日常生活：包括仪表、饮食、大小便及睡眠等方面情况；参加病房活动，与医护人员和病友接触情况；女患者要注意经期处理月经情况。

二、认知活动

（一）感知障碍

(1)错觉。

(2)幻觉。

(3)感知觉综合障碍。

须关注错觉、幻觉、感知觉综合障碍的种类、性质、强度、出现时间、持续时间、频度、与其他精神症状的关系及对社会功能的影响等。例如听幻觉要分辨系真性或假性，言语性或非言语性幻听，幻听的具体内容、清晰程度、出现时间、持续时间、出现频率，出现时意识状态及情感反应，有无妄想性加工，与其他症状如妄想的关系，对社会功能的影响及患者对幻听的自知力等。

（二）思维障碍

1.思维形式障碍

需观察语量、语速，言语流畅性、连贯性，应答是否切题，是否有思维松弛散漫、思维破裂、思维不连贯、思维中断、思维插入、思维贫乏、病理性赘述、思维奔逸、思维迟缓等。

2.思维内容障碍

患者所出现妄想的种类、性质、出现时间、持续时间、频度、对社会功能的影响和与其他精神症状的关系等。对妄想要分析系原发性或继发性妄想，妄想具体内容、出现时间、持续时间、出现频率，妄想牢固程度、系统性、荒谬性与泛化倾向，妄想出现时患者的情感状态、意识状态，对社会功能的影响，与其他症状的关系，和对妄想的自知力等。同时，还应了解是否存在超价观念与强迫观念。

3.思维逻辑障碍

注意逻辑障碍种类、性质、强度、出现时间、持续时间、频度、对社会功能的影响、与其他精神症状的关系等。精神检查中主要注意有无逻辑倒错性思维、病理性象征性思维、语词新作、诡辩症及其他病理性思维逻辑障碍等。

4.思维属性障碍

主要观察患者对于其联想自主性方面是否存在障碍，该类患者认为自己的思想被外力夺走（思维被夺）或一些思想是由外力插入自己脑中的（思维被插入）；感到自己内心体验已被人知晓（思维被洞悉）或被广播出去（思维播散）。

（三）注意力

注意力是否集中，主动注意、被动注意的情况；有无注意增强、注意涣散、注意转移等。

（四）记忆力

应检查即刻记忆、近事记忆与远事记忆、遗忘等。如有记忆减退，应进一步详查属于哪一类记忆损害及其程度、发展状态，是否存在器质性病变等。

（五）智能

应根据患者文化程度与水平状况粗查其一般常识、专业知识、计算力、理解力、判断能力、分析综合以及抽象概括能力等。若怀疑有智能损害，应做进一步的智能测验。

（六）自知力

应判断自知力的完整性以及对诊断和治疗的态度。一般应检查以下内容：①患者是否意识到自己目前的这些变化；②是否承认这些表现是异常的、病态的；③是否愿意接受医师、家人等对他（她）目前的处理方式；④是否接受并积极配合治疗。

三、情感活动

情感活动检查是精神检查的难点，主要依靠观察患者的外在表现（如表情，言谈的语气、语调和内容、行为举止的姿势变化等）结合患者整个精神活动其他方面的信息来了解其内心体验。应注意患者情感障碍的种类、性质、强度、出现时间、持续时间、对社会功能的影响、与其他精神症状的关系等；还需要注意患者的情感稳定性、对周围人或事物的态度变化和感染力等。

四、意志行为

主要了解患者有无本能活动（食欲、性欲和自我防卫能力）的亢进或减退，意志活动减退或病理性意志增强；是否存在精神运动性兴奋、精神运动性抑制、冲动、怪异的动作或行为。应注意其行为障碍的种类、性质、强度、出现时间、持续时间、出现频度、对社会功能的影响及与其他精神症状的关系等。还要注意意志活动的指向性、自觉性、坚定性、果断性等方面的障碍。

五、处于兴奋、木僵和敌对等状态的不合作患者的精神检查

对兴奋躁动及木僵等不合作患者的检查常有困难，应及时观察病情变化和耐心细致、反复地观察患者的表情、情感反应和言行。特别注意在不同时间和不同环境的变化。检查时具体应注意以下几点。

(一)意识状态

一般可从患者的自发言语、面部表情、生活自理情况及行为等方面进行判断。特别对兴奋躁动患者,要注意其言语运动性兴奋状态,通过多方面细致观察,分析有无意识障碍,并可通过患者的自发言语、生活起居,以及对医护人员接触时的反应,分析判断定向力障碍。

(二)姿势检查

患者姿势是否自然,有无怪异姿势,姿势是否较久不变或多动不停。肢体被动活动时的肌张力和反应。

(四)言语

注意兴奋患者言语的连贯性及其内容、吐词清晰程度、音调高低、能否用手或表情示意。缄默不语的患者有无用文字表达的能力,有无失语症。

(四)面部表情与情感反应

观察患者面部表情变化与环境的协调性,如接触工作人员及家属的情感反应差异,对问话的情感反应。患者独处时,有无精神恍惚等表现。

(五)动作与行为

观察患者的活动量;蜡样屈曲等怪异姿势,刻板动作、持续动作、模仿动作等异常动作;执行命令是否存在违拗、被动服从等情况;有无自伤自杀、冲动攻击性行为。

(六)日常生活

饮食、睡眠、二便自理情况。女患者料理经期卫生情况。拒食患者对鼻饲、输液的反应。

六、器质性精神障碍患者的进一步评估和检查

(一)意识障碍

应仔细检查有无意识清晰度降低、注意力不集中、定向障碍、表情茫然恍惚、整体精神活动迟钝等。同时注意意识障碍的深度、对患者的影响程度等。

(二)注意障碍

除在交谈中观察其注意状况外,可给予一定刺激(听觉、视觉、触觉刺激等)观察其反应。

(三)思维障碍

患者其正常思维特征被破坏,常表现如下。

(1)思维缺乏自觉主动性,如患者虽有问必答,但不问时,缺乏主动性言语,显示思维停顿。

(2)思维缺乏预见性,如患者表现被动,缺乏对交谈进程的预见性。

(3)抽象思维障碍,如患者对事物的分析、综合、归纳和辨析能力受损,不能恰当运用概念,表现为对抽象名词如和平、正义等不能解释;不能区分意义相近的名词如男孩女孩,梯子-楼梯等;不能解释成语;不能完成图片或物体分类试验等。

(4)出现持续言语、刻板言语、失语症、失认症、失用症等。

(5)严重意识障碍者可见思维不连贯、词的杂拌等现象。

(四)记忆障碍

即刻记忆是必查项目,如数字顺向和逆向累加,即刻重复和短时回忆物体名称等均应检查。对此类患者应进行进一步的专项记忆功能测定。

(五)智能障碍

除一般智能检查外,应进行相关智能测验。

(六)情感障碍

患者常因情感控制能力受损而表现为情感脆弱、不稳、激动和易激惹,甚至情感暴发,也常见情感平淡或欣快。

七、实验室检查技术

除常规的实验室检查,如血、尿、粪三大常规,血液生化指标如肝功能、血糖测定,以及胸片等检查外,应根据病史、查体情况,进行针对性实验室检查。现代医学实验室检查技术的发展,给精神障碍,特别是器质性精神障碍的诊断和治疗等提供了越来越丰富的辅助手段,也带来了针对精神疾病认识和诊疗技术的日新月异的变化。特别值得注意的是,神经电生理技术和脑影像技术在精神障碍的诊断、治疗与研究中应用日趋广泛。

(一)脑电图(EEG)

脑电活动可表现为脑自发电位及诱发电位。自发电位是在安静无外界刺激时,将引导电极置于头皮上进行描记得到的大脑持续性节律性电位变化;而诱发电位即通过各种诱发方法如声、光、过度换气、药物诱发等发现的一般情况下不能发现的异常脑电活动变化。主要用于精神分裂症、双相障碍等精神障碍确诊前,排除癫痫、脑部肿瘤、脑部外伤等器质性脑部疾病。

(二)多导睡眠脑电图(PSG)

多导睡眠脑电图的观察指标主要包括以下 3 个方面。

1.睡眠进程

睡眠进程包括睡眠潜伏期、睡眠总时间、醒转次数、觉醒比等。

2.睡眠结构

通过分析快动眼睡眠相(REM)与非快动眼睡眠相(NREM)的构成比例来了解睡眠结构。

3.REM 期观察指标

主要包括 REM 睡眠周期数、潜伏期、强度、密度、时间等。主要用于睡眠障碍,睡眠期行为障碍,如梦游症、夜惊症、夜间惊恐发作等,以及隐匿性抑郁症的诊断和研究。

(三)脑电地形图

将已经通过脑电图仪放大的自发或诱发脑电信号输入计算机进行二次处理,将脑电信号转换成能够定量和定位的脑电波图像。脑电地形图以数字表示,共由 0～9 个数字等级组成,0 为空白,1～4 级为正常,4 级以上为病变,数字越大表示脑功能损害越重。该项检查存在如所分析的脑电信号采样时间短、采样点部位不全、频率分段少、不能显示脑电活动之间的时相关系、不能进行波形分析等局限性。

(四)脑诱发电位

脑诱发电位指周围感觉器官与感觉神经系统的有关结构受刺激时,在中枢所测到的脑电变化。诱发电位的观察指标:①基本波形;②潜伏期;③波幅(mV)。临床常用的脑诱发电位有视觉诱发电位(VEP)、听觉诱发电位(AEP)及体感觉诱发电位(SEP)。近年来对事件相关电位的 P300 和 N400 已有较多研究,晚近的热点更指向感觉门控 P50。使用认知事件相关电位(ERPs)可通过捕捉到毫秒级内的信息探讨精神障碍患者的高级脑认知功能。

(五)结构性脑影像技术

1.计算机体层成像(CT)

CT 能根据不同层次各种组织的衰减系数差异,显示人体有关组织、器官的解剖学横断面图像。脑部 CT 可显示脑室大小,如用脑室和大脑面积比值(VBR)表示脑室扩大的程度。CT 也可显示 Sylvian 裂等皮质沟裂增宽和脑实质密度改变,以及脑的对称性异常和局灶性异常等。

2.磁共振成像(MRI)

CT 同属于断层成像的技术的一种,它利用磁共振现象从人体中获得电磁信号,并重建出人体信息。颅脑 MRI 能清晰显示不同的脑灰质和脑白质图像。较之 CT,其优点是对软组织对比度好,如对灰质和白质之间的分辨能力高,可作多维多参数成像,电离辐射性损伤小,无须造影剂就能够显示血管等。

(六)功能性脑影像技术

1.单光子发射计算机断层扫描(SPECT)

基本原理是通过检测能发射单光子同位素(^{123}I、^{99}Tm、^{133}Xe 及^{77}Br 等)标记的显像剂在体内的立体分布而重建图像,目前主要用于定量、定性地检测脑血流及其变化。此外,尚通过检测受体的放射性配体以了解神经受体的占有率及其功能状况,如多巴胺 D_1 及 D_2 受体、多巴胺转运体、5-HT_2 受体、谷氨酸受体、GABAA 受体及 M 型胆碱受体等。该技术在临床及科研中已广泛应用,但由于 SPECT 图像取决于化合物发射的单个光子,空间分辨率相对较差。

2.功能性磁共振成像(fMRI)

狭义 fMRI 就是指血氧水平依赖性测量(BOLD)成像;广义 fMRI 包括 BOLD 成像、MR 弥散加权成像(DWI)、弥散张量成像(DTI)、MR 灌注成像及磁共振波谱分析(MRS)。目前精神科应用较多的是 BOLD,其成像基本原理:应用氧合血红蛋白与脱氧血红蛋白有不同的磁敏感性效应,当局部脑皮质在经特定的任务刺激(如感觉、运动、神经心理测试等)后,代谢率增加,血管扩张,血流量明显增加,局部的氧合血红蛋白增加,而局部耗氧量增加不明显,即局部脱氧血红蛋白含量相对较低,从而引起相应大脑组织区域的信号增加。相对于 SPECT 及 PET 而言,BOLD 成像无须暴露于放射性同位素环境中、具有较高的时间分辨率及空间分辨率,且可重复试验、试验中可实时监测被试者的反应等优点,对于精神疾病的生物学基础研究,尤其是认知功能研究具有较大应用价值。

3.正电子发射计算机断层扫描(PET)

基本原理是将人工导入人体的不稳定放射性同位素(如^{11}C-葡萄糖、^{13}N-氨基酸、^{18}F-去氧葡萄糖(DG)等)发射的射线,经释放正电子后稳定化,然后记录、放大和转换成数据,再由计算机重建为不同放射密度的三维图像。其共同特点在于 C、N、O 等元素是人体组织的基本元素,用这些放射性同位素易于标记体内的各种化合物及其代谢物,而继续保持其生物活性,有利于研究体内各部位的生理、生化代谢过程。是一种能够反映活体生理、生化过程的功能性影像技术。PET 常用于检查精神障碍患者的受体功能以及精神药物的受体结合率,该项技术的深入使用或许会为精神医学的诊断手段与治疗方法带来革命性的变化。

一个成年人的大脑中约有 10^{11} 个神经元细胞,如此多的神经元细胞互相连接,可形成约 10^{15} 个突触连接,多如繁星的神经元细胞通过数量巨大的突触互相配合、互相协调,形成一个高度精密且极为庞杂的脑网络系统。正因为脑网络系统的复杂性,迄今为止,人类尚未弄清仅有 302 个神经元细胞的秀丽隐杆线虫的神经活动机制。

近年来,随着脑成像技术和统计物理学的发展,研究者们借助结构磁共振成像(structural MRI)、弥散磁共振成像(diffusion MRI)等成像技术来构建结构态的脑网络或者运用脑电图(EEG)、脑磁图(MEG)以及功能磁共振成像 fMRI 等技术建立功能态的脑网络研究,利用基于图论等理论基础的复杂网络分析方法，通过探究其拓扑原理等机制，试图解释大脑内部的工作机制。迄今为止，研究发现许多神经精神疾病(如阿尔茨海默氏病、精神分裂症等)与脑网络的结构性连接和功能性连接的拓扑性质异常有关。

随着对脑网络研究的深入，学者们越来越认识到构建人脑结构和功能网络的重要性，并正式提出了人脑连接组的概念，并从3个不同的空间尺度(神经元、神经元集群以及大脑脑区)着手进行研究。但鉴于目前研究手段的限制，现行的脑网络研究主要局限于大脑脑区层面的研究和分析。

2013年初，欧盟委员会宣布“人脑工程”为欧盟未来10年的新兴重大研究项目，拟利用电脑模拟人脑的结构、功能和运作机制。与此同时，美国公布了一项名为“人脑图谱计划”的重大研究项目，拟从9个研究领域深入探究大脑的奥秘：统计人脑细胞类型；建立人脑结构图谱；开发大规模神经网络描记技术；开发可操纵神经环路的工具；了解神经细胞与个体行为之间的联系；将神经科学实验与理论、模型等及统计学进行整合；阐释脑影像学技术的机制；为科学研究建立收集人类数据的机制；加强相关知识的传播与培训。中国科学院2013年发布的《科技发展新态势与面向2020年的战略选择》研究报道也指出：脑科学是“最后的科学堡垒”。

(七)遗传学技术

精神疾病是典型的复杂遗传疾病，病因受到遗传因素和环境因素等的功能影响。有研究结果表明遗传因素对精神分裂症发病的影响占73%～90%。因此，利用遗传学检测技术阐述精神疾病的发病机制及其危险因素对疾病的预前诊断意义重大。

1.基因组学技术

精神疾病是多基因遗传疾病，其发病系由两对以上致病基因的累积效应所致。与某些单基因遗传病相比，精神疾病的发病不是只由遗传因素决定，而是遗传因素与环境因素共同起作用。与精神疾病发病及治疗相关的基因作用方式可以用数量性状位点(QTL)来解释，即多个微效基因的交互作用共同影响这些性状。目前精神病的基因组学研究，主要是定位可能会在精神疾病发生发展过程中起重要作用的基因，明确它们的致病机制，并寻找防止缺陷基因发挥作用的方法。在精神疾病的遗传学研究中，常见的单核苷酸多态性(SNP)被广泛用于精神疾病的关联分析，利用SNP位点间的连锁不平衡(LD)信息，在基因组上搜索出可能的致病基因。随着高通量技术的发展，超大规模的全基因组关联分析(GWAS)在精神疾病的遗传研究中也得到应用。最近一项全基因组关联研究中发现，精神分裂症、抑郁症和双相障碍这三者存在大量重叠遗传风险因素，孤独症和注意缺陷多动障碍存在少量重叠遗传风险，该研究对于发展更为科学的精神疾病诊断系统具有重大意义。

2.表观遗传学技术

表观遗传指基因的DNA序列不发生改变的情况下，基因的表达发生了可遗传的改变。其主要机制包括DNA甲基化、组蛋白修饰、染色质重塑及非编码RNA调控等。虽然表观遗传学技术在精神疾病中的应用还处在初级阶段，但作为“中心法则”的补充，表观遗传技术为寻找精神疾病的病因和诊断分类提供了新的研究方法。

3.影像遗传学技术

影像遗传学是结合多模态神经影像学和遗传学方法，检测脑结构及其与精神疾病、认知功能、情绪调节等行为相关脑功能的遗传变异。它所基于的假设是大脑的结构、化学作用或者功能比外表行为的显著性差异更接近于基因功能。影像遗传学技术使在信息处理或明确脑区神经化学或完成特定任务的脑网络水平下更直接测量基因影像成为可能，为探索和评估基因多态性对大脑功能及对行为的潜在作用提供了独特的工具。

八、精神科评定量表

对心理活动进行量化并在此基础上评估其发生、发展过程与严重程度等是心理测量学的主要任务，而评定量表是用来量化观察中所得印象的具体测量工具。自20世纪50年代以来，评定量表从评估正常心理功能到评定各种病理心理，已广泛地应用于精神病学的临床研究中，形成了针对不同情形与状态的多种精神科评定量表。我国在20世纪80年代开始引进此项评估技术，至今已有长足的发展。

精神科常用量表包括症状量表、诊断量表、智力测验、人格测验、其他量表。除各种与诊断系统相配合的诊断量表外，常用的智力测验量表为韦氏成人智力量表（WAIS），该量表包括常识、领悟、计算、相似性、背数、词汇的言语功能以及数字符号、填图、木块图、图片排列和图形拼凑等操作功能测验。而人格测验最常用的是明尼苏达多相人格调查表（MMPI），MMPI有566条项目，前399条含14个分量表。其中4个量表是用以检验结果可靠性的疑问、掩饰、装坏和防卫项目效度量表；10个则为临床量表，包括疑病、抑郁、癔症、病态人格、性别色彩、偏执、精神衰弱、精神分裂症、轻躁狂和社会内向；后面的条目为依赖性、支配性、自我力量和偏见项目附加量表。

针对精神症状的症状量表甚多，其中许多已被充分接受并在精神科临床广泛应用，主要包括评定精神病性症状的简明精神病量表（BPRS）、阴性和阳性症状评定量表（PANSS）；评定抑郁症状的流调用抑郁自评量表（CES-D）、汉密尔顿抑郁量表（HAMD）、患者健康问卷抑郁量表（PHQ-9）和抑郁自评量表（SDS）；评定心境障碍及分裂-情感性障碍患者躁狂症状的Bech-Rafaelsen躁狂量表（BRMS）；评定焦虑症状的汉密尔顿焦虑量表（HAMA）和焦虑自评量表（SAS）。此外，常用的还有检测精神疾病相关问题与筛查认知缺陷的一般健康问卷（GHQ）、90项症状自评清单（SCL-90）和简易智力状态检查（MMSE）等量表。

此外，还有护士用住院患者观察量表（NOSIE），用于评价临床疗效的临床疗效总评量表（CGI），评价不良反应的治疗时出现的症状量表（TESS），评价患者在某一特定时期内总体功能水平的大体功能评定量表（GAF）等涉及许多方面、各种用途的评定量表。

量表在精神科的应用非常广泛，几乎是现代精神病学临床与研究工作必不可少的工具。具体的应用范围：①临床上作为重要临床资料收集、评估和疗效分析；②作为临床研究的基本条件之一，以保证研究样本的同源性；③应用量表作为一种针对经验不足的初学者的教学方式，以帮助全面、有序而系统地检查患者和考虑诊断；④量表资料能作为疾病分类、患者分组以及其他研究资料相联系的统计量，也可以作为流行病学调查的工具或是某类疾病的初筛工具。综合上述情况可以看出，量表因具有数量化、规范化、细致化和客观化等优点而在精神科得到长期的广泛使用。

需要注意的是，量表的使用也会造成机械、刻板而缺乏灵活、只讲横断面而忽视纵向考虑，以及现有项目设置无法做到完全适合具体情况而存在不合理性等不足。因此，量表总的使用原则是，量表是精神疾病诊断、治疗过程中的重要工具，具有重要的参考价值，但临床医师绝不能单纯依赖量表评估，任何临床决定均需要结合相关专业知识和患者的具体情况而确定。

（王　宁）

第四节　诊断原则与思路

诊断是指把一个具体患者的病情纳入疾病分类的某一项目中，其具体过程为医师凭借专业知识和技能，通过与患者进行面谈、观察和检查(包括实验室检查)，对其个人、家庭、社区的现存或潜在健康问题和生命过程的重大事件所作出的临床判断。医师以此为基础，以治疗程序为框架，通过治疗部分或完全解决这些问题，达到治疗目标。不同的分类体系有不同的诊断名称，因而在诊断前就应掌握疾病的分类。目前，可供精神科使用的疾病诊断分类系统有世界卫生组织制定的《国际疾病分类》(ICD)，中华医学会制定的《中国精神疾病分类诊断系统》(CCMD)以及美国的《精神疾病诊断与统计手册》(DSM)。我国卫健委要求临床工作中统一使用ICD诊断系统。

一、精神障碍的诊断原则

诊断一词源之希腊语，意指识别和判断。即通过疾病的表现来识别疾病内在属性的程序。诊断的基本目的是为了选择合适的治疗和预测疾病的结果，当然也有利于统计分析和交流。疾病的治疗可分为两大类，即病因治疗和对症治疗。前者治疗方式比后者更彻底，因此病因诊断比症状诊断更有利于治疗，而根据病因的诊断分类远比症状性分类更理想。病因诊断是最理想的医学诊断思路，但许多精神障碍的病因并为未阐明。诊断的步骤主要从症状分析开始，越早认识症状就能越早作出诊断、及时进行治疗。诊断的线索不但需要医师通过检查去发现，也可以通过其他人提供的线索去发现。对于精神科医师而言，一般不会忽视与精神状态相关的线索，但往往不太重视与躯体症状相关的各种线索，这是需要努力去改变的现状。临床思维方法是指临床医师根据收集的感性资料，运用专业知识和经验，按客观规律进行分析综合，判断推理找出疾病本质特点，确定诊断和处置原则的过程。误诊的原因大致可归纳如下：病史收集欠详细可靠；病情表现不够充分；病情观察不够客观，症状识别不正确；采用的诊断标准不够完善或不能正确使用诊断标准；诊断思维过程不科学；科学发展水平所限，对某些疾病尚不能很好地识别。现时，精神障碍大多病因未明(或是呈多因性)，常须依赖症状群诊断；而轻度的精神症状与正常的精神活动之间常有交叉重叠之处，因此对某些疾病的诊断就存在松紧不一、尺度各异的现象。基于这种事实，很早之前就有学者提出针对某一疾病的特征性“诊断性症状”，如诊断精神分裂症时就有Eugen Bleuler所提出的“4A”基本症状和Kurt Schneider提出“一级症状”等，这样的观点虽然一度获得较多的学者的首肯，但一直未能得到广泛的临床应用，并越来越受到“挑战”。有鉴于此，世界卫生组织及美国精神科学会先后依照疾病定义的方式制定了针对各个精神障碍的统一诊断标准，并根据学科发展的状况不断地进行补充与修订，成为目前医学界耳熟能详的ICD和DSM诊断系统。我国也同样根据自己的文化与国情特点制定了适合我国精神医学工作使用的“中国精神障碍分类与诊断标准”(Chinese Classification of Mental Disorder，CCMD)，但为了与国际接轨，现已使用ICD-10的分类与诊断系统。

二、精神障碍的诊断思路

精神障碍的诊断主要遵循“症状-综合征-诊断”(SSD)的过程式思维方法。具体的过程：首先确定精神症状(symptom,S),再根据症状组合确定综合征(syndrome,S),然后对精神症状或综合征的动态发展趋势,结合发病过程、病程、病前性格、社会功能等相关资料进行综合分析,提出各种可能的诊断假设,并根据可能性从小到大的次序逐一予以排除,最后作出结论性诊断(diagnosis,D),即作出症状诊断或结合病因作出病因性诊断。临床诊断确定以后,应继续观察和随访,通过实践检验诊断的正确性。临床工作中,具体病例的 SSD 诊断分析过程大致通过以下环节:①发病基础;②起病及病程;③临床表现;④病因与诱因。

(一)发病基础

发病基础包括一般资料、家族遗传史、病前性格、既往疾病史等。这些相关因素常可影响疾病的临床表现、病程发展或是疾病的病因或诱因。例如,①就患者的职业而言,应注意患者有无接触有害物质的情况,农民的农药接触史,工人的化学物质接触史等。②应注意既往疾病史中有无急慢性躯体疾病及病情发展过程、躯体疾病与精神障碍的关系和病程发展特点、治疗情况及目前疗效等。有时精神障碍发生前的躯体症状,如发热、口角疱疹和上呼吸道感染症状可能是散发性脑炎的前驱症状。③应注意病前性格、家庭与学校教育对患者个性形成和发展的影响,个性健全与否或个性的某些偏向常与罹患某种疾病有一定联系。④家族成员中是否存在精神疾病、癫痫、精神发育迟滞及性格异常等病史,均可作为精神障碍诊断分析的相关参考。

(二)起病及病程

精神障碍起病与病程的时间界定尚无统一规定。一般将 2 周以内起病视为急性起病,2 周到 1 个月为亚急性起病,1 个月以上则为慢性起病。一般说来,急性发病多见于器质性精神障碍(如感染、中毒所致精神障碍等)或急性心因性精神障碍等,对这些疾病应特别注意寻找病因。此外,阵发性或反复发作的病程常见于心境障碍、癫痫及癔症等。

(三)临床表现

根据 SSD 思维方法,首先要确定精神症状。然后根据症状组合而确定综合征,并将每一症状或综合征与类似现象进行比较,弄清其性质特点及与心理背景、环境之间的相互关系。通过深入细致地分析综合、判断推理,使其成为诊断依据。如意识障碍或痴呆(包括相应综合征)常提示脑器质性精神障碍或躯体疾病所致精神障碍。需指出的是,通常一种症状或综合征可见于多种精神障碍,例如脑衰弱综合征既可能是精神分裂症的早期症状,也可能为脑动脉硬化的前期表现,或者仅仅是神经症,如神经衰弱的主要特征。要透过脑衰弱综合征外在表象去了解其后所代表的真正内涵与实质,就需要从临床实践出发,反复分析其中的主次关系,并根据不同疾病的其他特征性表现进行鉴别。

(四)病因与诱因

理想状态下对精神障碍的诊断应该如同针对躯体疾病的诊断一样,尽量作出病因诊断。精神科医师在收集病史及进行精神检查、体格检查与实验室检查时,应结合疾病特点和各种检查结果,综合分析、仔细比较、尽可能明确病因。一般而言,精神障碍的致病因素大致分为理化生物因素与社会心理因素。由理化生物因素引起的精神障碍,一般伴有相关阳性症状与体征,通过体格检查或实验室检查可获相应异常发现。社会心理因素引起的精神障碍,起病前必然有明显精神创伤或应激性事件存在。部分精神障碍,如精神分裂症或心境障碍等病因未明,可能为个体素质因素和环境影响共同作用所致,此种情况下通常将其病前社会心理因素归咎于诱因,必须仔细分辨发病与这些社会心理因素的确切关系,特别注意发病与精神刺激的时间关系,在应激性事件前是否已明确存在或偶尔出现不适当的言行等。

(王　宁)

第五节　住院病历记录

一、精神科住院病历的主要内容

（一）一般资料

一般资料：①姓名；②性别；③年龄（出生日期）；④籍贯、出生地；⑤婚姻；⑥民族；⑦职业（职务、工种）；⑧单位名称、地址、邮政编码、电话；⑨受教育年限；⑩宗教信仰；⑪现住址、邮政编码、电话；⑫联系人及其与患者的关系、住址；⑬入院日期；⑭入院次数；⑮供史人（姓名、关系及联系方式）；⑯病史采集时间；⑰病史可靠性、完整性及详尽程度。

（二）主诉

主诉指起病形式、主要症状与病期。主要症状（入院原因）、病期（本次发病时间及总病期）一般不超过 25 个字。

（三）现病史

从以下几方面按次序描写。

（1）起病情况起病诱因（包括社会心理因素和躯体因素）初发症状及主要症状；起病时间（从完全正常到明显病理状态的时间）；起病形式（急性、亚急性、慢性起病）。①急性：2 周以内；②亚急性：1 个月以内；③慢性起病：1 个月或 1 个月以上。

（2）病情演变按时间顺序客观详尽描写疾病的发展演变过程及症状，特别是本次发病的主要症状表现。

（3）诊断和治疗过程与治疗措施和效果起病后就医、诊断、治疗情况及所用药物的疗效、不良反应等。

（4）必须特别防护的情况：①有无消极、自杀、自伤、冲动伤人、毁物、出走等“三防”内容；②近期有无厌食、拒食或长时期进食不正常的情况，接触及大小便自理等基本生活自理情况的异常。

（5）与本次精神疾病虽无紧密关系，但仍需治疗的其他疾病情况，可在现病史后另起一行予以记录。

（6）重要的具有鉴别诊断意义的“阴性症状”。

（四）过去史

重点询问患者既往疾病史，如脑外伤、抽搐、感染、高热、昏迷、重大手术史及药物过敏史，重大躯体疾病的诊治情况与转归现状、物质滥用史。

（1）回顾有无严重器质性疾病及传染病，并了解其诊断、治疗、预后情况，着重了解有无脑外伤、感染、高热、惊厥、抽搐、昏迷、中毒及肝、肾、心血管疾病和骨折、癫痫史等；有无药物过敏史，若有则说明何种药物及主要症状。询问预防接种史、输血史等。

（2）首次入院的患者要求系统回顾躯体情况呼吸系统、循环系统、消化系统、泌尿生殖系统、血液系统、内分泌系统、运动骨骼系统、神经系统。

（五）个人史

一般是从母孕期起，到发病前的整个生活经历。但应根据具体情况重点询问，如针对患儿应详细询问母孕期健康状况及分娩史、躯体精神发育情况、学习及家庭教育情况等。对成人或老年患者应着重询问与疾病有关的情况，如病前重要生活事件、婚姻情况、工作学习等社会功能改变情况、个性特征、人际关系、个人嗜好等。对女患者应询问月经史、生育史。有无不洁性接触史。具体从以下几方面描述：①生长发育情况母孕期状况；出生第几胎，是否早产、难产、有无产伤、窒息等；儿童期、发育期与同龄人比较有无差别(中老年以后发病者可以从简)。②学习、工作、生活经历等情况。③恋爱婚姻史(包括不洁性交史)。④月经史包括初潮年龄、行经周期和日期、最后来潮日期、是否有痛经史、绝经的年龄。⑤生育史。⑥病前性格特征、人格倾向及不良嗜好。

(六)家族史

父母两系三代亲属中有无阳性精神神经病史、近亲婚配史，家庭和睦性、经济状况。主要家庭成员的性格特点与职业情况。

(1)家庭主要成员对于首次住院的患者需了解其家庭成员的姓名、与患者的关系、年龄、职业、个性、健康状况等，再次入院的患者，若上述情况发生变动需如实记录。

(2)两系三代精神病史(包括各类精神疾病、癫痫、精神发育迟滞和神经症性障碍等)、阳性家族史，建议填写家系遗传表。

(七)体格检查

体格检查包括生命体征及各个系统的全面检查，一般以表格的形式呈现。

(八)精神检查

精神检查包括一般情况、感知觉、思维、情感、意志行为、智能、自知力几个方面。

(九)病史总结

病史总结包括患者的一般人口学信息、主诉、阳性疾病史、家族史、个人史、阳性体征和精神检查内容。

(十)诊断、诊断依据与鉴别诊断

诊断依据与鉴别诊断多记录于首次病程记录中。

(十一)治疗方案

记录于首次病程记录中。

(十二)注意事项

记录于首次病程记录中。

(十三)预后估计

记录于首次病程记录中。

二、精神科病历书写的注意事项

(1)住院病历是住院患者的完整记录，它不仅是医务人员对疾病诊断、治疗和预后估计的重要依据，也是临床实践的经验总结。它既反映疾病一般规律，也反映该病在每个患者身上的具体表现。病历是医疗、教学、科研及预防等各项工作中不可缺少的重要资料。

(2)病历内容要求完整、实事求是、书写注意逻辑、突出重点、条理清楚、字句通顺、字迹清晰，不准应用不规范文字和任意涂改。

(3)一份完全的精神科病历要求内容丰富准确，因此需要一定时间收集病史和检查，一般要求在24～48小时内完成。

(4)在现病史中描述精神症状一般不应使用精神科专业性术语，而记录精神检查所见则可以使用术语，但必须描述具体内容和实例。为了如实反映精神症状，目前多采用问答式记录方式，并同时应记录患者应答速度、语调、表情、姿势及动作等反应。

三、精神科病程记录

（一）病程记录

病程记录是医师对患者从入院到出院，实施治疗程序全过程的系统记录。如果使用表格式记录，一般说来应包括住院患者评估单、诊断治疗记录单（PIO 记录单）及出院小结和出院指导。使用 PIO 格式时，应在量表评分后，在记录单的描述部分写明相关症状、治疗、措施及执行措施后的反应（再评估）。如相关问题没有解决，则必须分析导致该状况的可能原因并及时调整措施。

（二）病程记录的 PIO

格式：①P＝problem（问题），表示诊断编码和诊断名称；②I＝intervention（干预），表示治疗计划指导下的干预措施；③O＝outcome（结果），表示执行措施后的结果。

（三）注意事项

（1）新入院患者每天书写病程记录连续 3 天，以后根据病情每 3～5 天记录 1 次。对存在“三防”内容的患者、危重患者、ICU 患者则必须每天随时评估和记录有关演变及诊治过程，恢复期或慢性患者或病情变化不明显者每 7～10 天记录 1 次。

（2）首次病程记录应包括简要病史、门诊诊断、治疗措施、入院体格检查、精神检查、入院诊断、诊断依据、鉴别诊断、初步处理意见、注意事项和预后估计等。

（3）病程记录要求内容真实、及时、项目齐全、简明扼要、正确应用专业术语、语句通畅、字迹清楚、不得涂改和粘贴。

常规病程记录：①精神症状演变，详细记录目前存在的主要症状及转归变化、治疗情况和不良反应、对治疗的依从性、自知力恢复情况以及伤害自身或危害他人行为或威胁的变化情况。并与上次记录对比，既要求内容具体，又要求分析评价，并提出进一步处理意见，如是否需要继续非自愿住院治疗等。②主要治疗措施的应用情况（如药物剂量、次数、调整日期与治疗过程中的不良反应等）、合并治疗、实验室检查结果等。更改医嘱及原因。③特殊治疗的记录及告知内容。④常规检查结果，阳性处理及复查情况、特殊检查的原因、结果及处理。⑤躯体合并症的治疗及病情变化、原因及处理。⑥患者住院期间的特殊情况及处理。⑦家属反映的情况及补充的病史。⑧入院不合作患者病情好转后的补充精神检查及体格检查。⑨需保护性约束的原因，保护期间的观察记录。⑩会诊申请和会诊意见，以及会诊意见的执行情况。⑪其他需要记录的内容，如请假离院及出院记录等。⑫上级医师查房及会诊情况。病例讨论时要记录在场医师发言，尤其对不同意见和上级医师意见要详细记录。

（4）遇到特殊情况如病情突然变化应随时记录。

（5）医师之间交接班，应书写交接班记录。

（6）出院时做整个住院情况的出院讨论与出院小结。

四、制订治疗计划与治疗措施

（一）治疗计划

治疗计划是在作出诊断后制订的。

(二)治疗目标

治疗目标是要预测患者接受治疗后将会改善或消除的躯体疾病和精神障碍。它能指导诊断治疗措施的执行和进行再评估(评价)。

(三)制订治疗措施的注意事项

(1)首先要考虑患者在住院期间与其安全相关的事项,如对精神障碍患者的自杀、自伤、冲动行为(如伤人毁物)、出走等情况防范的处理治疗措施。

(2)针对治疗目标制订治疗计划,按顺序列出各项治疗措施。

(3)治疗措施的内容必须明确、清晰、详细、具体,便于执行和检查。

(4)要考虑执行治疗措施的可行性,如人员配备、知识水平和技术的熟练程度等。

(5)要与有关人员(如护士、心理治疗师等)沟通,做到分工明确,互相配合。

(6)对于合作或自知力良好的患者,有些治疗措施须与其商量并取得合作。

(四)治疗计划和治疗措施的执行

一般应先制订治疗计划后再落实措施。如果遇到急重患者,医师只能在头脑中迅速形成初步计划,并立即执行一系列措施,然后再补上书面计划。

(1)协调地实施治疗计划,按计划内容和时间执行治疗、护理,随时观察病情和调整措施。在执行治疗计划与治疗措施过程中,要根据病情变化灵活处理,并做好记录。

(2)对患者及其家属进行针对性健康教育,使他们能参与某些治疗和护理活动,发挥他们的积极性,鼓励患者及家属掌握有关知识,达到自我维护和改善健康的目的。

(3)做好病程记录、口头交班和书面报告,连续执行的治疗措施必须交班。

(五)再评估

在疾病的不同时期,病情都可能发生变化。因此医师除了在患者入院时进行一次全面评估外,还应根据病情变化,不断地再评估,具体可分为以下步骤。

(1)执行治疗计划、实施措施后患者的反应,将其与所订的治疗目标比较,衡量目标是否达到。评估等级:①目标完全实现;②目标部分实现;③目标未实现。

(2)复审治疗计划时要注意探讨目标部分实现或未实现的原因,如诊断正确性、目标可行性、措施适当性和检查各项治疗措施的落实情况。

(3)重新评估原有诊断(可用量表),作出全面判断:①对已解决或排除的病症停止原有措施;②对继续存在的病症,继续执行治疗计划和实施治疗措施;③对有变化的病情,应修改原来的诊断,制订新的治疗计划,执行新的治疗措施。

(王　宁)

第四章

精神性疾病的心理治疗方法

第一节　支持性心理治疗

一、定义与概念

支持性心理治疗是基础性的心理治疗模式，其主要特点是供给支持，善用患者的潜在资源与能力，协助患者去渡过危机、应付苦境，以较有效的方式去处理所面对的困难或挫折。从医学史的眼光说来，支持性心理治疗的名称原来是分析性心理治疗在欧美全盛的20世纪40年代至50年代，被精神科医师所使用的。当时用来指称：对不适合长期性分析治疗的患者而施行的治疗模式；是短期、不做深度分析的治疗方法，带有次要性的含义。可是到了20世纪60年代以后，社区精神医学的观念萌芽，注重大众化的心理卫生工作，需长年施行的分析治疗逐渐被认为不切实际，短期且支持性的心理治疗被肯定是适合社会广大需要的治疗模式，其运用价值得到认识。

严格说来，与分析性治疗或行为治疗比较起来，支持性治疗并非基于特殊且成套的理论，只是依据应激与挫折的一般观念来发挥治疗效果。所谓应激的观念，是认为个人对应激的反应与适应受诸样因素的综合影响，包括应激本身的严重程度、对挫折的看法与感受、支持资源的多少、应付困难的潜在能力与适应方法等。应激原的严重与否是首要关键。一般说来，丧失长年要好的配偶总比失掉工作其打击性较大；被人强暴总比摔跤受伤其创伤性较严重；房子被烧了总比家具被偷了要更难受。挫折越重大，越难于接受与适应。接着是对应激的感受。即使是同样的挫折，每个人有不同的看法与感受，相对的改变挫折的严重性。譬如，有人很重视金钱，丢了几块钱就受不了，情绪变得很忧郁，甚至不想活；可是有些人能看得开，情绪反应不会那样厉害。有些人遇到事故外伤，经开刀割掉一条腿，却能以“塞翁之马”的态度去面对且接受复建工作；可是有些人却会看成是很糟糕的残疾，是人生的末日，无法适应。随着个人的性格，过去的生活经验，每个人有不同的应付困难的忍受力、适应能力及处理方法，这些个体对应激的适应能力与方法是影响适应结果的另一因素。可是还有一样重要因素却是是否有充足的支持资源来帮忙且扶助个体去面对困难。所谓支持资源指的是两方面的，包括客观条件，如是否有所需财源、设备或人际关系等；另一种是心理方面的，如能否有人给予鼓励、安慰、支持、提供意见等。换句话说，当一个人心情苦闷、颓丧、烦恼时，是否有亲人、朋友、同事或领导能供给精神上的安慰或帮助，会左右遇难者的适应结果。支持性心理治疗就是运用此观念，从这几种方向分别着手，去减轻挫折、改变对挫折的感受与看法、建议适应的方法、供给所需的精神支持，协助患者去面对与处理挫折，因此称为支持性的治疗。

二、基本施行方法

支持性治疗的实施，首要在于能与患者建立良好的关系，能以“同理心”的心态来体会患者的处境，并且以“职业性”的立场关怀患者的困难，让患者能感到治疗者关心他，可信任治疗者，并可依靠治疗者来解决困难。有了这种基本的、正性的治疗关系，就能施展治疗的措施。至于治疗上的方式，不外依赖几种常用的技巧与方法。下列是这些常被使用的基本方法。

（一）细听倾诉

心理治疗的首要技巧就是能细心地去听取患者的申诉，充分了解病情。从支持性治疗的角度说来，治疗者要能以“同理心”的心态来听取并理解患者的处境，是很重要的工作。所谓“同理心”跟常人所说的“同情心”有所区别。当一个人以情感的层次去“同情”另外一个人时，往往会卷入激动性的情感的圈子里，失去其客观性，减少以旁人角色供给协助的功能。至于“同理心”要求以理智的层次去体会（故称是同理心），能客观性的供给协助，是心理治疗者宜具有的心态。治疗者能让患者倾诉内心的痛苦与烦恼事，可发生情感的“宣泻作用”。有些人心理上有许多烦恼的事，可是没有家人或亲近朋友可诉苦，或者由于特别理由，不能把烦恼的内容透漏，累积在心里，很是苦闷。治疗者能让这样的患者在被保护的治疗会谈环境里尽量倾诉发泄，有治疗的功效。所谓保护性的会谈环境，是指在适当的私自场所，进行单独会谈；而且治疗者能向患者保证医疗者对患者保护“隐私权”的职业义务，让患者能较无所顾忌地谈吐内心事。

让患者倾谈内心事时，治疗者同时要顾虑到患者因倾诉吐露心事而可能发生的不良反应。譬如，有些人因性格刚强，或很要面子，向他人（治疗者）透漏自己内心情感、表露心情弱点而感到尴尬或后悔，产生负性作用，宜慢慢调节进行。有少数患者，因向你透漏了很私人性的心事，潜意识地相对地要求治疗者能对他保持很私人性的特别关系，产生医疗者与患者关系上的曲折。还有，有些患者，如精神病患者或边缘型人格障碍的患者，对原本精神活动的驾驭能力欠佳，过分透漏摸索潜意识的心理资料，会破坏心态的稳定性，加重病情，应能适可而止。

一般说来，细听倾诉，不仅能了解病情，主要的，还可让患者感到治疗者肯花费时间去听取患者，关心患者，而感到安慰且放心，是治疗上的基本效果。

（二）支持与鼓励

当一个人面对心理上的困难或痛苦时，最需要的，莫过于他人的同情、安慰、支持与鼓励。特别是一个人单独面对问题，心理负担很大；或者长期应付困难，丧失斗志；或者面对的应激很大，难于应付时，特别感到需要旁人的协助或鼓励。这就是支持性治疗的用处，能适当地给患者支持与鼓励。

可是需要注意的是，治疗者不能只一心一意地支持而失掉调节性的判断。成功的治疗者要能评估患者的自我能力，判断所需的支持程度，适当的供给帮助。要能运用患者的潜在能力，自行复愈，不能过分保护，让患者依赖治疗者，失掉自行努力适应的机会。

（三）说明与指导

有些患者的烦恼是源于缺乏知识，或受不正确观念的影响。这时治疗者可供给所需的知识，纠正错误的想法，可减除烦恼的来源。譬如，年轻人对心身发育上的问题不了解，可加以说明与指导。许多人不知道疾病的事，因无知而烦恼，治疗者可供给医学知识，减除不必要的担忧。年纪大的人对年老的问题不知道、误解或不关心，可适当地指导他们如何适应年老阶段。许多精神病病患的家属，对患者不知如何对待，需要教导应付关照的要领。

（四）培养信心与希望

心理治疗的基本功能是帮助患者培养希望，让患者有信心与动机去处理自己面对的困难。施行支持性的心理治疗，特别要能注意这一点，经由鼓励与协助，来培养希望。治疗者可以指出患者具有的长处，问题的可解决性，并许诺供给支持，共同去处理困难。这样，患者就较能感到生机的存在，产生动机去尝试。作为治疗者，千万不要凭空保证，也不能夸大事实，要能就实际情况而加以说明，建立可行的出路。

（五）调整对应激的看法

由于挫折的轻重可由主观的看法而有所不同，支持性治疗的技巧之一是协助患者对应激或挫折重新做评估与了解，经由感受层次的改变，减轻对挫折的反应。比如，父母对青春期的子女顶嘴不听话很生气，可帮他们了解年轻人能表达他们的意见是好现象，可让父母变得不感到那么生气，可以较冷静地管教自己的子女。对于刚失去工作，因下岗而苦闷灰心的人，可帮助他们想这可能是重新安排自己将来的机会，好好考虑往哪个方向去发展将来的前途。“改观重解”是家庭治疗者常用的技巧，也是支持性治疗使用的治疗要领之一。

（六）控制与训练

有不少患者缺乏适当的自我控制，随心所欲，任性所为。特别是成长中的年轻人，容易不加思考，冲动行事，需加以劝导与训练，帮助他们能自我管理，选择适当较成熟的适应方式。有些人缺乏生活经验，要帮助他们采取行动，从实际生活里获得处理问题的要领。善用行为治疗的原则来改善行为，也是支持性治疗的一种治疗任务。

（七）善用资源

支持性治疗的另一特性是协助患者去检讨自己内在或外在的各种资源，看看是否充分运用了可用的资源。特别是别人可供给的协助常常被忽略，或者不愿意去使用，减少了应付困难的力量与资源。治疗者可就此方向去着手，帮患者能伸手去接受家人、朋友或社会存在的各种单位或机构，去获得所需的支持。

（八）改变环境

有时所存在的困难超出患者的能力去处理时，治疗者可把工作范围扩大，替患者去改变外在困难，好让患者可以应付。譬如，年纪小的学生，无法适应学校的环境，包括跟同学或老师的相处的问题，有时可经由与老师的联系与商谈，可改变情况，让小孩可以应付。同样的，年纪大的人，可间接地调节处理社会存在的环境，让老年人较容易生活，也是折中的办法。

（九）鼓励功能性的适应

心理治疗的最终目标是协助患者养成习惯，能以较有效、较有功能、较成熟的方式去处理问题或解决所面对的应激。这也是支持性治疗的主要原则，包括帮助患者能从事预防性的措施，事先就做防患的事，减少应激的扩大。

三、治疗功效与运用范围

就上面所说明，支持性心理治疗的治疗机制有几点，主要在给患者提供安全感，因感到有人做后盾支持他而安心，并对自己困境的解脱感到有希望，能较有信心地去发挥自己的潜在力量去克服并获得康复。这些治疗机制并没有特殊性，是分析性治疗、行为治疗、认知治疗等各种治疗模式里基本上都依赖的功效；也是传统性、民俗性或土著性心理辅导所依赖的共同治疗因素；因此被称作是“非特殊性”的治疗功效。施行支持性治疗时，要特别注意发挥运用这些治疗机制。

从临床的角度，支持性治疗的主要用途有几种。一种情况是患者刚遭遇急性的挫折，面临重大创伤或应激时，需要马上施行支持性治疗，来帮助患者渡过危机。另一种情况是患者已患了精神疾病，接受药物治疗或其他躯体性治疗时，宜同时进行支持性治疗，帮助患者了解病情，懂得药物治疗的功效与使用原则，并协助患者去处理日常生活里面对的困难，可提高复愈的效率。最后一种情况是患者患有慢性的精神疾病或人格障碍，精神适应力减退，需要时时支持来减轻或避免病情的恶化。

总之，支持性心理治疗可说是基本的心理治疗模式，理论简单，技巧单纯，初学者也容易学习使用。可是治疗者学习到分析性的心理治疗，能有深度的体会人的心理与病态，也懂得行为治疗或认知治疗的治疗观念与要领时，倒过来施行支持性治疗时，便能深入浅出，善用各种理论与技巧，能熟练施行基本的支持性治疗。

（王　兴）

第二节　家庭治疗

一、定义与概念

家庭治疗顾名思义，是针对家庭为对象而施行的心理治疗，与以个人为对象的个人心理治疗不同。家庭治疗的特色，是把焦点放在家庭各成员之间的人际关系上，不大注重各个成员的内在心理结构。家庭治疗的主要出发点，是把家庭看成为一个群体，需以组织结构、交流、扮演角色、联盟与关系等观点来了解；并依“系统论”的观念来体会此家庭系统内所发生的各种现象。即系统内任何成员所表现的行为，都受系统内其他成员的影响；个人的行为影响系统，而系统也影响成员。这种紧紧相关的连锁反应，可导致许多所谓病态的家庭现象；而一个人的病态行为，也常因配合其他成员的心理需要而被维持。基于此种观念，家庭治疗学者认为，要改变病态的现象或行为，不能单从治疗个人成员着手，而应以整个家庭系统为其对象。

家庭从一对夫妻结婚成家，到生育子女，养育子女，子女长大后离开家，接着夫妻年老、丧偶、去世为止，要经历所谓“家庭发展”的阶段。在各个阶段需面对特殊的心理课题，也会遭遇各种不同的心理问题。从临床上说来，假如一个家庭在其发展过程中，发生困难，在家庭结构、组织、交流、情感表现、角色扮演、联盟关系及家庭认同等方面有不适应的现象，影响其家庭的心理状态，难由家人自行改善或纠正时，宜由专业人员协助辅导，经由家庭治疗来改进其家庭心理功能。

假如问题的核心是在夫妻关系，而治疗是针对着一对夫妻，称为婚姻治疗。但因夫妻是家族的一部分，实际上也是家庭里各轴关系当中最重要的一轴，所以针对着夫妻做的心理治疗，亦可说是家庭治疗的一部分或一种，可包括在广义的家庭治疗中。但是因为在实际执行夫妻治疗时，所关注的范围主要在夫妻身上，常以治疗者跟一对夫妻的形式进行，不包括子女在内，且需使用与家庭治疗不同的技巧与要诀来进行，因此婚姻治疗常与家庭治疗分开讨论。

二、家庭治疗之发展

虽然以精神分析为代表的个人心理治疗，在理论上很注意患者与父母的人际关系，但其基本态度乃专心于研讨父母对子女心理发展有何影响；而透过患者与治疗者的关系，来间接改善患者对家人的想法与态度；在治疗过程上，治疗者不与患者父母或其他家人接触。这可说是个人心理治疗一向的特点。

可是在第二次世界大战时，美国的精神病学界，因战争而人手不足，基于现实情况，乃开始考虑多运用患者的家人来照顾患者；并起用社会工作者，与患者家属接触，共同护理患者，把医疗的体系推广。在此时代环境下，精神分析家 Nathan Ackerman(1958)著书，提倡治疗者宜把着眼点从患者的“个体”立场推展到“家庭”的整体，才能体会较广的心理层次，并且了解对“家庭”这一生活单位的心理结构与功能。Ackerman 的观点，可说是对家庭治疗的最早倡导。

在 20 世纪 50 年代，更有不少临床研究者先后从事以家庭为单位的心理研究。如著名的人类学家 Gregory Bateson(1956)研究精神分裂症患者的亲子反应行为，而提出“双重约束”的观念。即精神分裂症患者的父母，特别是母亲，常向患者提出两种相反约束的要求，使患者无所适从，产生心理的矛盾，表现奇异的反应；Lyman Wynne(1958)则观察到所谓“假互相感应”的交流反应现象。即精神分裂症患者的家属之间，在交流谈论时，表面上常很容易表现相互同意，好似彼此之间很有共同感应；但经仔细分析，则可发现他们各个同意感应的理由却相差得很远，毫无相干，有“牛头不对马嘴”之情况，表示有认知与交流上的毛病。至于精神病学专家 Theodore Lidz(1949)则说明精神分裂症的家属，常分裂成相对抗的小团体，呈现“分裂”的现象的病态家庭人际关系。

这一类早期临床研究的主要贡献，乃在启发和督促我们以“家庭系统”的眼光来了解家庭。并从“家庭”的立场来体会个人病情的根因与发展。不过，此一时期的家庭研究完全以严重的精神疾病，即精神分裂症者的家属为研究对象，难免有偏，不能以其发现一概而论。而且其观点仍受于当时之精神分析理论的影响，采取因患者的父母有毛病，致使其子女发生精神病态的看法。因此 Murray Bowen(1960)有通过三代相互影响，终因累积后果而产生精神分裂症的想法。甚至有人提出“制造精神分裂之母亲”的极端说法。

到了 20 世纪 60 年代以后，有不少家庭研究者与家庭治疗者把研究对象扩大，推广到包括神经症、行为问题的家庭，根据其临床或研究经验，发表对家庭行为之新知识。如 Don Jackson 提出“内稳态机制”的看法，主张家庭的心理与人际关系里，有相互牵制与影响之机制，任何各人或家庭局部的变化都会影响全体的家庭系统，而且家庭系统往往倾向于维持和稳定其原有情况，企图保持稳固不变，阻碍变化或改进。Bowen(1961)则提出“未分化之自我群”之理论来说明有些家庭里的成员，在心理发展上未发展成熟，各个成员间的“自我界限”没有好好分化，犹如一大团阿米巴群体。他也指出，有些家庭里的父母与子女会产生强烈的“三角关系症结”。Jay Haley (1963)与 Salvador Minuchin(1967)原先一起工作，分别强调以家庭之人际角色扮演情况来了解“家庭之结构”；同时主张对于家庭结构上有缺陷或有病态的家庭，其治疗之着眼点宜放在成员间之上下关系、角色与权力之调整与建立。这种家庭治疗方式称为“结构性家庭治疗”。

在此期间，家庭研究者与家庭治疗者对于“家庭”之心理功能、结构与病态行为逐渐有了完整且有系统的知识与了解。其关心的家庭对象，也逐渐由严重的精神患者的家属，扩充到一般性家庭问题的家庭了。同时由于临床心理学家及社会工作者的加入，治疗者的阵容大大增加。在此阶段的家庭治疗者，因为要强调对家庭的看法，在其治疗技巧与习惯上，通常过分严格的要求全家成员都要参加家庭治疗的会诊。同时还因治疗者各自的性格与技巧之不同，过分强调各自的派别，可说是发展上的过渡现象。

到了20世纪70年代至80年代，在欧美各地分别成立许多以“家庭治疗”为主的中心及诊所，除了大力推行家庭治疗之外，对理论上的修正也有所贡献。譬如，以往认为子女的心理失常与幼小时的情绪发展有关，是早期父母养育不适的结果；现在已被家庭研究者修正，认为子女与父母“相互”反应与影响，形成亲子间之家庭病理，而不是单方的因素。再者，父母的特殊交流或养育，其本身可能就是潜伏性精神病理的表现，与子女的精神异常是同一根源，是“共病”的现象，而并非父母的特殊行为和养育方式引起子女精神异常，有因果之关系。

虽然早期家庭治疗者的研究，主要依据对于精神分裂症的家属观察，而目前的精神病医学已认为严重的精神病大致与生物因素有关，少数由于家庭的心理因素而发病；可是从精神分裂症的家庭里所观察到的严重家庭病态的说明与假说，对轻微精神病患者或甚至于通常人的家庭问题的了解，仍然极有帮助。

现代的家庭治疗已经不再强调对“全家”施行家庭会诊；所强调的，是以“家庭系统”之观点与取向来了解家庭与个人的心理与行为。也就是说，在治疗技巧上，可能只看单人，或家庭的部分成员，但其治疗的重心乃在如何运用家庭结构、交流、角色扮演等观念来改善人际关系。换句话说，家庭治疗的要点是以系统论学的“观念”来治疗家庭，而非必以家庭团体为治疗单位来进行治疗工作。

三、家庭治疗之目标与病情了解

家庭治疗的目标，乃在协助一个家庭消除异常或病态的情况，以便能执行健康的家庭功能。所谓健康的家庭应有健全的“家庭结构”，适当的领导、组织与权威分配，没有散漫或独权的现象；成员间的角色清楚且适当，没有畸形的联盟关系。健康的家庭有良好的交流，能维持交流功效；成员间有情感，相互提供感情上的支持，能团结一致应付困难；对内有共同之“家庭认同感”，对外有适当的“家庭界线”。一个家庭能面对“家庭发展”上的课题，按部就班的成长适应。一个健康家庭在其生活里能有适当的家庭仪式与规矩，也有家人共同生活的重心与方向。

要施行家庭诊断与治疗之前，治疗者要了解所谓“个人”与“家庭”之间的各种病理关系。即个人的症状与家庭的心理问题的各种相互关系。譬如说：家庭可能是个人问题发生的摇篮；如果一个人婚后常对自己的配偶缺乏信任，怀疑配偶会不会有不忠诚的行为，这可能与小时候父母相互欺骗，缺乏互信关系有关。个人问题也可能是家庭问题的表现，比如说，妻子常常抱怨身体不适，可能是因为家里常为了子女的管教问题而与丈夫争吵的关系。家庭问题也可能是对个人问题的反映，比如小孩生病要开刀，引起全家心情不安宁。有时候，个人问题与家庭问题两者是毫无相关的共存现象，比如儿子为了最近要考大学而心情紧张，而刚好父亲也要退休，因而担心未来的事。换句话来说，我们需要以动态的眼光，确实了解到“个人的心理问题”与“家庭心理问题”有何种关系。能正确认识诊断之后，才能进一步决定如何处理个人与家庭的心理问题。

在上述各种情况里，家庭治疗者最要关心注意的情况是：所谓个人所表现的症状，实际的根源是家庭里的人际关系问题，即是家庭问题的表现，要依靠家庭治疗，才能解除个人的症状。明显的家庭人际关系问题，如夫妻间的感情纠纷，父母对子女的养育问题，亲子间的冲突等，都是适合施行家庭治疗的情况。

四、家庭治疗的进行方法与技巧

由于家庭是由有血缘关系的成员所组成的小群体，有长期且特殊的情感与关系存在，且日日生活在一起，已有其固定的家庭行为模型，在治疗上需注意和提醒此要点。在治疗初期，治疗者要费心地与家人“结合”，以能被家人接受，成为家里的“自己人”。但是在治疗过程中，则要时时能以“自己人”及“外人”之双重眼光来了解情况，并进行所需的治疗工作。在家庭治疗时，治疗者需要相当地主动积极，有效地处理各种情况，包括冷场或激烈争吵的场面；能注重成员的多方参与，不能忽略任何各个成员，包括小孩在内；基本上要能尊重家庭里原有的权威阶级，不侵犯家长权威，但必要时要能制强佐弱，维持家庭内的平衡。总之，治疗者要能兼此顾彼，注意保持平衡但中立的立场。

有些家庭很保守和守密，不轻易地让“外来的”治疗者知道他们家里的困难，有时甚至会以“家丑不可外扬”的态度隐瞒问题。面对这种情况，治疗者可运用家庭成员，特别是天真的年幼子女，来谈论他们对家的看法，可经由家里的小成员侧面提供家庭里隐蔽的问题，以便公开化后可正面的去面对处理。有时可让家里的所有成员，包括父母与子女，各个轮流谈论和表示他们对自己家庭的看法，特别是他们最担心的，或者是认为需改善的家里的事。这样可制造机会，让家人表现各个不同的看法，各自的观点和关心，可促进家人的沟通，并让家人了解各个成员对家庭不同的要求，引导他们去研究如何满足相互不同的心理需要。

俗话说，“孤掌难鸣”“一个巴掌打不响”。西方人也说“It takes two to tango(有两人才能跳探戈舞)”说明人际关系相互的性质。实际上，家里的各个行为也是如此。也就是说，小孩被宠，一定要有人宠他；有人偷懒，一定有别人让他偷懒；有人啰唆，一定有人不理会，不反映或处理，才会一直啰唆。治疗者要以这样的眼光来体会家里的行为，也要帮助家人以这样的看法去了解家里的人际行为。妻子心情不好，丈夫是否做了什么事，或没做什么事，让妻子不高兴；孩子不想上学，想待在家，是否有人(母亲)内心里想让孩子待在家，是否没人(父亲)出来说话，坚持孩子一定要上学。以这样的眼光来追究家里的行为，就不会变成是妻子、丈夫或孩子的“个人”问题，而变成需彼此都要一起去关心和改善的“家人”课题。这也是家庭治疗的要诀之一。

在治疗进行过程中，我们需了解事情发生的来龙去脉，从过去来体会目前的问题。但治疗者要注意不要过于推敲往事，不追究是谁的过错，因过分追究过去问题的来源，处理不妥善，有时只会增加家人间相互谴责的倾向，诱发不必要的怨恨。原则上，家庭治疗者要多注重家庭目前需要改善的是什么，同时如何让家人去着手改正。

家庭治疗者常采用一些技巧，如“转负为正”或“改观重解”。因为任何事情都可以从不同的角度去观察和说明，对于家人所埋怨或生气的“负面”事，治疗者可协助家人以“正面”的想法来体会接受。如丈夫时常因工作而晚归，妻子抱怨丈夫不关心家人，治疗者可转个角度说明是因为先生肯负责，想专心工作才能很好维持家庭的收入；进入青春期的孩子最近常和父母顶嘴，可改而解释为子女已长大，能表达自己的意见，是能独立自主的好现象等。所谓“改观重解”就是换一个角度，改一个观念对一件事情重新了解与评价。一个家庭需培植正面的情感，更改变认知上的看法，学习转负为正的态度，对家人有益。

虽然旁观者清，但往往当局者迷。家人也不例外，常对自己家里的人际关系看不出来有何特点，也不知自己有何偏见或忽略。为了帮助家人领悟自己家里的行为特色，治疗者有时使用具体的方法，来帮助家人。如让家人更换坐位，让过分亲近儿子的母亲远远与儿子分开坐，让不跟儿子亲近的父亲靠近儿子而坐；或让离不开母亲的女孩，坐到姐姐的旁边，让大家观察女儿跟母亲如何反应，以具体的坐位远近来象征性的谈论家人成员间情感关系。或者让父母与年轻人站起来比较身体的高低，来帮助父母具体的体会他们的子女已经过青春期，身材已经跟大人一样高，需开始以“成人”对待，而不能老是当“小孩”看待等。为了了解家人的相互关系，以及家人彼此相互的心理知觉，治疗者可叫家人就位置与距离远近排出他们心目中的家人关系，称之“家庭形象雕塑”，这也是诊断与治疗家庭结构与情感关系的具体措施之一。

家庭治疗者常使家人共同协商，决定他们一家人想更改的行为。这样不但可以促进家人的交流与协商的功能，还因是他们自己寻找制定出来的更改目标与课题，较能有动机去实行，在此情况里，治疗者要鼓励家人针对“自己”或“我们”来自愿提议要改变什么，而避免指使“你”或“他”要更改什么的要求；否则只会重复家里夫妻或同胞之间，相互指责且推卸责任的恶性循环。

最重要的，所要改善的行为，要让家人在治疗当场实际练习改变。因为家庭的行为要改变时，也就是要打破旧的系统而建立新的系统时，往往会发生阻力，不能轻易更改其原有的平衡。因此在治疗者面前练习，治疗者能实际观察，并发觉家人企图改变时所遭遇到的困难与阻力，适当的处理并给予协助。经由家人相互扮演不同的角色，可帮助家人对彼此及自己的行为更进一步客观的认识，进而求其改善。不用说，协助家人如何能对成功的更改能及时加以奖赏，经过适当的鼓励，相互促进行为的更改，也是治疗上的重要一环。

总之，家庭治疗的要点乃在忽视过去，注重目前，以系统的眼光了解家庭问题，并策动家人行为的实际改善。家庭治疗要善用家庭原有的正性情感，并发挥家庭里存在的各种心理资源来启发进步。

五、家庭治疗之各种模式

以上所说明的，是家庭治疗上需注意的共同要诀。但在实际进行治疗时，则可随治疗的机制重点，进行不同的治疗模式。

(一)结构性家庭治疗

结构性家庭治疗的注重点放在家庭的组织、关系、角色与权力的执行等结构。使用各式各样的具体方法，来纠正家庭结构上的问题，促进家庭功能。譬如，家庭成员间的自我界限划分不清，犹如黏在一起的混合体，没有各自的自主独立的角色，可用“家庭形象雕塑”的技巧帮助家人了解，并把治疗的重心放在建立家庭成员间宜有的界限。假如家人成员之间的角色扮演不妥当，包括夫妻、父母、亲子或同胞间的关系与角色不适当，甚至颠倒，则治疗的重心放在角色扮演的纠正。特别是父母与子女间所产生的三角性冲突与情结，更要纠正改善。成员间的沟通方式，权威的分配与执行，情感上的亲近与否，都是家庭结构上的问题，也是促进家庭功能的要点。

(二)行为家庭治疗

行为家庭治疗之着眼点放在可观察到的家庭成员间的行为表现，建立具体的行为改善目标与进度，充分运用学习的原则，给予适当的嘉赏惩罚，促进家庭行为的改善。

(三)策略性家庭治疗

策略性家庭治疗之特点，乃对家庭问题的本质有动态性的了解，并建立一套有程序的治疗策略，着手更改认知上的基本问题，以求有层次地改变家庭问题。譬如，年岁已大的孩子，仍依赖母亲，还无法独立自主，向外去找朋友和社会化，治疗的策略应先把重心放在如何协助母亲去“放走”自己的孩子，不要舍不得，放不下心；接着探讨为何父亲没有发挥父亲的作用，去协助自己的妻子，帮孩子长大；可能要把治疗的要点移到父母所扮演的角色，或甚至是夫妻间的情感问题，以便解决因夫妻关系不亲近，妻子得不到丈夫的感情温暖，把情感的重心放到孩子身上，不放走孩子，潜意识的希望孩子一直长不大，陪伴自己，弥补自己的心理空虚。策略性家庭治疗就是要了解这些事情的来龙去脉，并策略性的计划治疗的先后步骤。

（四）分析性家庭治疗

分析性家庭治疗乃以心理分析的眼光了解家里各成员的深层心理与行为动机，亲子关系的发展，主要着手了解且改善情感上的表达、满足与欲望的处理，促进家人的心理成长。

（五）综合性家庭治疗

综合性家庭治疗采取各种不同的学派与治疗机制，随家庭的问题及治疗上的需要，灵活而选择性地综合运用。这是家庭治疗近年来的倾向。

六、家庭治疗之步骤

不管运用何种治疗模式，家庭治疗的进行，从开始到结束，应依前后阶段而异。

开始阶段：因大部分接受治疗的人，对家庭治疗均不太熟悉，在治疗开始初期时，宜将家庭治疗的性质作简要的解释，说明互相要遵守的原则，以便使治疗工作顺利进行。治疗者在早期时，要用心去让家人接纳成为自己人，并共同寻找问题的所在及改善的方向。

中间阶段：运用各种具体方法，协助家人练习改善个人及彼此之间的关系。在这一阶段，最重要的是要时时去处理家庭对行为关系改变所发生的阻力，适当的调整家庭“系统”的平衡变化与进展，以免有些成员变好时，另一些成员却相对地变得更坏。犹如站在跷跷板上，一边上来，另一边却下去，家庭整体不能稳重平衡的进展。

终结阶段：养成家人能自行审查、改进家庭行为的能力与习惯，并维持已修正更改的行为。治疗者宜逐渐把一家的领导权归还给家人，恢复家庭的自然秩序，以便在治疗结束后，家人仍能维持良好的功能，并继续发展及成熟。

七、结语

由于现代社会里的家庭结构、夫妻与亲子关系都在面临剧变，家庭关系受到不稳定因素的影响，家庭治疗特别有其需要。随着社会与文化环境之间，家庭与婚姻的制度和性质也会有所不同；因此在家庭治疗时，要考虑和配合里所强调的人际关系与价值观念，以及社会所期待的家庭关系来进行。

（付　琳）

第三节　认知治疗

认知治疗产生于20世纪60年代至70年代。当时精神分析和行为治疗学派在心理治疗领域中是占有优势和领先地位的两大学派。认知治疗的创始人最初所分别接受的正是这两大学派的训练。在临床实践中，AT Beck和A Ellis出于对精神分析治疗在理论上和实践中的缺陷的不满，逐步摒弃了精神分析学说，创立了自己独特的治疗理论和技术方法，即认知治疗和理性情绪疗法。而 D Meichenbaum 则是在其做博士论文的实验研究中对所接受的严格的行为治疗训练及观点产生了疑问，并在科学研究及临床实践的不断探索中发展了其认知行为矫正法。

Beck 的认知治疗、Ellis 的理性情绪疗法和 Meichenbaum 的认知行为矫正法目前仍是认知治疗学派中的三大主要疗法。除此之外，在认知治疗学派中还包含着许多不同的治疗观点和方法，如 Fiegenbaum 的系统固有性认知治疗等。不同的认知治疗各有其不尽相同的理论观点、治疗过程和方法，但都具有一个共同的特点，即认知治疗认为人的思维对其情感和行为具有决定性作用。认知治疗认为人的情绪困扰、行为问题或各种心理障碍均与人的认知和认知过程有关。因此，这一学派中的各种疗法均重视人的信念及思维过程在调节情绪及行为中的作用，以改变认知为主的方式来达到消除或减轻各种心理问题及障碍的目的，认知治疗即因此而得名。

在改变认知的过程中认知治疗主要通过下列三种途径：①发现现存的信念与事实之间的矛盾；②改变信念的建构系统；③对认知加工过程中的不合逻辑之处达到领悟。各种认知治疗在以上述三种途径对患者进行帮助的过程中都注重强调理性的作用，强调要改变认知必须付诸实践，强调要产生真正的改变必须不断的消除旧的不合理的认知的影响，不断巩固新的合理的认知。此外，认知治疗的各种疗法经常同时采用多种行为治疗的接受与方法，许多人因此又将认知治疗学派称为认知行为治疗学派。

在各种认知治疗中，影响最大，最具代表性的疗法当属 Beck 的认知治疗。因此本节将重点介绍这一疗法的主要理论观点及技术方法。

一、认知治疗的理论观点及有关概念

Beck 在 20 世纪 60 年代以精神分析的方法对抑郁患者的想法和梦进行研究时发现，抑郁并非是像精神分析所解释的那样由“指向自身的愤怒”所致，而是由自我挫败的思维方式所致。进一步的研究使他确信，消极的认知偏向是抑郁产生的根源。他由此开始逐步建立了认知治疗的理论观点和技术方法。

Beck 在 20 世纪 60 年代中期将对抑郁及其他一些心理障碍的产生及治疗起作用的认知成分区分出三种水平：①自动式思想；②图式或内部假设；③认知的歪曲。

(一)自动式思想

自动式思想是介于外部事件与个体对事件的不良情绪与行为反应之间的那些思想。大多数患者并不能意识到这些思想的存在，因为他们对这些思想是如此的习惯，这些思想是如此经常地自发地产生，导致不专门注意就不会意识到其存在。例如，抑郁患者对他们自身、对自己周围世界、对自己的未来具有极端的负性的想法(抑郁的认知三联征)，这使得他们常常感到自己毫无价值、内疚和无望。对于焦虑症患者而言则常常存在着面临危险的思想。由于这些思想存在于认知的表面层次，经过认真思考是能够被患者和治疗者意识到的，因此自动式思想近年来也被研究者界定为前意识水平的产物。

(二)图式或内部假设

Beck 认为图式是人们从童年期开始通过生活经验建立起来的一种相对稳定的内部心理模式，它包括个体和世界的许多方面内容，个体可参照这些内部模式对外界事物进行感知、编码、记忆等信息加工活动。作为相对稳定的认知结构，图式既可以是积极的、适应性的，也可以是消极的、失调性的。例如抑郁症患者早年经历所形成的认知模式使他们倾向于过多地采用消极的评价和解释事件的方式，从而构成抑郁的易感倾向，这在抑郁症的发生和发展中起着决定性的作用。这种功能性失调的图式或假设也被称为功能失调性态度。

(三)认知的歪曲

认知的歪曲将功能性失调图式与自动式思想联系在一起,使个体在面临一定的事件时产生消极的自动式思想。这些信息加工过程中所出现的一系列逻辑错误,被称为认知的歪曲。常见的认知的歪曲包括以下几种。

1.任意的推断

在缺乏事实根据的情况下,武断的作出结论。

2.选择性概括

仅仅根据个别细节,不考虑其他有关信息,就对整个事件作出结论。

3.过分概括化

在一件或很少的几件孤立的事件的基础上就得出一般性的规则或结论,并将其应用到其他情境中去。

4.两极式思维

两极式思维即极端式思维,把生活看作是要么全对,要么全错,非黑即白,没有中间色彩。

5.过分夸大或过分缩小

过分夸大或过分缩小指夸大自己的失误或过分缩小自己的缺陷,贬低自己的成绩或优点。

6.个人化

在缺乏相应联系的情况下,把外部事件的发生全都归因于自己,主动为他人的过失承担责任。

例如,某中年妇女,平时身体好,每天进行体育锻炼。某次体检时医师说心电图有点问题,平时注意一点就行。此后开始关注自己的身体状况,特别是心脏的感觉。逐渐出现胸闷,自己有意识地大口喘气等现象。工作仍勉强坚持,但不再进行任何体育锻炼,反复求医,对此极度恐惧。其每次感觉不好并感到恐惧时的自动式思想是:“我可能要不行了”,其内部的功能性失调图式或假设为:“心脏病一旦发作,人就会死去。”其自动式思想及图式包含了下列两种认知的歪曲。①过分夸大:她只是有不好的感觉,如胸闷,自己将其夸大至极端,认为是濒死的信号。②任意的推断:其是否有心脏病还未有定论,而且其反复就医过程中医师也说过她不会有问题;从最坏的角度考虑,即使是其真的患了心脏病,情况也不会像她想象的那样严重。因此该图式是在缺乏事实依据下的任意的推断。

从上述例子来看,认知治疗认为一个患者的负性自动式思想背后必有功能性失调的图式或假设,而每种自动式思想及图式或假设均可能包含一种或几种类型的认知歪曲。认知治疗中最重要的问题是使患者一步步认识到这些逻辑性错误,并促使其产生认知性的改变。

二、认知治疗过程与常用技术方法

(一)治疗过程

认知治疗的治疗过程约持续 12 周,治疗者与患者会谈 15 次左右。治疗可按重点的不同大致分为治疗初期、中期和后期这样 3 个阶段:治疗初期的任务包括:建立良好的治疗关系,找出和确定患者的问题。认知治疗认为良好的治疗关系是治疗成功的基础,治疗者应以真诚温暖、共情理解和接纳的态度对待患者,与其建立一种相互信任的关系。只有在治疗者与患者之间建立起治疗的合作关系时,治疗才能产生最佳效果。与此同时,治疗者要按照认知治疗的理论框架,找出和确定患者的主要问题，并着手制订针对靶问题的应付策略。此阶段中治疗者应充分利用各种技术方法使患者了解到其情绪和行为与认知之间的关系，着重了解消极的自动式思想与情绪变化、行为不适之间的关联。

由于认知治疗认为由个体的早期经历形成的功能性失调假设在一定的刺激下被激活，产生消极的自动式思想；这些自动式思想又导致了个体产生情绪和行为方面的问题；而情绪与行为方面的问题又反过来加强了消极的自动式思想。这种消极情绪、行为和认知的交互作用，形成恶性循环，使问题更加严重。因此，在治疗中仅仅认识消极认知与情绪、行为之间的关系还不够，在治疗中期治疗者还必须采用各种技术方法，特别是认知改变的方法，帮助患者矫正其消极的自动式思想，应用新的观念行事，以改善其症状。在此基础上，还须帮助患者认识那些消极的自动式思想背后潜在的功能性失调假设，使患者及早掌握和学习新的概念，通过不断的反复复习和应用合理的反应方式，改变那些失调性思想。

当患者的症状改善、消极情绪减轻时，治疗开始转入后期的工作。此时治疗工作的重点由注意患者在对待特殊问题时所具有的假设（如我不可能得到晋升）转向改变被患者当作普遍规律的假设（我永远也不可能得到我所向往的成功）上来。这些具有普遍意义的假设往往是形成患者各种问题的症结所在，与其经历和体验有关，是患者在其成长发育的过程中形成的。认知治疗就是要拮抗这些适应不良的假设，以新的、更为现实的认知系统来取代之。随着患者的认知更为趋近现实，治疗会谈的次数逐渐减少，在患者症状改善并学会了自己去认识、拮抗其自动式思想和适应不良的假设时，即可结束治疗。

（二）常用治疗技术和方法

认知治疗在对患者进行治疗的过程中主要采用认知及行为的方法帮助患者产生改变。认知治疗认为治疗最关键的问题是要完成识别和检验自动式思想，识别和改变功能失调性假设这两项任务。围绕着这两项任务，认知治疗常采用以下几种技术和方法。

1.识别负性自动式思想

自动式思想是介于外部发生的事件和个体产生的情绪体验、行为之间的那些想法。大多数患者不能意识到这些想法的存在及其与自己情绪及行为的关系。患者在认知治疗过程中要首先学习识别这些想法，特别是在愤怒、焦虑、抑郁等情绪之前出现的那些思想。治疗者可以采用提问的方法以帮助患者识别自动式思想，还可采用以填空的方式引导患者发掘这些想法。例如事件或情境作为 A，所产生的情绪和行为作为 C，努力寻找其间的想法 B。如果这样做仍不能查出自动式思想，可以采用让患者想象当时的情境的方法或采用角色扮演的方式来寻找那些想法。

2.检验负性自动式思想

治疗者和患者一起把患者的自动式思想作为一种假说加以检验。通过对其想法的系统而尖锐的提问使患者重新考察自己的想法的正确性，促使其负性的想法发生改变。在这一过程中向患者提出的问题主要有："这样想有什么证据？""是否有其他可供选择的思路？""如果事情真的是像你所想象的那样发生了，它是不是有你想象的那么坏？"等。

检验负性自动式思想除了上述认知的方法之外，还可以采用行为的治疗方法，即治疗者与患者一起设计出检验患者的自动式思想的治疗作业，让患者在实践中体验其想法是否合乎实际，是否真有道理。例如，许多患者认为自己是他人注意的中心，他们的一举一动都受到别人的关注和评论。治疗者可以和患者一起拟定作业计划，让患者衣着不像以前那样整洁地沿街散步，并记录他人对他的反应和次数，其结果患者会发现实际上很少有人会专门注意他的言行。

3.识别功能失调性假设

负性自动式思想的产生源于功能失调性假设。因此在治疗中一旦患者能够较熟练地识别和检验其自动式思想,治疗的重点就应转向对功能失调性假设的工作上了。这些假设虽然是影响患者行为的规则,但却不为意识所察觉,因此识别这些假设常常需要采用推论的方法。方法之一是从经常出现的自动式思想中查找其主题,同一类负性想法源于相同的假设。方法之二是从自动式思想中反映出来的逻辑错误发现功能失调性假设,这是因为自动式思想中的逻辑错误常常来源于有关的假设。

此外,还可以通过追根寻源的方法反复询问患者如果某一事件真的发生了对患者意味着什么。例如,某一患者认为某事对她来说是重要的,因此一定要去做,并一定要做好,没有完成对她而言意味着她自身有很大问题,她一定是一个“不好的人”,因为她是一个不好的人,所以不会有人喜欢她,她就是一无是处,毫无价值。在这里,这个患者的功能失调性假设是,一个有价值的人凡事都必须做好,否则他就是一无是处。

4.盘诘功能失调性假设

识别功能失调性假设是为使其发生改变,而促使其产生改变应采用盘诘功能失调性假设的方法。这一方法主要从下列几个方面启发并使患者意识到其假设的问题。

(1)假设是否符合真实情况,是否是现实可行的。例如要求自己事事必须成功的假设是不合理的,并非现实可行的。

(2)假设有哪些不利的方面。例如极端完美主义的假设虽然有可能促使个体去力争成功,但可能激发个体强烈的焦虑反应,并因害怕失败而导致回避行为,这种对不利方面的认识有助于促使患者对假设的重新思考与选择。

(3)假设从何而来。如果假设是童年焦虑与长期生活经验中形成的,通过检验发现其与当前情况不相适应,则可使患者对此假设保持距离,有利于修改假设。

(4)有什么可供选择的假设可以更好地替代那些功能失调性假设。功能失调性假设中常可以找出各种认知歪曲的逻辑性错误,并常常包含“必须”“应该”等词。例如“我必须事事成功,否则就一无是处”,治疗者可帮助患者认识到这是一种两极式思维,可以选择将其改为:“我希望事事都能成功,即使某事不成功,我还是我,既有优点也有缺点。”

由于功能失调性假设由来已久,不可能很快改变,需对其反复进行盘诘,与此同时还应采用各种行为治疗的技术和方法,使患者在其实际行动中对其假设的不合理之处以及新的思维的合理之处有所体验。例如设计切合实际的方法使患者在其生活中对假设进行验证等。

5.认知的家庭作业

认知的家庭作业对于帮助患者产生认知性改变是一种非常有效的方法。第一种方法是可以让患者写出所有导致其不愉快情绪产生的消极想法和认知,然后治疗者与患者一起讨论并找出相应的积极的想法和更为现实的认知来取代,把这两种想法和认知分两列写在纸上,让患者经常对照两者的不同并学习认识和改变自己的负性认知。第二种方法是认知作业表,要求患者每天记录并监察自己的自动式思想及情绪表现,并采取百分制方法对自动式思想和情绪的程度进行计分。通过逐日记录和监察,使负性的自动式思想逐步减少,情绪逐步得到改善。认知作业表除了可进行记录和监察之外,还可以每天每隔一段时间做定时记录,从中发现情绪变化的规律和有关的影响因素,然后找出适当的应付方法以减轻或消除不良情绪的影响。

认知治疗从 Beck 对抑郁患者的治疗开始到现在已有了极大的进步,与其他认知治疗一起推动着这一治疗学派的发展，成为心理治疗学派中最具影响力的一支力量。目前认知治疗中各种疗法已被广泛应用于治疗抑郁、焦虑症、恐惧症、强迫症、进食障碍、儿童问题、婚姻问题等，取得良好疗效，并开始用于对人格障碍、精神症状的治疗。

（付　琳）

第四节　行为治疗

行为治疗是基于实验心理学的成果，帮助患者消除或建立某种行为，从而达到治疗目的的一门医学技术。

现代行为治疗只有近百年的历史。不同于其他心理疗法的一个明显特征是，行为治疗没有一位开山始祖，因而它没有一个统一始终、连续贯通的理论模式。从一开始，行为治疗的研究就呈现出一派百家争鸣的局面，很多学者各自独立地提出了行为治疗的种种理论。

一、行为治疗的基本理论

（一）经典条件反射

谢切诺夫（1829－1904）是第一位在行为研究中以严谨的实验来取代哲学臆想和偶然观察的学者。他提出“所有动物和人类的行为实质上都是反射”。巴甫洛夫（1849－1936）在此基础上做了更深入的研究。他发现，铃声这个无关刺激可以由于食物的强化作用而逐渐成为食物的信号，继而单独的铃声也能引起唾液的分泌。从一个无关刺激转变为具有某种信号属性的过程就是条件反射形成的过程。条件反射一旦建立之后，又能作为“无条件反射”引起第二级条件反射。例如当狗已经形成了听到铃声便分泌唾液的条件反射之后，在响铃的同时又给它看一个彩色三角尺，它又可以习得只见彩色三角尺也分泌唾液的第二级条件反射。巴甫洛夫还研究了条件反射的泛化、辨别和消退作用。他用上述实验结果，来解释行为的建立、改变和消退。

（二）学习理论

代表人物华生（Watson JB，1878－1958），他从老鼠跑迷津的实验中观察到学习的作用。他认为不论如何复杂的人类行为都是学习的结果。复杂的学习行为遵循两条规律：①频因律，即某一行为反应对某一刺激发生的次数越多，那么这一行为反应就越有可能固定保留下来，并在以后遇到相同刺激时发生；②近因律，即某一行为反应对某一刺激发生在时间上越接近，那么这一行为反应就越有可能固定保留下来，并在以后遇到相同刺激时发生。

学习理论强调学习的作用，认为无论任何行为都可以习得，也可以弃掉。

（三）强化作用

强化作用的代表人物桑代克（Thorndike EL，1874－1949）仔细地观察了猫为了吃到笼子外面的鱼如何设法打开笼门的种种行为。他提请人们注意：美味的鱼是决定猫的行为的关键因素。他认为，行为的目的不是为了获得奖赏就是为了逃避惩罚。最初，动物对同一种刺激可能会作出几种不同的行为反应，但只有那些能给自身带来好处的行为反应更容易与这一刺激相联结，并在这一刺激重现时更有可能再发生；而那些会给自身带来痛苦的行为反应不易与这一刺激相联结，因而在这一刺激重现时再发生的可能性很小。桑代克称这一原理为效果律。他假定有一个

“OK 反应”的神经机制，这一机制能强化“刺激-反应”的联结。

(四)操作性条件反射

斯金纳(Skinner BF，1904—1990)进行了著名的操作性条件反射实验。在一个后人以他的姓名命名的斯金纳箱中，安放有一根杠杆装置和一个食物盘。如果按压杠杆，就会有食物落入盘中。把一只饥饿的小白鼠放入箱中，它在寻求食物时可能偶然碰压了杠杆而获得了食物。如果这种偶然重复几次，小白鼠便会主动去按压杠杆。也就是说，它学会了按压杠杆来获取食物的行为。食物是对按压行为的奖励，因此这也称为“奖励性学习”。根据同一原理，斯金纳还设计了“惩罚性学习”的实验。操作性条件反射的实验有力的说明：行为的后果直接影响该行为的增多或减少。后果是奖励性的，该行为发生频度增加，称正性强化；后果是惩罚性的，该行为发生频度减少，称为负性强化。根据这一原理，可使行为朝预期的方向改变，逐渐建立全新的行为模式，称为行为塑造。

虽然行为医学的各种理论不尽相同，但这些学者都以“刺激-反应”的学习过程作为行为的主要解释。因此，行为治疗总的原理是：所有的行为都遵循学习的规律，变态行为也属于习得性行为，可以习得，也就可以弃掉。

二、治疗技术

(一)系统脱敏疗法

系统脱敏疗法的治疗程序具体如下所示。

1.评定主观不适单位

主观不适单位通常以五分制、十分制或百分制为度量单位。以五分制为例，0 分是心情完全平静，5 分则是极度不适。让患者用此标准衡量他在各种情景中的主观感觉，并向医师示意或报告。

2.松弛训练

一般要经过 6～8 次训练才能完成，每次 20～30 分钟，让患者坐靠在沙发或藤椅上，双臂放于扶手，呈随意舒适的姿势。室内环境优雅、光线柔和。首先让患者体会紧张和松弛的区别。例如握紧拳头，然后松开；咬紧牙关，然后松开。领会紧张与松弛的主观差别之后，开始练习放松前臂(前臂放松最容易掌握，故安排在最先练习)，然后依次放松头面部、颈、肩、背、胸、腹及下肢。如能借助于肌电反馈仪，则训练进展更快。

3.设计不适层次表

将曾经引起患者主观不适的各种刺激因素搜集并记录下来，让患者根据自己的主观体验评定每一种刺激的严重程度。然后依次排列成表。这个层次表可以由同一刺激因素的不同程度构成。不适层次表也可以将多种不同的刺激源，按其引起的不适程度依递增次序排列。

不适层次表的资料来源于病史、问卷检查结果及与患者的交谈。一般只列出患者以为最重要、最常见的精神刺激。排次应由患者完成或得到患者认可。不适层次表的制订关系着治疗的成败。关键是：最低层次的紧张不适，应小到足以能被全身松弛所抑制的程度。而且各层次之间的级差要均匀适当。级差过小会拖长疗程、事倍功半。级差过大，欲速则不达，导致治疗失败。

4.系统脱敏

仍以社交恐惧症为例。由最低层次开始脱敏。

治疗者指令：请闭眼想象你正面对着你父亲。

（患者闭目想象，当想象中的表象逐渐清晰并如身临其境后，以手势向治疗者示意已进入角色。）

治疗者询问：请告诉我你感受如何？

（患者以一个手指示意不适程度为1，表示有些紧张。）

治疗者指令：抹掉头脑中的想象，放松全身肌肉。

（患者停止想象，放慢呼吸，依次放松全身肌肉。几分钟后患者示意不适程度为0，表示心情恢复平静。）

治疗者指令：再次想象你正面对着你的父亲。

（患者闭目想象……）

经过想象、放松、再想象、再放松……，如此重复多次以后，患者在想象中面对父亲的紧张感觉逐渐减轻。直到患者示意在想象中面对父亲已不再紧张时，方算一级脱敏。然后想象与同事会面、与上司会面……逐步升级，如法炮制。最后，在置身于与男朋友的父母相处的想象中仍无紧张的感觉时即算脱敏完毕。在脱敏期间或脱敏之后，将新建立的反应迁移到现实生活中，不断练习，巩固疗效。

脱敏过程需8～10次，每天1次或隔天1次，每次30～40分钟。

系统脱敏疗法主要用于治疗恐惧症，亦可用于癔症。

（二）冲击疗法

治疗程序：向患者认真地介绍冲击疗法的原理和过程，如实地告诉患者在治疗中必须付出的痛苦代价。患者和家属同意后在治疗协议上签字。进行必要的体检，排除心血管疾病、癫痫等重大躯体疾病。

冲击疗法主要用于恐惧症。优点是方法简单、疗程短、收效快。缺点是它无视患者的心理承受能力，患者痛苦大，实施难。与系统脱敏疗法的比较研究表明，此法不宜滥用和首选。

（三）预防法

预防法由 Meyer 等（1971）首先提倡。他们要求那些以强迫性仪式动作为主诉的患者，在想要进行仪式动作之前向治疗者报告，并在治疗者的鼓励、监督下克制自己不做仪式动作。在克制的初期，患者会出现明显的焦虑、烦恼，如果克制持续下去，焦虑和烦恼会有所减轻。在成功地预防一次仪式动作的发生之后，患者会信心倍增，鼓励患者继续效法自己的成功。随着预防成功的次数增加，逐渐撤销监督人。

如治疗一位强迫性洗手的患者，让他接触一件不太干净的物品后克制自己不去洗手，治疗者陪伴左右随时给予鼓励。或者安排患者从事其他活动。活动一个接一个，安排紧凑，让他无暇顾及其他。

第一次预防成功的意义十分重大，为了确保首次预防成功，最初的治疗最好安排在医院进行。因为在治疗的最初阶段，患者非常需要治疗者的帮助、鼓励、解释和监督。有了若干次成功的经验之后，患者可单独实践几次，然后在现实生活中去巩固疗效，氯米帕明可以作为一种辅助药物，特别是当患者有明显抑郁症状时可增强预防效果。

预防法主要适用于治疗强迫症。

（四）厌恶疗法

当某种不适行为即将出现或正在出现时，当即给予一定的痛苦刺激。如给予轻微电击、针刺或催吐剂，使其产生厌恶的主观体验。经过反复实施，不适行为和厌恶体验就建立了条件联系。

以后当患者欲施这一行为时，便立刻产生了厌恶体验。为了避免这种厌恶体验，患者只有中止或放弃原有的不适行为。

例如治疗同性恋时让患者坐在一个特殊的装置上看录像，录像中有迷人的同性或异性镜头交替出现。当患者喜欢的同性镜头出现时，装置便自动电击患者。待到出现异性镜头时则电击自动停止。持续播映录像，患者逐渐对同性镜头恐惧厌恶，对异性画面产生好感。经几次治疗之后，变换装置。此时患者可操纵一按钮，自行控制画面的定格时间。条件是同性镜头出现后一秒钟便有电击，异性镜头出现时电击停止。可见患者逐渐有意识地选择异性镜头，一旦出现同性镜头，也是一晃而过，尽管尚未被电击。

对酒瘾的治疗可使用阿扑吗啡。阿扑吗啡是一种有催吐作用的药物，通常在注射后几分钟，便引起强烈的恶心和呕吐。治疗时先注射阿扑吗啡，几分钟后让患者饮酒，几乎在饮酒的同时阿扑吗啡的药性发作，患者即感恶心、呕吐。反复几次之后，患者的饮酒行为与恶心、呕吐形成了条件反射。于是，只要饮酒便会恶心、呕吐，为了避免恶心难受，患者只好弃而不饮了。

厌恶疗法应该在严格控制下使用，因为目前尚有两个争议的问题：一是技术方面的问题，二是伦理学问题。

厌恶疗法主要适用于露阴癖、恋物癖、同性恋，对酒瘾、强迫症也有一定的效果。

（五）阳性强化法

阳性强化法分四个步骤。

（1）确定改变的靶行为，并由专人（治疗者或经过训练的护士、家属）随时记录。例如记录一位精神分裂症患者污言秽语的次数。

（2）确定这一行为的直接后果是什么。如这位患者污言秽语时是不是病友围观他，是不是医护人员关注他，而在安静的时候却无人注意他。如果是，那么可能正是被关注这一结果强化了患者的污言秽语的行为。

（3）设计一个新的结果取代原来的结果。例如当患者污言秽语时旁人不予理睬、给予忽视，而在其安静时给予关心、给予强化。

（4）强化实施：治疗执行者应如实记录患者的不适行为和正常行为，并在其出现正常行为时立即给予强化物，而在其他的时候却不给。强化物可以是患者喜爱的某种活动、某种享受抑或仅仅是赞许的目光。

精神病房中常使用的阳性强化法是代币法或奖券法。当患者出现良性行为时奖以代币券或奖券，代币券可以兑换成患者喜爱的东西，如食品糖果、电影票等。

阳性强化法主要用于慢性精神分裂症、儿童孤独症、癔症及神经性厌食症和贪食症。

（六）消极练习法

消极练习法产生于对华生“频因论”的异议。Dunlap（1932）发现，习惯性肌肉抽动、口吃、吮吸手指、咬指甲等症状，可以通过有意识地重复这些动作而减轻。例如一位强迫性洗手患者，每天洗手十几次，每次要洗数分钟，欲罢不能，十分痛苦。使用消极练习法治疗，安排患者照例每天洗十几次，每次洗手时间延长到十五分钟。患者起初十分乐意，不久开始觉得洗涤时间过长，非洗不可的欲望逐渐减弱，最终对洗手产生厌烦。

消极练习法与厌恶疗法不同，它并未给患者附加一个另外的痛苦的刺激；它与冲击疗法也不一样，它要求患者重复完成的正是他原来嗜好的行为。消极练习法的原理是因多次重复一个动作后引起了积累性抑制。

消极练习法主要适用于习惯性肌肉抽动、口吃、强迫症，以及某些神经性贪食、性心理障碍。

（七）自我控制法

自我控制即鼓励患者学会控制自己的感情和行为。它没有一个特定的治疗模式，常用的治疗方式有 Geodiamond（1965）建议的操作性条件反射方法和 Bandura（1969）推荐的自我奖励法。归纳起来可分为两个步骤。

1.自我监督

在自我监督阶段，患者应将自己的不适行为详细记录。例如吸烟，每天吸多少支，都是在什么情况下吸的，与精神应激有关还是与社会交际有关……通过一段时间的记录，使患者逐渐正视吸烟这一事实并意识到问题的严重性。

2.自我强化

自我强化指患者在自我控制成功时奖励自己。奖励的分量要与成功的大小成正比。如烟量减少后，可奖励自己几顿美味佳肴，彻底戒烟后可奖励自己几套渴望已久的时装或一次观光旅游的机会。

在自我控制疗法中，患者本人起关键作用，治疗者几乎只能提出一些建议。如果发现患者的不适行为在某种特定环境中最易发生，则让患者暂时避开这种环境。当患者的自我控制能力有所增强之后，再逐步接触这一环境。

自我控制法适用于各种不适行为。

（八）模仿法

模仿法由 Bandura（1962）首先倡导，他在实验中观察到，怕狗的儿童在示范者的表率作用下易于消除恐惧，敢于逐渐与狗接近。但如果没有人示范，尽管你告诉儿童们狗是如何的温顺驯良，儿童们依然不敢接近狗。他认为人类很多行为是通过模仿建立起来的，因此也可以通过示范，然后让患者模仿的方式培养正常行为。

模仿法主要用于儿童集体治疗。

（九）认知行为治疗

经典的行为治疗只强调行为的变化，而很少关注认知过程，以避免滞留于对一些无法证实的内心活动的争论。但实际上行为如果发生变化，认知不会一成不变。认知与行为不仅常常结伴而行，也可互为因果。Beck 等（1979）提出认知行为治疗主张矫正行为应与矫正认知相结合。例如他们认为，抑郁性神经症患者总是把事情看得过分严重，易把别人的无意和善意理解为有意和恶意，于是就有相应的情绪和行为产生。显然，要矫正患者的行为，势必要矫正他的认知。

认知行为治疗可分三个步骤：①找出与不良行为有关的错误认知。②寻找证据论证这一认知的错误。③分析错误认知的根源，重建新的正确的认知。

实际上，所谓认知行为治疗与传统的行为治疗已有很大差别，所以大多数情况下又被称为认知治疗，去掉其间“行为”二字。

认知行为治疗多用于抑郁性神经症。对轻、中度抑郁患者的疗效可与抗抑郁药物匹敌。经严格的多中心对照研究证实，具有我国文化特色的中国道家认知治疗对焦虑性障碍疗效甚佳。

（十）生物反馈疗法

生物反馈疗法是利用现代电子仪器，将人体内部的某些生理功能检录下来，并放大，转换成声、光或数字信号，经显示系统反馈给个体，使个体根据反馈信号学习调节控制自己的这些生理功能，达到预防疾病的目的。

传统的观念认为骨骼肌能够随意控制，而内脏活动则是不可以随意控制的，因而支配后者的神经系统被称为自主神经系统。现代研究发现，所谓随意和不随意之间并无截然划分。Mille(1967)使用箭毒剂抑制小鼠随意肌的活动，然后以刺激鼠脑的"快乐中枢"作为奖励，强化小鼠的心跳加快或心跳减慢。结果是，在没有随意肌的参与下，像心跳这种内脏活动也能够通过操作性条件反射的训练得以随意控制。

在精神科的治疗领域中，生物反馈常常与松弛技术相结合。常用的生物反馈有：

1.肌电反馈

在皮肤表面可测量到肌肉收缩的电位，从松弛到紧张状态在 2～20 μV。大多数情况下，肌肉紧张程度与情绪焦虑程度呈正相关，额部肌电尤有代表性。额部肌电电极的标准安放位置于双侧眉弓上 2.5 cm 处。也可根据治疗需要将电极安放于其他部位。一般把肌电转换为声音信号，这样便于患者在闭目状态下仍可获得反馈信息。每次训练之前要制定一个具体指标，并以此指标为阈值，达到阈值，反馈出轻松的音乐作为奖励信号，未到阈值则否。指标制订应适当，最好定在奖励与否各占一半的水平。指标太低，轻而易举就可获得奖励，进步太慢；指标过高，患者很少得到强化信号，便失去信心。根据患者的学习成绩逐渐朝正常方向调整指标。

大多数患者经过 6～8 次训练便可学会控制额肌的紧张水平。关键是脱离反馈仪后要保持成绩、反复操作，直到运用自如。临床实践表明，肌电反馈对焦虑症状、失眠及紧张性头痛有肯定效果。

2.皮电反馈

皮电指两点皮肤之间的导电性。电极的标准位置为示指和无名指掌面的末端。皮电受汗腺的影响，汗腺受控于自主神经。在紧张、焦虑、恐惧状态下，皮电总是呈增高趋势。因此，皮电被认为是反映情绪变化的较为稳定可靠的生理指标。

皮电反馈疗法多用于各种神经症。

3.皮温反馈

皮肤温度受局部皮肤血管舒缩功能及汗腺的影响，可在一定程度上反映自主神经功能的变化。皮温电极通常安放于手指掌面。正常手指皮温为 33 ℃左右。训练手指皮温升高可治疗血管性偏头痛、雷诺氏病及某些自主神经功能障碍。

4.脑电反馈

一般采用额极双导联，经过长期训练可改变脑电的频率和波幅。国外多用于癫痫的治疗。精神科可用于焦虑症、抑郁症及失眠的治疗。

5.心率、血压及其他内脏功能反馈

通过相应的仪器可反馈心脏、气管及胃肠运动等各种内脏功能，训练提高患者对这些器官的控制能力，治疗相应的心身疾病。

（王　兴）

第五节　森田疗法

20 世纪 20 年代，在欧洲由 Freud 创始了精神分析的心理治疗，同时代由日本的森田正马

(1874—1938)创立了以东方文化为背景的森田疗法,森田疗法是以治疗神经症为特点的心理治疗,其本质是通过亲自体验去理解以达到治疗目的,是一种超越言语和理性的治疗方法。

一、有关森田疗法的命名

森田疗法用“森田”这个姓来命名。森田正马生前并没有将此法称为森田疗法,只称它是对神经症的特殊疗法。所谓森田疗法只是在他故去后,他的弟子们用他的姓来命名。

随着时代的发展,森田的继承者对该疗法进行了不断地修改及多方面的研究。修改后的森田疗法称为新森田疗法。由于森田疗法是通过亲自体验去理解,同时需要自我实现所必需的不断创造性,因此新森田疗法的代表之一天本大原健士郎提议取名为“创造性的体验疗法”。还有人把森田疗法叫做“不问疗法”“家庭疗法”“顺其自然疗法”“洞察疗法”等,但目前仍沿用森田疗法这一名称。

二、森田疗法的理论

(一)(森田)神经质

森田在表达神经症时不用神经症这一概念,而采用神经质(后改为森田神经质),森田的神经症理论简单地说是一种素质论,神经质的倾向任何人都有,他把这种倾向强烈者称为神经质。森田的神经质包括普遍神经质(神经衰弱)、强迫观念(恐惧症)、发作性神经症(焦虑症)。

(二)疑病性素质

森田把神经质发生的基础称为疑病性素质,具有这种素质的人对自己的心身过分地担心,在某种情况下,把任何人都常有的感受、情绪、想法过分地认为是病态,并对之倾注、苦恼,实际上什么病也没有,却主观上渐渐地构成病,也就是说自然的生理、心理现象都人为地认为是病态,并注意力集中于此种感觉上,使之对此感觉更加敏感,进一步导致注意力的更加集中。

(三)生的欲望和死的恐怖

森田认为神经质的人“生的欲望”过分强烈,他所指的生的欲望包括自我保存、食欲等本能到想获得被人们的承认、向上发展的那种社会心理的欲望。而死的恐怖中包含了在对欲望追求的同时,怕引起失败,对死及疾病的恐怖,怕种种具有心理价值的东西失去等。这种恐怖可以称为焦虑,死的恐怖与这种焦虑具有相同的意义。

生的欲望和死的恐怖二者平衡时,则身心健康,两者对立则死的恐怖便会占优势成为引起神经症病态的根源。

(四)心理机制——精神交互作用和思想矛盾

森田认为神经质发病最重要的是疑病性素质,对症状发展起重要作用的是精神交互作用,所谓精神交互作用是指在疑病基础上所产生的某种感觉,由于注意力的集中使此种感觉更加敏感,过敏的感觉进一步使注意力更加集中并逐渐固定,从而形成症状,形成疾病,而人的主观、客观、情感与理智、理解与体验之间常有矛盾,森田称为思想矛盾,如用理智去解决这些矛盾就会导致精神交互作用,精神交互作用是一种心理机制的表现,而思想矛盾是促使精神交互作用发生、持续下去的动力机制,这在神经质的发病中占重要地位。

以上是森田的主要理论,森田的继承者对他的理论继承的同时,又进行了不断地修改,被称为新森田疗法。其中森田的高徒日本的高良武久是新森田疗法的先驱者。他指出神经质者由于疑病情绪使之对事实的判断失去真实性或歪曲之,所以患者的主诉与事实有很大的差距,高良把它称为“神经质者的虚构性”。高良的学说更易理解。

大原健士郎是高良的弟子,大原等首先尽可能地收集了至今还保留下来的森田的著作、论文、座谈会记录等,由森田的词语形成森田的理论,并用浅显、熟悉的词汇汇集成森田疗法用语。

大原论述了森田理论中最主要的概念,诸如疑病性素质与生的欲望、死的恐怖的关系,他认为疑病性是精神能量的源泉,这种精神能量如果指向建设性的人生目标,发挥出来形成生的欲望就是健康人的状态。如果因某种情况受到挫折,精神能量仅仅指向自己的心身变化,就会由于精神交互作用或思想矛盾等的心理机制产生焦虑,使之注意固定于自己的心身变化,而不再指向外界,森田疗法是把指向自己心身的精神能量转变成指向外界的操作方法。

田代信维也是新森田疗法的代表之一,他从精神生理角度去探讨新森田疗法,把森田疗法的各个治疗期与人类的社会自我发育相比较如表 4-1。

表 4-1　各个治疗期与人类的社会自我发育比较

治疗的各期	发育过程	社会的自我发育
一	乳儿期	活动性
二	幼儿期	自发性
三	学龄期	自主性
四	青春期以后	协调性

另外田代还引用了 Maslow AH 的欲望阶段来说明森田疗法使神经症患者烦恼变化的经过,他认为神经症患者由于从认知的评价到意志的过程被心理冲突所中断,加重了不安,促使欲望变成对死的恐怖,由于对意志的作用,使注意指向情绪影响的行为和症状,通过精神交互作用使患者被症状所束缚,不得不逃避现实问题。森田疗法可影响精神功能的多方面,使之形成良好的认知评价、意志情报,精神活动不再陷于恶性循环中。

三、森田疗法的实施

(一)原方法的操作

1.住院式

森田疗法的基本方法是住院治疗。对住院患者:①简单说明疾病的状况性质和预后。②概要说明治疗经过,绝对卧床、轻作业、重作业直至外出。③对患者的疑问,医师回答是,即使有疑问,也要按说明那样去做。④住院期间断绝与外界联系。森田把住院时间定为 40 天。

(1)第一期:把患者隔离起来,禁止患者与他人会面、谈话、读书、吸烟及其他消遣的活动。除进食,大小便外几乎绝对卧床。其主要目的是从根本上解除患者的精神烦闷,使其产生解脱烦闷的体验,其次是使心身疲劳得到调整。使患者体验,让苦闷任其自然,那么烦闷和痛苦就会通过情感的自然规律逐渐消失。

(2)第二期:第二期也同样,禁止交际、谈话、外出,卧床时间限制在 7～8 小时,白天一定到户外接触空气和阳光。此期开始写日记。此期主要是促进患者心身的自发活动,患者为了个人健康,越来越渴望参加较重的劳动,以此为标准转入第三期。此期大体上是 4～5 天至 7 天为宜。

(3)第三期:进入第三期让患者可随意选择各种重体力劳动,如拉锯、田间劳动、庭院劳动、手工等的工作。与此同时加上读书的内容。此期主要指导患者在不知不觉中养成对工作的持久耐力，有了自信心的同时，使患者反复体验对工作成功的喜悦，以培养其勇气，唤起对工作的兴趣。在此期，不同的病例，所需时间不同，以1～2周为宜。

(4)第四期：此期进行适应外界变化的训练，为各自回到实际的日常生活中做准备。至此，把自己的一切都看成病态，被病态所束缚的患者，洞察到自己顺其自然的常态，从根本上促发其自然治愈力。

住院式森田疗法中，患者书写以行为为准则的日记。同时，森田还定期召开讲座式的集体心理治疗。住院式森田疗法大体40天。

2.门诊式

森田疗法的治疗原则是"任其自然地接受情绪，把应该做的事作为真正的目的，行动的准则"。即所谓的"顺其自然"。就是说对情绪或症状任其自然，不管怎样都要像健康人那样去运行是最重要的。

用上述原则进行门诊治疗、通信治疗、生活指导，都得到充分的效果。还有仅读森田疗法的科普书籍而治愈的患者。

门诊治疗也让患者写日记，医师用评语进行指导。日记上不要诉说主观的苦恼，仅仅具体叙述每天的生活。

(二)新森田疗法的操作

目前在日本进行森田疗法的医院已经不是所谓的经典形式，可以说是新森田疗法的操作。

森田把住院治疗时间规定为40天，而现在，森田疗法的实施者根据自己的经验，公认40天时间过短，现代住院时间大致为3个月。森田的继承者们，把森田疗法的原则，根据自己的经验，作了各种修改，努力创造出了所谓的新森田疗法。

在现代化社会中，让患者接受治疗的方法，去忍受痛苦常常必须增加解释的次数，甚至并用抗焦虑药。在作业的内容上，也多数把绘画疗法、音乐疗法、娱乐疗法、体育疗法等应用到作业中去，使之与现代生活相适应。

森田把第二至四期严格区分开，新森田疗法的多数人采用森田疗法的理论，但各期没有严格的界限，仍然有明显效果。

森田提倡"日日是好日""日新又日新"。对此，森田解释为"工作和学习的一天则是好日，否则就是不好的一天"。不被情绪所束缚，过着对人生有意义的生活。"日新又日新"是说今日比昨日，明日比今日是更有意义的人生。今日是新的一天，它包含着无止境的创造性。

新森田疗法不仅限于治疗神经症，而适应证在不断地扩大。例如，药物依赖、酒依赖、精神分裂症、抑郁症等，都得到治疗效果(对于后两种疾病的患者，主要是进入缓解期以后，这些患者采用森田疗法，不是正规地由绝对卧床开始，而是从作业期开始)。

住院式森田疗法，首先由单人病室内的绝对卧床开始，在此期的7天中，一个人卧床，除进食、洗漱、大小便之外应安静地躺着，禁止一切消遣的活动。由护士对患者进行监护。每天主管医师有一次短暂的查房，以了解身体情况。

绝对卧床后进入轻作业期，此间仍禁止使用肌肉的活动。主要是对外界的观察及小组活动的见闻以及诸如扫地、散步等轻体力活动，同时由主管医师指导写日记。轻作业期为3～7天。此期一结束，即进入重作业期。从这时参加全部的活动安排。此后进入适应外界变化的训练。

在采用森田疗法的过程中，还应用家庭治疗，在调整家庭成员的关系上下功夫。因为新森田疗法学派认为，神经症的病因与家庭内动力有关，这样既提高了疗效，又扩大了森田疗法的应用范围。

新森田疗法住院式的也为四期，即第一期：绝对卧床期；第二期：轻作业期；第三期：重作业期；第四期：社会康复期。

四、森田疗法的特点

（一）不问过去

森田疗法与精神分析疗法有许多不同，但最大的不同是不追溯过去，而是重视现实生活。通过现实生活去获得体验性认识，启发患者"从现在开始""让现实生活充满活力""像健康人一样生活就会变得健康"，回到现实中去追求健康人的生活态度。

（二）强调症状只不过是情绪变化的一种表现

森田的理论强调神经症的症状，只不过是由于情绪变化，把正常心身状态的变化视为病态而已。

（三）不问情绪只重视行动

森田理论认为人的情绪不可能由自己的力量所左右，而行为可由自己的意志所支配，强调通过改变患者的行动，促使情绪的恢复，用"顺其自然""事实唯真""照健康人那样做，便成为健康人"等原则来指导治疗。

（四）患者在现实生活中接受治疗

森田疗法不用特殊设施，在现实环境中，一方面让患者作为正常人过普通人的生活，一方面给他们以生活指导似的治疗，通过现实生活中的活动，使患者从症状的束缚中解放出来。

（五）性格修养

通过治疗中的生活方式训练，指导患者努力发挥性格的长处，避免短处，逐步陶冶其性格。

（六）身教重于言教

森田疗法要求患者做的，不仅仅是用头脑去理解，而要他们去身体力行，所以医师的示范作用尤为重要。在传统的森田疗法医院里，在医师们与患者共同的生活中，给患者以生活上的指导，因此容易形成独特、健全的人际关系。

五、森田疗法在中国的现状

（一）学习传统文化加深对森田疗法的理解

中国的传统文化，是由儒、道、佛三家思想混合而成的，即三教一体的文化底色，儒家的入世主张鼓励努力向上，而道家、佛家的处世思想却让民众富有自我防卫的力量，帮助他们缓解不安和克服挫折感。现代社会中，个人要在急剧变化和激烈竞争的环境中维持其现状，传统文化的支持不可忽视。

森田疗法的另一个重要观点是"忍受痛苦，为所当为"。老子鼓励受苦、忍辱，认为这样更容易走向成功。孔子很强调行为，提出"君子耻其言而过其行"，意思是说得好听，超过了实际行动是可耻的。森田理论非常重视行动，提出"重在行动，行动改变性格"。提倡行动，提倡奉献。反复采取新行动，养成新的思维方法的同时，也养成新的情感态度，从而塑造新的性格，在为他人奉献的过程中调整和完善自我，而达到治愈。

（二）应用范围及适应证更加扩大

从事森田疗法的人员迅速增加，求助于此疗法的人数也越来越多，求助者们涉及问题的种类及专业领域也日益扩大。

最初，求助者仅限于神经症患者、精神科的患者，问题也只限于症状本身，但随森田疗法的普及很快由专科医院扩大到综合医院，由医院扩大到中学、大学，由治疗疾病扩大到健康指导，由治疗（森田）神经质扩大到治疗包括癔症在内的多种神经症、精神分裂症和抑郁症的恢复期甚至慢性期、人格障碍、酒药依赖、行为障碍、躯体形式障碍以及躯体疾病所伴发的心理障碍等。

（三）继续采用心理学、生物化学、生理学等方法对临床实践进行研究

采用MMPI、EPQ、SAS、SDS、SCL-90等心理测查方法，对卧床期前后、出入院前后进行测查或者追踪调查，证实了森田疗法卧床期及其全过程的有效性，追踪调查还证实了合并森田疗法治疗神经症的远期疗效，要优于单用药物。生物化学的研究测定尿中MHPG・SO_4，提示卧床期结束时患者尿中MHPG・SO_4较卧床前有增加的趋势，但无显著性差异。卧床期的MHPG・SO_4的变化与应激状态时的变化类似。生理学的研究，如连续测查卧床期的血压、脉搏、呼吸的变化提示其变化与心理活动有关。脑电图及5-羟色胺浓度的研究显示：森田疗法卧床期血浆5-羟色胺浓度、N_2波幅及其复杂度的变化均表示卧床对患者各方面都产生了一定的影响，可能卧床期对大脑皮质的激活和认识状态发生了影响。

除上述研究以外还对其理论与其他疗法进行对照研究。如：住院式森田疗法治疗神经症患者心理转复机制研究，对90例患者采用日记分析、量表评定、临床观察等方法对森田疗法各期中的心理变化过程综合分析，结果提示患者在森田疗法各期中有各自的心理特点，各期有其不同的治疗方面。住院式森田疗法绝对卧床期的作用及其初步改进对绝对卧床期的作用机制进行了初步探讨，并结合临床实践对此期的治疗期限、治疗指导原则等进行了改进，结果还提示此期的疗效是整个治疗的关键。森田疗法治疗机制的再研究认为森田疗法的作用点在对患者的错误心理应对方式上，在改变这一方式上有独特的作用。此外，还有采用森田疗法与认知治疗、行为治疗、内观疗法的对照研究。

（四）互助组织的数量继续增加

各种不同命名的“生活发现会”，不仅在医院、社区，而且在大学里均有这样的互助组织。例如清华大学的生活发现会，给大学提供了一个广阔的社交天地，大学生们通过互助，从中体验关心他人的快乐，找到群体的归属感和情感的共鸣。对大学生的人格完善起到积极的作用。

（五）多采用以森田理论为指导的心理治疗的整合

中国学者在临床实践中，多以森田理论为指导，结合认知治疗、精神分析疗法、行为治疗、催眠疗法，甚至中国道家的人文哲学、人生指导等来提高心理治疗的效果。如采用融合认知治疗、精神分析疗法、支持疗法、中国道家思想理论及行为训练、人生指导为一体的整合的方法。

其作业的内容也根据具体条件而多种多样，如跑步、骑车、钓鱼、农田劳动等，使患者在现实生活中度过，重在行动的每一天——充实的每一天。

（六）治疗方法多样化

在原四期治疗的基础上又增加了治疗准备期，此期主要向患者介绍森田疗法的理论及治疗方法，提高患者对森田疗法的认识，消除患者对治疗的顾虑，激发患者的治疗愿望。此种做法早已被国内的同道们普遍应用。关于每一期的时间也有不同。多数绝对卧床期为7天，但也有的为10～14天；第二期（轻作业期）多为一周；第三期（重作业期）及第四期（社会实践期）多因人及病情而定。有的治疗者将第四期完全在院外进行，定期（每周一次）到门诊接受医师指导，与门诊式森田疗法相同。关于门诊式住院式的采用，除由病情而定外，还由不同设施的条件而定，有的场所只采用门诊式而无住院的设施，有的二者兼有，还有的仅用住院式治疗的。门诊式和住院式多采用个别治疗和集体治疗相结合的方式，也有只进行个别治疗的。

六、21 世纪森田疗法在中国的发展趋势

自 20 世纪 80 年代以来，森田疗法与中国心理治疗及咨询工作一样发展很快，在全国范围内已有数不清的专科医院、心理咨询门诊或“中心”在开发不同形式的森田疗法，来求助的人多数是神经症患者和有各种烦恼或心理困难的人。真正给这些求助者以有效的帮助，需要训练有素的治疗者。因此，必须要开展有计划、有系统的理论和实践的培训工作。此外，为加深治疗者及社会对森田疗法的认识，还必须继续对其理论与中国传统文化的联系加深研究。为适应社会发展的需求及求助者的需要，其治疗范围和适应证将会继续扩大。为探讨其治疗机制，使其治疗方法更适合中国国情和提高疗效，对其临床实践，尤其是卧床期的研究会更加深入，方法会更加多样化。互助组织也会更多、更普遍地推广到社区、大中院校去。根植于东方文化的森田疗法，在 21 世纪的中国将大放异彩。

（谢颂世）

第五章

精神分裂症及相关障碍

第一节 精神分裂症

精神分裂症是指一组病因未明的重度精神障碍,具有认知、思维、情感、行为等多方面精神活动的显著异常,并导致明显的职业和社会功能损害。本病多起病于成年早期(16～25 岁),发病的高峰期男性在20～25 岁,女性在 25 岁左右。多缓慢起病,病程迁延呈慢性化和精神衰退的倾向。患病时通常意识清晰,临床上主要表现为妄想、幻觉、思维(言语)紊乱、动作与行为紊乱异常、阴性症状这五大症状的一种或多种,阴性症状主要是情感淡漠与动力缺乏。大多数患者缺乏对疾病的自知力,否认自己精神症状是一种病态。

早在 19 世纪末,现代精神病学的奠基人克雷佩林医师将这组精神异常定义为“早发性痴呆”,强调其是一种早发(成年早期发病)的精神异常并伴有社会功能逐渐衰退性的疾病。瑞士精神病学家布鲁勒在 1911 年命名了“精神分裂症”这个疾病诊断名词,他强调这组患者以显著的思维和情感的障碍为主要表现,用 4“A”症状来描述其精神症状:思维联想障碍、情感淡漠、矛盾意向和内向性。

精神分裂症在成年人群中的终身患病率接近 1%(0.5%～1.6%),年患病率为 0.26%～0.45%,男女发病率相似,但男性患者有更多的阴性症状与病程延长(两者与预防不良关系密切)。5%～6%的精神分裂症患者死于自杀,约 20%的患者有一次以上的自杀企图,有自杀想法的比例更高,这是导致精神分裂症患者死亡率比常人高 8 倍的部分原因。精神分裂症患者遭受意外伤害的概率也高于普通人群,平均预期寿命缩短约 10 年。据估算我国目前有 700 万左右的精神分裂症患者。由此每年所造成的医疗费用支出、患者本人及家属的生产力损失是十分惊人的。该病的预后不良,大约 2/3 的精神分裂症患者长期存在慢性精神病性症状,社会功能损害明显,精神残疾率高。全国残疾人调查数据显示精神分裂症约占精神残疾人数的 70%,是导致精神残疾的最主要疾病。

近年来,由于神经科学研究的快速发展显著促进了精神医学的发展。越来越多的脑影像学研究发现精神分裂症患者存在脑细胞的分化迁移、脑白质连接和不同脑区的灰质容积存在异常,全脑容积与前额叶、颞叶灰质减少。眼追踪运动与脑电参数的异常也可能成为精神分裂症的诊断生物学标记。这些发现使人们越来越清楚地认识到精神分裂症是一种神经发育性障碍,或者更准确说是大脑神经环路连接与功能的异常改变。越来越多的基因组学研究证据、后基因组时代的基因功能研究、蛋白质组学、表观遗传学的研究进展将发现更多与更有力的有关精神分裂症发生与发展的生物学标志物，揭示精神分裂症的本质与病理机制。

一、病因与发病机制

导致精神分裂症的确切病因仍不清楚，发病主要与以下因素有关。

（一）遗传因素

研究显示精神分裂症属于复杂的多基因遗传性疾病。推算该病的遗传率约为80%。精神分裂症患者的一级亲属平均终身患病风险为5%～10%。在同卵双生子或父母双方均为精神分裂症的子女中患病率上升到40%～50%，较一般群体高40多倍。寄养子研究发现精神分裂症母亲所生子女从小寄养生活在正常家庭环境中，成年后仍有较高的患病率。

遗传学研究中存在的困难：精神分裂症有家族遗传性，有多种临床表现型。要确定精神分裂症的致病基因有几大难点：首先是遗传模式不明，目前假定的遗传模式（单基因显性或隐性、多基因、潜隐模式）均不能很好解释现有的研究发现。其次是缺乏一致的表现型和家系的遗传同源性，而这是确定一种假定的遗传性疾病的遗传模式所必需的。此外，基因的表现型可以有多个特征，受多个基因位点控制，也可以是基因间相互作用的结果。即使是确定的基因型，由于其他遗传或环境因素的作用也可以有多个表型。由于上述原因，使得精神分裂症的遗传研究与结果的解释变得非常复杂。

（二）神经病理学及大脑结构的异常

选取已去世的精神分裂症患者进行尸解研究，有较多的证据发现在大脑前中颞叶（海马、内嗅皮质、海马旁回）存在脑组织萎缩，类似的表现也存在于额叶。CT检查可发现精神分裂症患者存在脑室扩大和沟回增宽，这些变化在精神分裂症的早期甚至治疗开始之前就已经存在。功能性磁共振成像（functional MRI，fMRI）和正电子发射计算机断层扫描等技术提供了在活体身上研究大脑功能活动的手段，精神分裂症患者在神经认知测试状态下如进行威斯康星卡片分类试验（必须由前额叶功能参与完成的神经心理活动）时，并不出现前额叶活动的增强，提示患者存在前额叶功能低下。在精神分裂症的一系列脑结构损害中，最为确切的是存在侧脑室扩大，颞叶、额叶及皮层下的功能连接异常。

CT、MRI、PET、SPECT、fMRI、磁共振波谱（magnetic resonance spectrum，MRS）等影像学技术的快速发展，使直接在患者活体上进行脑结构和脑功能的研究成为现实。

1.结构影像学发现

精神分裂症患者的大脑发育异常得到了影像学研究证据的支持。因体素形态学分析方法的27个研究，32个不同的荟萃分析结果显示，精神分裂症患者较健康对照组在全脑体积、全脑灰质、前额叶的灰质和白质、颞叶白质和顶叶白质均存在不同程度的减少，而双侧侧脑室增大，从而许多学者提出了精神分裂症是一个进展性脑发育异常的疾病。另一个荟萃分析显示首发未用药的精神分裂症患者比健康对照者的大脑体积减小，在前额叶皮质、海马、杏仁核、基底节灰质有不同程度的减少，这提示大脑异常不是静态而是动态的过程。也有部分研究发现发病前的超高危人群有前额叶、颞叶和前扣带的体积减小。

弥散张量成像研究也提示精神分裂症主要存在额叶和颞叶的白质纤维异常，并涉及大脑左右半球相应脑区的联合纤维，如胼胝体；连接同侧半球各脑区的联络纤维，如扣带、钩束和弓状束等。支持精神分裂症的“连接异常假说”，即精神分裂症存在多个脑区内部和脑区之间的连接异常。弥散张量成像研究也显示颞叶-边缘叶(包括扣带)和钩束、弓状束和胼胝体的白质有失连接。前额皮质各异向性低与男性患者高度的冲动及攻击行为有关，与阴性症状如情感迟钝及兴趣减低也相关。左侧前额叶及其连接的胼胝体膝部白质结构失连接可能与精神分裂症的患病风险有关，且该结构失连接可能是精神分裂症阳性症状和注意力、精神运动等认知功能障碍的病理基础。也有研究显示，额叶-颞叶-边缘脑区神经环路的结构异常可能是精神分裂症神经病理基础的关键，精神分裂症患者及其健康同胞均存在固有网络的功能连接异常。

2.功能影像学发现

功能脑影像学技术可以对脑血流情况及神经生化活动进行动态观察。fMRI 对认知任务反应时的研究发现精神分裂症患者存在异常的网络反应，网络连接的异常部位主要涉及中内侧前额叶，网络间主要表现在与双侧额下回框部的功能连接增强。精神分裂症的病理生理基础与任务负激活网络和任务正激活网络的功能连接增强有关，而任务负激活网络的功能连接增强可能与精神分裂症的遗传易感性有关。精神分裂症的脑网络与脑功能链接出现了紊乱，这种紊乱可部分解释精神分裂症的认知和行为缺陷。静息状态 fMRI 发现精神分裂症患者的脑功能存在广泛失链接。精神分裂症的认知缺陷与前额叶失激活有关，从而提出前额叶皮质激活失常可能是精神分裂症的生物学标记。

精神分裂症患者前额叶皮质区的 MRS 研究结果显示精神分裂症的认知缺陷与谷氨酰胺和谷氨酸水平相关，尤其与谷氨酸峰值相关。正质子波谱分析采用 N-乙酰天门冬氨酸/肌酸(NAA/Cr)值作为轴突功能损害和变性的替代指标。无论首发和慢性精神分裂症患者，还是具有分裂症状疾病谱的儿童(早发分裂症和分裂人格者)的 NAA/Cr 值和 NAA 值均下降，如在前额叶背外侧，中颞叶和扣带前回。这提示精神分裂症可能在发病早期阶段存在细胞异常。同时磁共振波谱结果显示在首发精神分裂症者和慢性精神分裂症者的前扣带回皮质、右前额叶皮质、右丘脑、海马和小脑均存在膜代谢紊乱。研究较一致地表明，在未用药患者的海马和前额区 NAA 水平下降。而 NAA 作为神经元密度和活动性的一个功能指标，它的缺失是神经退化的标志，与尸检报道精神分裂症患者有神经元及神经纤维网的缺失相一致。

3.脑影像学的研究展望

对精神分裂症神经生物学病理机制的理解可能需要整合多种模态的影像学方法，进行更为深入的脑结构、功能和连接的研究，称为多模态的磁共振研究。如果多种模态的影像学发现均指向同一脑区或者脑网络的结构、功能和连接的异常，可能有助于识别精神分裂症具有特异性的生物学标记。多模态磁共振技术结合的研究趋势已经成为精神分裂症影像学研究的前沿。Benedetti 等结合了结构性磁共振成像和 fMRI 两种方法探索了精神分裂症患者脑结构和脑功能的异常，研究发现患者在执行心理和共情的任务时出现颞上回的激活异常，同时体素形态学分析发现同一脑区出现灰质体积下降；Chan 等采用结构性磁共振成像和弥散张量成像的研究方法在首发精神分裂症患者中发现了颞叶-顶叶的白质体积异常，同时采用纤维追踪发现了颞叶-顶叶区的平面各向异性和线性各向异性两个反应白质完整性指标的异常。最近一个研究结合了 3 种模态的磁共振成像技术，发现了腹侧前额叶和背侧前额叶均同时出现了结构、功能和连接的异常。多模态的磁共振研究为额叶、颞叶的结构和功能异常提供了更为一致的神经生物学证据，特别是前额叶与颞上回可能在精神分裂症的生物病理性机制中扮演了重要的角色。

(三)神经生化方面的异常

1.多巴胺假说

20 世纪 60 年代提出了精神分裂症的多巴胺假说,即认为精神分裂症患者中枢多巴胺功能亢进。长期使用可卡因或苯丙胺,会在无任何精神病遗传背景的人身上产生幻觉和妄想。苯丙胺和可卡因的主要神经药理学作用是可以升高大脑神经突触间多巴胺的水平。而阻断多巴胺 D_2受体的药物可用来治疗精神分裂症的阳性症状。PET 研究发现未经抗精神病药物治疗的患者纹状体 D_2受体数量增加,推测脑内多巴胺功能亢进与精神分裂症阳性症状有关。经典抗精神病药物均是通过阻断多巴胺受体发挥治疗作用的。研究还进一步证实经典抗精神病药物的效价与 D_2受体的亲和力有关。为了明确抗精神病药物纹状体多巴胺 D_2受体占有率与药物疗效与不良反应之间的关系,Kapur 等对 22 名精神分裂症患者进行了研究,药物治疗 2 周后对所有患者行 ^{11}C-raclopride PET 显像,对纹状体多巴胺受体占有率进行研究。发现患者多巴胺受体占有率在 38%～87%,并且与药物剂量高度相关,多巴胺受体占有率超过 65%时,可达到满意的临床治疗效果;占有率超过 72%时,血清中的催乳素浓度显著增高;超过 78%时,可出现明显的锥体外系不良反应。这表明与多巴胺 D_2受体结合是抗精神病药物起效及锥体外系不良反应的重要中介。

2.氨基酸类神经递质假说

中枢谷氨酸功能不足可能是精神分裂症的病因之一。谷氨酸是皮质神经元重要的兴奋性递质。使用放射配基结合法及 MRS 技术,发现与正常人群相比,精神分裂症患者大脑某些区域谷氨酸受体亚型的结合力有显著变化,如 N-甲基-D-天冬氨酸受体的拮抗剂如苯环己哌啶可在受试者身上引起幻觉及妄想,但同时也会导致情感淡漠和退缩等阴性症状。非典型抗精神病药物的作用机制之一就是增加中枢谷氨酸功能。作用于 N-甲基-D-天冬氨酸受体的甘氨酸位点的药物被认为是治疗阴性症状及认知功能损害有希望的新型药物。

3.5-HT 假说

早在 1954 年 Wolley 等就提出精神分裂症可能与 5-HT 代谢障碍有关的假说。最近 10 年来,非典型(新型)抗精神病药在临床上的广泛应用,再次使 5-HT 在精神分裂症病理生理机制中的作用受到重视。非典型抗精神病药物氯氮平、利培酮、奥氮平等除了对中枢多巴胺受体有拮抗作用外,还对 5-HT_{2A}受体有很强的拮抗作用。5-HT_{2A}受体可能与情感、行为控制及调节多巴胺的释放有关。5-HT_{2A}受体激动剂可促进多巴胺的合成和释放,而 5-HT_{2A}受体拮抗剂可使多巴胺神经元放电减少,并能减少中脑皮质及中脑边缘系统多巴胺的释放,这与抗精神病治疗作用及减少锥体外系不良反应均有关系。药理学方面的研究提供了有力证据,抗 5-HT_{2A}受体药物利坦舍林通过抗 5-HT_{2A}受体激活中脑皮质多巴胺通路,改善阴性症状和认知功能;非典型抗精神病药既拮抗 D_2受体,又拮抗 5-HT_{2A}受体,故对阳性、阴性和认知症状均有效,如抗精神病药物利培酮就是氟哌啶醇(D_2受体拮抗剂)与利坦舍林(5-HT_{2A}受体拮抗剂)的化学合成物。

(四)神经发育不良假说

英国的一项研究对生于某一年的一组儿童追踪观察至成年,对确认发生了精神分裂症的患者的既往成长记录进行回顾,发现患者在童年期学会行走、说话的时间均晚于正常儿童;同时有更多的言语问题和较差的运动协调能力;智商较低,在游戏活动中更愿独处,回避与其他儿童的交往。特别是近年来采用神经心理学测验证明精神分裂症患者存在认知功能缺陷。据此 Weinberger 和 Murray 提出了精神分裂症的神经发育假说:由于遗传因素和母孕期或围生期损伤,在胚胎期大脑发育过程就出现了某种神经病理改变，主要是新皮质形成期神经细胞从大脑深部向皮质迁移过程中出现了细胞结构紊乱，但不一定有神经胶质增生（胎儿期 6 个月以后神经损伤时会发生神经胶质增生）。随着进入青春期或成年早期，在外界环境因素的不良刺激下，导致心理整合功能异常而出现精神分裂症的症状。神经发育障碍假说还包括以下一些证据，如起病时就存在结构性脑病变和认知功能损害；细胞结构紊乱但无神经胶质增生；儿童期的认知和社交能力损害；神经系统“软”体征等。

神经营养因子参与了从神经管闭合到最终成熟的整个过程，包括神经细胞增殖、星型胶质细胞增殖、神经元迁移、轴索增殖、神经元凋亡、轴突磷脂化、树突剪切等。这些过程均开始于母孕期，但轴索增殖、轴突磷脂化和树突剪切将持续到出生后。主要的神经营养因子：神经生长因子、神经营养素-3（NT-3）和脑源性神经营养因子。有研究发现精神分裂症可能与某些神经营养因子的基因编码有关。如在日本样本中发现精神分裂症患者*NT-3* 基因启动区二核苷酸重复等位基因片段 A3/147bp 杂合或纯合的机会增加；*NT-3* 基因编码区的错义突变 Gly63-Glu63 与严重的精神分裂症（发病年龄＜25 岁，病期持续 10 年以上者）有关。在白种人中的研究得到了近似的结果。此外，人们还试图探索其他神经营养因子及有关生长因子如睫状神经营养因子和胶质神经营养因子等的基因编码与精神分裂症的关系。

（五）子宫内感染与产伤

研究发现，母孕期曾患病毒感染者及产科并发症高的新生儿，成年后发生精神分裂症的比例高于对照组。一些关于精神分裂症患者出生季节的研究发现在精神分裂症患者中冬春季节（12 月至下一年 3 月）出生者所占比例比其他季节出生者高 10%。产科并发症，母孕产期营养不良，缺乏母乳喂养，孕妇在妊娠期吸烟、饮酒、接触毒物等可能通过影响胎儿神经系统发育增加子女成年后患精神分裂症的可能性。

（六）社会-心理因素

社会-心理因素包括文化、职业和社会阶层、移民、孕期饥饿、社会隔离与心理社会应激事件等，这些社会-心理因素可能与精神分裂症的发生有关。临床上还发现，大多数精神分裂症患者的病前性格多表现为内向、孤僻、敏感多疑，很多患者病前 6 个月可追溯到相应的生活事件。国内调查发现，精神分裂症发病有精神因素者占 40%～80%。这些社会-心理应激因素对精神分裂症的复发也有重要的诱发作用。

二、临床表现

关于精神分裂症的主要临床表现，通常将精神症状分为感知觉障碍、思维及思维联想障碍、情感障碍及意志与行为障碍 4 个方面。但需要指出的是，由于有些精神症状的临床诊断一致性不高，故 Schneider 医师在 1959 年提出了所谓的精神分裂症“一级症状”。大量的临床诊断研究表明，医师对这些一级症状可以达成相当高的临床诊断一致性，因此，目前的精神障碍分类与诊断标准，都是以此作为诊断精神分裂症症状学标准的基本症状。Schneider 一级症状包括：①争论性幻听；②评论性幻听；③思维鸣响或思维回响；④思维被扩散；⑤思维被撤走；⑥思维阻塞；⑦思维插入；⑧躯体被动体验；⑨情感被动体验；⑩冲动被动体验及妄想知觉。需要指出的是，“一级症状”也并非精神分裂症的特异性症状，在其他一些精神障碍如双相情感障碍、脑器质性精神障碍中也可见到。

目前在临床上诊断精神分裂症主要依据精神状况检查来发现精神症状，通过临床症状来进行诊断。关于精神分裂症的主要临床表现，DSM-Ⅴ将精神分裂症的症状分为5个维度：妄想、幻觉、思维(言语)紊乱、运动行为的明显异常或紊乱(包括紧张症)及阴性症状，强调精神分裂症与精神病性障碍的定义是必须具有5个异常维度中的一个或多个。

(一)妄想

妄想的内容可能包括各种主题(例如被害的、关系的、躯体的、宗教的、夸大的)。被害妄想(例如坚信有人迫害自己或家人)是最常见的。关系妄想(例如周围人的言行都是针对他的)也非常常见。夸大妄想(例如相信自己有超乎寻常的能力、财富或名声)和钟情妄想[错误地相信另一个人钟情于他(她)]也能见到。有重要诊断意义的妄想有影响妄想、被控制感、被洞悉感、思维扩散、思维被广播等。妄想内容是奇怪的，甚至荒谬的不可理解。患者的行为往往受妄想的支配。

(二)幻觉

幻觉是没有实际外部刺激存在时出现的感觉体验。这种感觉清晰又生动，并不受自主控制。幻觉可以发生在任何感觉形式上，但在精神分裂症及相关障碍中，幻听是最常见的。幻听内容多半是争论性的或评论性的或命令性的。幻听还可以以思维鸣响的方式表现出来，即患者所进行的思考，都被自己的声音读了出来。精神分裂症患者也可出现其他少见的幻觉如幻视、幻触、幻味和幻嗅。幻觉必须出现在清醒的知觉状态下；那些在入睡前或觉醒前出现的短暂幻觉，正常人也有可能出现，诊断意义不大。

(三)思维(言语)紊乱

思维紊乱(思维形式障碍)通常可从个体的言语中推断出来。思维离题或不连贯表现为从一个话题跳转到另一个无联系的话题。更严重者的言语可能紊乱到完全无法理解，其语言组织毫无逻辑。部分精神分裂症患者表现为思维贫乏，患者自己体验到脑子里空洞洞，没有什么东西可想。交谈时言语少，内容单调，词穷句短，在回答问题时异常简短，多为“是”与“否”，很少加以发挥。

(四)运动行为的明显紊乱或异常

明显紊乱或异常的运动行为(包括紧张症)可能表现为各种方式，从儿童式的“幼稚行为”到无法预测的激越。患者的任何目标导向行为都可能出现问题，导致日常生活的困难。

紧张症行为是对环境反应的显著减少。这包括对抗指令(违拗症)，保持一个僵硬、古怪的姿态，完全缺乏言语和运动反应(缄默症和木僵)。它也包括无明显诱因时无目的的过多的运动行为(紧张性激越)。其他特征表现为刻板运动、凝视、扮鬼脸、木僵和学舌。

(五)阴性症状

阴性症状是精神分裂症的基本症状，多数精神分裂症患者都有阴性症状，但在其他精神病性障碍中并不显著。精神分裂症存在两个显著的阴性症状：情感表达减少和动力缺乏。情感表达减少包括面部表情、目光接触、讲话语调(韵律)的减少，以及通常在言语时用作加强语气的手部、头部和面部动作的减少。动力缺乏是指积极的、自发的、有目的的活动减少。个体可能坐很长时间，对参与工作或社交活动几乎没有兴趣。其他阴性症状包括语言贫乏、快感缺乏和社交减少。语言贫乏表现在言语表达减少。快感缺乏表现为对正性刺激缺少愉快体验和回忆过往愉快经历时愉悦性的减少。社交减少是指明显缺乏社交兴趣，可能与动力缺乏有关，但也可能是社交机会少的体现。

(六)前驱期症状

绝大多数精神分裂症患者在首次发病前的一段时间内就已存在感知、思维、言语、行为等多方面的异常(也可称为“亚临床状态”),这段时间称为精神分裂症前驱期。此时期常见的症状包括猜疑,奇特想法,抑郁,焦虑,情绪不稳,易激惹,记忆障碍,注意力不集中,对自我、他人、外界感知的变化,睡眠障碍,躯体不适等。有前驱期表现的人发展为精神分裂症的可能较大,这类人群被称为“超高危人群”。国外对超高危人群临床识别标准的研究已进行了近20年,有多个纵向研究使用一些诊断标准在普通人群中进行精神病发病风险的精神病转化风险研究,结果发现超高危人群在1～2年随访期内转化精神分裂症的比例高达30%～35%。DSM-Ⅴ修订过程中就提出了增加“轻微精神病综合征”这一新的诊断亚型,对前驱期的个体进行早期诊断与治疗,但因为目前尚缺乏强有力的研究支持证据,所以将该诊断亚型暂时放在有待进一步研究的类别之中。前驱期实施早期干预在很大程度上能预防精神病发生还未得到证实,需进行研究。

三、诊断与鉴别诊断

(一)诊断标准

国际诊断分类与标准有世界卫生组织出版的ICD-10和美国精神病学会出版的DSM-Ⅴ。国内有中华医学会精神病学分会出版的CCMD-3。本节介绍ICD-10和DSM-Ⅴ诊断系统中的精神分裂症诊断标准。

1.ICD-10的精神分裂症诊断标准

(1)症状标准。在并非继发于意识障碍、智能障碍、情感高涨或低落等情况下,至少应该符合以下各项症状群第①、②、③项中的一项,或第④、⑤、⑥项中的两项,并持续1个月以上。①思维化声、思维插入或思维被夺取、思维被播散、被害妄想。②被控制妄想、影响妄想或被动妄想,或其他形式的怪异妄想。③第二人称、第三人称幻听或持续数周、数月以至于更长时间的其他形式的言语性幻听。④除以上所列举的具有特征性的妄想以外,存在任何其他形式的妄想,并伴有任何形式的幻觉。⑤情感反应不协调、情感淡漠、言语缺乏。⑥思维散漫、思维破裂。

(2)排除标准。若同时存在明显的抑郁或躁狂症状,假如不能够证实精神分裂症的症状先于情感症状出现,就不能作出精神分裂症的诊断;如果精神分裂症的症状出现在躯体疾病或中枢神经系统疾病中,诊断应参照中枢神经系统疾病或躯体疾病所致的精神障碍。

2.DSM-Ⅴ的精神分裂症诊断标准

(1)有两项(或更多)下列症状,每一项症状均在1个月中有相当显著的一段时间里存在(如经成功治疗,则时间可以更短),至少其中一项必须是①、②或③。①妄想;②幻觉;③言语紊乱(例如频繁地离题或不连贯);④明显紊乱的或紧张症的行为;⑤阴性症状(即情绪表达减少或动力缺乏)。

(2)自身障碍发生以来的明显时间段内,1个或更多的重要方面的功能水平,如工作、人际关系或自我照顾,明显低于障碍发生前具有的水平(或当障碍发生于儿童或青少年时,则人际关系、学业或职业功能未能达到预期的发展水平)。

(3)这种障碍至少持续6个月。此6个月应包括至少有1个月(如经成功治疗,则时间可以更短)符合诊断标准(1)的症状(即活动期症状),可包括前驱期或残留期症状。在前驱期或残留期中,该障碍可表现为仅有阴性症状或有轻微的诊断标准(1)所列的两项或更多的症状(例如奇特的信念,不寻常的知觉体验)。

(4)分裂情感性障碍和抑郁或双相障碍伴精神病性特征已经被排除,因为:①没有与活动期症状同时出现的重度抑郁或躁狂发作;②如果心境发作出现在症状活动期,则它们只存在于此疾病的活动期和残留期整个病程的小部分时间内。

(5)这种障碍不能归因于某种物质(例如滥用的毒品、药物)的生理效应或其他躯体疾病。

(6)如果有孤独症(自闭症)谱系障碍或儿童期发生的交流障碍的病史,除了精神分裂症的其他症状外,还需有显著的妄想或幻觉,且存在至少1个月(如经成功治疗,则时间可以更短),才能作出精神分裂症的额外诊断。

在DSM-Ⅴ中,除了诊断标准中规定的5类症状外,认知、抑郁和躁狂症状领域的评估对区分不同精神分裂症谱系及其他精神病性障碍来说,是非常重要的。精神分裂症患者的认知缺陷是常见的,与职业和功能损害有关。这些缺陷包括陈述性记忆、工作记忆、语言功能和其他执行功能的下降,也有信息加工速度的减慢。感觉的加工速度和抑制能力也不正常,也发现有注意力降低。一些有精神分裂症的个体表现为社会认知的缺陷,包括推论他人企图的能力(心理理论)缺陷,注意一些不相关的事件或信号,并解释为是有意义的,也可能导致产生解释性妄想。这些损害在症状缓解时经常持续存在。

一些有精神病性症状的个体可能缺少对其疾病的自知力或觉知力(例如疾病感缺失)。自知力缺乏对治疗不依从有重要影响,它预示了高复发率、非自愿治疗次数增加、不良的心理社会功能、攻击性和不良的病程。

儿童期的精神分裂症的基本特征也是一样的,但是更难作出诊断。比起成人,儿童期的妄想和幻觉可能描述不清,视幻觉更常见,应该与正常的幻想相区分。许多儿童期发病的障碍(例如孤独症)会出现言语紊乱,行为紊乱也是如此(例如注意力缺陷/多动障碍)。在仔细考虑儿童期常见的其他障碍之前,不应把这些症状归因于精神分裂症。儿童期发病患者的症状,与不良预后的成人患者类似,以逐渐发病和阴性症状为主。那些后来被诊断为精神分裂症的儿童,更可能经历非特定的情绪行为紊乱和精神病理,智力和语言的改变,以及轻微的运动功能的发育迟缓。

晚期发病的患者(如40岁以后发病)主要是女性,其病程特征性地表现为精神病性症状,但尚能保留比较正常的情感和社会功能。

(二)鉴别诊断

1.重度抑郁或双相障碍伴精神病性或紧张症特征

精神分裂症与重度抑郁或双相障碍伴精神病性特征或紧张症之间的区别,取决于心境紊乱和精神病性症状的时间关系和抑郁或躁狂症状的严重程度。如果妄想或幻觉只出现在重度抑郁或躁狂发作时,则诊断为抑郁障碍或双相障碍伴精神病性特征。

2.分裂情感性障碍

诊断分裂情感性障碍,需要重度抑郁或躁狂发作与精神分裂症的活动期症状同时出现,心境症状还要存在于活动期的整个病程的大多数时间内。

3.精神分裂症样障碍和短暂精神病性障碍

精神分裂症需要有6个月的病程,而这些障碍与精神分裂症相比病程较短。精神分裂症样障碍的病程<6个月;而短暂精神病性障碍的病程<1个月。

4.妄想障碍

妄想障碍可以通过缺少精神分裂症的其他特征性症状(如妄想,显著的听幻觉或视幻觉,言语紊乱,明显紊乱的或紧张症的行为,阴性症状)来与精神分裂症相区别。

5.分裂型人格障碍

分裂型人格障碍可以通过持续的人格特征有关的阈下症状来与精神分裂症相区分。

6.强迫症和躯体形式障碍

有强迫症和躯体形式障碍的个体也可能存在不良的自知力或缺少自知力，其先占观念可能达到妄想的程度。但这些障碍可以通过显著的强迫思维、强迫行为、对外表或体味的先占观念、囤积或聚焦于身体的重复行为，与精神分裂症相区分。

7.与精神病性发作有关的其他精神障碍

只有当精神病性症状的发作是持续的，并且不能归因于物质或其他躯体疾病的生理影响时，才能诊断为精神分裂症。有谵妄或重度或轻度神经认知障碍的个体，也可能表现为精神病性症状，但这些症状与这些障碍的认知改变的发生存在时间上的关系。物质/药物所致的精神病性障碍也可以表现为精神分裂症诊断标准的特征性症状，但它经常可以通过物质使用所致的精神病性症状的发生和在没有物质使用时精神病性症状的缓解的时间关系，来与精神分裂症相区分。

(三)实验室检查

在精神分裂症的实验室检查方面，近年来有不少重要的研究发现与进展，但尚未取得一致的有高敏感性与特异性的用于诊断的生物学标记，研究发现主要集中在脑电生理、脑影像学和神经心理测验等方面的异常发现，目前只能作为诊断的参考依据。

(四)病程与预后特点

精神分裂症在初次发病缓解后可有不同的病程变化，大约15%的患者可获得临床痊愈和良好的预后。大部分患者病程为渐进性发展，在反复发作后可出现人格改变、社会功能下降，临床上呈现为不同程度的精神残疾状态，每次发作都造成人格的进一步衰退和瓦解。病情的不断加重最终导致患者长期住院或反复入院治疗。有利于预后的一些因素如下：起病年龄较晚，急性起病，明显的情感症状，病前人格正常，病前社交与适应能力良好，病情发作与社会-心理应激关系密切。通常女性的预后要好于男性。精神分裂症阴性症状对患者的功能预后和生活质量的影响较阳性症状更大。此外，阴性症状患者的照顾者的精神负担水平较高。阴性症状通常比阳性症状持续时间长，更难治疗及社会功能更差。针对精神分裂症阴性症状的治疗可能会有显著的功能收益。

四、治疗与预防

(一)抗精神病药物治疗

1.治疗原则

(1)全程治疗：抗精神病药物治疗是治疗精神分裂症最有效和最基本的治疗手段，一旦被诊断为精神分裂症，就需要尽早地实施有效的足剂量、足疗程的全程抗精神病药物治疗，全病程治疗包括急性期、巩固期和维持期的治疗目标与方法。

(2)首发精神分裂症治疗：尽早接受药物治疗，通常疗效较好。第一代抗精神病药，主要为氯丙嗪、氟哌啶醇或奋乃静等，但不良反应较多。第二代抗精神病药物，如利培酮、奥氮平、喹硫平、齐哌西酮、阿立哌唑等已成为治疗精神分裂症的一线常用药物。这些药物对阳性和阴性症状均有效，有利于精神分裂症伴有的情感症状和认知障碍的改善；不良反应较少，耐受性好，服药依从性也好，有利于长期的药物治疗。因此，首发精神分裂症的药物治疗有利于提高患者总体疗效，增加康复水平，减低复发率，减少社会性衰退。

(3)慢性精神分裂症治疗：该型病程多迁延、症状未能完全控制，常残留阳性症状及情感症状包括抑郁及自杀。阴性症状和认识功能受损可能是主要临床表现，且多伴有社会功能的缺陷。

治疗中应注意：①进一步控制症状，提高疗效。可采用换药、加量、合并治疗方法。②加强随访，以便随时掌握病情变化，调整治疗。③进行家庭教育，强化患者及其家属对治疗的信心。④加强社会功能训练。

2.药物治疗分期与措施

精神分裂症的药物治疗可分为急性期、巩固期、维持期治疗 3 个连续的阶段。

(1)急性期治疗。

治疗目标：①尽快缓解精神分裂症的主要症状，包括阳性症状、阴性症状、激越兴奋、抑郁焦虑和认知功能减退，争取最佳预后。②预防自杀及防止伤害自身或危害他人的冲动行为的发生。

急性期治疗的具体措施。①首发患者：首发患者的治疗非常重要，它直接关系到患者的预后和康复。应该做到早发现、早确诊、早干预、早治疗；积极采用全病程治疗的概念；根据精神症状的特点及经济状况，尽可能选用疗效确切、症状作用谱广泛、不良反应轻、便于长期治疗、经济上能够负担的抗精神病药物；积极进行家庭健康教育宣传，争取家属重视、配合对患者的全程治疗。②复发患者：在开始治疗前详细了解过去的用药史，参考患者既往疗效最好的药物和有效剂量，在此基础上可适当提高药物的剂量和适当延长疗程，如果有效则继续治疗；如果治疗无效，应考虑换药或合并用药。复发患者的维持治疗应尽可能延长。同时进行家庭教育，宣传长期治疗的意义，以取得患者和家属的积极配合，提高服药依从性，有效预防复发。③急性期治疗的注意事项：于治疗开始前详细询问病史，进行躯体、神经系统和精神检查，同时进行各项实验室检查包括血、尿常规，肝肾功能，血糖，血脂，心电图等，了解患者的躯体状况。若患者为首次使用抗精神病药物，医师还不了解患者对所选药物的反应，应从小剂量开始，逐渐加量，避免严重不良反应的发生而影响治疗。首选单一药物治疗，除非两种单一药物治疗无效后才考虑其他方法。避免频繁换药，抗精神病药物的起效时间一般在 2～4 周，所以不应在短于 4 周时终止已开始的治疗，除非患者出现严重的、无法耐受的不良反应。根据疾病的严重程度、家庭照料情况和医疗条件选择治疗场所，包括住院、门诊、社区和家庭病床治疗；当患者具有明显的危害社会安全和严重自杀、自伤行为时，应实施非自愿住院治疗。

(2)巩固期治疗。在急性期的精神症状有效控制之后，患者进入一个相对的稳定期，此期如果过早停药或遭遇应激，将面临症状复燃或波动的危险，因此，此期治疗对预后非常重要。特别强调此期药物治疗的剂量与急性治疗期的剂量相同，此期称为巩固期治疗。

巩固期治疗的目的：①防止已缓解的症状复燃或波动；②巩固疗效；③控制和预防精神分裂症后出现抑郁和强迫症状，预防自杀；④促进社会功能的恢复，为回归社会做准备；⑤控制和预防长期用药带来的常见药物不良反应的发生，如迟发性运动障碍，闭经，溢乳，体重增加，糖脂代谢异常，心、肝、肾功能损害等。

巩固期治疗的场所：急性期治疗大多在医院中进行，在精神症状得到有效控制之后，患者不宜继续留在医院，因为长期住院会加重患者的退缩和功能减退，不利于社会功能的康复，所以建议此期以社区和门诊治疗为主，有条件的地区可以开展日间康复治疗。门诊治疗的患者应保证每月复查 1 次，在医师的指导下及时解决康复过程中遇到的困难和问题，及时发现和处理药物的不良反应。

巩固期治疗的药物剂量：原则上维持急性期的药物剂量。除非患者因药物不良反应直接影响服药的依从性和医患关系或出现较为明显的、无法耐受的不良反应时，可以在不影响疗效的基础上适当调整剂量。

巩固期治疗的疗程：一般持续3～6个月。除非患者因药物不良反应无法耐受或其他原因时，可以在不影响疗效的基础上适当缩短疗程。

(3)维持期治疗。在疾病相对缓解后进入第三期，称为维持期。此期治疗的目的是预防和延缓精神症状复发，以及帮助患者改善他们的功能状态。

维持期治疗的重要性：①维持期治疗能有效地降低复发率。有研究证实维持用药组比未维持用药组的复发率明显降低，比值是16%～23%比53%～72%。②维持期服药治疗组的复发症状较未服药维持组的症状轻。③症状复发会直接影响患者的工作和学习功能，降低复发有利于患者社会功能的维持。

维持期治疗的剂量调整：维持期在疗效稳定的基础上可以减量。减量可以减轻患者的不良反应，增加服药的依从性以及改善医患关系，有利于长期维持治疗。减量宜慢，减至原巩固剂量的1/3～1/2，也可以每6个月减少原剂量的20%，直至最小有效剂量。一旦患者的病情稳定，并且能够耐受药物的不良反应，则抗精神病药物的维持治疗最好是每天单次给药，增加对治疗的依从性。较低的剂量同样可以成功地预防复发。但随着第二代抗精神病药物在精神分裂症急性期的广泛应用，急性期治疗的药物剂量和不良反应已远远小于第一代抗精神病药物，因此维持期的减药似乎也不再十分重要，适用于第一代药物的减药原则受到冲击和挑战。但是有关专家认为，维持期的药物剂量可以在急性期治疗的基础上根据患者的实际情况做适当调整。首先，第二代药物均有程度不等的不良反应，对有些患者是明显和突出的，例如静坐不能和体重增加等，适当减量可以减轻不良反应。其次，患者长期服用较高剂量后从心理上期待着减量，在一定条件下减量可以给予患者信心，并增进医患关系。所以无论是从患者的耐受性和接受程度还是经济上考虑，适当减量都是有益的。维持期假若患者服药的依从性差，监护困难，不能口服药物或口服用药肠道吸收差时，建议使用长效制剂，长效制剂同时也可作为急性期治疗的辅助药物。

维持期治疗的疗程。①首发患者：1989年的国际共识建议首发患者维持期在1～2年。②复发患者：至少5年。《中国精神分裂症防治指南》中规定维持期的长短根据患者的情况决定，一般不少于2年。③特殊患者：对有严重自杀企图、暴力行为和攻击行为病史的患者，维持期的治疗应适当延长。

3.抗精神病药物的分类

目前抗精神病药物分为第一代抗精神病药物和第二代抗精神病药物，均主要用于治疗精神分裂症各种亚型和其他相关精神障碍。

(1)第一代抗精神病药物(经典抗精神病药物)。第一代抗精神病药物指主要作用于中枢D_2受体的抗精神病药物，包括：①吩噻嗪类的氯丙嗪、甲硫哒嗪、奋乃静、氟奋乃静及其长效剂、三氟啦嗪等；②硫杂蒽类的氟噻吨及其长效剂、氟哌噻吨及其长效剂、氯普噻吨等；③丁酰苯类的氟哌啶醇及其长效剂、五氟利多；④苯甲酰胺类的舒必利等。其中临床又将吩噻嗪类分为高效价药物如奋乃静、三氟拉嗪；低效价药物如氯丙嗪、甲硫哒嗪。此类药物自20世纪50年代以来，广泛应用于临床治疗各种精神病，主要是治疗精神分裂症。大量临床研究(包括在研制第二代抗精神病药物过程中作为标准对照药的双盲研究)及临床应用经验均证明第一代药物治疗精神分裂症阳性症状有效，但也提出了其用药的局限性。

第一代抗精神病药物主要作用于脑内D_2受体，为D_2受体阻滞剂。其他药理作用包括对α_1、α_2肾上腺素能受体，毒蕈碱型M_1受体，组胺H_1受体具有阻断作用。临床上治疗幻觉、妄想、思维障碍、行为紊乱、兴奋、激越、紧张症状具有明显疗效。对阴性症状及伴发抑郁症状疗效不确切。

第一代抗精神病药物的安全性：经典抗精神病药物可引发多种不良反应，主要是引起 EPS，包括类帕金森综合征、静坐不能(其发生率在 60%左右)、迟发性运动障碍(发生率 5%左右)，影响患者的社会功能及生活质量，继而影响患者治疗的依从性，从而导致复发，带来不良的预后。氯丙嗪的不良反应主要为过度镇静、中枢和外周的抗胆碱能样作用，明显的心血管反应，如直立性低血压、心动过速、心电图改变，致痉挛作用，对心、肝、肾、血液等器官系统有毒性作用。氟哌啶醇的主要不良反应为引发锥体外系运动障碍，其发生率达 80%，迟发性运动障碍的发生率较其他抗精神病药为高。该药对躯体器官作用较弱，虽无明显降低血压、加快心率的作用，但可引发心脏传导阻滞，有猝死患者报告。舒必利的主要不良反应为失眠、烦躁、催乳素水平增高相关障碍如溢乳和闭经、性功能改变以及体重增加。EPS 在剂量大时可出现，也可出现心电图改变，一过性 ALT 升高。

第一代抗精神病药物的局限性：①不能改善认知功能，如药物不能改善执行功能、工作记忆、语言与视觉运动、精细运动功能。虽然有时能改善注意力的某些指标，但药物的抗胆碱能作用可能会使记忆恶化。②对核心的阴性症状作用微小。③约有 30%的患者其阳性症状不能有效缓解。④引发锥体外系和迟发性运动障碍的比例高，常导致患者用药的依从性不佳。还可能引起其他严重的不良反应。⑤药物对患者工作能力的改善作用较小。甚至由于过度镇静，而影响工作和生活质量。

(2)第二代抗精神病药物(非经典抗精神病药物)。第二代抗精神病药物与吩噻嗪类等第一代抗精神病药相比，具有较高的$5\text{-}HT_{2A}$受体的阻断作用，即多巴胺(DA)-5-HT 受体拮抗剂，对中脑边缘系统的作用比对纹状体系统作用更具有选择性，主要包括氯氮平、利培酮、奥氮平和喹硫平等，今后这些药物比第一代抗精神病药物在精神病学领域有更广阔的应用前景。它们不但对阳性症状治疗效果较好，而且对阴性症状、认知症状和情感症状也有效；且 EPS 明显减少，也没有其他方面的严重不良反应。

第二代抗精神病药物按药理作用分为 4 类：①5-HT 和多巴胺受体拮抗剂，如利培酮、齐哌西酮、舍吲哚；②多受体作用药，如氯氮平、奥氮平、喹硫平、佐替平；③选择性 D_2、D_3受体拮抗剂，如氨磺必利、瑞莫必利；④D_2、$5\text{-}HT_{1A}$受体部分激动剂和 $5\text{-}HT_{2A}$受体拮抗剂，如阿立哌唑。

第二代抗精神病药物的安全性：各种第二代抗精神病药物之间的药理机制不尽相同，对神经递质受体的作用也有差异，所以不良反应也各不相同。其主要不良有以下几方面。①EPS：第二代抗精神病药物比第一代的 EPS 要少而轻，并且与剂量的关系密切，即在治疗剂量的高端会出现 EPS，此类药物有利培酮、齐哌西酮、氨磺必利、阿立哌唑、奥氮平，如利培酮日剂量＞8 mg 时可出现较明显的 EPS，而氯氮平和喹硫平的 EPS 发生率很低。②血清催乳素升高引起月经失调或泌乳：主要见于利培酮和氨磺必利。③心电图 QTc 间期延长：主要见于齐拉西酮、舍吲哚和硫利达嗪。QTc 间期延长可能是发生尖端扭转型室性心动过速的警告，临床一般将 QTc 间期延长＞500 毫秒，或比基础值增加＞60 毫秒，看成有引起尖端扭转型室性心动过速的危险，以及发展为心源性猝死的可能。④体重增加：以氯氮平和奥氮平最为明显，利培酮与喹硫平居中，齐拉西酮与阿立哌唑较少引起体重增加。体重增加与食欲增加和活动减少有关，体重增加容易并发糖尿病、高脂血症、高血压等。对体重增加明显者应该进行生活方式干预，也可以考虑口服降糖药二甲双胍来减轻严重的体重增加。

4.抗精神病药物的不良反应及其处理

(1)锥体外系不良反应：与药物阻断黑质-纹状体通路多巴胺受体有关，主要表现为类帕金森症、急性肌张力增高、震颤、静坐不能、迟发性运动障碍。传统抗精神病药物，特别是高效价类发生比例高，通常使用抗胆碱能药物对症处理，但对迟发性运动障碍不能使用抗胆碱能药物，最好换用其他新型抗精神病药物，特别是换用氯氮平或喹硫平可获得改善。

(2)过度镇静：表现为困倦、乏力、头晕，与药物对组胺 H_1 受体阻断作用有关，传统药物中低效价类多见(舒必利除外)，新型药物中氯氮平、奥氮平比较明显。多在用药初期发生，宜缓慢加量，尽量睡前用药，避免有危险的操作活动。

(3)心血管方面不良反应：常见为直立性低血压和心动过速，也有发生心动过缓和心电图改变如 ST-T 改变及 Q-T 间期延长，与药物对肾上腺素能 α 受体作用有关。低效价传统抗精神病药物和氯氮平引起心血管方面不良反应较为多见，多发生于用药初期，可减缓加量速度或适当减量，低血压的患者应卧床观察，心动过速可给予 β 受体阻滞剂对症处理。

(4)内分泌改变：传统抗精神病药物可通过抑制下丘脑漏斗结节多巴胺受体导致催乳素分泌增高，表现为闭经、溢乳和性功能改变。新型抗精神病药物中利培酮也比较常见。目前无肯定有效的治疗方法，减药后症状可能减轻，如不减轻可考虑换用无此类作用的新型抗精神病药物，如氯氮平或喹硫平。

(5)体重增加和糖脂代谢异常：长期使用抗精神病药物可发生不同程度的体重增加，同时患者容易发生糖脂代谢异常，发生高脂血症、冠心病、高血压以及2 型糖尿病的比例增加。其中传统药物中低效价类，新型药物氯氮平、奥氮平发生比例较高。应对服用这些药物的患者检测血糖、血脂，建议患者注意饮食结构和增加运动。

(6)抗精神病药物与 2 型糖尿病：近年来，非典型抗精神病药物氯氮平、奥氮平等引起高血糖、2 型糖尿病及酮症酸中毒的报道引起了广泛的关注。Sernyak 等报道了大样本、门诊治疗的精神分裂症患者使用经典与非经典抗精神病药后 2 型糖尿病发生率为 18%，发病率随年龄而上升，在 60～69 岁年龄组高达 25%。这些药物引起血糖增高或糖尿病的机制并不是药物直接对胰岛 β 细胞的毒性作用，而是与体重的增加有关；推测其内在机制可能是产生了胰岛素抵抗。目前对肥胖和糖尿病的治疗与预防主要通过生活方式干预和药物干预的方法。行为干预方法有运动疗法和饮食控制，行为干预治疗能使患者摄食减少、活动增加，从而能减轻患者的体重。口服降糖药二甲双胍能增加肌肉组织对葡萄糖的摄取，从而达到减轻体重和改善胰岛素抵抗的作用。国内外也有一些研究用行为干预治疗或口服二甲双胍的方法来达到减轻抗精神病药物引起的体重增加和胰岛素抵抗。由于二甲双胍是胰岛素的增敏剂，能够直接影响糖代谢，影响胰岛素的分泌，从而达到减轻胰岛素抵抗的作用；而行为干预治疗可以减轻体重，但效果不如二甲双胍。二甲双胍能较好地改善胰岛素抵抗和减少发生代谢综合征，临床使用二甲双胍联合行为干预治疗对减轻体重增加和改善胰岛素抵抗的疗效比较好。其他可以减少体重增加的药物有西布曲明，SSRI 类抗抑郁药氟西汀与氟伏沙明，H_2 受体拮抗剂尼扎替丁、金刚烷胺等，但这些药物对干预抗精神病药引起体重增加的疗效还需要严格的研究证实。

(7)胆碱能改变有关的不良反应：药物的抗胆碱能受体可导致口干、便秘、视物模糊、尿潴留等不良反应。传统药物此类作用较强，如患者不能耐受则减药或换用此类作用轻微的药物。

(8)肝脏损害：有过氯丙嗪引起胆汁淤积性黄疸的报道，比较少见。抗精神病药物引起一过性肝酶增高较为常见，多可自行恢复，可同时服用保肝药物并检测肝功能。

(9)癫痫发作:为较严重的不良反应,氯氮平较易诱发,其他低效价抗精神病药物也可诱发。减低药物剂量,如治疗剂量无法减到发作域值以下,建议合并抗癫痫药物,或者换药。

(10)恶性综合征:属少见但严重的不良反应,主要表现为高热、肌紧张、意识障碍和自主神经系统功能紊乱如出汗、心动过速、尿潴留等。其发生率为0.2%~0.5%,但死亡率高达20%。发生机制尚不清楚,可能与药物引起多巴胺功能下降有关,也可能与药物剂量过高、频繁换药、多种药物合并使用有关。一旦发生应立即停用所有抗精神病药物,补充液体,纠正酸碱平衡和电解质紊乱,物理降温,预防感染,可以试用多巴胺激动剂,也有报道ECT有效。

(11)粒细胞缺乏症:属严重不良反应。氯氮平引起较为多见,发生率在1%~2%,为其他抗精神病药物的10倍,严重者可发生死亡。使用氯氮平的患者在最初3个月内应每周检查白细胞计数,以后也应注意检测。一旦发现白细胞计数低于4×10^9/L,应立即减量或停药,同时给予升白药和碳酸锂等药物。严重的粒细胞缺乏症应给予隔离和抗感染治疗。服用氯氮平而发生过粒细胞缺乏症的患者不应再接受氯氮平治疗。卡马西平可增加氯氮平引起粒细胞缺乏症的危险性,应注意避免以上两种药物合用。

(二)ECT

1.ECT的适应证

(1)严重抑郁,有强烈自伤、自杀行为者;有明显自责、自罪者。

(2)极度兴奋躁动、冲动伤人。

(3)拒食、违拗和紧张性木僵。

(4)精神药物治疗无效或对药物治疗不能耐受。

2.ECT的禁忌证

脑器质性疾病;心血管疾病;骨关节疾病;出血性疾病;稳定的动脉瘤畸形;有潜在引起视网膜脱落的疾病;急性全身性感染;严重呼吸系统疾病;严重肝、肾疾病;老年人、儿童及孕妇。MECT无绝对禁忌证,安全性高、并发症少,但有些疾病也可能增加其治疗风险,需要加以注意:颅内肿瘤或其他占位性病变;新近的颅内出血;心脏功能不稳定的心脏疾病;出血或不稳定的动脉瘤畸形;视网膜脱落;嗜铬细胞瘤;可能导致麻醉意外的疾病如严重呼吸系统疾病等。

3.MECT的具体操作方法

(1)治疗前准备:详细查体并做必要的辅助检查。患者在治疗前8小时(一般从前一晚12点开始)禁食禁水。治疗前排空大小便,摘除隐形眼镜及义齿,常规测量体温、脉搏、呼吸和血压。

(2)MECT必须在专门的治疗室内进行,备有齐全的治疗护理用具、MECT治疗机、麻醉药品及麻醉器械、供氧设备、急救药品及急救器械等,如有条件者最好配备麻醉机。治疗进行时,需麻醉师1名、医师1名、护士2名。麻醉师负责麻醉及升压人工呼吸,医师操作ECT机并观察药物用量以及通电后的发作情况,一名护士作器材准备和静脉穿刺,另外一名护士负责药物接换、发作时的保护并协助观察。

(3)患者平卧于治疗床上,四肢自然伸展,解开裤带及领口,检查口腔,使用面罩式人工呼吸器吸氧数分钟,以保障自主呼吸停止后的氧需要。

(4)安放刺激电极:多采用双侧治疗电极,安放在头部两侧,每个电极中点位于耳垂与眼外眦连线中点上大约2.5 cm处。单侧电极即一个电极与双侧治疗右侧电极安放位置相同,另一个电极中点在两耳垂经颅顶的连线和鼻根与枕骨粗隆连线的交界点右侧2.5 cm处。

(5)治疗医师连接好脑电图、心电图、肌电图,监测血压、心电、脉搏及血氧饱和度,测量电阻。

(6)开通静脉通道,将预先准备好的 25% 葡萄糖溶液 40 mL 推注 10 mL 以确保静脉通畅后,依次推注以下 3 种药物:①阿托品 0.5～1.0 mg,用注射用水稀释至 2 mL 静脉注射以抑制迷走神经,减少呼吸道分泌物,并能防止通电时引起的迷走神经兴奋导致心搏骤停。②硫喷妥钠 0.5 g用注射用水 25 mL 稀释后缓慢静脉注射做诱导麻醉,同时嘱患者计数。当入睡后,患者自行停止计数,呼之不应,肌肉和眼睑松弛,睫毛反射消失或迟钝,眼球固定或左右游移。③患者一旦入睡,则静脉注射生理盐水 2 mL 防止硫喷妥钠与氯化琥珀胆碱混合而发生沉淀,然后将氯化琥珀胆碱 50 mg 以注射用水稀释至 3 mL 快速静脉注射(10 秒注完)。1～2 分钟后即出现由面部口角开始向胸腹四肢蔓延的肌束颤动,然后全身肌肉松弛,腱反射消失,自主呼吸停止。此时为最佳通电时机。

(7)在给予麻醉药和肌肉松弛药的同时,给予高浓度大流量面罩升压给氧,使血氧饱和度尽量保持 100%。注意在开始通电治疗前,用含有生理盐水的注射器替换原来所用的含有肌肉松弛药的注射器,保持静脉通道通畅,以便必要时抢救使用。

(8)停止供氧,放置牙垫,给予电刺激。第一次治疗时可根据患者的性别、年龄、电极位置确定初始电量,在以后治疗中应该逐渐增加电量。双侧 MECT 一般接受初始电量的 1.5～2.5 倍电量,单侧 MECT 所需的电量更大,一般为发作阈值的 2.5～6.0 倍。有效发作表现为面肌、口轮匝肌、眼轮匝肌的痉挛现象,或者双侧下肢趾端的痉挛或抽搐状态。如果通电 20～40 秒内无抽搐发作,或者出现短暂的非全身性抽搐,可重复通电一次,每次治疗通电次数不超过 3 次。

(9)发作结束后取出牙垫,升压给氧,保持血氧饱和度为 100%,观察至自主呼吸恢复,血氧饱和度不再下降,即可送入留观室。

(10)在留观室内监测血压、脉搏,予以低流量吸氧。观察至意识完全恢复,各项生命体征稳定,无明显头痛、恶心、胸闷、心悸等不适感时,方可离开留观室。治疗后 2 小时内勿进食及饮水。对年老体弱或伴有躯体疾病的患者,更应加强监护。

(11)MECT 的治疗次数和频率:MECT 治疗的最佳频率目前尚无定论,一般隔天 1 次,10～12 次为 1 个疗程。超过 12 次则达到 MECT 的疗效平台,不会产生进一步的疗效,继续使用 MECT 没有多大的意义。如果患者需要快速起效,前 3 次治疗可以每天进行 1 次,3 次之后改为隔天进行。MECT 用于长期维持治疗时,根据患者病情可以合并或不合并抗精神病药物,一般每 1～2 周行1 次MECT。有研究显示,相对于每天服用抗精神病药物,患者更乐于接受 MECT 维持治疗。

4.MECT 的不良反应

传统 ECT 具有诸多并发症,如头痛、关节脱位、骨折、心搏骤停、记忆力减退等。MECT 通过使用肌肉松弛药避免了骨折及其他骨骼肌损伤的发生,常见的并发症主要是头痛、肌肉疼痛、恶心,症状多比较轻微,一般在治疗停止数天后自行好转而无须特殊处理。

遗忘是较为常见的不良反应,国外研究显示至少有 1/3 的患者接受 MECT 之后出现了明显的记忆减退。多表现为逆行性遗忘,患者不记得行 ECT 之前数天至数周的事情。遗忘随着治疗次数的增加而逐渐加重,但一般会在 ECT 停止后的数周内得到恢复。ECT 导致记忆力损害的严重程度、持续时间与治疗方法密切相关,尤其是治疗电极的安放位置以及刺激剂量,双侧电极比单侧电极更易于引起记忆损害,高刺激剂量比低刺激剂量更易于引起记忆损害。

另外,传统的 ECT 一般在抽搐停止后 10～30 秒内自主呼吸恢复,但接受 MECT 的患者由于使用麻醉药物,自主呼吸恢复较慢,多在治疗后 5 分钟内恢复自主呼吸。如果不能及时恢复,要立即进行人工辅助呼吸。

MECT 除了上述不良反应以外，还有其他的一些局限。首先，MECT 实施起来较为复杂且有一定的危险性，需要全麻和吸氧，有可能会出现麻醉意外。其次，与传统 ECT 比较，MECT 的治疗费用相对较高；另外，MECT 无法获得一劳永逸的疗效，停止 MECT 后仍需要药物治疗或非经常性的 MECT 作为后续维持治疗以防止病情复发。

（三）心理治疗

对精神障碍患者及其家属的调查一致显示，心理治疗在精神健康系统中处于最受重视和常规服务之间，仅次于药物治疗。医师应将患者视为整体，应该很好地协调心理、社会治疗，药物治疗，功能恢复以及治疗环境的关系（也就是治疗整合），并为可能的长期治疗过程提供持续的关怀。

1.心理治疗的目的

(1)减少精神病性症状引起的不良后果。

(2)减少负性情绪的发生。

(3)促进患者积极主动地预防复发和提高社会功能。

2.心理治疗技术

(1)一般性集体与个别心理干预：对待患者在康复中出现的问题进行干预，前 3 个月每月 1 次，每次 30～60 分钟，以后每 3 个月进行 1 次。心理治疗的重要任务是帮助患者领悟自己存在什么问题，和正常人的差距是什么。心理治疗的内容有让患者如何正确对待精神疾病。通过集体心理治疗从医护人员和其他患者那里了解坚持服药的重要性，学会药物自我处置方式从而提高服药的依从性，了解复发的征兆及自我应对方法，教会患者如何调节自我情绪，如何预防疾病复发，如何应付心理冲突和如何进行心理自救等知识。此外，让患者了解到不是我自己一个人才患这种病，自己不仅仅能够从小组得到帮助，如同病相怜、互相鼓励；自己也能够帮助别人，在集体心理治疗中充分体现自我的价值。

(2)认知行为治疗：近 20 年来，认知行为治疗开始应用于治疗精神分裂症，特别是对于那些药物治疗仍残留精神症状的患者。治疗主要目标是针对药物不能消除的症状，减轻幻觉与妄想症状及这些症状产生的困扰。精神分裂症的认知行为治疗大致步骤如下：①建立并维持良好的治疗关系，形成治疗联盟，以及对患者进行评估；②针对导致症状持续存在的因素，发展应对策略；③应用“应激易感模式”帮助患者理解疾病及其症状；④帮助患者应对幻听和妄想等症状，减轻带来的应激与困扰；⑤识别患者的自动思维，处理患者的情感症状与对自我的负性评价；⑥发展应对症状恶化的策略，降低复发危险性，改善患者社会功能。认知行为治疗分为个体治疗与小组治疗两种形式，以个体认知行为治疗为主，小组认知行为治疗需要有经验的治疗师才能完成。精神分裂症的认知行为治疗有时间限定，通常患者需要接受每次 15～45 分钟，每周 1 次或每两周1 次，共 15～20 小时的治疗，对于难治性患者则需要更长的时间。

(3)家庭治疗：在我国，绝大多数精神分裂症患者与家庭成员生活在一起，家庭关系与家庭支持的好坏是影响精神分裂症复发和转归的重要因素。家庭干预把治疗的重点放在改变家庭成员的人际关系上，治疗的过程是去发现与个体心理障碍发生、发展有关的家庭内部因素。“高情感表达”（对患者经常批评、责骂、显示激动或敌意）和缺乏关爱的家庭，患者的预后差，易复发。通过家庭干预治疗，可重新改变患者原来不适应的家庭关系，有利于患者有一个良好的居住环境。另外，对患者及家庭成员进行相关知识的健康教育，积极开展家庭干预治疗，能唤起良好的家庭支持与家庭互动，提高家庭的监护质量，从而提高患者服药的依从性，对巩固疗效，预防疾病复发非常重要。良好的家庭干预治疗，还能给医师及时提供患者在院外的信息，以便及时调整治疗方案，并保证药物维持治疗的完成。家庭干预具有改善患者家庭负担、应对方式及增加对精神分裂症的知晓度，预防疾病复发与减少再住院等作用。有效的家庭干预至少需要6个月，长期的家庭干预(>9个月)可显示出持久的疗效，持续2年或更长。目前有许多种家庭干预模式可以使用，如危机取向家庭干预，行为模式的家庭治疗，降低情感表达的治疗。

(4)社会技能训练：精神分裂症患者、特别是有大量阴性症状的患者，常常存在社会功能、工作能力等方面的障碍。社会技能训练主要应用学习的理论，纠正患者在日常生活、就业、休闲、交往等方面问题，提高或重获他们的社会技能。社会技能训练包括基本模式和社会问题解决模式。基本模式，也叫运动技能模式，是把复杂的社会问题分解为几个简单的部分，治疗师反复讲解、演练以及患者角色扮演。多项研究证实基本模式对改善特殊社会技能有效，疗效可以持续12个月。社会问题解决模式包括以下几个方面的问题解决，如药物管理、症状处理、娱乐、基本交流、自我照料等。Marder等比较了问题解决模式与支持疗法(两种干预的强度、频率及时间相同)对精神分裂症结局的作用，结果发现：2年后接受社会问题解决模式训练的患者较接受支持疗法的患者表现出更好的社会适应性。Liberman等给予精神分裂症患者6个月的问题解决模式训练或同等强度的职业治疗并随访2年，结果表明：接受问题解决模式的患者有3项独立生活技能得到了明显改善，与职业治疗组差异显著。Hogarty进行了一项较大样本的社会技能训练研究发现，社会技能训练对于预防精神分裂症复发具有一定的疗效(1年后，社会技能训练组54%患者未复发与接受其他心理社会干预的对照组30%患者未复发)，但第二年社会技能训练的优势并不明显。

(5)职业康复训练：由于社会歧视和功能损害等原因，精神分裂症患者的竞争性就业(拥有稳定的社会工作，而不是就业于康复机构)率少于20%。近年来，精神卫生工作者与公共卫生决策者通过开设庇护工场和组织就业前培训项目帮助精神分裂症患者发展他们需要的职业技能。这些技能包括学习一些与工作相关的正式或非正式制度(如休假与病假制度、如何认识自己的上级、为什么要按时上班)，以及完成特殊任务的技能，其目标是增加患者竞争性就业的机会。研究发现，传统的职业康复模式(训练与安置模式)可以促进患者适应庇护工厂的工作，但是对获得社会稳定工作的效果不明显。因此有学者发展了安置与训练模式，这种方法重点是尽最大可能支持竞争性就业。有3项支持性就业训练项目的随机对照研究，将支持性就业作为主要结局指标，结果显示：支持性就业训练较对照干预在促进患者就业方面具有优势，技能性项目组平均就业率为65%，而采用其心理社会干预的对照组为26%。支持性就业训练对非就业纬度的效果不明显，在增强自信、改善生活质量与预防复发方面可能有效。

(6)认知康复治疗：认知功能障碍是精神分裂症的核心症状，常见的是记忆力、注意力、问题解决与执行功能的障碍。认知功能的改善可以带来生活质量的改善，也可以增加其他心理社会干预效果，产生更好的功能结局。可用于改善精神分裂症认知功能的措施包括新型抗精神病药和认知康复技术。认知康复技术可采用个体或小组形式，每位患者接受不少于10节，通常超过20节的认知康复训练来改善患者认知功能。精神分裂症的认知康复治疗包括几种不同的治疗模式，如认知增强治疗，重点包括在记忆力、注意力及问题解决能力训练和小组形式的社会认知训练两种训练。神经认知增强治疗，与认知增强治疗相似，还包括工作能力康复。个体执行功能训练，包括认知适应性、工作记忆和计划3个方面的训练，以及其他一些认知康复技术。

许多研究证实认知康复治疗可以改善精神分裂症认知功能。Wykes 等进行了一项认知康复治疗(每天 1 次、持续 3 月)与同样强度的职业治疗的比较研究。认知康复治疗的重点是改善患者的执行功能(认知适应性、工作记忆和计划)缺损,6 个月的随访发现:认知康复治疗组在改善认知功能与增强自信方面优于职业治疗组,但是在改善社会功能与精神症状方面优势不明显。Tswamley 综述了 17 项有关认知康复治疗对于精神分裂症作用的随机对照研究显示:不同方法的认知康复技术均可以改善患者的精神症状、认知功能及日常生活能力。

(7)积极性社区治疗:积极性社区治疗是由精神科医师、护士、社会工作者和职业治疗师等组成多学科的团队,提供治疗、康复和支持性活动。与一般的精神卫生服务相比,积极性社区治疗有几个特点:治疗在社区进行,强调团队服务,提供全面整体服务(包括用药、居住、生活费用以及其他任何与个人成功生活的重要因素)。积极性社区治疗中每位治疗者通常负责 12 名患者,而在一般的个案管理中每位治疗者负责的患者多达 30 名。有关积极性社区治疗研究结果较为一致。Wisconsin 比较了采用积极性社区治疗 14 个月与标准治疗的慢性精神障碍患者的疗效,结果显示:在住院率、庇护性就业率、独立生活、家庭负担方面,积极性社区治疗要优于标准治疗。Bond 等总结 25 项有关积极性社区治疗的随机对照研究显示:与一般社区服务相比,积极性社区治疗降低了患者的住院次数与住院天数,增加了居住稳定性,改善了精神症状与生活质量。

(8)多元化干预:多元化干预是为(首发)精神分裂症患者提供专业化、住院或门诊综合干预服务,重点在于症状的控制与功能恢复。较著名的有澳大利亚早期精神障碍预防与干预中心倡导的综合干预模式,包括一个流动性的评估与治疗小组;一个 16 张床的住院部;住院与门诊患者的个案管理;个体、小组与家庭治疗;药物治疗(重点强调低剂量的一线新型抗精神病药及对难治疗性症状的治疗)。目前有几个评价多种的心理社会干预对早期精神障碍影响的大样本研究。精神障碍的早期识别与治疗项目是一项为期 5 年前瞻性研究,研究对象为不伴情感症状的首发精神分裂症患者,目的是确定早期诊断与治疗是否可以带来更好的长期结局;所采用的心理社会干预的方法包括个体支持性治疗、家庭作业、个案管理与药物治疗。丹麦进行了一项多中心研究,采用的综合治疗方法包括低剂量的新型抗精神病药、积极社区治疗、家庭心理健康教育和社会技能训练;初步研究结果显示:与标准治疗相比,综合干预提高了精神分裂症的临床结局及治疗依从性,在随访 1 年与 2 年均显示一致的结果。

在药物治疗的基础上进行有效的心理社会干预可以进一步改善精神分裂症的不良结局。改善症状、降低复发率、增强社会功能、促进精神分裂症患者回归社会是心理社会干预的主要目标,但单一的心理社会干预治疗往往不能够获得这些目标。当前,对精神分裂症患者倾向于实施多元化的综合干预,这将是今后一段时间有关精神分裂症研究的重点。

(四)物理治疗

经颅磁刺激技术(transcranial magnetic stimulation,TMS),是 Barker 等人创立的通过头皮刺激大脑皮质运动区、脊髓神经根或周围神经,并在相应的肌肉上记录复合肌肉动作电位的一种皮质刺激法。该技术因具有无痛、无创、操作简便和安全可靠等优点和功能独特,很快被应用于临床。重复经颅磁刺激(repetitive transcranial magnetic stimulation,rTMS)是在 TMS 基础上发展起来的新的神经电生理技术,它将磁刺激器的刺激频率由原来的 0.3～1.0 Hz 提高到 100 Hz,可通过不同频率刺激对皮质产生兴奋或抑制作用,开辟了临床应用的新领域。在临床上,rTMS 能影响认知功能、言语功能和情绪等,也被用于精神分裂症的治疗。

关于 rTMS 治疗精神分裂症的研究,用强度 100% 的 TMS 刺激左右侧前额叶,结果显示

rTMS对精神病性症状无治疗作用。用1 Hz的rTMS刺激左侧前额叶，发现rTMS对患者的焦虑、紧张、坐立不安有效，对精神病性症状的评分上无改变。刺激相同部位发现对6例精神分裂症患者的阴性症状均有效。初步提示左侧前额叶是阴性症状的治疗区域。有人对20例精神分裂症患者采用高频rTMS(10 Hz)治疗，并用假刺激进行平行对照，刺激前后用临床量表和SPECT进行测量，结果显示研究组阴性症状评分明显下降，阳性症状加重；两组患者用SPECT均未检测到相应脑区域血流量的变化。有研究采用随机对照试验，治疗有阴性症状的精神分裂症患者，分为20 Hz刺激研究组和假刺激对照组，治疗2周，随访8周，部位为左侧背外侧前额叶皮质，结果未能发现两组阴性症状量表评分有显著差异。另有人采用随机对照试验，分为10 Hz刺激研究组和假刺激对照组各治疗10天，刺激强度110%运动阈值，每天20串，刺激前后进行阴性症状量表及情绪、认知测评，并于结束后两周进行随访，结果显示两组阴性症状缓解率无显著差异，在随访中研究组认知功能比对照组有显著改善。

低频rTMS(通常是1 Hz)被用来治疗幻听，并且已经被一些研究证实，但是也有与之相矛盾的结果。有人在4次连续试验中用低频TMS治疗精神分裂症患者的顽固性症状。一开始低频TMS在治疗3例耐药性的精神分裂症患者幻听时出现令人充满希望的结果。在对12名精神分裂症患者进行以假刺激为对照的交叉试验中，8例患者顽固性幻听明显改善，但是对于其他症状，真性刺激和假性刺激并无明显差异。一项双盲对照试验，24名患者随机接受1 Hz的真假性刺激9天，用自制的顽固性幻听量表和阳性阴性症状量表评估，结果研究组和对照组有显著差异。另一项采用双盲的平行设计，将每天至少出现5次幻听的50例患者随机分配到研究组和对照组，研究组在左侧前额皮层接受频率1 Hz，强度90%运动阈值，对照组接受假性刺激，刺激前后用临床大体印象量表(CGI)评定，结果显示研究组CGI分数明显改善，幻听次数显著减少。此研究还显示有52%的患者对治疗效果的维持能长达15周或更长。还有一项进行交叉试验，患者组采用10 Hz、100%运动阈值、20串/天刺激，对照组是假性刺激，结果显示真假性刺激后患者的幻听均有改善，但试验组和对照组并无显著差异。有人对1 Hz治疗幻听的研究进行了Meta分析，治疗部位均为左侧颞顶皮层，结果显示rTMS可以有选择性地改变幻听中的神经生物学因素。

(李先扬)

第二节　持久妄想性障碍

一、概述

持久妄想性障碍又称为偏执性精神障碍，是一组以长期持续性妄想为唯一或最突出的临床特征的精神障碍。持久妄想性障碍的妄想内容常为被害、夸大、嫉妒、疑病等。妄想的内容及出现的时间与患者的生活处境密切相关，具有逻辑性、系统性的特点。患者人格保持完整，除了与妄想或妄想系统直接相关的行为和态度外，情感、言语和行为均正常。本病起病隐袭，病程演进缓慢，甚至可持续终身。

持久妄想性障碍不能归类于器质性障碍、精神分裂症、心境(情感)性障碍等疾病中。

二、病因与发病机制

持久妄想性障碍的病因迄今为止尚未明了。家族流行病学调查显示，持久妄想性障碍患者家族成员的精神分裂症患病率(0.6%)要明显低于精神分裂症患者家族成员(3.8%)。而持久妄想性障碍患者一级亲属的偏执型人格障碍患病率(4.8%)要明显高于内科疾病及精神分裂症患者的一级亲属，但其精神分裂症、分裂样人格障碍、情感疾病的患病率并无增加。基因连锁分析研究发现，*HLA-A * 03* 基因与妄想性障碍和偏执型精神分裂症存在明显关联。生化研究提示，持久妄想性障碍与多巴胺能活动亢进有关。认知和实验心理学认为，持久妄想性障碍患者倾向于选择性地提取现实中可获得的信息，在信息不充分的前提下作出结论和难以设身处地地理解别人的意图和动机。与正常人比较，尽管作出可能性结论所需要的资料明显缺乏，但这丝毫不影响持久妄想性障碍患者对自己所作结论的确信程度。从精神动力学的观点看，偏执被认为是对可能威胁到患者自尊或自我的应激或挫折的一种保护性防御反应。

三、临床表现与分类

根据临床表现的不同，可将持久妄想性障碍分为偏执狂、偏执性精神病和其他持久的妄想性障碍3种。

(一)偏执狂

偏执狂的病程发展缓慢，以存在持久、不可动摇和极为系统化的妄想为突出症状，思维保持逻辑性和条理性，行为和情感反应与妄想保持一致，无幻觉。妄想内容常为被害、夸大、疑病，也可能与诉讼有关。

1.临床表现与分类

偏执狂患者以被害妄想开始，继而逐渐出现夸大妄想。两种妄想交织在一起，相互影响，互为因果。妄想系统性强，出现的内容与时间常与患者所处的生活环境有关。患者常表现为好诉讼和夸大自己的才智，或狂热地追求某种“理想”，内容有一定的现实性，他人常难辨是非。疑病妄想与钟情妄想少见。

虽然患者的妄想一旦形成极难完全消失，但在进入老年期后可因体力或精力逐渐衰弱而趋缓和。在冗长的病程中，患者的精神症状可因环境的影响而加重或减轻，但不会全部消失，也不会出现精神衰退。除了与妄想直接相关的态度与行为外，患者的情感反应和言行均可正常。如隐瞒妄想内容，患者的表现可与常人无异。在整个病程中，患者始终没有幻觉。患者以男性(约70%)、脑力劳动者和中年居多。

根据临床表现，可将偏执狂分为以下4种类型。

(1)诉讼狂：为临床上最为常见的类型，患者存在以遭受人身迫害、权利被侵犯、名誉被玷污等内容为主的被害妄想，为得到所谓公平合理的解决而反复诉讼。在法庭调查判决中“不屈不挠”，毫不退让，甚至自己将材料公布于众。患者的诉讼理由或证据虽然繁多，但仍具有逻辑性、层次分明、叙述详尽的特点。

(2)夸大狂：患者自命不凡，认为自己精力充沛、智力超常、才华出众、思维敏捷、洞察力敏锐和具有了不起的发明与创造。

(3)嫉妒狂：患者坚信配偶对己不忠，有第三者，并伴有强烈的情绪反应及相应的行为。患者常采取跟踪、监视或偷偷检查配偶的办公室、提包、信件等方法，甚至限制配偶的日常活动，对配偶的内衣裤和隐私部位进行检查，以获取所谓的证据。

（4）钟情妄想：常见于女性。患者坚信某一男性对自己充满了爱慕之情，但对方因种种原因（如年龄较大、已婚、社会地位较高等）不敢公开表达，而只能以暗递秋波或眉目传情的方式将所谓真挚的感情流露出来。在患者大胆地表露遭到拒绝后，却认为对方是在考验自己，而非真正拒绝，并坚信自己的推理与判断是绝对正确的。

2.诊断与鉴别诊断

（1）诊断要点：①妄想为唯一症状，持续至少 3 个月。②妄想内容固定、系统。③始终不出现幻觉。④不发生精神衰退，社会功能良好。⑤妄想具有现实性，不经了解，难辨真假。

在世界卫生组织的 ICD-10、我国的 CCMD-3 中诊断偏执狂的标准基本一致。在美国的 DSM-Ⅴ中，并无偏执狂这一术语，其中的妄想性障碍与 ICD-10 中的持久妄想性障碍相当，但其病程标准只需 1 个月即可，且没有进一步的亚型划分。

（2）鉴别诊断：需与精神分裂症偏执型、偏执型人格障碍等进行鉴别。①精神分裂症偏执型：精神分裂症偏执型的临床症状多以妄想为主，但其内容荒谬、离奇、泛化，且不具有现实性的特点，常伴有幻觉，晚期常有精神衰退。②偏执型人格障碍：以猜疑和偏执为主要特征，但其并未达到妄想的程度，开始于童年、少年或成年早期。其只是人格的偏离正常，而非真正的精神病。③中毒或躯体疾病所致精神障碍：患者可出现偏执，但均为继发于中毒或躯体疾病之后，详细的病史询问、体格检查、神经系统检查和实验室检查可有阳性发现。④心因性妄想症：因剧烈或长期不良的心理社会因素所致，妄想的内容与不良的心理社会因素密切相关，具有现实性和易暴露的特点。在不良的心理社会因素消除后，症状可很快消失。

3.治疗

由于偏执狂的发病率比较低，而且患者发病后通常很少主动求医，即使被迫就医，其对治疗的依从性也往往比较差。因此，迄今为止，尚未有关于偏执狂治疗的系统性研究。目前对偏执狂治疗的认识，大部分源于个案报道。Manschreck 等认为，药物治疗对将近 50％的妄想性障碍患者有效，所使用的药物主要是抗精神病药，包括匹莫齐特、氟哌啶醇等传统抗精神病药以及利培酮、奥氮平、氯氮平等非典型抗精神病药。也有人认为氯丙咪嗪、SSRI 类抗抑郁药以及 ECT 等对某些类型的偏执狂有效。

心理治疗也有一定的作用，其内容包括支持性心理治疗、疾病健康教育、社会技能训练、防范风险因素、现实指导和协助、认知治疗等。

（二）偏执性精神病

偏执性精神病与偏执状态为同义词。临床表现与偏执狂有极为相似之处，也以妄想为主要症状，但妄想的结构不如偏执狂那样系统、顽固和持久，常伴有幻觉，多起病于不良的社会-心理因素之后，预后相对较好。

1.临床表现

起病隐匿，发展缓慢，临床症状以妄想为主，多为对现实生活中的某一事物的曲解发展而起病，经病态的推理逐渐发展而形成妄想。妄想较为系统，但结构不严密，一般不泛化。妄想内容往往接近现实，妄想对象多涉及家庭成员、邻居或同事。妄想内容多为被害、夸大、嫉妒、诉讼和钟情等。除妄想外，并无其他思维障碍，可不伴有幻觉。如不涉及妄想内容，患者的情感反应是适切的，人格保持可相对完整，工作、学习和社会适应能力保持良好，无智力缺损。随着时间的推移，妄想的结构可趋向片段，但很少发生精神衰退。患者常在中年（30～40 岁）起病，女性多见，且多为未婚。

2.诊断与鉴别诊断

(1)诊断要点:①以妄想为主要症状,持续至少3个月。②妄想内容具有现实性,相对系统,固定。③可伴有幻觉。④社会功能保持良好,很少发生精神衰退。⑤多见于中年女性。

ICD-10、CCMD-3已将偏执性精神病纳入偏执狂中。DSM-Ⅴ则将偏执性精神病纳入妄想性障碍中,且其诊断标准略有不同:①病程只需要1个月;②如出现幻觉,要求幻觉在整个病程中不占优势,且其内容要与妄想的主题有关。

(2)鉴别诊断:需与偏执性精神病进行鉴别的疾病有精神分裂症偏执型、偏执狂、心因性妄想症等疾病。①精神分裂症偏执型:临床症状以妄想为主,但妄想内容荒谬、离奇、泛化,常伴有幻觉,且有精神分裂症独特的分裂症状。②偏执狂:偏执狂的妄想与偏执性精神病的妄想比较,不但更为系统,而且顽固、持久。偏执狂患者以男性多见,预后相对较差。患者的人格背景和生活处境在作鉴别时也有一定的参考价值。③心因性妄想症:部分心因性妄想症的患者可有明显的妄想,其发生与内容和不良的社会-心理因素影响有直接关系,预后良好。偏执性精神病与其不同的是,在不良的社会-心理因素消除后,妄想仍持续存在并可能进一步发展。④躁狂发作:偏执性精神病在出现夸大妄想时,需与躁狂发作鉴别。前者虽有夸大妄想,但缺乏类似躁狂发作那样典型的情感高涨、思维奔逸等症状,也缺乏感染力。⑤器质性精神障碍:患者可出现偏执,但其发生与器质性病变的关系极其密切,且多发生于疾病高峰期,仔细询问病史、体格检查、神经系统检查和实验室检查可有阳性发现。

3.治疗

使用抗精神病药物和心理治疗相结合的方法,可使病情得到改善。抗精神病药物可减轻或消除患者妄想、焦虑、易激惹等症状。具体使用方法可参阅精神分裂症的治疗。心理治疗是十分重要的,实施时以启发、说服、教育为主,且应反复进行。调整工作、协调好人际关系(含家庭成员关系)和改变生活环境,也有利于妄想的改善。

(三)其他持久的妄想性障碍

其他持久的妄想性障碍指临床上以可伴有或不伴有持久幻觉的持久性妄想为主要表现,病程超过3个月,但又不符合上述两类妄想性障碍诊断标准的一类妄想性障碍,包括更年期偏执状态、妄想性畸形恐怖、好争辩的偏执狂3类。此处仅介绍更年期偏执状态。

更年期偏执状态是一种发生于更年期的以妄想为主要临床表现的精神病,常见于女性。

1.临床表现

该病临床上并不多见,主要的症状为妄想。妄想的内容以嫉妒、被害、罪恶、疑病等较为常见。妄想的系统性不强,结构简单,涉及的对象常为患者周围的人。被害妄想的产生常有一定诱因,但随着病情加重而完全偏离,内容也不断泛化。被害妄想的对象常是患者日常接触较多,但关系并不融洽且有一定矛盾的同事、亲友等。罪恶妄想往往是对曾经历过的某些事情进行局部加工、放大而成,但内容并不荒谬。嫉妒妄想可能与长期夫妻关系不和睦有关。疑病妄想则在躯体不适感的基础上发展而成。由于更年期偏执状态的妄想的产生与不良的社会-心理因素有关,故在社会环境等发生改变后,妄想常可缓解或消失。患者除妄想外,常伴有内分泌功能失调(如月经紊乱、停经等)和自主神经系统症状(如心慌、面红、出汗等)。患者的人格保持较为完整,病程冗长,但不发生精神衰退。幻觉是常见的伴随症状,常见的幻觉为真性幻听或幻嗅。患者除妄想外无其他的思维障碍。

2.诊断与鉴别诊断

(1)诊断要点:①在更年期首次发病,女性多见。②以妄想为主要临床症状,妄想内容不荒谬,结构简单,系统性不强。③除妄想外无其他思维障碍。④人格保持完整,病程冗长,不会出现精神衰退。⑤常伴有内分泌紊乱和自主神经系统症状。⑥无脑器质性病变基础。

在世界卫生组织的 ICD-10 中,将更年期偏执状态纳入其他持久性妄想性障碍中,我国的 CCMD-3 和美国的 DSM-Ⅴ中未列入。

(2)鉴别诊断。①精神分裂症偏执型:精神分裂症的妄想内容荒谬离奇,结构松散,与现实环境联系不紧密,且有特征性的思维、情感、行为互不协调的症状,发病年龄较早;而更年期偏执状态发病年龄较晚,不具备精神分裂症的特征性症状,妄想内容不荒谬。②心因性妄想症:妄想的产生和内容与不良的社会-心理因素有直接的联系,妄想内容不泛化,预后良好,且一般不存在内分泌功能紊乱或自主神经系统症状。③广泛性焦虑:可有明显的紧张、焦虑、失眠等症状,并可伴有自主神经系统功能紊乱的症状,但无思维内容障碍,情感反应适切,求治心切,自知力完整,且无内分泌功能紊乱的症状。④血管性痴呆:因脑血管病变所致。其主要的临床症状是记忆缺损、人格改变,病程中、晚期则有明显的智力缺损,虽可有妄想存在,但不成为主要临床症状,病程呈阶梯性进展。

3.治疗

更年期偏执状态的治疗应是综合性治疗。

(1)药物治疗:使用抗精神病药物对控制病情是十分必要的。在选用抗精神病药物时应充分虑及患者的躯体状况、药物的毒副作用等。根据患者的具体情况,可考虑选用适量的利培酮、喹硫平、奥氮平或奋乃静、三氟拉嗪等药物。如患者有明显的焦虑、紧张,可考虑合并使用苯二氮䓬类抗焦虑药。

(2)心理治疗:可作为重要的辅助治疗手段进行。采用支持、安慰、鼓励等方法,可减轻患者的疑虑,提高治疗依从性。

(3)一般治疗。①减少诱发因素:由于进入更年期后,身心两方面的功能已开始衰退,抵抗力下降。因此,要鼓励患者积极进行体育锻炼,增强体质,延缓功能的衰退,并积极治疗躯体疾病。②合理安排家庭生活、学习与工作,避免过劳。③注意饮食:尽量改变不良的饮食习惯,注意饮食中的蛋白质、脂肪、维生素和微量元素等的合理搭配。④中医中药治疗:可作为辅助治疗,达到调理身体的目的。

(李先扬)

第三节　急性而短暂的精神病性障碍

一、概述

急性而短暂的精神病性障碍作为一类独立的精神疾病,于 1992 年第一次被 ICD-10 收录并编码。它是指一组急性发病,在两周内从缺乏精神病性特征的状态发展为有显著异常的精神病性状态,表现为迅速变化的、多样的和多形态的精神病性症状,病程短暂,大部分病例在 2～3 个月内完全缓解，预后好。至于急性而短暂的精神病性障碍是否为一个独立的疾病单元，目前学术界还存在许多争议。一直以来，急性而短暂的精神病性障碍被当作迷你版的“精神分裂症”予以治疗。但是，流行病学以及治疗学的研究资料显示，急性而短暂的精神病性障碍与精神分裂症之间的关系不大。前瞻性的研究发现，急性而短暂的精神病性障碍的诊断稳定性并不高。在3～12年的随访期内，仅1/3的患者维持原有的诊断，而剩余的患者中大部分被更改诊断为双相情感障碍，其次为精神分裂症。

在DSM系统中，并没有急性而短暂的精神病性障碍这一术语，取而代之的是短暂精神病性障碍和分裂样障碍。其中短暂精神病性障碍相当于前者中的多形性精神病性障碍，但其病程相对较窄，即至少1天且不超过1个月。而分裂样障碍相当于急性而短暂的精神病性障碍中的急性精神分裂症样精神病性障碍。

二、病因与发病机制

急性而短暂的精神病性障碍病因迄今未明。流行病学调查发现，其发病与以下因素有关：女性、社会经济地位低下、居住农村、应激、分娩后3个月内、不明原因的非特定的短期发热及夏季等。其他因素包括病毒感染、自身免疫应答失调、大脑损伤、营养不良等也可能参与到急性而短暂的精神病性障碍的发病过程。但与精神分裂症发生于个体的成长发育期不同，急性而短暂的精神病性障碍则发生在成年期。家族研究发现，急性而短暂的精神病性障碍患者一级亲属中急性而短暂的精神病性障碍的发生率是精神分裂症患者一级亲属的3倍，而精神分裂症的发生率仅是后者的1/4。情感障碍在急性而短暂的精神病性障碍和精神分裂症先证者一级亲属中的发生率相似。据此，有学者认为，急性而短暂的精神病性障碍、情感障碍和精神分裂症是处在由症状维度和病程维度构成的连续谱系上的不同的点。在症状维度上，不伴有精神病性症状的情感障碍、伴有精神病性症状的情感障碍、急性而短暂的精神病性障碍、分裂情感性障碍、精神分裂症依次构成一个连续谱。在病程维度上，慢性恶化、复发后在不同程度上康复、单次发作后完全康复依次构成一个连续谱。除了与个体的遗传易感素质有关外，环境因素是否导致个体患病、患哪一种精神障碍，取决于以下因素。①环境因素作用的时间：如发生在大脑的生长发育期，则倾向于患精神分裂症；如发生在成年期，则倾向于患急性而短暂的精神病性障碍。②环境因素对大脑损伤的程度：急性而短暂的精神病性障碍患者大脑损伤程度往往较轻。

三、临床表现与分类

在ICD-10中，急性而短暂的精神病性障碍可分为以下几种：①不伴有精神分裂症症状的急性多形性精神病性障碍。②伴有精神分裂症症状的急性多形性精神病性障碍。③急性精神分裂症样精神病性障碍。④其他以妄想为主的急性精神病性障碍。⑤其他急性而短暂的精神病性障碍。⑥急性而短暂的精神病性障碍(未特定)。

因上述分类烦琐，各型的临床表现等重叠，故本文仅介绍能较好概括此类疾病的“妄想阵发”。

妄想阵发又称急性妄想发作、发作性朦胧状态、急性幻觉性精神病、急性偏执狂等，在ICD-10中归属于“伴有精神分裂症症状的急性多形性精神病性障碍”一类中，是一种常突然起病，症状在一周内达到高峰，以一过性妄想为主要临床表现，同时也伴有情感和行为异常的精神障碍。患者多为青壮年，50岁以上者罕见，不发生于儿童。

妄想阵发的临床表现有以下几种。

(一)妄想体验

该病常骤然发生，并迅速充分发展而成为特殊的临床症状。妄想的内容多样而且多变，被害、夸大、关系、被控制、宗教、变性等妄想均可出现，甚至集多种妄想于一身。在一段时期内，多种妄想可围绕一个主题混杂出现，有时则依次更替出现。不论何种内容或性质的妄想，形成均非常迅速，甚至出乎患者本人意料。

妄想阵发的另一重要特征是：妄想结构松散，内容荒谬离奇或相互矛盾，有的则显得十分幼稚，而有的充满了幻想色彩，还有的富有诗情画意。

在妄想的基础上，患者可出现内容各异、变化多端的幻觉。各种幻觉的内容特别丰富、生动，尤其是幻听。患者往往被生动的幻觉所吸引，常沉溺于一种身临其境的感受之中。各种想象性构思或错觉等也可伴随出现。

(二)意识障碍

患者的意识障碍表现为极为独特的妄想性催眠状态，此时患者明显不专心、失神、冷漠、沉思或呈倾听状态。在独处时，患者好像沉溺在生动的妄想、幻觉的情境中。仅从当时的外表观察，患者的神态似乎是清晰的，接触良好，定向完整，对日常生活的适应能力完整无缺，语言表达同样也是清晰流畅的。但实际上，患者此时处于一种富有想象力的幻想性催眠状态中。一旦症状缓解，患者便会感到好像从一场噩梦中或是从不可想象的迷惑中突然清醒。

(三)情感障碍

骤然出现的妄想实际上也反映了患者剧烈的情感体验，因此所有患者均有明显的情感障碍。有的患者出现异常兴奋激动或类似躁狂发作的表现；有的情绪低落、拒食甚至有自杀观念；有的烦躁不安，有濒死感。上述情感障碍的变化可混合交杂，也可交替出现。情感的起伏波动是妄想阵发的另一个临床特点。

(四)行为障碍

患者可出现与妄想或情感障碍有关的行为异常，表现为活动增加，大声吵闹，也可表现为寡言少语甚至缄默。

妄想阵发的临床症状具有反复发作的倾向，常常突然发生，突然彻底缓解。入睡前病情加重为其特点。

四、诊断与鉴别诊断

(一)诊断要点

(1)急性起病，多在一周内症状达到高峰，发病无预兆，以突发性妄想为主要症状。

(2)妄想内容多样化、不固定且有浓厚的妄想体验。

(3)妄想一旦出现，患者即全部接受。

(4)在妄想的背景下产生丰富的情感体验，但持续短暂，非主要症状。

(5)入睡前精神症状加重。

(6)意识障碍程度极其轻微，不易被觉察。

(7)病程短于3个月，其中精神分裂症样症状持续不能超过1个月。

(二)鉴别诊断

需与妄想阵发相鉴别的疾病包括以下几种。

1.急性应激障碍

急性应激障碍发病急，可有一过性妄想体验，预后良好。患者在病前有剧烈的或持久的不良社会-心理因素存在。妄想内容与心理创伤体验密切相关且甚少变化，可有不同程度的意识障碍。在不良的社会-心理因素消除后，病情即可获得改善。

2.分裂情感性障碍

分裂情感性障碍的临床表现以分裂样症状和情感症状为主，两类症状同时存在，同样明显，常急性发病，缓解期精神状态良好，一般无残留症状。虽多次反复发病，但人格缺损仍不明显。

3.躁狂发作

躁狂发作有明显的情感高涨、兴奋多语、思维澎湃飘忽症状，患者与环境主动接触，知、情、意三者与环境相协调，妄想幻觉极为少见等均与妄想阵发有显著不同。

4.抑郁症

起病多缓慢，患者存在明显的情感低落、思维迟缓、言行减少症状，精神活动全面受到抑制，最突出的症状源自患者发自肺腑的巨大痛苦，妄想少见且内容单调。

五、治疗

（一）药物治疗

对于妄想阵发的患者，应首先考虑使用不良反应少的抗精神病药物，剂量也不宜过大，维持期用量递减，时间也不宜过长。如存在明显的抑郁或焦虑症状，可考虑使用抗抑郁药或抗焦虑药，剂量也不宜过大，使用时间也不宜太长，控制症状后即可停药。如有明显的兴奋、冲动，可予以抗精神病药物（如氯丙嗪）肌内注射或静脉内给药，症状一旦缓解，即改用口服药。

（二）心理治疗

心理治疗可提高药物治疗的效果，预防复发。针对妄想体验，利用药物，在半催眠状态下进行心理治疗，可很好地纠正患者的妄想体验。

（三）ECT

在抗精神病药物不能较好地控制急性症状时可考虑合并使用ECT。一般治疗3次左右即可收到良好效果。

（李先扬）

第四节　分裂情感性障碍

一、概述

分裂情感性障碍又称分裂情感性精神病，为一种发作性精神障碍。分裂性症状与情感性症状在同一次发病中均很明显，两类症状同时出现又同样突出，且常有反复发作倾向，缓解良好。

分裂情感性障碍多在青少年期或成年期发病，平均发病年龄为29岁，较抑郁症和躁狂发作的发病年龄为轻。男女之比的差别不大，与精神分裂症相似。终身患病率为0.5%～0.8%。

二、病因与发病机制

分裂情感性障碍的真正病因迄今仍未明确，甚至其本身是否是一类独立的精神疾病目前尚存争议。目前来自神经精神病学、神经影像学、分子神经病学以及遗传流行病学研究的资料并没有发现精神分裂症、分裂情感性障碍、情感障碍之间存在明确的分界。相反，趋同的证据支持精神病性障碍与情感障碍在遗传、病理生理上存在重叠。据此，有学者认为，分裂情感性障碍是精神分裂症与情感障碍的共病体；而有的学者则把分裂情感性障碍看作是精神分裂症与情感障碍连续谱系上的一个中点。另有学者指出，分裂情感性障碍在神经解剖学特征、分子遗传学、人口学资料、临床特征以及治疗反应上与伴有精神病性症状的双相情感性障碍相似，因此认为分裂情感性障碍实际上是伴有精神病性症状的情感障碍，而并非一类独立的疾病。但也有学者研究发现，分裂情感性障碍在地塞米松抑制试验、认知功能损害以及家族遗传上与精神分裂症相似，因此认为分裂性情感障碍与精神分裂症更为接近。

三、临床表现与分型

患者多为急性或亚急性起病，每次发病的病程多在 3 个月内。两次发作的间隔时间多数在半年至 5 年。

本病临床特征是既有明显的抑郁症状或躁狂症状，又有精神分裂症症状。两类症状在同一次发病中同时出现。

思维障碍主要表现为联想障碍（包括思维奔逸、思维迟缓、思维散漫等）、逻辑推理障碍（包括病理性象征性思维、矛盾观念等）和妄想（包括夸大、被害、关系、嫉妒、疑病等内容的妄想）。

情感障碍以抑郁-躁狂双相症状为临床表现的较多见，仅以情感低落、思维迟缓、兴趣索然、少言寡语、有明显的消极观念等抑郁症状为主而不出现躁狂症状的也不少见。

行为障碍主要表现为兴奋、冲动、易激惹或攻击行为，也可表现为紧张综合征等。

感知障碍主要有幻觉、错觉和知觉综合障碍。其中幻觉的出现率较高，其次是错觉。

根据每次发作的主要临床症状，可将分裂情感性障碍分为以下几种。

（一）躁狂型

急性起病，在疾病的同一次发病中，躁狂症状与分裂症状同样突出。患者在情感高涨、自我评价增高或夸大、言语和行为增加的同时又存在内容荒谬的关系妄想、被害妄想或思维被洞悉感、逻辑推理障碍、幻听等精神分裂症症状。患者的症状鲜明，虽然常伴有明显的行为紊乱，但在数周内可完全缓解，预后较好。

（二）抑郁型

在同一次发病中，抑郁症状与分裂症状同样突出。患者情感低落、内疚、迟滞、无精力、兴趣索然、食欲缺乏、体重下降并存在消极观念。与此同时，患者还存在物理影响妄想、逻辑推理障碍、评论性幻听等典型的精神分裂症症状。分裂情感性障碍抑郁型的临床表现不如躁狂型那样鲜明和令人惊讶，病程较长，而且预后较差，少数患者不能完全缓解，可残留精神分裂症症状。

（三）混合型

情感症状与精神分裂症症状同时存在，情感高涨、夸大、言语行为增多等躁狂症状与情感低落、迟滞、悲观、消极及言行减少等抑郁症状混合交织出现。精神分裂症症状主要表现为荒谬离奇的关系、被害、夸大、疑病、物理影响等妄想。

(四)其他型

根据每次发作的主要临床症状，分裂情感性障碍还可分其他型，其表现不似上述3型典型，不能归于上述3型中的任何一型中。

四、诊断与鉴别诊断

(一)诊断要点

(1)在疾病的同一次发作中，典型的分裂性症状和情感性症状同时出现或只差几天出现。

(2)反复发作，通常可完全缓解，仅少数残留缺损症状。

(3)发作既不符合精神分裂症的诊断标准，也不符合情感障碍的诊断标准。

值得一提的是，根据ICD-10的诊断标准，只有在疾病的同一次发作中，明显而确实的分裂性症状和情感性症状同时出现或只差几天，方可作出分裂情感性障碍的诊断。如果在疾病的不同发作中分别显露出精神分裂症症状及情感性症状的患者，例如精神分裂症患者在精神病性发作的余波中往往出现抑郁症状，则不适合诊断为分裂情感性障碍。有些患者可在典型的躁狂或抑郁发作之间插入1～2次的分裂情感性发作，只要在其他方面临床症状典型，则偶然出现的分裂情感性发作并不能推翻双相情感性障碍或反复发作性抑郁障碍的诊断。而DSM-Ⅴ的相关诊断标准强调的是疾病的整个病程而非某一次发作的症状类型，对分裂性症状与情感性症状是否同时存在并不作规定，反而要求分裂性症状在缺乏情感症状的情况下至少要持续2周。此外，DSM-Ⅴ的相关诊断标准对情感症状的类型并没有做进一步的划分。

(二)鉴别诊断

与精神分裂症和情感障碍进行鉴别诊断中涉及的疾病均适用于分裂情感性障碍的鉴别诊断。

1.精神分裂症青春型

分裂情感性障碍躁狂型需与精神分裂症青春型相鉴别。精神分裂症青春型患者以不协调的精神运动性兴奋为主要临床表现。但其情感色彩不鲜明，不具有感染力；言语内容零乱，令人费解；行为多具有冲动性。知、情、意三者互不协调，无明显的间歇期或间歇期且存有残留症状，病程迁延可很快进入精神衰退。

2.精神分裂症后抑郁

分裂情感性障碍抑郁型需与精神分裂症后抑郁相鉴别。部分精神分裂症患者在经过抗精神病药物治疗后，精神症状得到适当控制时，可出现持续时间较长的抑郁症状。患者抑郁症状的产生，可能与抗精神病药物的使用有关(药源性抑郁)，或者与患者的病情明显好转后出现对所患疾病的担心及考虑今后的前途(包括生活、学习、工作与社会交往等)有关，也可能是精神分裂症症状的一部分。患者自精神分裂症症状出现后无缓解期，具有典型的知、情、意三者互不协调的症状。

3.躁狂发作

分裂情感性障碍躁狂型需与躁狂发作相鉴别。躁狂发作患者的情感活跃、生动、有感染力，无思维逻辑障碍，无情感不协调或怪异的行为。虽然躁狂发作患者可出现类似精神分裂症症状，但其严重程度及特征并不成为主要的临床症状，不足以诊断为精神分裂症。

4.抑郁症

抑郁症具有典型的情感低落、思维迟缓和言语行为减少等症状，整个病程中无情感不协调或怪异的行为。虽然患者也可出现类似精神分裂症的症状,但无知、情、意三者的不协调表现,其严重程度及特征并不成为主要的临床症状,不足以诊断为精神分裂症。

5.应激相关障碍

患者在不良的社会-心理因素的影响下起病,可出现情绪低落、言行减少或兴奋冲动等症状,情感反应强烈且鲜明。精神症状与心理创伤密切相关,随着不良社会-心理因素的消除而逐渐缓解,无间歇期,且在痊愈后极少复发。

五、治疗

由于诊断归属上的争议,目前关于分裂情感性障碍的治疗研究并不多。基于已有的研究资料,分裂情感性障碍对抗精神病药均显示有效,这其中包括传统的抗精神病药如氯丙嗪、氟哌啶醇等,也包括非典型抗精神病药如氯氮平、帕立哌酮缓释片、奥氮平、阿立哌唑、喹硫平等。锂盐对于控制患者的情感症状,无论是躁狂症状还是抑郁症状均有帮助。此外,据报道抗惊厥药包括丙戊酸钠、卡马西平等对控制患者的情感症状尤其是躁狂症状具有疗效。对于抑郁症状比较严重的患者,也可适当加用抗抑郁药进行治疗。ECT 对于药物治疗效果欠佳或无法耐受,或者具有自杀、冲动伤人风险的患者可作为首选的治疗手段。

(姜翠梅)

第五节　感应性精神病

一、概述

感应性精神病又称为二联性精神病、感应性妄想性障碍、感应性被害妄想症等,是一种罕见的由情感关系密切(如夫妻、姐妹、母女、师生等)的两人或多人(偶见)所共有的妄想性障碍,其中一人是原发的精神病性障碍患病者,另一人的妄想因感应而产生,彼此分开后妄想往往消失。

二、病因与发病机制

遗传因素不太明显,仅约 1/3 的患者家族中有精神异常史,原发者与被感应者间存在深厚的情感基础。原发者有较高的威信和才智以及较大的影响力,而被感应者处于服从、依赖的位置,因此被感应或引起共鸣而出现类似的精神症状,并对精神症状深信不疑。

原发者和被感应者长期一起生活在边远的交通阻塞地区或信息封闭地区。被感应者在病前往往有性格内向、易被暗示的倾向。被感应者以女性居多,且大多与原发者有血缘关系(母女、父子、兄弟姐妹)。夫妻虽无血缘关系,但感情上与有血缘关系者无异甚至更甚。

三、临床表现

典型的临床表现以系统性妄想占主导,被感应者的妄想仅是原发者的翻版,原发者与被感应者均表现为同一内容的妄想,或至少有部分相同。妄想内容系统而不荒谬,并可能因存在一定的现实基础而较易被理解。被感应者在发病前无精神缺陷,除了“被感染”到同样的妄想和情绪外,其他方面的精神活动可以完全正常。如被感应者在发病前已存在精神异常，则可在被感应到的妄想的基础上衍生出其他的精神症状。原发者的精神症状占主导地位，逐渐影响到被感应者。妄想内容以被害、关系、物理影响多见，也可出现鬼神附体妄想。妄想的内容常较固定、系统。在妄想基础上可出现片段的幻听，也可出现持续时间不长的怪异行为、癔症样痉挛发作或兴奋躁动等。如原发者的病程为慢性，被感应者的病程约为半年。原发者被隔离或症状消失，被感应者的症状也会随之消失，且不残留人格改变等症状。

四、诊断与鉴别诊断

（一）诊断要点

（1）两人或多人拥有共同的妄想系统，并且在信念上互相支持。

（2）发病前有一关系极密切的人已患某种具有妄想性质的精神病，患者在与其长期共处中受到感应而接受妄想并出现精神障碍。

（3）被感应者多生活在语言、文化或地理上与他人隔绝的环境中。

（4）被感应者通常依赖或附属于真正的精神病患者，并和真正的精神病患者在思想和情感上产生共鸣。

（5）病程以慢性为多，与原发者分开，被感应者的症状有缓解倾向。

ICD-10 和 CCMD-3 有关感应性精神病的诊断标准基本一致。DSM-Ⅴ将感应性精神病归于“其他特指的精神分裂症谱系和其他精神病性障碍”一大类中，并以“以妄想性障碍患者为伴的妄想症状”加以描述，但没有给出具体的操作性诊断标准，只是强调患者的妄想材料源于对其有影响力、未必完全达到诊断标准的妄想性障碍患者。

（二）鉴别诊断

1.流行性癔症

流行性癔症为癔症的特殊形式，因接受互相暗示或自我暗示而发病，可有原发者和继发者，但原发者并不占有优势地位。“感应”的内容并非局限于极为逼真的妄想情节，而是以意识障碍、痉挛发作等为主。这种集体发作的癔症，症状以宗教、迷信的内容为多，而非在彼此间真正存在浓厚的感情基础，对暗示治疗有效。

2.应激相关障碍

患者在接受不良的社会-心理因素影响下发病，症状内容与心理创伤有密切联系，并在一般关系密切的人中间并不存在相同妄想的病例。在不良的社会-心理因素消除后，症状可很快缓解，病程一般较短。

3.偏执性精神病

在无任何诱因的情况下发病，妄想系统固定，但无原发者，预后欠佳。

4.物质滥用

在物质滥用的群体中可见到类似“感应”的症状，但鲜有系统妄想的存在，症状的出现与滥用物质有关。

5.精神分裂症

患者具有特征性的思维、情感、行为互不协调的症状。妄想内容荒谬离奇，结构松散，且与现实环境的联系不紧密。而感应性精神病患者所形成的妄想，其情节逼真，推理大多合乎逻辑，内容并不荒谬离奇。被感应者的预后一般较好。

五、治疗

(一)隔离

治疗的关键及首要原则是迅速将原发者和被感应者隔离开来。

(二)心理治疗

被感应者在被隔离后可施以针对性的心理治疗。

(三)药物治疗

对原发者的治疗,可参照精神分裂症进行。针对被感应者的妄想症状,或已施以心理治疗但妄想仍不能迅速缓解,可选用适宜的抗精神病药物进行治疗,但剂量不宜过大,使用时间也不宜过长。

(四)其他

转换被感应者的生活环境,鼓励其参加社会活动,对迅速康复也有较大帮助。

(姜翠梅)

第六章

焦虑障碍

第一节 惊恐障碍

惊恐障碍于1980年首次作为独立诊断出现在DSM-Ⅲ之中，是一种以反复出现的突如其来的惊恐体验为特征的急性焦虑障碍。惊恐障碍的起始症状往往是患者自我感受到的表现，患者在某些情况下突然感到惊恐、失控感、发疯感、崩溃感、濒死感，同时伴有严重的自主功能失调。该障碍起病快，终止也快，表现为持续数分钟到几十分钟的急性症状，发作呈自限性。其核心特点是惊恐发作的出现，即突然发作以躯体症状为主的焦虑，同时伴有将要发生严重后果的强烈担心。

一、流行病学

根据DSM-Ⅲ中诊断统计惊恐障碍的人群发病率发现：惊恐障碍1个月、6个月和终身患病率分别为0.5%、0.8%和1.6%。女性的惊恐障碍发病率要高于男性，约是男性患者的两倍；最近的流行病学调查显示惊恐障碍的一年和终身患病率分别为2.1%和5.1%。惊恐障碍常发生于年轻成年人，30岁年龄段尤其多见，少数可以在老年期发病。

二、临床表现

(一)惊恐发作

典型惊恐发作往往发生在日常活动时(例如吃饭、看电视、逛街等)，患者体验到突然发作的、不可抗拒的害怕、恐惧、忧虑和一种厄运将至的感觉。其主要症状包括气促和窒息感、哽噎感、心悸和心率增加、胸部不适或疼痛、出汗、眩晕、失去平衡感或要昏厥、恶心或腹部不适、人格解体或现实解体、麻木或针刺感、潮热或发冷、震颤或发抖、害怕即将死亡、害怕发疯或失去控制。临床上患者不会同时出现上述所有症状，而是仅出现其中的某一种或某几种。每次发作通常持续5～20分钟，很少长至1小时。惊恐发作的突出特点为突然产生的焦虑，反应严重且担心会有灾难性的后果，有些患者有惊恐障碍性的过度换气，这可使症状进一步加重。

(二)预期焦虑与回避行为

多数患者在首次惊恐发作后和两次发作的间歇期，常表现为反复担心再次出现相似发作，因而惶惶不可终日，有时出现自主神经功能亢进。因担忧再次发作时会发生危险，常寻求他人陪伴，或回避一些自认为可能再次出现惊恐发作的活动和场合，如：不愿独自外出，不愿去人多拥挤的场所；或者外出必须有人陪伴。

三、诊断与鉴别诊断

(一)诊断

当患者反复出现意外的惊恐发作，且伴有持续的预期性焦虑或与发作相关的显著行为变化达 1 个月以上，且此类障碍并非由物质或躯体疾病所导致，也不能由其他精神类疾病所解释，则可诊断为惊恐障碍(诊断标准如下)。

(1)反复出现不可预期的惊恐发作：一次惊恐发作是突然发生强烈的害怕或强烈的不适感，并在几分钟内达到高峰，发作期间出现下列 4 项及以上症状(这种突然发生的惊恐可以出现在平静状态或焦虑状态)。①心悸、心慌或心率加速。②出汗。③震颤或发抖。④气短或窒息感。⑤哽咽感。⑥胸痛或胸部不适。⑦恶心或腹部不适。⑧感到头昏、脚步不稳、头重脚轻或昏厥。⑨发冷或发热感。⑩感觉异常(麻木或针刺感)。⑪实解体(感觉不真实)或人格解体(感觉脱离了自己)。⑫害怕失去控制或“发疯”。⑬濒死感。

可能观察到与特定文化有关的症状(例如，耳鸣、颈部酸痛、头疼、无法控制的尖叫或哭喊)，此类症状不可作为诊断所需的 4 个症状之一。

(2)至少在 1 次发作之后，出现下列症状中的 1～2 种，且持续 1 个月(或更长)时间。①持续地担忧或担心再次的惊恐发作或其结果(例如，失去控制、心肌梗死)。②在与惊恐发作相关的行为方面出现显著的不良变化(例如，设计某些行为以回避惊恐发作，如回避锻炼或回避不熟悉的情况)。

(3)这种障碍不能归因于某种物质(例如，滥用毒品、药物)的生理效应，或其他躯体疾病(例如，甲状腺功能亢进、心肺疾病)。

(4)这种障碍不能用其他精神障碍来更好地解释。例如，像未特定的焦虑障碍中，惊恐发作不仅仅出现于对害怕的社交情况的反应；像特定恐怖症中，惊恐发作不仅仅出现于对有限的恐惧对象或情况的反应；像强迫症中，惊恐发作不仅仅出现于对强迫思维的反应；像创伤后应激障碍中，惊恐发作不仅仅出现于对创伤事件的提示物的反应；或像分离焦虑障碍中，惊恐发作不仅仅出现于对与依恋对象分离的反应。

(二)鉴别诊断

惊恐障碍的核心症状是惊恐发作，但惊恐发作并非该病所特有的症状，可出现于任一种焦虑障碍的背景下，也可出现于其他精神障碍(例如，抑郁障碍、创伤后应激障碍、物质使用障碍)中，以及某些躯体疾病(例如，心脏的、呼吸系统的、前庭的、胃肠的)之中。当惊恐发作被确认后，应该被记录为标注(例如，创伤后应激障碍伴惊恐发作)，而不单独诊断惊恐障碍。

临床上在作出惊恐障碍的诊断前，应首先排除前述的精神障碍和躯体疾病。在与其他精神障碍的鉴别中需要特别注意与广泛性焦虑障碍伴惊恐发作、抑郁症伴惊恐发作、躯体形式障碍的鉴别。惊恐障碍患者随着病程的延长可以出现继发的慢性广泛性的焦虑情绪和典型抑郁症状，此时应仔细询问症状发生发展的时间顺序。躯体形式障碍的患者可表现出显著的自主神经亢进症状或类似于急性焦虑症状，但往往症状是持续存在，而非发作性。躯体疾病需要鉴别的有甲状腺功能亢进、甲状腺功能减退、心律失常、冠状动脉供血不足、二尖瓣脱垂、低血糖等。其中特别容易混淆的是二尖瓣脱垂，该病也可突然发生心悸、胸痛、气急、头昏及濒死感、失控感等症状，借助超声心动图可鉴别。

四、病程和预后

（一）自然病程

一般而言，惊恐障碍若不做治疗，病程是非常多变的。目前没有可靠的方法了解病程的发展。病程中可能出现自发的痊愈，但是几个月或几年之后却又再度爆发，甚至有患者几年或几十年不能离家的情况存在。惊恐障碍长期频繁发作后也可能发展成真正的心血管疾病。有结果显示，惊恐障碍患者大约 33%痊愈，50%伴有限的功能损害，20%或更少的患者有较重的功能损害。

（二）预后

由于惊恐障碍发展不稳定，因此预后也较不稳定。研究发现大多数社会功能良好，而伴焦虑或抑郁的患者则不稳定。预后较差的危险因子包括更严重的初始惊恐发作、更严重的初始广场恐惧、疾病持续时间较长、共病抑郁、曾经与父母分离、人际敏感性高、单身等。

五、病因和发病机制研究

（一）生物学因素

惊恐障碍的生物学病因假说包括蓝斑过度反应、5-羟色胺系统功能紊乱、γ-氨基丁酸(GABA)-苯二氮䓬受体复合体结合力下降、脑干二氧化碳（CO_2）化学受体敏感性增高、乳酸钠水平的异常、下丘脑-垂体-肾上腺轴系统异常等。神经影像学研究认为惊恐障碍与以杏仁核为基础的恐惧网络有关；研究显示与健康对照相比，惊恐障碍者静止状态下双侧杏仁核、海马、丘脑、中脑、脑桥、延髓和小脑的葡萄糖吸收明显增高。目前的临床药物研究结果也支持 5-羟色胺系统在惊恐障治疗中的重要作用。

（二）心理因素

行为理论及学习理论的学者认为焦虑是以对某些环境刺激的恐惧为条件的。因此惊恐障碍的形成与条件反射密不可分。认知理论则认为惊恐发作的患者更为担心严重的躯体或精神疾病的出现。当代精神分析理论中依然以焦虑的内在冲突模型作为主要原则，但是缺乏证据以及无法解释器质性因素的作用使得精神分析理论在解释惊恐障碍存在很多不确定因素。也有研究发现儿童时期严重的创伤事件和父母的不良态度与惊恐障碍有关。

六、治疗

惊恐障碍的治疗目标为控制急性发作，减轻发作间歇期的焦虑症状，减少回避行为，预防再次发作。

（一）药物治疗

1.抗抑郁剂

选择性 5-羟色胺再摄取抑制剂(SSRI)、5-羟色胺-去甲肾上腺素再摄取抑制剂(SNRIs)等抗抑郁剂是目前治疗惊恐障碍的首选药物。但需要注意此类药物起效较慢，在用药初期，可能需要合并使用苯二氮䓬类药物。

2.苯二氮䓬类

尽管抗抑郁剂成为惊恐障碍的一线治疗，苯二氮䓬类的高效能在急性期治疗中非常有效，并且不良反应较小、容易耐受。首选为阿普唑仑、氯硝西泮。

3.其他药物

目前临床上使用并证明有效的药物还包括丁螺环酮、可乐定、吲哚洛尔、丙戊酸钠，以及非典型抗精神病药物等。

(二)心理治疗

1.认知行为治疗

认知行为治疗可减轻患者对焦虑所带来的躯体反应的害怕，而这种害怕被认为是此病的基础。并且能帮助个体面对恐惧性场景，并成功减少回避行为。当前较为主流的方法包括内观暴露、情景暴露、认知重构、呼吸控制、应用放松训练。

2.支持性心理治疗

向患者解释疾病的性质及预后，以减轻患者的心理负担和发作间歇期的焦虑情绪，同时可鼓励患者坚持治疗计划。

3.精神动力学治疗

传统精神动力学治疗可能对那些缺乏独立和自信的患者有所帮助，对某些患者来说是一种有用的辅助治疗，但不适合急性期使用。

七、预防和康复

(一)预防

惊恐障碍的影响因素较多，因此需要从以下多方面进行预防。包括平时注意锻炼身体，因为惊恐障碍主要与担心躯体状况有关；关注儿童的幼年早期发育，有研究发现惊恐障碍与童年创伤有关；降低不确定性，更多了解各种可能发生的情况，以降低焦虑。

(二)康复

惊恐障碍的康复不仅需要适当的药物和心理治疗，也需要社会系统的支持，比如亲人的关心、支持及陪伴。

(赵永宽)

第二节　分离焦虑障碍

分离焦虑障碍是指当与生活中重要的依恋对象分离或预期分离时所出现的不恰当的、过度的恐惧、害怕或焦虑。长期以来该病一直作为儿童情绪障碍的一种，而在成人中没有该诊断。但越来越多的证据显示，这种焦虑障碍并非儿童所特有，成人也可以有类似的临床症状。因此，在DSM-Ⅴ中分离焦虑障碍被作为焦虑障碍的一个亚型单独列出。

一、流行病学

早年的研究数据多来自儿童，研究发现分离焦虑障碍在青春期之前的发病率为3.5%～

4.1%。而女童发病率约为男童两倍。近年来的研究发现成年人分离焦虑的患病率达6.6%，且其中77.5%起病于成年之后。

二、临床表现

通常分离焦虑障碍表现为患者因分离而出现的过度焦虑、抑郁以及一些不安行为，如哭泣，躯体不适、逃避或是采取能获得安全的行为。常见的临床表现为坐立不安、避免目光接触、小声说话、拒绝工作(求学)、与分离相关的噩梦及躯体症状等。这些症状往往造成患者个人的痛苦，并对其社会功能有显著影响，且对成年人的影响远大于儿童。

三、诊断与鉴别诊断

(一)诊断

分离焦虑障碍的诊断要点包括在与重要的依恋对象分离时产生过度焦虑、恐惧等情绪反应和回避行为，症状持续6个月(儿童为4周)以上无法改善，对生活造成严重影响，且不是由其他精神障碍所导致的(诊断标准如下)。

(1)个体与其依恋对象离别时，会产生与其发育阶段不相称的、过度的害怕或焦虑，至少符合以下表现中的3种：①当预期或经历与家庭或与主要依恋对象离别时，产生反复的、过度的痛苦。②持续性和过度地担心会失去主要依恋对象，或担心他们可能受到诸如疾病、受伤、灾难或死亡的伤害。③持续的、过度地担心会经历导致与主要依恋对象离别的不幸事件(例如，走失、被绑架、事故、生病)。④因害怕离别，持续表现不愿或拒绝出门、离开家、去上学、去工作或去其他地方。⑤持续和过度地害怕或不愿独处或不愿在家或其他场所与主要依恋对象不在一起。⑥持续性地不愿或拒绝在家以外的地方睡觉或不愿在家或其主要依恋对象不在身边时睡觉。⑦反复做内容与离别有关的噩梦。⑧当与主要依恋对象离别或预期离别时，反复地抱怨躯体性症状(例如，头疼、胃疼、恶心、呕吐)。

(2)这种害怕、焦虑或回避是持续性的，儿童和青少年至少持续4周，成人则至少持续6个月。

(3)这种障碍引起有临床意义的痛苦，或导致社交、学业、职业或其他重要功能方面的损害。

(4)这种障碍不能用其他精神障碍来更好地解释，例如，像孤独症(自闭症)谱系障碍中的因不愿过度改变而导致拒绝离家，像精神病性障碍中的因妄想或幻觉而忧虑分别，像广场恐怖症中的因没有一个信任的同伴陪伴而拒绝出门，像广泛性焦虑障碍中的担心疾病或上海会降临到其他重要的人身上，或像疾病焦虑障碍中的担心会患病。

(二)鉴别诊断

分离焦虑障碍的主要特点在于由现实的或预期的分离所引起，导致焦虑以及各种为了缓解焦虑伴发的症状。需要与以下疾病鉴别。

1.社交焦虑障碍

该病患者常为了回避社交场合而不愿离开家，与重要依恋对象的出现或缺失没有相关性；而分离焦虑障碍患者只要依恋对象存在，通常在社交场合并不出现严重的焦虑或担忧。

2.惊恐障碍

该病主要表现为急性焦虑发作，患者常由于担心惊恐发作而要求亲人陪伴，但其核心的担忧并非亲人的离开，而是惊恐发作时无法自我救助，而其所要求的陪伴者往往不具有不可替代性。

但需要注意,分离焦虑障碍患者在依恋对象突然离开时也可出现惊恐发作。

四、病程和预后

一般认为,婴儿在7～24个月的时候是分离焦虑最明显的时候,随着孩子慢慢成长,尤其是到学前期,分离焦虑逐渐减弱。儿童分离焦虑是必然出现的,但是如果其表现异乎寻常或是过于强烈则可能形成分离焦虑障碍。儿童分离焦虑障碍的预后较为良好,接受治疗的儿童青少年患者通常能顺利度过该阶段,即使未予治疗,80%～95%的儿童青少年患者会自行缓解。但部分可能在青少年早期再次出现并可能持续到成年,影响到正常的工作和生活。成人分离焦虑障碍患者约2/3起病于成年后,通常接受治疗后症状缓解较好,但长期预后尚缺乏相关数据。

五、病因和发病机制研究

分离焦虑障碍的病因主要与家庭教育和养育方式有关,与家庭中重要客体的依恋关系相关,一般而言,父母的过度保护和焦虑可能是产生分离焦虑障碍的影响因素之一。同时遗传易感性也在该病的发展中扮演重要角色,但是尚缺乏相关证据。总体而言,该病的病因和发病机制研究仍不足,其具体病因尚不明确。

六、治疗

(一)认知行为治疗

认知行为治疗被认为是治疗分离焦虑的最好方法,目前比较流行的方法有交感互动疗法,改变父母(重要依恋对象)与患者之间的互动方式,从而减少分离焦虑行为、增强自控同时减少依恋对象的焦虑。成年分离焦虑患者可采用逐级暴露疗法,提高患者对于分离所产生的焦虑的耐受度和控制能力。

(二)家庭治疗

目前认为,分离焦虑障碍的关键在于家庭结构模式,因此家庭治疗也是治疗分离焦虑的最佳方法之一,从家庭角色的视角出发改善家庭关系。家庭治疗对成年患者同样有效。

(三)药物治疗

对于恐惧、焦虑症状严重者,也可采用药物治疗缓解期焦虑症状,所用药物以SSRI、SNRIs为主,某些情况下也可短期使用苯二氮䓬类药物。

七、预防和康复

分离焦虑障碍的预防关键在于患者的依恋对象。对儿童而言,父母担心分离造成的焦虑往往会遗传给孩子;因此,父母学会如何在保护好孩子的前提下又适当地使其自然成长非常重要。分离焦虑的预后良好,但是要完全康复依然需要患者的依恋对象对自己曾经的照顾/相处方式有所认识和改变,形成新的家庭结构并将其稳定。

(赵永宽)

第三节　社交焦虑障碍

社交焦虑障碍是对社交或公开场合感到强烈恐惧或忧虑，并因而尽力回避的一种心理疾病。其核心特征是显著而持续地害怕在社交场合、公众面前可能出丑或陷入尴尬的场景。

一、流行病学

根据DSM-Ⅲ-R诊断标准的研究发现社交焦虑障碍的终身患病率为13.3%，年发病率为7.9%，月发病率为4.5%，并且女性较男性更为常见（15.5%、11.1%）。根据《精神疾病诊断与统计手册》（第四版）（DSM-Ⅳ）进行的流行病学调查显示社交焦虑障碍的一年和终身患病率分别为2.8%、5.0%。

二、临床表现

社交焦虑障碍患者在处于被关注并可能被评论的情境下可产生不恰当的焦虑。患者有回避这些场景的倾向，且不完全的融入其中，如他们回避交谈或坐在最不显眼的地方。甚至只是想象可能遇到的物体或场景也会引起严重的焦虑。社交恐惧者常有会被别人挑剔的先占观念，尽管他们也知道这种想法是毫无根据的。不同患者表现均不相同，需要指出的是排尿恐惧和呕吐恐惧也是社交恐惧的一种。

三、诊断与鉴别诊断

（一）诊断

社交焦虑障碍的诊断要点为有明显的害怕或回避会暴露于陌生人的场景，或者害怕尴尬、害怕丢脸的行为举止；患者会意识到害怕是过分的或不合理的，影响功能或引起明显的痛苦并且不是由其他疾病引起的（诊断标准如下）。

（1）个体由于面对可能被他人审视的一种或多种社交情况时而产生显著的害怕或焦虑。例如，社交互动（对话、会见陌生人），被观看（吃、喝的时候），以及在他人面前表演（演讲时）。儿童的这种焦虑必须出现在于同伴交往时，而不仅仅是与成人互动时。

（2）个体害怕自己的言行或呈现的焦虑症状会导致负性的评价（即被羞辱或尴尬；导致被拒绝或冒犯他人）。

（3）社交情况几乎总是能够促发害怕或焦虑（儿童的害怕或焦虑也可能表现为哭闹、发脾气、惊呆、依恋他人、畏缩或不敢在社交情况中讲话）。

（4）主动回避社交情况，或是带着强烈的害怕或焦虑去忍受。

（5）这种害怕或焦虑与社交情况和社会文化环境所造成的实际威胁不相称。

（6）这种害怕、焦虑或回避通常持续至少6个月。

（7）这种害怕、焦虑或回避引起有临床意义的痛苦，或导致社交、职业或其他重要功能方面的损害。

（8）这种害怕、焦虑或回避不能归因于某种物质（例如，滥用的毒品、药物）的生理效应，或其他躯体疾病。

(9)这种害怕、焦虑或回避不能用其他精神障碍的症状来更好地解释，例如惊恐障碍、躯体变形障碍或孤独症(自闭症)谱系障碍。

(10)如果其他躯体疾病(例如，帕金森病、肥胖症、烧伤或外伤造成的畸形)存在，则这种害怕、焦虑或回避是明确与其不相关或是过度的。

(二)鉴别诊断

1.回避型人格障碍

两者之间在回避行为上有类似之处，回避型人格障碍的核心恐惧也是他人的拒绝、嘲笑或羞辱，但是人格障碍的患者所针对的场景更为广泛，社交焦虑障碍患者则相对局限，且能认识到这种焦虑或担忧是过度的和不合理的。

2.抑郁症

两者都可出现社交行为的减少，但抑郁症患者因情绪低落和动力不足所致，且除回避社交外，还有抑郁症的其他核心症状；本病患者则主要由于为避免社交场合的预期焦虑而采取回避的行为。

3.广场恐惧症

两种均存在对人多场合的恐惧和回避，但广场恐惧症患者所担忧的是在人多拥挤的场合出现危险是无法及时逃脱，即两者之间的主要区别在于焦虑的对象不同。

四、病程和预后

(一)病程

通常起病于17～30岁，平均发病年龄为15岁，主要是青少年期和成人早期，且疾病的病程常呈慢性，约80%的人从未接受治疗。社交焦虑障碍通常隐匿起病，没有明显的诱因，第一次发作是在公共场所，以后则在类似的场所出现焦虑；也有少数患者在一次出丑的社交经历之后急性起病。该病的病程呈慢性化，且发作逐渐加重，回避性也逐渐增强。

(二)预后

由于病程较长，因此该障碍的痊愈常常较晚，一般在发病25年后痊愈。社交焦虑障碍常常与其他疾病共病，尤其情绪障碍多见；该病患者发生抑郁障碍的风险增加3～6倍。社交焦虑障碍是一种高度致残的精神障碍，它对社会功能和生活质量的影响在过去很大程度上被低估了。因此，如不能获得及时有效的治疗，患者的生活治疗将受到极大的影响。

五、病因和发病机制研究

(一)生物学因素

社交焦虑的生物学病因目前并未明确，许多研究的重复性较差。可能的机制包括去甲肾上腺素系统的功能亢进、5-HT系统敏感性升高、HPA轴过度反应等。影像学研究提示以杏仁核为核心的条件性恐惧网络超敏可能与该病的发生有关。也有研究提示遗传因素也是可能的病因之一。

(二)社会-心理因素

过分关注和在意别人的评价是该障碍的基本认知因素。成年前的一些负性经历可能会导致社交恐惧的发生，例如：父母婚姻冲突、父母过度保护或抛弃、儿童期虐待、儿童期缺乏与成人的亲近关系、儿童期频繁搬迁、学校表现差等因素均可能导致社交焦虑障碍。

六、治疗

(一)药物治疗

研究证实多种类型的药物对社交焦虑障碍有明确的疗效,临床常用的药物包括SSRI类抗抑郁剂、苯二氮䓬类,也可使用β受体阻滞剂、单胺氧化酶抑制剂、5-羟色胺和去甲肾上腺素再摄取抑制剂(SNRI)、去甲肾上腺素及特异性5-羟色胺能抗抑郁剂(NaSSA)等。

1.选择性5-羟色胺再摄取抑制剂(SSRI)

SSRI是社交恐惧的一线用药;疗效及耐受性好;每天一次用药;对共病抑郁、惊恐、广泛性焦虑障碍或强迫症均有效。

2.其他新型抗抑郁剂

文拉法辛、米氮平等也有一定疗效。

3.苯二氮䓬类

临床上广泛应用并在开放性试验中被报道有效;一般耐受良好;在某些患者中使用时要考虑药物依赖的可能及撤药反应(常用药物:氯硝西泮、阿普唑仑)。

4.β受体阻滞剂

对于表演前焦虑高度有效,可以在表演事件前1小时左右按需服用。对于广泛性社交焦虑障碍的患者大部分没有帮助(常用药物:普萘洛尔、阿替洛尔)。

5.单胺氧化酶抑制剂(MAOIs)

研究中显示出高度有效性;但耐受性较差,且需要饮食限制;对一些共病抑郁、社交恐惧和惊恐等有效;对于难治的患者可以尝试。

6.其他药物

加巴喷丁、丁螺环酮、安非他酮、托吡酯、普瑞巴林、非典型抗精神病药等均有研究报道有效。D-环丝氨酸被认为与暴露疗法联合使用有效。

(二)心理治疗

1.认知行为治疗

该疗法是目前最为常用的社交焦虑障碍的心理治疗方法,包括3种主要的认知行为技术:暴露疗法、认知重建和社交技能训练。暴露疗法应从较低焦虑的场景开始,包括想象暴露与真实暴露两种形式;认知重建主要针对自我概念差、害怕别人负性评价的患者,与暴露疗法联合使用效果会更好;社交技能训练主要采用模仿、角色表演和指定练习等方式,帮助患者学会适当的社交行为,减轻在既往恐惧的社交场合的焦虑。

最近,虚拟现实技术的发展为社交焦虑障碍的治疗提供了新的暴露治疗途径,这种计算机模拟技术提高了暴露场景的真实感和可操作性。

2.动力性心理治疗

虽然随着药物治疗和认知行为治疗的发展,该疗法不再像以前受欢迎和受关注,但动力性心理治疗能够识别出那些与社交焦虑和回避行为相关的潜意识冲突,通过对这些冲突的探索将使患者长期获益。

(三)联合治疗

药物与心理治疗的联合对于急性期的治疗并没有显著优势,但对于长期预后可能有一定帮助。近些年来,N-甲基-D-天冬氨酸受体激动剂D-环丝氨酸与暴露疗法联合治疗社交焦虑获得了初步成功，被认为是一种有前途的联合治疗方法。

七、预防和康复

（一）预防

由于社交焦虑障碍的发病年龄较早，且患者往往存在一定的个性基础，因此该病的预防重点在于青春期前的心理教育，以及对于敏感人群的早期识别。对可能引起社交焦虑的因素有所意识，并针对性地进行社交技能的练习，指导某些社交技能欠佳的个体对某些重要场合的活动事先进行必要的准备，减少预期的紧张。

（二）康复

由于社交焦虑病程较长，因此康复需要的时间也较长，此时不仅是继续接受常规的治疗，还需要家人和社会的帮助、鼓励和包容，带其在实践中克服因恐惧担心产生的焦虑以及因此带来的回避行为，只有回归到日常的工作生活中，该病才能真正康复。

（赵永宽）

第四节　广泛性焦虑障碍

广泛性焦虑障碍是以持续的显著紧张不安，伴有自主神经功能兴奋和过分警觉为特征的一种慢性焦虑障碍。该障碍是在没有惊恐障碍的情况下，表现出的显著的慢性焦虑。与其他焦虑障碍不同，广泛性焦虑障碍不受任何特定环境的限制或因环境而持续加重。通常患者具有特征性的表情，并且表现出坐立不安，甚至有颤抖、皮肤苍白，手心、脚心及腋窝汗水淋漓。该病通常始于儿童或青少年期，但也可以在任何年龄开始。广泛性焦虑障碍与正常人“焦虑”的区别在于，该病的担忧是明确过度的、普遍且难以控制的，且伴有明显的痛苦和社会功能损害。

一、流行病学

美国的一项调查发现广泛性焦虑障碍的年患病率为1.5%，亚临床广泛性焦虑障碍的年患病率为3.6%，在女性(2.7%)和老年(2.2%)人中患病率更高。Blazer 等的报道显示其终身患病率为4.1%～6.6%，女性两倍于男性。同时，广泛性焦虑障碍与其他精神障碍有较高的共病率，如59%与抑郁症共病，56%与其他焦虑障碍共病。

二、临床表现

广泛性焦虑障碍的症状具有持续性，而且对患者而言带来持续性的伤害和痛苦。主要表现为经常或持续的，无明确对象或固定内容的紧张不安，或对现实生活中的某些问题过分担心和烦恼。这种紧张担心与现实很不相称，使患者感到难以忍受，但又无法摆脱；常伴有自主神经功能亢进、运动型紧张和过分警惕。也可以出现抑郁症状、强迫症状和人格解体，但不是主要临床表现。

（一）焦虑体验

焦虑表现为对未来可能发生的、难以预料的某种危险或不幸事件的持续、过度担心。担心的内容可以是一些明确的非现实的威胁或可能发生的不幸事件，如亲人是否会发生意外，自己的钱财是否会意外损失；也可以是无法明确描述的对象或内容，而只是一种莫名的提心吊胆或惶恐不安。这种焦虑与惊恐障碍、广场恐惧症等疾病中出现的“预期焦虑”不同，后者是对现实中将要发生的某种情景提前出现的焦虑体验；如惊恐障碍是对再次惊恐发作的担忧，广场恐惧症是要进入恐惧环境前出现的担忧。

（二）运动不安

运动不安表现为坐立不安、来回走动、面部表情不自然、四肢的轻微震颤，肌肉紧张，有时出现肌肉抽动或动作僵硬，患者常感到疲乏。

（三）自主神经功能亢进

患者常有心悸、心慌、气急、胸闷、头昏、头痛，多汗、面赤、口干、胃部不适、腹泻、尿频、尿急等症状。

（四）警觉性增高

警觉性增高主要表现为易激惹、易惊吓、入睡困难、易惊醒、惊跳反应亢进、注意力难以集中等。

三、诊断与鉴别诊断

（一）诊断

广泛性焦虑障碍的诊断要点：持续 6 个月以上的慢性焦虑，没有固定内容的过分的担心和紧张不安，给患者带来明显的痛苦和功能损害，且这些症状并非继发于其他精神障碍或躯体疾病。广泛性焦虑障碍一直存在诊断扩大化的担忧和争论，因此需要特别区分个体的表现属于正常“焦虑”反应还是广泛性焦虑的症状。除了焦虑“持续 6 个月以上”的时间限定外，在作出诊断之前还需要仔细判断焦虑表现是否是合理的、是否其他个体在面临相似情景时也会出现相同的表现，以及焦虑现象是否给个体带来了痛苦体验及对其社会功能造成严重影响。需要特别注意的是，当某些特殊的不良刺激因素持续存在时，一些个体的“正常焦虑”也会带来痛苦体验及功能影响，且持续时间超过 6 个月。广泛性焦虑障碍诊断标准如下。

(1)在纸上 6 个月的多数天子里，对于诸多事件或活动(例如工作或学校表现)表现出过分的焦虑和担心(焦虑性期待)。

(2)个体难以控制这种担心。

(3)这种焦虑和担心与下列 6 种症状中至少 3 种有关(在过去 6 个月中，至少一些症状在多数天子里存在)，儿童只需 1 项。①坐立不安或感到激动或紧张。②容易疲倦。③注意力难以集中或头脑一片空白。④易怒。⑤肌肉紧张。⑥睡眠障碍(难以入睡或保持睡眠状态，或休息不充分、质量不满意的睡眠)。⑦这种焦虑、担心或躯体症状引起有临床意义的痛苦，或导致社交、职业或其他重要功能方面的损害。⑧这种障碍不能归因于某种物质(例如，滥用的毒品、药物)的生理效应，或其他躯体疾病(例如，甲状腺功能亢进)。⑨这种障碍不能用其他精神障碍来更好地解释。例如，像惊恐障碍中的焦虑或担心发生惊恐发作，像社交焦虑障碍(社交恐怖症)中的负性评价，像强迫症中的被污染或其他强迫思维，像分离焦虑障碍中的依恋对象的离别，像创伤后应激障碍中的创伤性事件的提示物，像神经性厌食症中的体重增加，像躯体症状障碍中的躯体不适，像躯体变形障碍中的感到外貌存在瑕疵，像疾病焦虑障碍中的感到有严重的疾病或像精神分裂症或妄想障碍中的妄想信念的内容。

(二)鉴别诊断

1.抑郁障碍

抑郁症常常伴有一定的焦虑症状，尤其老年抑郁症患者焦虑症状或激动不安非常多见，广泛性焦虑障碍患者由于长期的紧张不安也可以出现不愉快、自责等抑郁症状。但广泛性焦虑障碍患者通常先有焦虑症状，随着病程的迁延才出现抑郁症状，且无昼重夜轻的规律，失眠以入睡困难多见，早醒较少；且食欲通常不受影响，也较少出现兴趣缺乏等症状。

2.惊恐障碍

该病以惊恐发作为核心症状，是急性焦虑障碍，症状更为剧烈，并且持续时间常常较短，与广泛性焦虑障碍相反。其发作间歇期的担忧往往为预期焦虑，有明确的担忧对象，很少泛化。

3.躯体疾病

有些躯体疾病可能具有会被误认为是焦虑障碍的症状。所有的案例在作出该诊断前都应该考虑到躯体疾病的可能性。此外，许多患者由于对躯体疾病预后的过分担心，可以出现典型的广泛性焦虑障碍的表现，当符合该病的诊断标准后仍可作出该病的诊断。

四、病程和预后

(一)自然病程

广泛性焦虑障碍起病缓慢，病程多迁延数年之久，较惊恐障碍的病程更为漫长。往往无明显诱因。许多患者常记不起何时开始出现症状，认为从小就是如此；在其一生中从来就没有不焦虑的时候。起病年龄越早，焦虑症状越重，社会功能也较多受到损害。

一般而言，由于广泛性焦虑障碍不存在特定的对象，这类患者似乎只是随着病程的不断延长才逐渐认识到他们的慢性紧张、反应增高、担忧和焦虑体验是过度的、不合理的，或者认识到需要治疗。这些患者常常觉得生命之中时时刻刻都处于焦虑之中。

(二)预后

该病自行缓解较少，甚至可能随着病程迁延愈发严重影响到正常的生活和社会功能。有关预后的研究结论大相径庭，有研究认为痊愈和好转率占 75%，有的认为占 50%以下。然而，尽管慌张症状常迁延不愈，但通常不会导致明显的精神残疾和社会功能丧失。但若发展为重性抑郁障碍则需要特别关注。

五、病因和发病机制研究

(一)生物学因素

1.遗传

双生子研究显示本病的遗传度约为 30%，Noyes 等则报告广泛性焦虑障碍患者的亲属中本病的患病风险为 19.5%，而正常对照组该风险为 3.5%。有关该病的分子遗传学研究较少，仅有的研究提示该病可能与多巴胺 D_2 受体基因、5-羟色胺转运体基因、多巴胺转运体基因存在关联。

2.神经生化

基于苯二氮䓬类药物对焦虑的良好疗效，研究发现 γ-氨基丁酸(GABA)——苯二氮䓬受体系统是广泛性焦虑的发病基础之一；$5\text{-}HT_{1A}$ 激动剂治疗焦虑有效，提示 5-羟色胺系统在该病的发展中也有重要作用；也有研究提示 GAD 患者存在去甲肾上腺素能调节紊乱，如与健康对照相比，GAD 患者血浆去甲肾上腺素及其代谢产物水平升高。

3.神经影像

研究显示GAD患者表现出杏仁核体积增加，功能磁共振研究发现GAD患者表现出前额叶皮质活动增强及基底神经节活动降低。

(二)心理因素

1.精神动力性理论

弗洛伊德认为焦虑是一种生理的紧张状态，起源于未获得解决的潜意识冲突。该理论认为当外部世界、本我和超我对自我造成压抑，而自我不能运用有效的防御机制时，便会出现病理性焦虑。在广泛性焦虑障碍中，焦虑通过未经修饰的防御机制而被直接地体验到。

2.认知行为理论

Aeron Beck的认知理论认为焦虑是个体面临危险的一种反应，信息处理的持久歪曲导致对危险的误解和焦虑体验，如果个体具有自主神经系统过度反应的遗传素质，且对以前的神经刺激的焦虑条件化的广泛反应，则会出现广泛性焦虑障碍。

此外，约1/3的广泛性焦虑患者伴有人格障碍，如依赖型人格障碍、回避性人格障碍患者等，也与焦虑人格特质有关。

六、治疗

(一)药物治疗

目前临床上对于广泛性焦虑障碍的药物治疗主要有选择5-羟色胺再摄取抑制剂、5-羟色胺和去甲肾上腺素再摄取抑制剂、苯二氮䓬类、丁螺环酮、三环类抗抑郁剂等。

1.5-羟色胺和去甲肾上腺素再摄取抑制剂(SNRI)

一线治疗；文拉法辛缓释剂和度洛西汀被FDA批准用于GAD的治疗，其疗效在大型对照试验中得到证实；每天一次用药；文拉法辛推荐起始剂量75 mg/d，这个剂量可能对一些患者已经足够；度洛西汀推荐剂量为60 mg/d。

2.选择性5-羟色胺再摄取抑制剂(SSRI)

一线治疗；帕罗西汀被FDA批准；总体上耐受性良好；每天一次用药；推荐起始剂量20 mg/d，这个剂量可能对许多患者已经足够；其他SSRI也有效。

3.苯二氮䓬类

该类药物对GAD的疗效众所周知并被广泛使用；似乎都有相似的效果；部分患者有依赖和撤药反应问题；可能对广泛性焦虑障碍的躯体症状比认知症状更为有效。

4.丁螺环酮

耐受性好；与苯二氮䓬类相比，起效时间较长；最近曾使用苯二氮䓬类治疗者可能疗效和依从性较差。

5.三环类抗抑郁药(TCAs)

很少试验证明其疗效；比苯二氮䓬类、丁螺环酮和新型抗抑郁药更多不良反应；与苯二氮䓬类相比起效延迟；可能对焦虑的认知比对躯体症状更有效。

6.其他药物

(1)曲唑酮：治疗本病有效，剂量150～300 mg/d，不良反应较苯二氮䓬类和丁螺环酮多。

(2)普萘洛尔：在有明显心悸和颤抖的患者中加用可能有效。

(二)心理治疗

与其他焦虑障碍相比,对广泛性焦虑障碍心理治疗的研究较少,因此目前没有足够循证医学证据证明心理治疗对于治疗该病的有效性。但是根据现有的研究结果和临床实践的经验治疗发现心理治疗对 GAD 有较明确的疗效。

1.支持性心理治疗

通过心理教育向患者解释有关疾病的知识,降低患者对疾病的继发焦虑,通过倾听、鼓励、支持等技巧向患者传递积极情绪,增进治疗依从性。

2.认知行为治疗

目前普遍认为认知行为治疗是治疗广泛性焦虑障碍的最优选择。根据前文描述的广泛性焦虑障碍认知特点,这一疾病的许多方面都可作为 CBT 干预的焦点。包括对威胁感知升高的倾向;对于可能灾难性后果的预期;面对矛盾或模棱两可情景时解决问题困难;担忧的核心特征及焦虑的躯体症状。针对广泛性焦虑障碍已发展出多种治疗,包括认知重构;行为焦虑处理,例如放松和再呼吸技巧;伴或不伴认知成分的暴露疗法。有研究提示,单纯的行为治疗疗效欠佳,而单纯的认知治疗可有效改善患者症状。

3.生物反馈治疗

运用生物反馈信息指导和训练患者进行放松练习,可减轻焦虑,对广泛性焦虑的治疗有效。

七、预防和康复

目前对于广泛性焦虑障碍成因的机制尚未明确,因此无法有针对性有效地对其进行预防。但是在日常生活中做好放松、保持积极的心态依然是针对焦虑障碍的有效方法。除了常规的药物和心理治疗之外,仍然需要强调亲人朋友的支持和鼓励。

(徐 华)

第五节 特定恐惧症

特定恐惧症是指对特定物体、场景或活动的局限性恐惧。其临床表现主要由 3 个部分组成:将要面对恐惧事物时的预期焦虑、恐惧事物本身,以及患者为减少焦虑而产生的回避行为。在特定恐惧症中,恐惧的对象通常不是事物本身,而是患者所相信的与该事物接触或处于其中时可能产生的可怕后果;如动物恐惧者会担心被它们伤害,飞行恐惧者担心飞机失事等。虽然特定恐惧症患者认识到这种害怕是过分的、不合理的,但却无法控制恐惧,即使向患者保证也不能减少他们的恐惧。

一、流行病学

在根据 DSM-Ⅲ-R 诊断标准所做的调查研究中发现,特定恐惧症的终身患病率为 11.3%,平均发病年龄为 15 岁,女性患病率是男性的两倍多。在一次针对青少年的社区研究中,发现特定恐惧症的患病率为3.5%,女孩高于男孩,并且与抑郁症和躯体形式障碍的共病率高达 1/3。

二、临床表现

特定恐惧症的恐惧对象主要有 5 种类型:动物、自然环境、血液-注射-损伤、场景和其他刺激因素。一般而言,患者的恐惧只针对一种特定类型的事物,少数情况也会出现同时对多种对象的恐惧;与这些事物的接触往往会引起患者强烈的情绪反应及生理反应,并采取一定的回避行为。

三、诊断与鉴别诊断

(一)诊断

特定恐惧的诊断要点:对一个或少数特定事物、情景或活动存在不合理的恐惧,在接触这些事物前会产生预期性焦虑,并因此引起回避行为,且这些现象不是由于其他精神障碍或躯体疾病所致(诊断标准如下)。

(1)对于特定的事物或情况(例如,飞行、高处、动物、接受注射、看见血液)产生显著的害怕或焦虑。注:儿童的害怕或焦虑也可能表现为苦恼、发脾气、惊呆或依恋他人。

(2)恐惧的事物或情况几乎总是能够促发立即的害怕或焦虑。

(3)对恐惧的事物或情况主动地回避,或是带着强烈的害怕或焦虑去忍受。

(4)这种害怕或焦虑与特定事物或情况所引起的实际危险以及所处的社会文化环境不相称。

(5)这种害怕、焦虑或回避通常持续至少 6 个月。

(6)这种害怕、焦虑或回避引起有临床意义的痛苦,或导致社交、职业或其他重要功能方面的损害。

(7)这种障碍不能用其他精神障碍的症状来更好地解释,包括惊恐样症状或其他功能丧失症状;与强迫思维相关的事物或情况;与创伤事件相关的提示物;离家或离开依恋者;或社交情况等所致的害怕、焦虑和回避。

(二)鉴别诊断

特定恐惧症患者均存在明确的恐惧对象,很少泛化,其回避行为的动机在于害怕会产生严重不良后果,而不是害怕惊恐发作时无人帮助或处境窘迫,通常与其他焦虑障碍较容易鉴别。如有人陪伴并不能减轻焦虑,可与广场恐惧症和社交焦虑障碍鉴别;强迫症也可能与特定恐惧之间有相似之处,但强迫症患者的恐惧是受其强迫观念的影响(如怕脏的强迫患者因反复担心身上被污染而不断清洗)。对于有潜在抑郁可能的患者需要在问诊时加以区分。

四、病程和预后

(一)自然病程

动物恐惧症通常始于童年早期,而场景恐惧症多数始于青春晚期或成人早期,患者通常较少主动求治。虽然系统的前瞻性研究较少,但现有证据显示儿童期动物恐惧症大多数可以不经治疗而自行缓解,其他特定恐惧症若不进行治疗则病程较长,都有向慢性化发展的趋势;一般病程越长则治疗效果越差。

(二)预后

近期的随访研究发现即使在初次治疗后获得临床痊愈的患者中,也有大约一半随访中仍存在临床症状;而在初次治疗后症状无改善的患者中在随访调查时仍未出现好转。其原因可能是患者对于治疗存在抵触情绪,不愿配合治疗。

五、病因和发病机制研究

(一)生物学因素

研究发现特定恐惧症有高度的家族传递性,一级亲属中同病的风险大约是对照的3倍。神经生物学研究显示杏仁核介导的条件恐惧反应回路在特定恐惧的发展中也有重要作用,视联合皮层、躯体觉皮层、边缘系统、岛叶、扣带回可能也参与了特定恐惧的产生。例如,神经影像研究发现特定恐惧症患者视联合皮质和躯体觉皮质过度激活,提示视觉和触觉意象是恐惧反应的组成部分;此外,特定恐惧患者于恐惧有关的刺激可引起前额叶皮质、扣带回及岛叶激活,而健康对照中则未激活。

(二)精神动力学理论

关于恐惧症的理解主要源于弗洛伊德的小汉斯假设,理论认为恐惧与明显的外界刺激无关,而是与内在的焦虑有关。并且认为恐惧症状的出现是作为对本能冲动,超我禁忌和外界现实约束之间内心冲突的部分消解;当这种潜意识冲动可能要突破时,自我会体验到焦虑的信号。

(三)认知行为理论

认知行为理论认为恐惧性焦虑是通过恐惧的物体(即条件刺激)和创伤性经历(即非条件刺激)的结合而获得的一种条件反射。随后Fyer对该理论进行了补充,认为很多恐惧症患者记不起那个最初令人厌恶的事件,提示如果这样的事情发生,它一定是由基于杏仁核的情绪记忆编码而不是基于海马的事件记忆编码;很少一部分物体足以说明大多数人的恐惧症,说明恐惧存在进化的生物学因素;仅少数人暴露于某个刺激中会有恐惧反应,提示遗传易感性或童年经历也起到一定作用。

六、治疗

(一)药物治疗

药物治疗对特定恐惧症的疗效不佳,但是在临床上也会使用选择性5-羟色胺再摄取抑制剂,并发现对缓解患者的焦虑体验有一定疗效。目前较为主流的观点是使用药物时要结合心理治疗。

(二)心理治疗

特定恐惧症的主要心理治疗方法是暴露疗法,可针对性的消除恐惧症状。暴露治疗可以根据暴露于恐惧物体是“实景中的”还是“想象中的”分成“真实暴露”和“想象暴露”。真实暴露包括患者在治疗中和实际生活中与恐惧事物的接触。想象暴露则是通过治疗师对恐惧刺激的描述以及患者对其想象进行暴露。但是事实上,报道的暴露疗法的失访率高达50%。由于暴露过程中会诱发比较强烈的恐惧或焦虑体验,患者本身对于治疗还是存在不少抵触情绪的。为减少治疗中患者因难以耐受焦虑情绪而退出治疗,应在治疗前对患者进行详细的解释,并在治疗初期教会患者进行降低焦虑水平的放松训练,且暴露应逐级进行,从诱发焦虑最轻的场景开始。

近年来,随着互联网技术的发展,已经发展通过网络实施的自助式暴露程序;此外,虚拟现实技术也极大地促进了暴露治疗的可操作性,如已有研究报道了利用虚拟现实技术在驾驶恐惧和飞行恐惧患者中获得良好的疗效。而通过D-环丝氨酸与暴露疗法(包括传统暴露方法和虚拟现实技术)的结合,更进一步改善了患者的预后。

七、预防和康复

（一）预防

根据目前对于特殊的恐怖的病因研究，如果需要有针对性地预防则可能需要更多地关注到早年可能引发恐惧的一些不利因素，减少童年、青少年期一些不良心理刺激。

（二）康复

对于特定的恐怖而言，实际上完全康复的案例并不多，主要原因在于患者自身可能对治疗的抵触和不愿配合，并且特定的恐怖很多情况并不会影响到正常的生活。但是如果需要康复彻底，则必须在治疗的基础上结合生活中的暴露，这就需要来自亲人朋友的支持、鼓励和配合。

（徐　华）

第七章

抑郁障碍

第一节　抑郁障碍的病因和发病机制

抑郁障碍的病因及发病机制尚不清楚，可能涉及生物、心理与环境等诸多因素。生物学因素主要包括遗传、神经生化和神经内分泌等方面；抑郁气质等性格特征是与抑郁障碍发生关系密切的心理学特质；成年期遭遇的应激性生活事件是抑郁障碍的触发因素。上述各因素并不是单独发挥作用，遗传与环境的交互作用对抑郁障碍的发生具有十分重要的影响，阳性家族史、人格缺陷、应激等因素的联合作用可显著增加个体发生抑郁障碍的风险。认识抑郁障碍的病因及危险因素有助于疾病的早期诊断和干预。

一、危险因素

（一）性别

抑郁障碍在女性中的患病率约为男性的两倍，这可能与激素水平、心理社会应激及应激应对模式的差异有关。造成女性患抑郁障碍风险增加的因素包括生育控制和怀孕、工作与养育孩子间的冲突、婚姻冲突、性虐待、身体虐待以及贫穷等。

（二）年龄

抑郁障碍的发病年龄多在 21～50 岁，平均 30 岁左右。近年来，抑郁障碍的发病有低龄化趋势。

（三）种族

抑郁障碍患病率有种族间的差异，这种差异常受经济因素的影响。西班牙裔和非裔美国人的抑郁障碍患病率较白种人高，去除经济因素的影响后，西班牙裔美国人与白种人患病率接近，而非裔美国人的患病率低于白种人。

（四）社会经济地位

一般来说，低社会阶层者患重症抑郁的风险比高社会阶层者高，城市比乡村高。

（五）人格特征

焦虑、强迫、冲动等特质较明显的个体易发生抑郁障碍。

（六）社会环境

已婚者的抑郁障碍发生率较低，但离婚后抑郁障碍发生率会大大增加。丧偶、婚姻不和谐、失业等负性生活事件均可增加患抑郁障碍的风险。在老年人群中丧偶与抑郁障碍的关系尤为密切，特别是在亲人丧失后的2～3个月内，患抑郁障碍的风险大大增加。儿童期的负性生活事件是成年期发生抑郁障碍的重要危险因素，例如儿童期双亲的丧失、缺乏双亲的关爱、受到虐待（特别是性虐待）、长期生活于相对封闭的环境、失去朋友或不能与成年人保持良好关系和进行正常交流等。

（七）躯体因素

恶性肿瘤、甲状腺功能减退、糖尿病、冠心病、风湿性心脏病、帕金森病、癫痫、脑卒中、自身免疫性疾病、消化性溃疡、慢性肾病、艾滋病和慢性疼痛等常常导致抑郁情绪或抑郁障碍。

（八）精神活性物质的滥用和依赖

阿片类物质、中枢兴奋剂、致幻剂、酒精和镇静催眠药等物质的滥用和依赖均可成为导致抑郁情绪或抑郁障碍的危险因素。调查发现，一半以上的长期饮酒者会出现抑郁情绪。

（九）药物因素

某些药物可以成为抑郁障碍发病的危险因素，常见的有合成类固醇、皮质固醇类、洋地黄、抗帕金森病药物（如左旋多巴）、抗精神病药物（如氯丙嗪）、抗癫痫药物（如丙戊酸钠、苯妥英钠等）、抗结核药物（如异烟肼）、降压药（如可乐定、利血平等）和抗肿瘤药等。在常规治疗量下，这些药物即可导致部分患者出现抑郁情绪或加重抑郁障碍患者的症状。停用中枢兴奋剂（如哌甲酯、匹莫林）可引起抑郁。

多数情况下，多个抑郁障碍的危险因素共同发挥作用。例如，个体的人格完整性对长久保持和谐的婚姻关系至关重要，而婚姻状况又与家庭经济状况有密切的关系。在考虑危险因素时，应该全面分析个体所存在的问题。

二、病因和发病机制

（一）遗传

1.家系研究

重性抑郁障碍患者一级亲属患病概率约高出一般人群2～4倍，并且抑郁障碍家系遗传具有发病年龄逐代减小和疾病严重程度逐代增加的特征。初次发病年龄小（通常小于30岁）、反复发作或伴有精神病性症状等的抑郁障碍先证者，其家族遗传性更明显。

2.双生子研究

双生子研究提示重性抑郁障碍的遗传度约为37％。异卵双生子的发病一致率约为20％，同卵双生子的发病一致率约为44％。

3.遗传方式研究

抑郁障碍的发生与个体的遗传素质密切相关，目前确切的机制尚不清楚。抑郁障碍相关遗传方式的假设包括单基因常染色体显性遗传、X染色体显性遗传和多基因遗传。基因连锁分析提示第12和15号染色体的变异可能与抑郁障碍的发生有关，但研究结果的可重复性欠佳。基因关联分析主要涉及单胺系统相关基因和脑源性神经营养因子（brainderived neurotrophic factor，*BDNF*）基因等。例如，5-羟色胺转运体启动子区基因多态性（serotonin transporter promoter variant，5-HTTLPR）可能与抑郁障碍的发病有关，在与应激性生活事件的共同作用下，其短（S）等位基因携带者更易患抑郁障碍；色氨酸羟化酶（TPH）是5-羟色胺（5-HT）生物合成的限速酶，其218A/C基因位点多态性也与抑郁障碍发病有关；多巴胺羟化酶作为多巴胺（DA）生成去甲肾上腺素(NE)的关键酶,其活性相关多态性-外显子2的G444A与抑郁障碍中精神病性症状的发生相关;单胺氧化酶A(MAOA)是单胺类神经递质的代谢酶,*MAOA*基因位于X染色体,其多态性位点EcoRV与男性抑郁障碍的发生相关;*BDNF*基因的Val66Met多态性也与抑郁障碍的发病有关,携带*Met66*等位基因的抑郁障碍患者的海马体积明显小于健康对照者,并且海马体积的缩小与抑郁障碍患者的病情加重有关。然而,目前研究的抑郁障碍易感基因的效应均较轻微或中等,且尚无确切的分子遗传学机制,仍需进一步发掘和验证。

(二)神经生化

抑郁障碍的神经生化机制主要涉及5-羟色胺(5-HT)、去甲肾上腺素(NE)和多巴胺(DA)3个主要的神经递质,且这3个单胺能神经递质系统协同发挥作用。

1.5-HT系统

5-HT可直接或间接参与心境调节,其功能活性降低与抑郁障碍的发生有关。研究发现,对氯苯丙氨酸和利血平可使5-HT耗竭从而导致抑郁的发生,而三环类抗抑郁药(TCAs)和选择性5-HT再摄取抑制剂(SSRIs)可通过抑制5-HT的重吸收发挥抗抑郁作用,合成5-HT的前体5-羟色氨酸对抑郁障碍具有治疗作用,可抑制5-HT降解的单胺氧化酶抑制剂(MAOIs)也具有抗抑郁作用。抑郁障碍患者的脑脊液中5-羟吲哚乙酸(5-HIAA,5-HT代谢产物)含量较正常人低,其浓度与抑郁严重程度呈负相关,并与冲动性、攻击性和自杀行为有关,而且5-HIAA含量会随疾病转归而改变。尸检研究发现,抑郁障碍患者前额叶皮层、海马和枕叶皮层的5-HT转运体密度降低,中缝背核的5-HT_{1A}受体减少。在许多抑郁障碍患者中均发现血小板5-HT的异常,如5-HT摄取位点减少、5-HT_2受体增加和5-HT摄取减少,其中大部分可在疾病转归过程中恢复正常。

研究表明,抑郁障碍的发生可能与突触前膜5-HT_{1A}受体超敏和突触后膜5-HT_{1A}受体低敏有关。具体来说,突触前膜5-HT_{1A}自身受体对5-HT的敏感性升高,受体数目增多,对5-HT的合成及释放的抑制增强,使突触间隙中5-HT含量明显下降,低于神经传递所需数量;同时,突触后膜5-HT_{1A}受体的敏感性下降,数目减少,使信息传导速度减慢,导致抑郁的发生。短期使用抗抑郁药物后,中缝核周围5-HT含量增加,作用于敏感性上调的突触前膜5-HT_{1A}自身受体,抑制中缝核向皮质区末梢的放电,使皮质区5-HT含量不能增加,故不显出疗效;长期用药后,突触前膜5-HT_{1A}受体对5-HT脱敏,解除对皮质区的抑制,皮质区放电增加,5-HT释放增加,从而出现明显的抗抑郁作用。

2.NE系统

研究发现,抑郁障碍患者的脑脊液、血液和尿液中NE代谢产物3-甲氧-4-羟苯乙二醇(MHPG)的含量均明显降低;酪氨酸羟化酶(NE生物合成过程的限速酶)的抑制剂α-甲基酪氨酸可以导致轻度抑郁的发生;耗竭突触间隙的NE受体也是利血平导致抑郁发生的机制之一;TCAs可以减少NE的重吸收,发挥抗抑郁作用。

3.DA系统

研究发现,有精神运动迟缓的抑郁障碍患者脑内DA功能降低。抑郁发作时,尿液中DA降解产物高香草酸的水平下降。DA前体左旋多巴对部分抑郁障碍患者的症状有改善作用,吡贝地尔和溴隐亭等DA激动剂也具有抗抑郁作用,新型抗抑郁药(如安非他酮)的主要作用机制是抑制DA的再摄取。

此外,越来越多的证据显示γ-氨基丁酸(GABA)系统可能与抑郁障碍有关。抑郁障碍患者脑脊液内 GABA 浓度降低，眶额叶皮层内 GABA 能神经元数量减少；产后抑郁患者皮层内 GABA 浓度降低。抗癫痫药(如卡马西平、丙戊酸钠)可通过调节脑内 GABA 含量发挥抗抑郁作用。谷氨酸系统也可能与抑郁障碍有关。抑郁障碍患者枕叶皮层和前额叶皮层内谷氨酸浓度升高；在临床研究中氯胺酮、利鲁唑等 N-甲基-D-天门冬氨酸(NMDA)受体(一种谷氨酸受体)拮抗剂均有抗抑郁效果，特别是在难治性抑郁症患者中氯胺酮可产生快速抗抑郁效应。

(三)神经内分泌

1.下丘脑-垂体-肾上腺(HPA)轴

抑郁障碍患者可能有 HPA 轴功能障碍，表现为血浆、脑脊液、尿液中皮质醇水平升高，其昼夜节律也发生变化，晚间自发性皮质醇分泌抑制功能丧失。抑郁障碍患者在地塞米松抑制试验(DST)中通常不出现皮质醇分泌抑制现象；在抑郁障碍中该试验的敏感性约为 90%，但特异性为 30%～50%；在伴有精神病性症状和老年抑郁障碍患者中，DST 阳性率较高。此外，抑郁障碍患者促肾上腺皮质激素释放激素的分泌量也有升高。

2.下丘脑-垂体-甲状腺(HPT)轴

研究发现，约 25%的抑郁障碍患者血浆促甲状腺激素(TSH)的含量显著降低，而游离 T_4 水平显著升高。HPT 轴功能下降与患者对抗抑郁药的低反应性和复发较早有关。部分抑郁障碍患者 TSH 的分泌对促甲状腺激素释放激素(TRH)反应不敏感，该反应可随症状缓解而逐渐恢复正常。抑郁障碍与 HPT 轴的关系以及使用甲状腺素对抑郁障碍进行治疗都值得进一步研究。

3.下丘脑-垂体-性腺(HPG)轴

女性抑郁障碍患者的雌激素水平较同龄健康女性低。产后性激素水平的急剧下降可能是抑郁障碍发病的危险因素。有研究提示激素替代疗法对绝经后女性有抗抑郁效果。男性抑郁障碍患者可出现睾酮水平下降，睾酮替代疗法虽有抗抑郁效果但会增加患前列腺癌的风险。

4.下丘脑-垂体-生长激素(HPGH)轴

抑郁障碍患者的生长激素(GH)系统对可乐定刺激的反应显著低于正常人。部分抑郁障碍患者的 GH 系统对地昔帕明和胰岛素的反应性下降，并且在双相抑郁及精神病性抑郁患者中表现更为显著。

(四)神经可塑性

神经可塑性是指中枢神经系统结构和功能的可修饰性。研究表明，抑郁障碍患者的神经可塑性存在异常。

BDNF 维持着脑神经元的生长发育。在应激情况下，BDNF 的表达可能受到抑制，使海马的 BDNF 供给中断，其中的易感神经元发生萎缩或凋亡，导致抑郁发生、抑郁反复发作或对抗抑郁治疗的反应性变差。临床影像学研究结果显示，抑郁发作期间，海马神经元体积缩小且功能受损。尸检研究发现，在抑郁障碍患者中，海马、眶额回、胼胝体膝下区、背侧前额叶皮质和杏仁核等脑区的灰质体积、神经元和神经胶质细胞数量均明显减少；某些皮质区域(如扣带回前部)的神经元体积也缩小。在抑郁障碍动物模型中，海马 CA3 区锥体细胞的树突数目和长度均减小，从而导致树突萎缩；组织病理学研究提示，这些神经细胞数目与结构的改变可能与细胞萎缩变性、细胞发生减少等过程有关。长期抗抑郁治疗可促进海马齿状回颗粒细胞的神经发生；长期应用 NE 和 5-HT 的选择性再摄取抑制剂和电抽搐治疗均有利于新生神经元的增殖和生长，可能与其增加海马中 BDNF 的表达有关；MAOIs 对前额叶皮层中的 BDNF 水平也具有提升作用。目前的研究聚焦在 BDNF 如何影响神经元发育、突触可塑性和抑郁障碍中神经元的信息处理效率。

(五)神经电生理

1.睡眠脑电图

绝大多数抑郁障碍患者有早醒、入睡困难和夜间易醒等睡眠障碍,多出现睡眠结构改变和高觉醒,发生睡眠片段化,导致睡眠质量下降。其睡眠脑电异常主要表现为总睡眠时间(TST)减少,入睡潜伏期(SL)延长,入睡后觉醒时间(WASO)增加及早醒;快动眼(REM)睡眠的潜伏期缩短,第 1 个 REM 期延长,前 1/3 夜 REM 睡眠及 REM 密度增加,后 2/3 夜 REM 睡眠减少;慢波睡眠(SWS)时间和比例减少。抑郁障碍患者最为显著的睡眠改变是 SWS 减少和 REM 期潜伏期缩短,但有 15%～20%的抑郁障碍患者出现嗜睡。有证据表明,具有这些睡眠结构改变的患者对药物治疗的反应好于心理治疗。

2.脑电图(EEG)

约 30%的抑郁障碍患者 EEG 存在异常,主要出现在右侧大脑半球,表现为右半球 α 波相对降低、激活性增加,这种激活性增加主要出现在额区,可能与抑郁情绪有关。

3.脑诱发电位(BEP)

研究发现,抑郁障碍患者的皮质诱发电位有异常改变,其中视觉诱发电位(VEP)潜伏期缩短,且右侧电位大于左侧;体感诱发电位(SEP)波幅降低。事件相关电位(ERP)P300 和 N400 的潜伏期延长。

(六)脑影像

1.结构性脑影像

研究发现,重症抑郁障碍患者海马体积显著缩小,并与疾病的慢性化程度和患者脱离治疗时间呈负相关。抗抑郁药治疗一年后仍未达到临床缓解的患者,左右侧海马体积均比基线水平进一步减小。背外侧前额叶皮层损伤、黑质神经元变性均可能导致抑郁症状的出现。老年抑郁障碍患者中,眶额叶皮层灰质、脑室旁白质均发生变化,并伴有脑室体积扩大。

2.功能性脑影像

研究显示,抑郁障碍患者左侧额叶和前扣带回的局部脑血流量(rCBF)降低,而且前额叶区活动的降低程度与抑郁严重程度具有正相关关系;伴有认知功能障碍的抑郁障碍患者 rCBF 的降低情况更为严重。抑郁障碍患者在完成威斯康星卡片分类测验时,左侧额叶和颞叶皮质的低灌注现象明显,而且右侧额叶也表现出低灌注;经抗抑郁药治疗症状缓解后,上述脑区的 rCBF 回升。在暴露于负性情绪图片时,抑郁障碍患者脑内杏仁核的激活程度比健康人群显著增强,这种异常在抗抑郁药治疗后有所改善。在抑郁障碍患者中,认知行为疗法可以降低外侧前额叶皮层的代谢,同时增加边缘皮质的代谢。总之,抑郁障碍患者的功能影像异常表现提示,抑郁障碍的发生可能与多个脑区的相互作用有关,而不仅仅涉及某个脑区的功能异常。

(七)社会心理

精神分析理论认为,愤怒情绪受到压抑会导致抑郁,被压抑的愤怒导向内部,进而转为自责和自我怨恨。认知心理学家则认为,自我评判、自我扭曲、自我否定或自我挫败等观念是抑郁障碍的根本原因。抑郁常由应激事件引发,对于有抑郁易感性人格或思维模式的人尤为如此。研究发现,在可能危及生命的生活事件发生后 6 个月内,抑郁障碍发病风险增加 6 倍。婚姻不和谐、离婚、丧偶、失业、经济状况差、慢性躯体疾病、家庭成员患重病或病故均与抑郁障碍的发生有关，其中丧偶可能是与抑郁障碍最为相关的应激因素。这些不良的社会心理因素若同时存在，其致病作用可叠加。

（尹文卅）

第二节　抑郁障碍的临床表现与分型

一、抑郁障碍的临床表现

抑郁障碍临床症状十分丰富，包括心境低落、思维障碍、意志活动减退、认知功能损害和躯体症状。

（一）心境低落

心境低落是抑郁障碍的核心症状，主要表现为显著而持久的情绪低落和悲观。轻度抑郁患者会闷闷不乐，缺乏愉快感，兴趣缺失，做事没有干劲，诉说“心里有压抑感”或“高兴不起来”等；重度抑郁患者可感到悲观绝望、度日如年、痛不欲生，常诉说“活着没有意思”或“生活没有乐趣”等。某些患者的抑郁心境会出现晨重夜轻的特点，即其低落情绪早晨较严重、傍晚有所减轻，可帮助诊断。检查中，患者一般低头呆坐、沉默寡言，眉头紧锁、眼神忧伤、面色憔悴，因内心痛苦而哭泣，看到高兴的事情也难露笑容；但少数患者会压抑内心痛苦，谈话时面带微笑，表现为“微笑性抑郁”，容易误诊，这类患者自杀危险性极高。

（二）思维障碍

思维障碍主要表现为思维联想障碍和思维内容障碍。

1.思维联想障碍

思维联想活动量方面，患者往往感觉思维受抑制、考虑问题和联想困难，常主诉“脑子不够用”“考虑问题很吃力”或“很难对问题做出判断”等；与人交往时，常觉得无话可说或不知该说什么好。思维速度方面，主要表现为思维迟缓、反应迟钝，主诉“脑子好像是生了锈的机器”或“脑子像涂了一层糨糊一样”；交谈时，主动言语较少，语速较慢，对答困难，严重者无法进行正常交流。

2.思维内容障碍

抑郁障碍患者的思维内容多悲观消极，与其抑郁情绪明显相关。患者自我评价过低，觉得自己无能力、无作为、无价值；并认为凡事都对自己不利，自己是最不幸的人，不会有好事降临。患者常对过去不重要的、不诚实的行为产生罪恶感，对将来则感到前途渺茫、无希望，并预见自己工作失败、经济崩溃、家庭不幸和健康恶化等。严重时患者可因躯体不适而疑病，怀疑自己患有癌症等；亦可出现关系、贫穷、被害等妄想；部分患者还可能有幻觉，常为听幻觉。患者常自责，认为自己的存在影响了周围人，给他人带来麻烦；甚至会出现自罪观念，认为自己对不起家人、朋友和同事，给他人带来的麻烦是不可饶恕的，进而出现自杀观念。

消极悲观及自责自罪可引起绝望感，使患者觉得“生活没有兴趣、没有希望”“结束自己的生命是一种解脱”或“自己活在世上是多余的”，促使其自杀企图发展为自杀行为，是抑郁障碍最危险的症状。决定自杀时，患者往往态度坚决，事先选好自杀的时间、地点和方式，常选择凌晨早醒后跳楼或服药。某些患者即使在抑郁情绪好转后，仍有自杀观念，应提高警惕。扩大性自杀是抑郁障碍患者自杀行为的一种特殊形式,即出于对亲人的同情、怜悯、帮助他们摆脱苦难或难舍亲情,将亲人杀死后再自杀。扩大性自杀往往是有目的、有预谋、有计划的,死亡率相当高,给家庭带来巨大的痛苦,社会危害极大。因此,扩大性自杀的问题应得到社会、司法机构及精神医学界的足够关注。

(三)意志活动减退

抑郁障碍患者的意志活动表现为显著而持久的抑制。临床可见生活被动、疏懒、行为迟缓、常独坐、疏远亲友、回避与人接触和交往;或整日卧床、闭门独居,不想工作或外出,不愿参加以前喜欢的活动和业余爱好。严重时患者可能不顾吃、喝和个人卫生,甚至不语、不动、不食,发展为木僵状态(“抑郁性木僵”),其痛苦抑郁情绪需经仔细的精神检查发现。

(四)认知功能损害

抑郁障碍患者的认知损害主要表现为记忆力异常,包括近事记忆力降低,如忘记刚刚发生的事情、刚放下的东西等;也可能表现出负性记忆增强,如难忘既往让自己难过的事情等。其次是注意力障碍,如注意力下降、反应时间延长、注意事物很难持久,导致学习、生活和工作效率下降;或表现为注意固定,常将注意力固定于病态观念或妄想而难以自拔。另外还包括抽象思维能力下降、学习能力降低和语言流畅性下降,眼手协调、空间知觉及思维灵活性等能力也会受到损害。认知功能损害影响患者的社会功能和远期预后。

(五)躯体症状

此类症状在抑郁发作时较为常见。主诉可能涉及各个器官,主要包括睡眠障碍、乏力、食欲减退、体重下降、便秘、疼痛(身体任何部位)、性欲减退、阳痿、闭经和自主神经功能失调症状等。发病前躯体不适的主诉通常更为严重。患者的睡眠障碍以早醒常见,早醒时间一般为 2～3 小时,且醒后难以再入睡,是抑郁发作的典型表现之一;有些患者出现入睡困难、睡眠浅或多梦;少数患者可能出现睡眠过多。患者的体重下降与食欲减退不一定成比例,部分患者也可表现为食欲增强、体重增加。一般情况下,躯体不适主诉较多的患者,其社会阶层、经济状况和受教育程度较低。部分抑郁障碍患者的抑郁症状可能被躯体症状掩盖,称为“隐匿性抑郁症”,这类患者多在综合医院各科就诊,但躯体检查常无阳性发现,易误诊。

(六)其他不典型的抑郁障碍表现

抑郁障碍患者也可出现人格解体、现实解体及强迫症状。人格解体表现为患者的自我关注增强,感到自我的全部或部分似乎是遥远或虚假的,因而常常自我否定。现实解体时,患者会觉得周围环境变得不真实、陌生,看待周围的事物就像看电影,自己像在梦中。患者的强迫症状多以强迫性思维为主,反复想一些不好的事,明知不必要,但无法控制。

(七)特殊人群的抑郁障碍表现

1.老年患者的抑郁心境

老年患者常伴有明显的焦虑、烦躁,有时会出现易激惹和敌意。与年轻患者相比,其精神运动性抑制和躯体不适主诉更为明显。因老年患者思维联想的显著迟缓及记忆力的下降,认知功能损害症状可能更严重,甚至类似痴呆,如记忆力、理解力、计算力和判断力减退,有学者称之为抑郁性假性痴呆。躯体不适主诉中常出现消化道症状,如食欲减退、腹胀和便秘等,并且常纠缠于特定的躯体主诉;易产生疑病观念,发展为疑病、虚无和罪恶妄想等。老年患者的病程较冗长,易转为慢性。

2.儿童抑郁障碍

儿童较为少见，除受遗传易感因素影响外，心理上的“丧失”，如丧失亲人、与父母分离和丧失母爱及家庭欢乐等，对发病影响很大。临床主要表现为心境低落，兴趣缺失；自我评价较低，有自责、自罪及无价值感；可伴有精神运动性抑制，反应迟钝、言语和动作减少；不愿与小朋友玩，孤独；还可出现食欲减退、乏力和睡眠障碍等。

3.围生期抑郁

围生期抑郁多发生在孕期和产后4周以内，达到抑郁症的诊断标准即可诊断。一般来说，妊娠期和产后发生围生期抑郁的比例各半。一般认为，围生期抑郁患病率在3%～6%，并不高于普通人群抑郁症的患病率，但如果有过围生期抑郁的女性再次妊娠时，其发生围生期抑郁的可能性在50%以上，应注意防范。

二、抑郁障碍的分型

抑郁障碍在DSM-5发表之前一直作为心境障碍的一种类型出现，并无统一的分型；人们往往根据临床或科研的需要，将抑郁障碍分为不同的类型，如精神病性/神经症性抑郁、原发性/继发性抑郁、隐匿性抑郁、双重抑郁、更年期抑郁、迟滞性/激越性抑郁、躯体疾病伴发的抑郁和药物所致的抑郁等。在DSM-5中，抑郁障碍作为独立的一类疾病，进行了统一的分型，共包括以下8种类型。

(一)破坏性心境失调障碍

此型表现为严重而反复的脾气爆发，主要体现在言语(如言语暴怒)和/或行为(如对人或物的躯体攻击)上，其强度或持续时间与所处情境或激怒原因完全不成比例。

(二)重性抑郁障碍

此型的主要表现包括几乎每天的大部分时间内情绪低落、对活动的兴趣或乐趣显著下降、体重明显减轻或增加、失眠或嗜睡、精神运动性激越或迟滞、日间疲乏或精力不足、出现无价值感或过度的不恰当的内疚(可达妄想程度)、注意力下降或犹豫不定，以及反复出现自杀观念。

(三)持续性抑郁障碍(心境恶劣)

此型表现为至少2年中的大部分时间内情绪低落、食欲下降或暴食、失眠或嗜睡、精力不足或疲劳、自尊心下降、注意力不集中或难以做决定及感到绝望。

(四)经前期烦躁障碍

此型抑郁障碍患者常在月经开始前一周出现以下症状：明显的情绪不稳定(如情绪波动、突然感到难过或流泪或对拒绝的敏感性增加)，易激惹、易怒或人际冲突增加，情绪低落、绝望感或自我否定，焦虑、紧张和/或感到烦躁；对日常活动的兴趣下降，主观感觉注意力集中困难，萎靡不振、易疲劳或明显的精力下降，明显的食欲变化、暴食或对特定食物的渴求，嗜睡或失眠，感到不知所措或失控；躯体症状(如乳房压痛或肿胀、关节或肌肉疼痛、肿胀感或体重增加)。月经开始后的几天内症状开始好转，月经后的一周症状逐渐减轻或消失。

(五)物质/药物所致的抑郁障碍

此型患者常常在物质中毒或戒断的过程中或之后不久或接触某种药物后表现出显著而持久的情绪紊乱，以情绪低落和对所有或几乎所有活动的兴趣和乐趣显著下降为主要特征。

(六)由于其他躯体疾病所致的抑郁障碍

此型患者所表现的抑郁症状与躯体疾病明显相关，突出表现为显著而持久的情绪低落和对所有或几乎所有活动的兴趣和乐趣显著下降。

（七）其他特定的抑郁障碍

此型的特点是具备抑郁障碍的典型症状，导致了有临床意义的痛苦或社交、职业或其他重要领域的功能受损，但不完全符合以上任一型抑郁障碍的诊断标准。临床工作者可用这类诊断来指明患者的表现不符合以上任一型抑郁障碍诊断标准的特定原因，例如短暂性抑郁发作（4～13 天）、复发性短暂抑郁发作（每次 2～13 天）或症状不足的抑郁发作等。

（八）未特定的抑郁障碍

此型患者的临床表现与其他特定的抑郁障碍相似，但当临床工作者选择对未能符合特定抑郁障碍诊断标准的原因不予以标注时，可使用这一诊断，因信息不足无法作出更特定诊断时（如急诊）也可使用。

（尹文卅）

第三节　抑郁障碍的诊断和鉴别诊断

一、诊断要点

目前，国际通用的诊断标准为《疾病和有关健康问题的国际统计分类（ICD-10）》。但因诊断标准有其局限性，通过密切的临床观察、对疾病症状及病程特点的把握和科学分析是保证临床诊断可靠性的基础。

在 ICD-10 中，抑郁障碍的诊断标准分为首次发作的抑郁障碍和复发的抑郁障碍两个方面，不包括双相抑郁。用于诊断的临床症状分为典型症状和其他常见症状两个维度，典型症状包括心境低落、兴趣和愉快感丧失、精力不济或疲劳感等；其他常见症状包括集中注意和注意的能力降低、自我评价降低、自罪观念和无价值感、认为前途暗淡，悲观、自伤或自杀的观念或行为、睡眠障碍、食欲下降。抑郁障碍的病程持续至少两周。

（一）首次发作的抑郁障碍

抑郁发作可根据其严重程度分为轻度、中度和重度 3 种类型，此外还有重度抑郁发作伴有精神病性症状和其他抑郁发作两种诊断。

1.轻度抑郁

轻度抑郁是指具有至少 2 条典型症状和至少 2 条其他症状，且患者的日常工作和社交活动有一定困难，对患者的社会功能有影响。

2.中度抑郁

中度抑郁是指具有至少 2 条典型症状和至少 3 条（最好 4 条）其他症状，且患者的工作、社交或家务活动有相当困难。

3.重度抑郁

重度抑郁是指 3 条典型症状都存在，并且有至少 4 条其他症状；症状极为严重或起病非常急骤时，不足两周的病程也可作出诊断；除了在极有限的范围内，患者几乎不可能进行社交、工作或家务活动。

4.重度抑郁发作伴有精神病性症状

重度抑郁发作伴有精神病性症状是指符合重度抑郁发作的诊断标准，并存在妄想、幻觉或抑郁性木僵等症状。妄想一般涉及自罪、贫穷或灾难迫在眉睫的观念，患者自认为对灾难降临负有责任；幻觉多为听幻觉和嗅幻觉，听幻觉常为诋毁或指责性的声音，嗅幻觉多为污物腐肉的气味；严重的精神运动迟滞可发展为木僵。

5.其他抑郁发作

其他抑郁发作是指总的诊断印象表明发作有抑郁性质，但不符合轻到重度的诊断标准。例如，轻重时有变化的抑郁症状（尤其是躯体表现）、躯体抑郁症状与非器质性原因所致的持续性疼痛或疲劳的混合形式等。

（二）复发性抑郁障碍

复发性抑郁障碍的特点是反复出现抑郁发作，且不存在符合躁狂标准的心境高涨和活动过度的独立发作。其抑郁发作的起病年龄、严重程度、持续时间和发作频率等无固定规律，平均起病年龄为 40～49 岁，单次发作持续 3～12 个月。一般可分为以下几种类型。

1.复发性抑郁障碍、目前为轻度发作

符合复发性抑郁障碍的标准，目前发作符合轻度抑郁发作的标准；至少有两次发作，每次至少持续两周，且两次发作之间应有几个月无明显心境紊乱。

2.复发性抑郁障碍、目前为中度发作

符合复发性抑郁障碍的标准，目前发作符合中度抑郁发作的标准；至少有两次发作，每次至少持续两周，且两次发作之间应有几个月无明显心境紊乱。

3.复发性抑郁障碍、目前为不伴有精神病性症状的重度发作

符合复发性抑郁障碍的标准，目前发作符合不伴有精神病性症状的重度抑郁发作的标准；至少有两次发作，每次至少持续两周，且两次发作之间应有几个月无明显心境紊乱。

4.复发性抑郁障碍、目前为伴有精神病性症状的重度发作

符合复发性抑郁障碍的标准，目前发作符合伴有精神病性症状的重度抑郁发作的标准；至少有两次发作，每次至少持续两周，且两次发作之间应有几个月无明显心境紊乱。

5.复发性抑郁障碍、目前为缓解状态

符合复发性抑郁障碍的标准，目前发作不符合任何程度抑郁发作或其他心境障碍的诊断标准；至少有两次发作，每次至少持续两周，且两次发作之间应有几个月无明显心境紊乱。

二、鉴别诊断

（一）躯体疾病相关的抑郁

躯体疾病可能是抑郁障碍的直接原因、诱因或者与抑郁障碍伴随出现。诊断时应详细询问病史和进行全面检查，以明确两种疾病的关系，从而给予积极的干预治疗，不可顾此失彼。

（二）痴呆

老年患者的抑郁障碍常伴有明显的认知功能改变，其表现类似痴呆，称为假性痴呆。不同于阿尔茨海默病的缓慢起病，老年抑郁障碍发病较急，患者有一定的求治要求和自知力；其晨重夜轻的特点也可以与痴呆的晨轻夜重相鉴别。进行心理测试时，抑郁障碍患者常不愿回答问题，痴呆患者则会尽可能编造。此外，给予抗抑郁治疗后，短时间内抑郁障碍患者的认知功能会有一定程度的恢复，但痴呆患者无此表现。

(三)精神分裂症

多数精神分裂症患者的情感症状表现为情感淡漠，但部分患者会伴有情绪低落；而许多抑郁障碍患者常出现明显的精神病性症状。两者的鉴别要点：伴有精神病性症状的抑郁障碍通常不符合精神分裂症的症状特点，如妄想荒诞离奇、多种妄想同时存在且相互矛盾以及情感反应不协调等。

(四)双相抑郁

双相抑郁是指曾有躁狂发作和抑郁发作，本次发病以抑郁症状为主；而抑郁障碍患者既往无躁狂发作史，始终以抑郁症状为主要临床表现。

(五)居丧反应

居丧或悲伤反应是指因对亲属死亡这一应激事件的反应而导致的抑郁、悲伤或悲痛状态。一般表现为轻度抑郁状态，持续时间一般不超过 3 个月。如果达到抑郁症的诊断标准，则诊断为抑郁症。

(六)广泛性焦虑

抑郁和焦虑常伴随出现。当焦虑症状较明显，而抑郁症状不足以诊断为抑郁发作时，应诊断为焦虑障碍；若两种症状均较严重，符合各自的诊断标准，可分列诊断。

(七)创伤后应激障碍

创伤后应激障碍患者的抑郁症状通常较轻，且脱离应激源后可随时间的迁移逐渐好转。但部分患者在创伤后应激障碍的症状消失后，会表现出严重的抑郁症状，此时应按抑郁障碍的标准进行诊断。

(尹文卅)

第四节　抑郁障碍的治疗

一、治疗原则

当前抑郁障碍主要是抗抑郁药治疗，其总体有效率为 60%～70%；心理治疗在于提高药物治疗的依从性、改变患者的负性自动思维、提升内在动力，对于轻症患者是重要的治疗手段，对于中至重度患者是有效的增效方式；物理治疗例如 MECT，可以作为抑郁障碍急诊状态，例如消极自杀行为的首选方法。同时，与 MECT 相类似，rTMS 对于难治性抑郁障碍患者有一定的疗效。

(1)治疗的每个阶段都应该对患者进行评估：对症状特点、诊断、治疗，以及影响药物治疗的躯体状况、患者社会功能、生活质量、药物经济负担等进行充分的评估。

(2)药物治疗时机的选择：对于本人不接受药物治疗或专业医务工作者认为不需要治疗干预也可以康复的轻度抑郁障碍患者，需要谨慎对待，通常应该在 2 周内进一步评估以决定是否用药；中至重度抑郁障碍患者应尽早开始药物治疗。

(3)个体化用药原则：全面考虑患者的症状特点、年龄、躯体状况、药物耐受性、有无合并症等个体的临床特征。

(4)单一用药原则：尽可能采用单一、足量、足疗程的治疗，当单药治疗以及换药治疗无效的情况下，可考虑两种作用机制不同的抗抑郁药物合并治疗。

(5)剂量滴定原则：起始剂量尽可能采用最小有效剂量、使不良反应减少，提高依从性，当疗效不佳时可以考虑增加至足量(有效药物的治疗剂量上限)。

(6)换药原则：如果用药时间充分(6～8 周或 8 周以上)但仍无效或者疗效不佳，可以考虑换用同类另一种药物或作用机制不同的另一类药物。

(7)附加治疗、强化治疗原则：当换药治疗无效时，可考虑 2 种作用机制不同的抗抑郁药物联合使用以增加疗效，联合米氮平、米安色林或安非他酮的证据最充分；多种抗抑郁药联合治疗效应的证据较少。附加治疗/强化治疗包括锂盐、非典型抗精神病药以及甲状腺素 T_3 等。

(8)停药原则：维持期治疗结束后在数周内逐渐停药，如果存在残留症状，最好不停药。在中止治疗后 2 个月内复燃危险最高，应在停药期间坚持随访。

(9)药物监管原则：治疗前应该向患者及其家人阐明药物治疗的具体策略、可能的药物反应或不良反应，需要家属或监护人监管药物及随访其反应，发现不良反应需要及时处理。

(10)共病治疗原则：积极治疗与抑郁发作共病的焦虑障碍、躯体疾病、物质依赖等。

(11)心理-社会-生物医学模式下的多途径联合治疗原则：心理应激是重要的发病因素，需要辅助心理治疗，同时积极处理患者的躯体疾病的共病。

二、治疗目标及策略

治疗目标包括以下 3 点：①提高临床治愈率，最大限度地减少病残率和自杀率，减少复发风险。随访发现，病情完全缓解(HAMD≤7)的患者复发率为 13%，部分缓解(HAMD 减分＞50%)的患者复发率为 34%。②提高生存质量，恢复社会功能，达到真正意义的痊愈，而不仅是症状的消失。③预防复发。药物虽非病因治疗，却可以减少复发风险，尤其对于既往有发作史、家族史、女性、产后、慢性躯体疾病、缺乏社会支持和物质依赖等高危人群。这与美国精神病学会(APA)2010 年提出的 3 个总治疗目标“获得临床治愈，改善功能损害，提高生活质量”相符合。

治疗倡导全病程的理念，分为急性期治疗、巩固期治疗和维持期治疗。急性期治疗(6～12 周)：控制症状，尽量达到临床治愈。巩固期治疗(4～6 个月)：在此期间患者病情不稳定，复燃风险较大，原则上应继续使用急性期治疗有效的药物，剂量、用法保持不变。维持期治疗：维持治疗时间的研究尚不充分，一般倾向至少 2～3 年，多次复发者主张长期维持治疗。持续的、规律的治疗可以有效地降低抑郁症的复燃/复发率。维持治疗结束后，病情稳定，可缓慢减药直至终止治疗，一旦发现有复发的早期征象，应该迅速恢复原治疗。

(一)急性期治疗

急性期优化治疗策略首要步骤是对症状的评估，包括评估症状严重程度和进展，以及既往药物和其他治疗方式及疗效的全面回顾。在此基础上采取多元化的治疗方式，包括药物治疗、心理治疗和物理治疗等。影响治疗方式选择的因素包括临床症状特点(轻度、中度或重度)；伴随疾病和目前用药情况；患者的意愿；治疗费用及患者的治疗依从性。治疗中对治疗效果的充分评价也是非常重要的一步。治疗中监测的项目：①症状严重程度，对自己或他人的“危险”程度，是否有残留症状影响社会功能及生活质量；②对治疗的反应；③治疗的不良反应；④合并其他精神障碍，包括酒精依赖或其他物质依赖；⑤躯体状况；⑥转躁的线索。

(二)巩固期治疗

巩固期治疗的目的是预防复燃。有证据表明,对于首次发作并已经在急性期使用抗抑郁药治疗的患者,在患者症状缓解后需要继续巩固治疗,原则上应该继续使用急性期治疗有效的药物,治疗剂量不变。目前的研究显示,三环类抗抑郁药物及新型抗抑郁药物均能有效预防复燃,锂盐对于预防复燃也有一定的作用,认知行为疗法作为巩固期治疗的合并治疗方式之一,能有效降低复燃风险。对于电抽搐治疗有效的患者,可以继续给予 MECT 治疗巩固,尤其是使用药物和心理治疗进行维持治疗无效的患者。

(三)维持期治疗

为了降低抑郁症的复发风险,在巩固期疗程结束后,应该进入维持期的治疗。维持期治疗应当继续使用在急性期及巩固期有效的抗抑郁药,继续使用急性期治疗的剂量。当患者抑郁复发时,临床医师通常使用增加药物剂量、换药、合并用药或联合心理治疗来增加疗效。尽管维持期心理治疗疗效的相关研究很少,但有些研究仍然显示维持期的心理治疗是有效的。

(四)终止治疗

停止治疗之前,应告知患者存在抑郁症状复发的潜在危险,复发概率最高的时间是在结束治疗后的 2 个月内,并应确定复发后寻求治疗的计划。在 2 个月内逐步减量直到停药可以降低撤药反应。停药后,仍应对患者进行数个月的监督随访是否有症状复发。

抑郁障碍治疗及预后的 5“R”标准。

(1)有效(response,R):抑郁症状减轻,HAMD 减分至少达 50%或者 MADRS 减分率至少达到 50%。

(2)临床治愈(remission,R):抑郁症状完全消失 2 周以上,6 个月以下,HAMD≤7 或者 MADRS≤10,并且社会功能恢复良好。

(3)临床痊愈(recovery,R):指患者完全恢复正常或缓解至少 6 个月。

(4)复燃(relapse,R):患者抑郁症状未达缓解或未达临床痊愈便出现反复和症状加重。

(5)复发(recurrence,R):指痊愈后一次新的抑郁发作。

(尹文卅)

第八章

双相情感障碍

第一节　双相情感障碍的病因和发病机制

病因仍不清楚。大量研究资料提示遗传因素、生物学因素和心理社会等多因素都对其发生有明显影响，并且彼此之间相互作用，导致了疾病的发生和发展。

一、遗传因素

在双相情感障碍(简称双相障碍)的病因中，遗传因素是双相障碍最为主要的危险因素，双相障碍具有明显的家族聚集性，其遗传倾向较精神分裂症更为突出。

(一)群体遗传学研究

群体遗传学研究提示双相障碍虽有明显的家族聚集性，但其遗传方式不符合常染色体显性遗传，属于多因素遗传病。中、重度双相障碍在人群中的患病率为1%～2%，而双相障碍先证者亲属患病的概率高出一般人群10～30倍。双相障碍先证者和亲属关系的研究表明，血缘关系越近，发病危险性也越高，一级亲属患病率远高于其他亲属，并且有早发遗传现象(即发病年龄逐代提早、疾病严重性逐代增加)。由此可见群体遗传因素在双相障碍病因中占重要地位。

(二)家系研究

遗传倾向调查发现，双相障碍的遗传度高达80%(Tsuang&Faraone，1990)，较之抑郁症(major depressive disorder，MDD)的遗传度40%高许多。双相Ⅰ型障碍先证者的一级亲属患双相Ⅰ型的可能性较对照组高8～18倍，患抑郁症的可能性高2～10倍；而抑郁症先证者的一级亲属患抑郁症的可能性比对照组高2～3倍，患双相Ⅰ型障碍的可能性高1.5～2.5倍。随着亲属级别的降低，患病率增高更明显。

研究还发现，50%的双相Ⅰ型障碍患者的父母至少有一人患有心境障碍(抑郁障碍或双相障碍)。如果父母一方患有双相Ⅰ型障碍，其子女有25%的机会患心境障碍；若父母双方都患有双相障碍Ⅰ型，其子女患心境障碍的机会为50%～75%。表明双相障碍Ⅰ型患者的家系传递与遗传因素的关系更密切。

(三)双生子、寄养子研究

双生子研究显示，同卵双生子的同病一致率(33%～90%)较异卵双生子(10%～25%)高。

寄养子研究显示，患双相障碍的寄养子的生身父母罹患该病的概率比正常寄养子的生身父母高，而生身父母患双相障碍的寄养子患该病者比生身父母正常的寄养子要多。寄养于正常家庭的双相障碍患者的生身父母双相障碍的患病率明显高于寄养父母；寄养于双相障碍父母的正常寄养子患病率低于患病父母的亲生子女。Mendlewicz 和 Rainer 调查了 29 例双相障碍寄养子的双亲，发现其生身父母中 31%存在情感障碍，而其寄养子父母中只有 12%存在情感障碍，提示患病父母的亲生子女即使寄养到环境基本正常的家庭中仍具有较高的双相障碍发生率，从而间接说明环境因素在双相障碍发病中所起的作用不如遗传因素明显。

（四）分子遗传学

双相障碍连锁分析研究发现，在多个染色体上都有可能的致病基因连锁位点，其中有另一项研究重复证实的有 18p11.2、21q22、22q11-13、18q22、12q24、4p16 等染色体区域。

候选基因关联分析发现 5-HT 转运体、多巴胺转运体、多巴胺 β 羟化酶基因（*DBH*）、酪氨酸（*TH*）基因、单胺氧化酶基因存在关联。除此之外，其余定位与双相障碍连锁区域内的单胺能神经递质相关的基因在双相障碍病因机制中的作用仍不能完全排除，如 5-HT_{2a}（13q14-21）、5-HT_{1a}（5q11.2-q13）、5-HT_{2c}（Xq24）、5-HT_{6}（1p35-p36）、5-HT_{7}（10q21-24）、DRD4、DRD5 及 COMT 等。

二、神经影像学研究

近年来，双相障碍的神经影像学的研究进展非常快，相关研究结果对探索双相障碍的发病原因及其致病机制提供了重要的生物学证据。各种神经影像学技术在双相障碍的研究中得到了广泛应用，虽然目前的研究结果仍不尽一致，但根据目前现有的研究结果，双相障碍的影像学改变主要涉及额叶、基底节、扣带回、杏仁核、海马等与认知和情感调节关系较密切的神经环路的损害，也涉及以上脑功能区皮质下白质的微观结构改变，这些改变可能导致皮质和皮质下连接损害和脑功能连接损害，最终导致双相障碍的临床症状发生。表 8-1 列举近年来主要的神经影像学研究结果。

表 8-1　双相障碍的主要神经影像学研究结果

部位	研究方法	主要研究结果
杏仁核	MRI，fMRI，PET	多数研究显示杏仁核容积增大，代谢异常
海马	MRI，PET，SPET	海马容积减小、正常均有报道；右侧海马代谢增高
基底神经节	MRI，fMRI，PET	尾状核增大、正常均有报道，多数研究提示尾状核、纹状体有激活异常，纹状体代谢降低
白质	MRI，DTI	绝大多数研究报道深部脑白质高信号，额叶多见，与年龄相关
眶额皮质	MRI，PET，DTI	多数报道代谢下降，容积减小

三、神经递质功能研究

双相障碍的主要病理机制可能是中枢神经系统的神经递质功能异常。由于中枢神经递质系统本身非常复杂，且各神经递质之间的相互作用也非常复杂，目前研究认为与双相障碍相关的神经递质包括 5-羟色胺、去甲肾上腺素、多巴胺、乙酰胆碱、谷氨酸、γ-氨基丁酸、神经肽。

（一）5-羟色胺

双相障碍的 5-羟色胺（5-HT）假说越来越得到人们的认可。该假说认为 5-HT 直接或间接参与调节人的情绪。5-HT 功能活动降低与抑郁发作患者的食欲减退、失眠、昼夜节律紊乱、内分泌功能失调、性功能障碍、焦虑不安、不能对付应激、活动减少等密切相关；而 5-HT 功能增高则与躁狂发作有关。

大量资料提示中枢 5-HT 神经递质的变化和相应受体功能的改变与双相障碍的发生有关。比如，双相障碍患者尸检中发现脑脊液 5-HT 代谢产物 5-羟吲哚乙酸（5-HIAA）水平低于正常人。双相障碍患者血小板上 5-HT 跨膜转运体功能减弱，血小板摄取 5-HT 减少，摄取 5-HT 上调功能减弱。

（二）去甲肾上腺素

研究发现双相抑郁患者尿中肾上腺素（NE）代谢产物 3-甲氧-4 羟苯乙二醇（MHPG）较对照组明显降低，转为躁狂症时 MHPG 含量升高；酪氨酸羟化酶（TH）是 NE 生物合成的限速酶，而 TH 抑制剂 α-甲基酪氨酸可以控制躁狂症，导致轻度的抑郁，可使经地昔帕明（去甲米帕明）治疗好转的抑郁症患者出现病情恶化。

（三）多巴胺

研究发现，某些抑郁症患者脑内多巴胺（DA）功能降低，躁狂发作时 DA 功能增高。其主要依据：多巴胺前体 L-DOPA 可以改善部分单相抑郁症患者的抑郁症状，可以使双相抑郁转为躁狂；多巴胺激动剂，如 Piribedil 和溴隐亭等有抗抑郁作用，可使部分双相患者转为躁狂；新型抗抑郁药，如安非他酮主要阻断多巴胺的再摄取。研究发现抑郁发作时，尿中多巴胺的降解产物 HVA 水平降低。另有报道，能阻断多巴胺受体的抗精神病药物，可治疗躁狂发作，亦说明心境障碍患者存在 DA 受体的变化。

（四）乙酰胆碱

Janowry（1972）认为乙酰胆碱（Ach）能与去甲肾上腺素能神经元之间存在张力平衡，脑内 Ach 能神经元过度活动，可能导致抑郁；而肾上腺素能神经元过度活动，可能导致躁狂。

（五）谷氨酸

研究显示双相障碍患者谷氨酸（Glu）能系统的异常，可能与额叶皮质甘氨酸高亲和力，NMDA 受体的下调和局部脑区谷氨酸转化率的改变有关。

（六）γ-氨基丁酸

临床研究发现抗惊厥药如卡马西平、丙戊酸钠具有抗躁狂和抗抑郁作用，其药理作用与脑内 γ-氨基丁酸（GABA）含量的调控有关。有研究发现双相障碍患者血浆和脑脊液中 GABA 水平下降。

四、神经内分泌功能失调

近年来大量研究资料证实某些内分泌改变与双相障碍有关。主要涉及下丘脑-垂体-肾上腺轴（HPA）、下丘脑-垂体-甲状腺轴（HPT）及下丘脑-垂体-生长激素轴（HPGH）的改变。

（一）下丘脑-垂体-肾上腺轴

下丘脑-垂体-肾上腺轴是研究最多的神经内分泌轴。下丘脑-垂体-肾上腺轴（hypothalamic-pituitary-adrenal axis，HPA）是指从下丘脑发动至糖皮质激素合成的神经内分泌支配轴，众多研究提示 HPA 轴与抑郁发作之间有密切关系。抑郁症和双相障碍患者的 HPA 轴活性增高，包括中枢促肾上腺皮质激素释放激素、垂体促肾上腺素皮质激素和肾上腺糖皮质激素。

(二)下丘脑-垂体-甲状腺轴

抑郁心境常与甲状腺功能减退显著相关,也有报道伴有快速循环发作的双相障碍患者较无快速循环发作的双相障碍患者而言,甲状腺功能减退的发生率更高,此部分患者用甲状腺激素治疗可能有效。多数针对下丘脑-垂体-甲状腺轴(HPT)的研究发现,双相障碍患者中 TSH 对 TRH 的反应增强,血浆基础 TSH 浓度升高。双相障碍患者还有其他的甲状腺轴异常,包括 TSH 对 TRH 的反应钝化,血浆 TSH 浓度夜间峰值钝化或缺失,抗甲状腺微粒体抗体或抗甲状腺球蛋白抗体的出现率也较高。抗甲状腺素抗体并非锂盐治疗后产生,但锂盐能加速该抗体的形成。

(三)下丘脑-垂体-生长激素轴

研究发现在双相抑郁发作和精神病性抑郁发作患者中生长激素(GH)对地昔帕明的反应降低,部分患者 GH 对胰岛素的反应也降低,而在躁狂发作患者身上发现 GABA 激动剂巴氯芬可以激发的 GH 明显分泌的情况,而此种情况在抑郁症患者中不存在。尽管以上证据表明双相障碍患者存在下丘脑-垂体-生长激素轴(HPGH)调节 GH 不正常,但目前其中的具体机制仍不清楚。

五、神经生理功能障碍

(一)神经细胞信息传递系统功能异常

研究发现,双相障碍患者存在鸟苷酸结合蛋白(G 蛋白)活性异常增强,可能意味着 G 蛋白高活性是双相障碍的一种素质标记,也可能是一种功能状态,表现为躁狂患者 Gp 蛋白活性增强,而抑郁患者 Gs 功能亢进。碳酸锂对 Gp、Gs 两种蛋白均有抑制作用,这可能是碳酸锂对双相障碍躁狂发作和抑郁发作都有治疗作用的机制。而拉莫三嗪可能是通过下调 5-HT_{1A}介导的腺苷酸环化酶活性起抗抑郁和稳定心境的作用。

研究也发现双相障碍患者存在细胞内 Ca^{2+}释放活动增加,未经治疗的双相抑郁患者细胞内的 Ca^{2+}水平明显高于单相抑郁患者,但治疗后双相障碍患者的 Ca^{2+}水平与健康对照无差异,由此推断认为细胞内 Ca^{2+}水平升高可能是双相障碍的状态性标志。

(二)点燃及敏感作用假说

1992 年 Post 提出了心境障碍点燃假说。该假说的理论基础是指,重大的心理社会应激因素在心境障碍发病起始阶段有着至关重要的作用。而这种点燃假说的提出正是运用发展精神病理学观点来解释应激和情感障碍之间存在着变化关系。另外,行为敏感性在疾病的复发、快速循环研究中也较为常见,有的学者在点燃假说基础上提出了敏感作用假说这一概念,另有学者认为无论是双相抑郁还是单相抑郁发作,之前住院治疗的次数可以高度预测之后疾病复发的可能性。在点燃效应模型中存在应激敏感作用这一元件,假说认为对应激源的敏感性可以促使双相障碍疾病的初发及快速循环,可以看出,点燃假说与敏感作用理论基础具有同源性。

但点燃假说及之后的敏感作用至今并未得到一致的认可,当然原因是多方面的,如样本量的选取及研究方法的局限与不同,另外双相障碍相关研究存在着与单相抑郁研究一样的不足之处,也就是说已有的这些研究更多是着重于生活应激事件的频率,而忽视了应激事件本身所产生的影响问题。相信对这一理论的肯定还需要更多更完善的相关研究来加以证实。

六、生物节律改变

早在 20 世纪 80 年代,Ehler 和 Frank 等提出了社会时间控制器理论,认为一系列的生活事件可以导致社会生物节律的紊乱，如睡眠障碍、饮食紊乱等，从而使得易感个体出现抑郁的发作。该理论一部分来源于抑郁症患者的一些生物节律的紊乱，如睡眠-觉醒周期的紊乱、体温的改变、褪黑素的改变以及皮质醇节律的改变。以前，研究多针对抑郁的发作，目前越来越多的研究和证据关注社会生物节律对于双相障碍躁狂发作的影响。

除了"外在扳机"(即社会时间控制器理论)对于易感人群可以导致疾病外，长期的社会生物节律紊乱使得易感个体处于一种基本稳定的功能失调的状态，这种状态逐渐成为患者的一种特质，使得患者更容易发作抑郁或者躁狂，这就是"内在扳机"的作用。

Malkoff-Schwartz 等人进行了大量的研究，发现与正常对照组相比，双相障碍患者在发病的前 8 周经历的社会生物节律紊乱(social rhythm disruption，SRD)事件更多，并且至少经历一件 SRD 的比例远高于对照组(55％vs .10％)。组间比较还发现，在躁狂组 SRD 事件与疾病发作相关，研究提示 SRD 事件的8 周的时间窗可能促发躁狂，而对抑郁没有该作用；学者还认为 SRD 事件与躁狂相关可能是因为躁狂更受社会生物节律的影响。但由于研究的样本量比较小，故该结论仍需谨慎看待。2000 年，Malkoff-Schwartz 进一步深化研究，比较了正常对照和心境障碍患者 8 周和 12 周的 SRD。患者组分为 4 组，分别为双相躁狂(21 例)、双相抑郁(21 例)、双相快速循环(24 例)以及单相抑郁(44 例)。组间比较发现躁狂患者在发作前经历更多的 SRD 事件，这与先前的结果一致。而 20 周的结果与 8 周结果的差异没有统计学意义。

目前为止关于社会时间控制理论的证据仍然十分有限，相关的研究证据样本量小，并且无法明确其中的因果关系，仍需要更多的大样本设计良好的研究予以证实。但这样的研究和理论对于我们理解双相障碍的病因和临床表现都有十分重要的意义。

七、神经可塑性与神经营养失衡假说

双相障碍与多种生物学改变有关，其中神经可塑性研究越来越受人关注。神经可塑性或脑可塑性就是指中枢神经系统(CNS)在形态结构和功能活动上的可修饰性。即指在一定条件下 CNS 的结构和功能，能形成一些有别于正常模式或特殊性的能力。

神经营养失衡假说与神经可塑性密切相关。脑源性神经营养因子(BDNF)属于神经营养素家族，BDNF 与酪氨酸激酶 B(TrkB)结合，激活参与神经营养因子作用的信号转导途径，对发育过程中神经元的存活、分化以及成年神经元的存活、功能起重要作用。不少抗抑郁药物、电抽搐治疗和丙戊酸、碳酸锂等心境稳定剂等均可以增加神经元的可塑性，从而产生神经保护作用。

心境稳定剂增加神经元可塑性可能与调控神经元内信号转导通路的变化有关。

(1)磷酸肌醇-蛋白激酶-C 环路：心境稳定剂可抑制磷酸肌醇-蛋白激酶-C 通路。锂盐和丙戊酸盐可以减少肌醇向胞内转运；同时锂盐作为肌醇磷酸酶的非竞争抑制剂，可阻止三磷酸肌醇转化为肌醇，从而影响了蛋白激酶 C 信号转导通路。

(2)Wnt 信号通路：心境稳定剂通过作用于 Wnt 信号通路提高神经元可塑性。Wnt 可激活散乱蛋白(Dsh)，后者能抑制糖原合成激酶(GSK-3β)和蛋白激酶 A，GSK-3β 可以磷酸化 β-链蛋白，使其降解。锂盐通过抑制 GSK-3β 提高 β-链蛋白水平，产生抗凋亡效应，并通过 T 细胞因子/淋巴增强因子 1(Tcf/Lef-1)刺激轴突生长。丙戊酸盐和其他抗惊厥药，也通过抑制 GSK-3β 或诱导 β-链蛋白来抗凋亡。

(3)神经营养因子下游信号转导通路：心境稳定剂可影响神经营养因子信号转导通路。脑源性神经营养因子(BDNF)信号转导通路可能参与电抽搐治疗和心境稳定剂治疗的作用机制。

八、心理社会因素

双相障碍具有高发病率与高复发率，曾有研究发现，负性生活事件会增加双相抑郁发作，而某种类型的负性及正性生活事件则会增加双相躁狂发作。但是，绝大部分研究很难证实引起疾病发生的这些心理社会因素与该疾病发展有关。也就是说，在疾病发展过程中，生活应激事件与情绪之间的关系到底是持久的，还是多变的。发展精神病理学观点强调基因、神经生理、应激及心理因素之间的相互作用关系在疾病进展过程中起着重要作用。

（王　宁）

第二节　双相情感障碍的临床表现和类别

一、临床表现

（一）躁狂发作

躁狂发作的典型临床症状是心境高涨、思维奔逸和精力活动增强。

1.心境高涨

患者主观体验特别愉快，自我感觉良好，整天兴高采烈，笑逐颜开，洋溢着欢乐的风趣和神态，甚至感到天空格外晴朗，周围事物的色彩格外绚丽，自己亦感到无比快乐和幸福。患者这种高涨的心境具有一定的感染力，常博得周围人的共鸣，引起阵阵的欢笑。有的患者尽管心境高涨，但情绪不稳，变幻莫测，时而欢乐愉悦，时而激动暴怒。部分患者则以愤怒、易激惹、敌意为特征，甚至可出现破坏及攻击行为，但常常很快转怒为喜或赔礼道歉。

2.思维奔逸

患者表现为联想过程明显加速，自觉思维非常敏捷，思维内容丰富多变，思潮犹如大海中的汹涌波涛，有时感到自己舌头在和思想赛跑，言语跟不上思维的速度，常表现为言语增多，滔滔不绝，口若悬河，手舞足蹈，眉飞色舞，即使口干舌燥，声音嘶哑，仍要讲个不停。但讲话的内容较肤浅，且凌乱不切实际，常给人以信口开河之感。由于患者注意力随境转移，思维活动常受周围环境变化的影响致使话题突然改变，讲话的内容常从一个主题很快转到另一个主题，即表现为意念飘忽，有的患者可出现音联和意联。

患者的思维内容多与心境高涨相一致，自我评价过高，表现为高傲自大，目空一切，自命不凡，盛气凌人，不可一世。可出现夸大观念，认为自己是最伟大的，能力是最强的，是世界上最富有的。甚至可达到夸大或富贵妄想的程度，但内容并不荒谬。有时也可出现关系妄想、被害妄想等，多继发于心境高涨，且持续时间不长。

3.精力活动增强

患者表现为精力旺盛，兴趣范围广，动作快速敏捷，活动明显增多，且忍耐不住，爱管闲事，整天忙忙碌碌，但做事常常虎头蛇尾，一事无成。对自己行为缺乏正确判断，常常是随心所欲，不考虑后果，如任意挥霍钱财，有时十分慷慨，将高级烟酒赠送同事或路人。注重打扮装饰，但并不得体，招引周围人的注意，甚至当众表演，乱开玩笑。自认为有过人的才智，可解决所有的问题，乱指挥别人，训斥同事，专横跋扈，狂妄自大，自鸣得意，但毫无收获。社交活动多，随便请客，经常去娱乐场所，行为轻浮，且好接近异性。自觉精力充沛，有使不完的劲，不知疲倦，睡眠需要明显减少。病情严重时，自我控制能力下降，举止粗鲁，甚至有冲动毁物行为。

4.躯体症状

由于患者自我感觉良好，故很少有躯体不适体诉，常表现为面色红润，两眼有神，体格检查可发现瞳孔轻度扩大，心率加快，且有交感神经亢进的症状如便秘。因患者极度兴奋，体力过度消耗，容易引起失水，体重减轻等。

5.其他症状

患者的主动和被动注意力均有增强，但不能持久，易为周围事物所吸引，急性期这种随境转移的症状最为明显。部分患者有记忆力的增强，且无法抑制，多变动，常常充满许多细节琐事，对记忆的时间常失去正确的分界，以致与过去的记忆混为一谈而无连贯。在发作极为严重时，患者极度兴奋躁动，可有短暂、片断的幻听，行为紊乱而毫无目的指向，伴有冲动行为；也可出现意识障碍，有错觉、幻觉及思维不连贯等症状，称为谵妄性躁狂。多数患者在疾病的早期即丧失自知力。

老年患者临床上主要表现易激惹，狂妄自大，有夸大观念及妄想，言语增多，但常较啰唆，可有攻击行为。意念飘忽和性欲亢进等症状亦较少见。病程较为迁延。

（二）轻躁狂发作

躁狂发作临床表现较轻者称为轻躁狂，患者可存在持续至少数天的心境高涨、精力充沛、活动增多，有显著的自我感觉良好，注意力不集中也不能持久，轻度挥霍，社交活动增多，性欲增强，睡眠需要减少。有时表现为易激惹，自负自傲，行为较莽撞，但不伴有幻觉、妄想等精神病性症状。患者社会功能有轻度的影响。部分患者有时达不到影响社会功能的程度，一般人常不易觉察。

（三）抑郁发作

抑郁发作临床上是以心境低落、思维迟缓、认知功能损害、意志活动减退和躯体症状为主。

1.心境低落

主要表现为显著而持久的情感低落，抑郁悲观。患者终日忧心忡忡、郁郁寡欢、愁眉苦脸、长吁短叹。程度轻的患者感到闷闷不乐，无愉快感，凡事缺乏兴趣，任何事都提不起劲，感到“心里有压抑感”“高兴不起来”；程度重的患者可痛不欲生，悲观绝望，有度日如年、生不如死之感，患者常诉说“活着没有意思”“心里难受”等。部分患者可伴有焦虑、激越症状，特别是更年期和老年抑郁症患者更明显。典型病例抑郁心境具有晨重夜轻节律改变的特点，即情绪低落在早晨较为严重，而傍晚时可有所减轻，如出现则有助于诊断。

在心境低落的影响下，患者自我评价低，自感一切都不如人，并将所有的过错归咎于自己，常产生无用感、无希望感、无助感和无价值感。感到自己无能力、无作为，觉得自己连累了家庭和社会；回想过去，一事无成，并对过去不重要的、不诚实的行为有犯罪感，想到将来，感到前途渺茫，预见自己的工作要失败，财政要崩溃，家庭要出现不幸，自己的健康必然会恶化。在悲观失望的基础上，常产生孤立无援的感觉，伴有自责自罪，严重时可出现罪恶妄想；亦可在躯体不适的基础上产生疑病观念，怀疑自己身患癌症等；还可能出现关系、贫穷、被害妄想等。部分患者亦可出现幻觉，以听幻觉较常见。

2.思维迟缓

患者思维联想速度缓慢，反应迟钝，思路闭塞，自觉“脑子好像是生了锈的机器”“脑子像涂了一层糨糊一样”。临床上可见主动言语减少，语速明显减慢，声音低沉，对答困难，严重者交流无法顺利进行。

3.认知功能损害

研究认为抑郁症患者存在认知功能损害。主要表现为近事记忆力下降，注意力障碍(反应时间延长)，警觉性增高，抽象思维能力差，学习困难，语言流畅性差，空间知觉、眼手协调及思维灵活性等能力减退。认知功能损害导致患者社会功能障碍，而且影响患者远期预后。

正电子发射计算机断层扫描(positron-emission tomography，PET)研究发现，抑郁症患者额叶中部皮层和背前侧血流量的下降与执行功能下降有关。患者威斯康辛卡片分类测验(Wisconsin card sorting test，WCST)的总反应数、随机错误数、持续错误数增加反映患者信息反馈后行为改变的困难，患者认知灵活性下降。患者学习规律、归纳规律的能力减退。有学者研究发现，抑郁症患者精神运动速度减慢、瞬间和延迟自由回忆有缺陷，认为患者存在选择性回忆障碍，即能够将信息编码，但回忆和再认的特定过程受损。

与受教育程度相匹配的对照研究发现，抑郁症患者的智商明显降低。这反映了在高级认知过程中，患者涉及视觉记忆-控制、空间知觉力、视觉分析综合能力、逻辑联想、部分与整体关系的观念及思维灵活性、想象力及抓住事物线索的能力均受到损害，致使患者环境适应能力下降。

4.意志活动减退

患者意志活动呈显著持久的抑制。临床表现行为缓慢，生活被动、疏懒，不想做事，不愿和周围人接触交往，常独坐一旁，或整日卧床，不想去上班，不愿外出，不愿参加平常喜欢的活动和业余爱好，常闭门独居、疏远亲友、回避社交。严重时，连吃、喝、个人卫生都不顾，蓬头垢面、不修边幅，甚至发展为不语、不动、不食，可达木僵状态，称为“抑郁性木僵”，但仔细精神检查，患者仍流露痛苦抑郁情绪。伴有焦虑的患者，可有坐立不安、手指抓握、搓手顿足或踱来踱去等症状。

严重的患者常伴有消极自杀的观念或行为。消极悲观的思想及自责自罪，可萌生绝望的念头，认为“结束自己的生命是一种解脱”“自己活在世上是多余的人”，并会使自杀企图发展成自杀行为。这是抑郁症最危险的症状，应提高警惕。长期追踪发现约15%的抑郁症患者最终死于自杀。

5.躯体症状

在抑郁发作时很常见。主要有睡眠障碍、乏力、食欲减退、体重下降、便秘、身体任何部位的疼痛、性欲减退、阳痿、闭经等。躯体不适的体诉可涉及各脏器，如恶心、呕吐、心慌、胸闷、出汗等。自主神经功能失调的症状也较常见。病前躯体疾病的主诉通常加重。睡眠障碍主要表现为早醒，一般比平时早醒2～3小时，醒后不能再入睡，这对抑郁发作具有特征性意义。有的表现为入睡困难，睡眠不深；少数患者表现为睡眠过多。体重减轻与食欲减退不一定成比例，少数患者可出现食欲增强、体重增加。

一般认为躯体不适体诉可能与文化背景、受教育程度和经济状况等有关，体诉较多的患者，其社会阶层、受教育程度及经济状况均较低。有的抑郁症患者其抑郁症状为躯体症状所掩盖，而使用抗抑郁药物有效，有人称之为“隐匿性抑郁症”。这类患者长期在综合医院各科就诊，虽大多数无阳性发现，但容易造成误诊。

6.其他

抑郁发作时也可出现人格解体、现实解体及强迫症状。

(四)特殊人群的临床表现

1.儿童青少年期双相障碍

儿童青少年双相障碍患病率约为1%,其临床特点是易激惹、环性心境改变和共病注意缺陷多动障碍(ADHD),较少典型的心境障碍发作病程,多表现为慢性、非波动性模式。儿童青少年期双相障碍患者的抑郁发作症状较易识别,但躁狂症状则复杂多形,易造成误诊漏诊。

儿童青少年躁狂发作的主要特点是症状不典型,行为障碍突出,常具有攻击并破坏行为,同时伴有精神病性症状,但随着时间推移,情感症状会表现得越来越明显。症状包括认知、情感和意志行为3个方面。

(1)认知:首先是夸大,觉得自己能力出众、钱财最多、权力很大等,表现为自以为是,自吹自擂。其二为说话有力,是躁狂的关键症状,患儿说话声音响亮,夸夸其谈,难以打断等。第三思维奔逸,患儿会说“我的脑子像奔跑的兔子”。第四意念飘忽,可询问其父母患儿是否有频频改变话题,是否谈话内容听起来很乱,缺乏中心思想。第五注意力分散,患儿极容易受到外界影响而分散注意力,出现随境转移。最后是精神病性症状,儿童双相障碍常会伴有精神病性症状,甚至首发症状就是精神病性症状,所以需要仔细评价精神病性症状是否与心境发作一致。

(2)情感:第一为欣快,可表现为高兴,喜欢喧闹、欢叫,表情丰富,极度愉快、轻浮、愚蠢等。再者有易激惹性增高,儿童躁狂发作时其情绪具有发作性和极端性,是常见症状之一,患儿表现为极具攻击、破坏行为,常对小事表现出极度愤怒、攻击、自伤、伤感,对挫折、批评的耐受性下降,易引发爆发性的愤怒和抵抗性的情绪反应。

(3)意志行为:一是睡眠需要减少,患儿每晚睡眠时间比正常同龄儿童少2小时以上,甚至只睡4～5小时,有时午夜就醒来,在家里找事做或四处游荡,白天也没有疲劳感。二是指向性活动增加,表现活动增多,要求增多,本症状对诊断儿童躁狂发作有一定的特异性。三是精神运动性激越,激越常有强制性,如果嗜好没有得到满足,不良感受没有消除,情感就会立即爆发出来。第四为性意向亢进,男童喜亲吻母亲,抚摸别人的生殖器等,青少年躁狂患者可能找多个人性交。最后为自杀,双相障碍抑郁发作、混合发作或伴精神病性症状时,可出现自杀观念和自杀企图,但自杀并非躁狂的核心症状。

2.老年期双相障碍

老年期双相障碍包括早发型双相障碍(起病于50岁之前)和晚发型双相障碍(起病于50岁之后)。晚发型双相障碍的家族聚集性相对较低,会有较多的躯体和神经系统的并发症,如脑血管疾病、痴呆等。老年期双相障碍患者躁狂症状出现频率较低,程度也较轻,更多地表现为情绪易激惹,一般能较快获得缓解。

老年双相障碍患者抑郁发作时,除了抑郁心境外,多有显著的焦虑烦躁情绪及易激惹和敌意,躯体不适及精神运动性抑制较年轻患者明显,其中躯体不适主诉以消化道症状常见,有时也有易激惹和敌意的症状,可出现较明显的认知功能损害症状,严重时类似痴呆,称为抑郁性假性痴呆。老年患者躁狂发作多起病急骤,情感高涨、意念飘忽、性欲亢进等症状表现不典型,反而表现为易激惹、情感活动不稳定,情感缺乏感染力,常以激惹性增高、兴奋躁动、到处乱跑、爱管闲事等为主要表现。患者可伴有偏执症状,多为敌对性和迫害性内容。老年患者的夸大妄想给人一种幼稚、愚蠢的印象。如果在65岁以后首次出现躁狂发作,应高度警惕脑器质性病变可能,需做各种影像学及实验室检查，以助排除。

3.妇女妊娠期、产后及绝经期双相障碍

女性一生经历月经来潮、妊娠、分娩、哺乳、绝经等一系列特殊生理过程中，均伴随着激素水平和生理状态的改变，故而对女性的情绪、行为和思维有一定影响，使女性特别易罹患某些特定的精神疾病。双相障碍Ⅱ型在女性中更常见，女性双相障碍患者在妊娠期易出现病情恶化，而双相障碍妇女产后的复发风险也很高。女性进入更年期后，由于性腺功能衰退，卵巢停止排卵，并逐渐闭经，也容易出现情感性障碍病情复发。

较之男性患者，女性双相障碍患者的临床特征存在一些特殊性。

(1)发作形式：女性患者抑郁发作次数多，而躁狂发作次数较少。其抑郁发作往往持续时间更长，更难治，同时女性患者也常会经历更多的混合发作和快速循环的病程特点。

(2)临床表现：女性在躁狂发作的症状更多表现为思维奔逸和随境转移，有别于男性患者的夸大、冒险行为及过度活跃。

(3)共病情况：女性患者比男性患者更易共患其他疾病，研究显示，首次住院的躁狂发作患者中，女性患者共病率是男性的2.7倍，合并焦虑障碍的比例尤其高。

(五)双相障碍共病

1.共病其他精神障碍

双相障碍共病现象十分突出，共病会对双相障碍的病程和预后产生很多不良影响，故需引起关注重视，并及时处理。相关报道指出，双相障碍共病其他精神障碍的比例高达90%以上，而更有70%的患者共病3种及以上精神障碍。其中常见的有物质滥用、焦虑障碍、进食障碍、人格障碍、冲动控制障碍和注意缺陷多动障碍等。在DSM-Ⅳ轴Ⅰ大类精神障碍中，双相障碍与焦虑谱系障碍共病最为常见，共病率约为74.9%；其次是双相障碍共病物质滥用障碍，共病率为42.3%；而双相障碍与冲动控制障碍的共病也高达62.8%。而在DSM-Ⅳ轴Ⅱ人格障碍中，双相障碍与边缘型人格障碍关系复杂，共病比例近20%，明显高于其他人格障碍，有认为双相障碍与边缘型人格障碍共病是由生物学和环境共同背景影响及二者互相作用的结果。

双相障碍共病有如下临床特点：①发病年龄，共病焦虑障碍的双相障碍患者发病年龄更早，平均为15.6岁，而无焦虑障碍共病的患者发病年龄为19.4岁；②心境发作，有焦虑障碍、物质滥用障碍共病的双相障碍患者其心境发作更加频繁，容易出现快速循环发作；③自杀风险，焦虑障碍、物质滥用障碍等共病使双相障碍患者的自杀企图、自杀观念等风险增加1.0～1.5倍，且自杀与药物/物质滥用之间会形成恶性循环；④药物治疗，有焦虑障碍、物质滥用障碍等共病的患者，对心境稳定剂的反应较差，常需要3种以上药物联合治疗，临床疗效不佳，缓解期时间短，生活质量和社会功能受损更为明显。

2.共病躯体疾病

双相障碍除了与其他精神障碍共病外，还常共病躯体疾病，包括代谢内分泌疾病(糖尿病、肥胖、代谢综合征)、心血管疾病、疼痛障碍、自身免疫性疾病等。

双相障碍共患代谢综合征相当常见，是普通人群的1.6～2.0倍。流行病学调查显示代谢异常将导致双相障碍标准死亡率提高1.9～2.1倍，而代谢综合征也会增加疾病的严重程度和自杀风险。双相障碍患者发生代谢综合征的原因可能与药物引起体重增加、不良的生活方式等有一定关系，但有研究结果指出双相障碍和代谢综合征有着共同的病理机制，其中包括遗传因素、异常激活的免疫炎症信号传导级联、胰岛素抵抗等。因此推测，治疗代谢综合征的药物也许能治疗双相障碍，而目前国外也有研究尝试将胰岛素增敏剂吡格列酮、罗格列酮应用于治疗双相障碍共病代谢综合征，其疗效与安全性有待深入研究。

二、类别

双相障碍的诊断分类，各个主要的诊断系统不尽相同。尤其是 DSM-5 的问世，使有关双相障碍的分类出现巨大的改变。在 ICD-10、DSM-Ⅳ 中，双相障碍与抑郁障碍同属心境障碍。而 2013 年问世的 DSM-5 取消了“心境障碍”，取而代之的是“双相及相关障碍”“抑郁障碍”。

（一）国际疾病分类第 10 版（ICD-10）

ICD-10 中双相障碍属于“心境障碍”分类中的亚类。

（1）F31.0 双相情感障碍，目前为轻躁狂。

（2）F31.1 双相情感障碍，目前为不伴有精神病性症状的躁狂发作。

（3）F31.2 双相情感障碍，目前为伴有精神病性症状的躁狂发作。

（4）F31.3 双相情感障碍，目前为轻度或中度抑郁。

（5）F31.4 双相情感障碍，目前为不伴精神病性症状的重度抑郁发作。

（6）F31.5 双相情感障碍，目前为伴精神病性症状的重度抑郁发作。

（7）F31.6 双相情感障碍，目前为混合状态。

（8）F31.7 双相情感障碍，目前为缓解状态。

（9）F31.8 其他双相情感障碍。

（10）F31.9 双相情感障碍，未特定。

（二）美国精神障碍诊断与统计手册第 5 版（DSM-5）

DSM-5 中关于双相障碍的概念扩大为双相谱系障碍，独立成章“双相及相关障碍”。

（1）双相障碍Ⅰ型。

（2）双相障碍Ⅱ型。

（3）环性心境障碍。

（4）物质/药物所致双相及相关障碍。

（5）其他躯体疾病所致双相及相关障碍。

（6）其他特定的双相及相关障碍。

（7）未特定的双相及相关障碍。

（王　宁）

第三节　双相情感障碍的诊断和鉴别诊断

双相障碍的诊断主要应根据病史、临床症状、病程及体格检查和实验室检查，典型病例诊断一般不困难。目前国际上通用的诊断标准有 ICD-10 和 DSM-5。但任何一种诊断标准都难免有其局限性，而密切地临床观察，把握疾病横断面的主要症状及纵向病程的特点，进行科学的分析是临床诊断的可靠基础。

一、诊断要点

双相障碍的诊断主要根据病史、临床症状、病程特点、体格检查和实验室检查，依据相关的精神疾病诊断分类标准而确定。密切的临床观察和病史询问，把握疾病横断面的主要症状或症状群及纵向病程特点，进行科学分析是临床诊断的可靠基础。

（一）早期正确诊断对治疗和预后的影响

双相障碍从首次出现症状到被确诊平均需要 7 年以上。在美国，有 69％的双相障碍患者曾被误诊，被诊断为单相抑郁最为常见，其他疾病包括焦虑障碍、精神分裂症、人格障碍和精神活性物质滥用等。双相障碍诊断的关键是对躁狂和轻躁狂病程的识别，而在特殊人群，如儿童、青少年和老年人中躁狂或轻躁狂常不典型，容易出现躁狂抑郁混合发作和烦躁不安，很容易被漏诊。

双相障碍抑郁发作时常被误诊为单相抑郁，常使用抗抑郁药物治疗，如果不能及时准确的识别可能会加重病情。虽然在抗抑郁药能否诱发轻躁狂上还有争议，但是它对双相障碍的疗效不佳已经达成共识。而这部分没有被识别出的双相障碍在长期不合理的治疗中往往被看成难治性抑郁，大大增加了社会和个人负担。

（二）躁狂识别的困难

躁狂识别困难的常见原因：患者常否定或忽略躁狂症状；轻躁狂可以是愉悦的，功能保持较好，并不一定会带来痛苦感；躁狂很少被及时治疗，除非有严重的躁狂发作病史；混合发作常被误认为是激越性抑郁；破坏性症状和易激惹性被看成是异常性人格；儿童躁狂常被误诊为注意缺陷多动障碍；躁狂伴发的精神病性症状被当成精神分裂症的诊断依据；物质滥用在年轻患者中常见，它所引起的躁狂更常见混合发作和烦躁而不是欣快。

（三）双相抑郁的特点

双相障碍各种类型中最易被漏诊和误诊的是双相Ⅱ型障碍。双相Ⅱ型障碍一般首次以抑郁发作为主，而且抑郁病程持续的时间和发作的次数都要远远多于轻躁狂，探索轻躁狂病史比较困难。但是双相抑郁在临床特征上有别于单相抑郁，了解这些特征可能有助于我们早期正确诊断双相障碍。与单相抑郁比较，双相抑郁更可能具有以下特征：嗜睡或日间瞌睡；其他不典型抑郁症状，如贪食和“铅麻痹”；精神病性症状和/或病理性自罪感；精神运动性迟滞；突然起病或病程迁延；产后抑郁；季节性症状群；情绪不稳、易激惹或阈下躁狂症状；双相障碍家族史；发作次数＞3 次；精力旺盛型人格特征等。

二、诊断标准

（一）ICD-10 关于双相障碍的诊断标准

本病的特点是反复（至少两次）出现心境和活动水平明显紊乱的发作，紊乱有时表现为心境高涨、精力和活动增加（躁狂或轻躁狂），有时表现为心境低落、精力降低和活动减少（抑郁）。发作间期通常以完全缓解为特征。

1.躁狂与轻躁狂发作

躁狂发作通常起病突然，持续时间 2 周至 4、5 个月不等（中位数约 4 个月）；抑郁持续时间趋于长一些（中位数约 6 个月）；但除在老年期外，很少超过 1 年。两类发作通常都继之于应激性生活事件或其他精神创伤，但应激的存在并非诊断必需。首次发病可见于从童年到老年的任何年龄。发作频率、复发与缓解的形式均有很大变异，但随着时间推移，缓解期有渐短的趋势。中年之后，抑郁变得更为常见，持续时间也更长。

(1)躁狂发作：心境的高涨与个体所处环境基本协调，表现可从无忧无虑的高兴到几乎不可控制的兴奋。心境高涨同时伴有精力增加和随之而生的活动过多，言语急促，以及睡眠需要减少。正常的社会抑制消失，注意不能持久，并常有显著的随境转移。自我评价膨胀，随意表露夸大或过分乐观的观念。

也可出现知觉障碍，如觉得色彩特别生动(并且往往是美的)；专注于物体表面或质地的精微细节，主观感到听觉敏锐。患者可能着手过分和不切实际的计划，挥金如土，或变得攻击性强、好色，或在不恰当的切合开玩笑。某些躁狂发作中，不出现心境高涨，而代之以易激惹和多疑。首次发作还常见于15～30岁，但也可发生在从童年后期直至六、七十岁的任何年龄。

发作至少应持续一周，严重程度达到完全扰乱日常工作和社会活动。心境改变应伴有精力增加和上述几条症状(特别是言语急促、睡眠需要减少、夸大、过分乐观)。

(2)轻躁狂：轻躁狂是躁狂的较轻表现形式；较之环性心境，心境和行为的异常又更为持续也更为明显，故不宜归于其下。轻躁狂不伴幻觉和妄想。存在持续的(至少连续几天)心境高涨、精力和活动增高，常有显著的感觉良好，并觉身体和精神活动富有效率。社交活动增多，说话滔滔不绝，与人过分熟悉，性欲望增强，睡眠需要减少等表现也常见，但其程度不致造成工作严重受损或引起社会拒绝。有时，易激惹、自负自傲、行为莽撞的表现替代了较多见的欣快的交往。

可有注意集中和注意的损害，从而降低从事工作、得到放松及进行闲暇活动的能力，但这并不妨碍患者对全新的活动和冒险表现出兴趣或有轻度挥霍的表现。发作持续4天以上。

2.抑郁发作

患者本次发作表现为“抑郁发作”，且“过去必须至少有一次轻躁狂、躁狂或混合性的情感发作”。抑郁发作的诊断标准如下。

患者通常具有心境低落、兴趣和愉快感丧失、精力不济或疲劳感等典型症状。其他常见症状：①集中注意和注意的能力降低；②自我评价降低；③自罪观念和无价值感(即使在轻度发作中也有)；④认为前途暗淡悲观；⑤自伤或自杀的观念或行为；⑥睡眠障碍；⑦食欲下降。病程持续至少两周。

根据抑郁发作的严重程度，将其分为轻度、中度、和重度3种类型。

(1)轻度抑郁：是指具有至少两条典型症状，再加上至少两条其他症状，且患者的日常的工作和社交活动有一定困难，患者的社会功能受到影响。

(2)中度抑郁：是指具有至少两条典型症状，再加上至少三条(最好四条)其他症状，且患者工作、社交或家务活动有相当困难。

(3)重度抑郁：是指三条典型症状都应存在，并加上至少四条其他症状，其中某些症状应达到严重的程度；症状极为严重或起病非常急骤时，依据不足两周的病程作出诊断也是合理的。除了在极有限的范围内，几乎不可能继续进行社交、工作或家务活动。

应排除器质性精神障碍，或精神活性物质和非成瘾物质所致。

3.混合发作

患者过去至少有过一次躁狂、轻躁狂或混合性情感发作，目前或表现为混合性状态，或表现为躁狂、轻躁狂及抑郁症状的快速转换。

虽然双相障碍最典型的形式是交替出现的躁狂和抑郁发作，其间为正常心境分隔；但是，抑郁心境伴以连续数天至数周的活动过度和言语急促，以及躁狂心境和夸大状态下伴有激越、精力和本能驱力降低，都并不罕见。抑郁症状与轻躁狂或躁狂症状也可以快速转换，每天不同，甚至因时而异。如果在目前的疾病发作中，两套症状在大部分时间里都很突出且发作持续至少两周，则应作出混合性双相情感障碍的诊断。

4.伴/不伴精神病性症

ICD-10诊断标准中，就患者是否伴有精神病性症状进行标注。如患者在本次躁狂/轻躁狂或抑郁发作中，伴有幻觉、妄想、木僵等精神病性症状，则称为“伴有精神病性症状”，反之则为“不伴精神病性症状”。

(二)DSM-5双相及相关障碍诊断标准差异及对DSM-Ⅳ的更新

1.DSM-5中双相及相关障碍分类

(1)双相障碍Ⅰ型：至少曾有一次躁狂发作；躁狂或抑郁发作都不可能归于分裂情感性障碍、精神分裂症、精神分裂样精神障碍、妄想性精神障碍，或其他特定或非特定的精神分裂症谱系障碍和其他精神病性障碍。

(2)双相障碍Ⅱ型：至少曾有一次轻躁狂发作和抑郁症发作；从无躁狂发作史；轻躁狂或抑郁都不可能归于分裂情感性障碍、精神分裂症、精神分裂样精神障碍、妄想性精神障碍，或其他特定或非特定的精神分裂症谱系障碍和其他精神病性障碍。

(3)环性心境障碍：在ICD-10、DSM-Ⅳ中，环性心境障碍归类于持续性心境障碍，并未将其划分为双相相关障碍。而在DSM-5诊断标准中，明确“环性心境障碍”属于双相及相关障碍的一种。环性心境障碍是指心境持续不稳定，包括众多的轻度情绪低落和轻度情绪高涨时期。一般认为患者的心境的起伏与生活事件无关。这种心境不稳定通常开始于成年早期，呈慢性病程，但不代表患者没有稳定的正常心境，有时患者也可以存在一次心境稳定数月的情形。诊断要点是心境持续的不稳定，包括两种情绪轻度波动方向的众多周期，但没有任何一次在严重程度或持续时间等要素上符合双相或者单相抑郁的诊断标准，病程要求为成年人中至少持续2年，儿童、青少年患者持续1年。如果出现了躁狂、抑郁或混合发作，则必须在整个病程开始的最初2个月内，否则诊断为双相障碍。

(4)物质/药物所致双相及相关障碍：是指患者在服用物质/药物或接受某种治疗出现符合躁狂发作、轻躁狂发作或抑郁发作诊断标准的临床表现，且这种反应超过了药物或治疗应有的生理反应。

(5)其他躯体疾病所致双相及相关障碍：是指某些躯体疾病导致的出现符合躁狂发作、轻躁狂发作或抑郁发作诊断标准的临床表现。从病史、体检、辅助检查等证据证实患者出现的上述症状是源于某种躯体疾病。常见的疾病有Cushing's病、多发性硬化、脑卒中、脑外伤。

(6)其他特定的双相及相关障碍：DSM-5对那些有抑郁障碍病史，且除不符合连续4天发作时间外，完全符合轻躁狂标准的个体情况；以及那些虽然连续4天或以上存在轻躁狂症状，但症状过少不足以满足双相Ⅱ型诊断标注的个体情况，给予“其他特定的双相和相关障碍”的分类。

2.DSM-5有关躁狂/轻躁狂发作症状学标准的更新

为了提高诊断的准确性和便于临床背景上早期识别，躁狂和轻躁狂发作的标准A在心境变化的基础上强调了活动和能量水平的变化。

3.DSM-5有关“混合发作”的更新

原有关于混合发作中关于同时满足躁狂和抑郁症标准的要求被取消了。取而代之的是，如果在躁狂或者轻躁狂发作的基础上呈现抑郁的特征或者在抑郁症障碍或双相障碍抑郁发作的基础上呈现躁狂或轻躁狂的特点，就加以“带有混合性特征”这个标注。

4.新增“受焦虑困扰”的标注

指那些伴有焦虑症状的患者，在 DSM-5 中有特定的定义，而这些症状并不是诊断双相障碍的标准的一部分。

三、鉴别诊断

(一)与精神分裂症或分裂情感性精神障碍鉴别

属于常见临床问题。首先，双相障碍患者可以出现幻觉妄想等精神病性症状。其次，躁狂发作和抑郁发作时的某些症状，可能与精神分裂症或分裂情感性精神障碍难以鉴别。如躁狂发作时易激惹、冲动和好斗的躁狂发作患者与精神分裂症常常混淆，尤其是具有怪异和偏执的妄想时，过度兴奋而或明显的不协调的情感，常易与精神分裂症尤其是青春型的愚蠢荒唐行为混淆；躁狂发作严重时，思维联想速度加快以至于患者不能表达出完整的内容，出现思维内容的跳跃，常会被误以为思维散漫，继而被误认为是分裂样精神病的思维障碍，在临床上有时难以鉴别；严重的抑郁发作可以出现木僵状态，会与精神分裂症的紧张型木僵难以鉴别。

鉴别双相障碍与精神分裂症或分裂情感性精神障碍需要特别关注患者的情感症状的特点、社会功能水平、家族史、自然病程和先前病程的特点。其鉴别要点如下。

1.何为原发症状

精神分裂症出现的精神运动性兴奋或抑郁症状，其情感症状并非是原发症状，而是以思维障碍和情感淡漠为原发症状；双相障碍则以情感高涨或低落为原发症状。

2.协调性的区别

精神分裂症患者的思维、情感和意志行为等精神活动是不协调的，常表现言语零乱、思维不连贯、情感不协调，行为怪异；而双相障碍的情感症状与思维、意志行为通常相协调。

3.病程特点

精神分裂症的病程多数为发作进展或持续进展，缓解期常有残留精神症状或人格的缺损；而双相障碍是间歇发作性病程，间歇期基本正常。

4.其他

病前性格、家族遗传史、预后和药物治疗的反应等均可有助于鉴别。

(二)与相关人格障碍及气质的鉴别

双相障碍的患者具有人格障碍共病率高的特点。尤其是边缘型人格障碍、表演型人格障碍、自恋型人格障碍。边缘型人格障碍的易激惹性、不稳定性、冲动性和自杀性等症状与双相障碍特点重叠。表演型人格障碍的情感爆发、狂怒、过分表现、爱打扮等与躁狂发作的特点重叠。自恋型人格障碍的自命不凡、自我评价过高、骄傲自大的特征与躁狂发作特点重叠。与人格障碍的鉴别点如下。

1.病程特点

双相障碍是发作性病程特点，缓解期基本恢复正常，而人格障碍是持续性病程特点，起病与18 岁之前，发作无规律性，其行为模式和情感特点是影响广泛、渗透到生活的各个方面。

2.治疗疗效

大部分双相障碍患者经过心境稳定剂治疗，病情能够获得缓解，且缓解期社会功能基本恢复正常。而人格障碍患者，心境稳定剂虽有部分疗效，但很难完全控制病情，很难恢复到正常状态。

(三)与注意缺陷多动障碍鉴别

双相障碍和注意缺陷多动障碍有着多组症状的重叠，如话多、注意力不集中和精神运动性兴奋。临床中，二者共病率高，尤其是儿童青少年的患者，其临床症状的表现容易出现不典型特征，一般趋向于连续性、慢性、快速循环和混合性特征的病程特点。因此在诊断上很难与注意缺陷障碍鉴别。主要鉴别点如下。

(1)起病年龄，ADHD一般起病于儿童期，常在7岁之前起病，而双相障碍起病多在青少年期或青春期后。

(2)家族史特点。

(3)季节性：双相障碍更具有季节性波动的特点。

(4)症状特点：双相障碍主要以情绪不稳定性为主要特点，而ADHD以注意力缺陷为主要特点。

(5)治疗反应性：双相障碍主要对心境稳定剂有效，而ADHD主要对中枢兴奋剂有效。

(王　宁)

第四节　双相情感障碍的治疗

一、治疗原则

(一)双相障碍的治疗原则

1.明确诊断，规范治疗原则

双相障碍的临床表现隐匿，常被误诊或漏诊，从首次出现症状到被确诊平均需要7～10年或10年以上。正确诊断是规范治疗的前提，双相障碍尤其是双相抑郁经常被误诊为抑郁症等，从而错误使用抗抑郁药，其严重后果是导致出现快速循环发作或混合发作。早期识别和正确规范的干预与有效的维持治疗和复发预防不仅可以减少双相障碍患者的病期和症状，而且可以延长患者的寿命和改善其功能结局。所以包括详细的病史采集、精神检查、临床评估以及辅助检查的诊断性评估须贯穿于治疗的全过程。

2.综合治疗原则

尽管各类用于治疗双相障碍的药物有了长足发展，但双相障碍各种发作的急性期治疗及预防复发的疗效仍不尽如人意。应采取药物治疗、物理治疗、心理治疗和危机干预等措施的综合运用，其目的在于提高疗效、改善依从性、预防复发和自杀，改善社会功能和更好地提高患者生活质量。

3.个体化治疗原则

个体对治疗的反应差异很大，制订治疗方案时要考虑患者性别、年龄、家族史、临床亚型、既往治疗史、躯体情况、目前是否合并药物等多方面因素，选择合适的药物。积极提倡基于评估的治疗，在治疗过程中需要密切观察疗效、不良反应，定期通过相应的量表评估疗效和不良反应，监测血药浓度，在评估和监测的基础上调整治疗方案，提高患者治疗的耐受性和依从性。

4.长期治疗原则

由于双相障碍几乎终身以循环方式反复发作，其发作的频率远较抑郁症为高，尤以快速循环发作者为甚。因此，双相障碍常是慢性反复发作病程，其治疗目标除缓解急性期症状外，还应坚持长期治疗原则以阻断反复发作。医师应在治疗开始前即向患者和家属明确交代长期治疗的重要性及实施办法，争取良好的依从性。长期治疗可分为急性治疗期、巩固治疗期和维持治疗期。

5.患者和家属共同参与治疗原则

由于双相障碍呈慢性反复循环发作性病程，而又需要长期治疗，所以提高治疗的依从性是至关重要的。为取得患者与家属的认同与合作，必须对他们双方进行相关的健康教育。这种教育应是长期的、定期的，或根据需要而安排。这种教育最好以医师与患者及其家属共同参与的形式进行，有固定的内容。同时，医师应就其疑虑和面临的问题与他们进行充分的讨论，针对性地解决问题。讨论的内容可以包括双相障碍的疾病本质、临床表现、病程特点、治疗方法及有关药物知识、长期治疗的必要性、复发的早期表现及自我检测、复发的有关因素及处理、婚姻及疾病遗传倾向等问题。鼓励患者间就经验教训进行相互交流。患者及家属教育有助于改善医患关系，提高患者对治疗的依从性，增强预防复发的效果，提高患者生活质量。此外，还可印制一些通俗易懂的知识性小册子，供其阅读。

(二)双相障碍的药物治疗原则

1.心境稳定剂为基础治疗原则

不论双相障碍为何种临床亚型，都必须以心境稳定剂为主要的药物。双相障碍抑郁发作，只有在抑郁发作很严重且持续时间长(>1 个月)时，在使用心境稳定剂的基础上可谨慎使用抗抑郁药，抗抑郁药物以安非他酮或 SSRI 作为优先考虑。双相障碍快速循环发作和混合发作禁用抗抑郁药。

2.根据病情需要，联合用药的原则

药物联用的方式有心境稳定剂加用抗精神病药、两种心境稳定剂联用、两种心境稳定剂加用抗精神病药、心境稳定剂联合抗抑郁药、心境稳定剂加用苯二氮䓬类药物等。在联合用药时，要了解和考虑药物之间的相互作用。

3.定期监测血清药物浓度，评估疗效及不良反应

由于锂盐的治疗窗比较窄，治疗有效浓度和中毒浓度接近，应对血锂浓度进行动态监测。卡马西平或丙戊酸盐浓度也应该达到抗癫痫的血药浓度。

二、治疗目标及策略

(一)双相障碍的急性期治疗目标及策略

1.急性期治疗目标

(1)预防伤害，控制自杀或兴奋冲动行为。

(2)制订短期和长期(预防复发)的治疗计划。

(3)尽快恢复功能的最佳水平。

(4)同患者及家属建立良好的医患联盟。

(5)监测和处理药物不良反应。

2.急性期治疗策略

双相障碍是一种严重的精神疾病，明确诊断非常重要。治疗开始前需详细询问病史，进行体

格、神经系统及精神检查，同时进行各项实验室检查，如头颅 CT 或 MRI、脑电图、甲状腺激素检测等，排除脑器质性疾病或躯体疾病所致精神障碍，排除精神活性物质所致精神障碍等。症状评估尤其注意患者是否存在自杀意念或企图，对他人是否存在伤害或冲动行为的风险，根据我国《精神卫生法》的要求，存在伤害风险的严重患者可以进行保护性非自愿住院治疗。

一旦确定为双相障碍急性发作期，应确定其发作的类型(抑郁发作、躁狂或轻躁狂发作、混合发作或快速循环发作)，然后详细了解和评估其临床相中的表现，尤其是重点评估自杀和冲动风险，以决定治疗场所。恰当的治疗场所决定患者的治疗能够得以有效实施及保护患者安全。

有下列情况者应住院治疗：有拒食、自伤或自杀、伤人行为或倾向的重症患者，伴有明显精神病性症状，不能控制自己行为、骚扰社会和家庭，伴有重要器官疾病或有物质依赖需要同时治疗者，依从性不良者，老年人、孕妇及身体虚弱需要密切监护者。对于病情许可，且能依从治疗或有监护人能保证治疗顺利实施者可以选择门诊治疗。

依据患者病情及其他相关因素，制订中长期治疗计划，选用合适的药物种类及剂量，长期治疗有助于患者病情的稳定并获得最大限度地缓解。不论何种临床类型，都必须以心境稳定剂为主要治疗药物。由于双相障碍的临床表现复杂多变，所以根据发作形式、病程特点及躯体情况不同，临床处理的侧重也不一样，因此应根据不同的临床类型、不同患者的具体情况制订全面而又合理的处理方案。需要快速控制病情时，可以联合使用电抽搐治疗。

积极进行家庭教育，加强与患者及家属的沟通，共同决策，建立良好的医患联盟。向家属告知病情及选用的治疗方案，为患者提供心理社会干预，降低应激水平，为保证患者及照料者的安全提出建议，争取家属和患者的配合，提高治疗的依从性。定期对患者进行心理治疗、康复和职业训练。

此期治疗目的主要是控制症状、缩短病程。注意治疗应充分，并尽量达到完全缓解，以免症状复燃或恶化。如非难治性病例，一般情况下 6～8 周可达到此目的。

(二)双相障碍的巩固维持期治疗目标及策略

1.巩固维持期治疗目标

(1)防止已缓解症状的复发或再燃，进一步加强对残留症状(如躯体症状、认知损害症状等)的控制。

(2)提高生活质量，促进职业及社会功能恢复，早日回归社会。

(3)监测和控制药物的不良反应，如心、肝、肾功能损害，甲状腺功能异常，多囊卵巢，体重增加，糖脂代谢异常等。

(4)提供心理干预，提高药物治疗效果与依从性，改善预后。

2.巩固维持期治疗策略

从急性症状完全缓解后即进入此期，其目的是防止症状复燃、复发，促使社会功能的恢复。重点是对患者残留症状的评估和处理，因为残留症状可能会导致患者社会功能无法恢复等一系列问题，严重的引起复燃/复发。

在此期间主要治疗药物剂量应维持急性期水平不变。巩固治疗期的时间长短原则上是按发作的自然病程、治疗的难易程度等来决定，但是临床实践中不易掌握。一般巩固治疗时间为：抑郁发作 4～6 个月，躁狂或混合性发作 2～3 个月。如无复燃，即可转入维持治疗期。对已确诊的双相障碍患者，在第二次发作(不论是躁狂还是抑郁)缓解后即应给予维持治疗。此期配合心理治疗十分必要，以防止患者自行减药或者停药，促进其社会功能恢复。

在维持治疗期，对原治疗措施可以在密切观察下进行适当调整，或小心减去联合治疗中的非心境稳定剂药物，或相应减少剂量。有研究表明，使用接近有效治疗剂量者比低于治疗剂量者的预防复发效果要好。以锂盐为例，早期研究认为有效血锂浓度应在 0.8～1.2 mmol/L，但近年来的研究认为血锂浓度在0.5～0.8 mmol/L 作为维持治疗同样有效，不过一项对照研究发现，血锂浓度低（0.4～0.6 mmol/L）时不良反应明显减少，然而复发率是高血锂浓度（0.8～1.0 mmol/L）时的 3 倍。

维持治疗并不能完全防止双相障碍病情复发。因此，应教育患者和家属了解复发的早期表现，以便他们自行监控，及时复诊。导致复发的诱因可能是：躯体情况、明显的社会心理因素、服药依从性不良或药物剂量不足。因此，在维持治疗期间应密切监测血药浓度并嘱患者及时复诊观察。复发的早期表现可能为出现睡眠障碍或情绪波动，此时可及时给予相应处理，如短期应用苯二氮䓬类药或增加剂量，以避免发展成完全发作。如病情复发，则应及时调整原维持治疗药物的种类和剂量，尽快控制发作。

维持治疗应持续多久尚无定论。如过去为多次发作者，可考虑在病情稳定达到既往发作2～3 个循环的间歇期或 2～3 年后，边观察病情边减少药物剂量，逐渐停药，以避免复发。在停药期间如有任何复发迹象，应及时恢复原治疗方案，缓解后应给予更长维持治疗期。此期间应去除可能存在的社会心理不良因素及施以心理治疗，更有效地减少复发的风险。

巩固维持期应该继续监测和控制药物的不良反应，尤其是长期的不良反应，比如锂盐引起的亚临床甲状腺功能减退/甲状腺功能减退，丙戊酸盐引起的多囊卵巢等，及时发现并及时处理。

三、双相Ⅰ型躁狂、混合状态、快速循环型，以及双相Ⅱ型轻躁狂的急性期治疗

（一）双相躁狂急性期治疗

处于急性躁狂期的患者，可伴有过度兴奋、行为冲动、易激惹，以及精神病性症状，阻碍治疗的顺利进行。急性期治疗的主要目标是快速控制冲动、易激惹的症状，使患者回到健康的基线状态。急性期仍以口服药物为主，肌内注射药物亦可以在急性期使用，如氟哌啶醇是急性躁狂症的有效针剂，但由于锥体外系的高风险，不是第一线治疗推荐，待症状控制后应逐渐停用。尽管各国指南未完全统一，但锂盐、丙戊酸盐、非典型抗精神病药物已经显示出明确的功效，抗抑郁药使躁狂程度加重，或使混合状态加剧，禁止使用。伴有精神病性特征，需要使用抗精神病药物。其中 APA、AMA、BMA 指南均认为口服或肌内注射苯二氮䓬类药物的短程使用，亦可有一定的帮助。

APA 指南亦将锂盐、丙戊酸盐作为急性期躁狂发作的首选药物，尽管锂盐相对丙戊酸盐起效较慢，在上述 2 种药的基础上联用非典型抗精神病药物效果更佳，故锂盐或丙戊酸盐联用非典型抗精神病药是一线推荐（表 8-2）。对于轻躁狂，单用锂盐或丙戊酸盐，或非典型抗精神病药即可。抗抑郁药会诱发或加剧躁狂症状，应停用。该型患者如选用心理治疗，必须在药物治疗的基础上，且干预目标是解决服药的不依从性。如果上述治疗无效，一线干预是优化药物治疗剂量，确保血药浓度在治疗范围内，严重的患者短期辅助抗精神病药物或苯二氮䓬类药物的肌内注射治疗。当第一线药物的最佳剂量无法控制症状，推荐治疗方案包括增加另一类一线用药，或更换卡马西平或奥卡西平，或更换抗精神病药物。氯氮平对于难治性疾病的疗效确定，但考虑到药物之间的相互效应，应谨慎使用。ECT 仍作为重症患者或难治性患者的良好方案。

表 8-2 CANMAT 双相躁狂常用药物的推荐

一线	二线	三线
锂盐	卡马西平	氯丙嗪
双丙戊酸钠	卡马西平 ER	氯氮平
双丙戊酸钠 ER	ECT	奥卡西平
奥氮平	氟哌啶醇	他莫昔芬
利培酮	锂盐＋双丙戊酸钠	卡里哌嗪
喹硫平		锂盐或双丙戊酸钠＋氟哌啶醇
喹硫平 XR		锂盐＋卡马西平
阿立哌唑		他莫昔芬辅助治疗
齐拉西酮		
阿塞那平		
帕利哌酮 ER		
锂盐或双丙戊酸钠＋利培酮、喹硫平、奥氮平、阿立哌唑、阿塞那平		

与临床实际应用情况不同，急性期电抽搐治疗在各国指南中均作为二线治疗，但如果症状严重，为了快速控制症状，可首先考虑电抽搐治疗，然后再常规使用一线药物巩固及维持治疗。

CANMAT 对于双相躁狂急性期的主要治疗可以分为 5 个步骤。①第一步治疗：审查一般原则，确定患者的主要发作表现，保证患者能接受药物治疗；评估用药，根据评估情况，决定是否给予药物治疗。②第二步治疗：如决定药物治疗，选择治疗方案，并确定治疗的依从性及治疗效果，首选一线药物治疗，双丙戊酸钠、锂盐、丙戊酸盐和某些非典型抗精神病药物仍然是一线治疗药物，两药联合使用，首选锂制剂或双丙戊酸钠联用非典型抗精神病药，如一线药物治疗效果不佳，经审查无治疗方案意外因素影响疗效，则进入第三步治疗。③第三步治疗：联合治疗或更换药物，增加或更换治疗，注意药物之间的相互作用对药效和安全性的影响，增加或换用非典型抗精神病药，增加或换用锂制剂或双丙戊酸钠，以其他一线药物更换其中一种或所有药物，如效果仍不佳，则转入下一步。④第四步治疗：以其他一线药物更换其中一种或所有药物，考虑增加或换用二线、三线药物或选择电抽搐疗法。⑤第五步治疗：如仍无效，考虑增加新的或实验性药物，包括佐替平、左乙拉西坦、苯妥英、美西律、ω-3 脂肪酸、降钙素、快速色氨酸耗竭剂别嘌醇、氨磺必利、叶酸、美金刚。

碳酸锂是躁狂发作急性期经典治疗药物，具有降低自杀风险及潜在的神经营养和神经保护作用，对典型躁狂发作、无共病焦虑或物质滥用患者疗效好。但对非典型(例如以烦躁为主的所谓烦闷型)、快速循环型、混合发作型躁狂患者效果欠佳，且碳酸锂起效较慢。迄今为止，最大样本量的锂盐治疗躁狂发作的短期、安慰剂对照试验结果显示，只有 50%的患者在治疗 3 周后获得 50%或以上的病情改善。因此，临床上为达到更迅速及更安全的疗效，通常合并非典型抗精神病药，尤其是对于伴精神病性症状的躁狂发作。碳酸锂治疗常用剂量为 0.6～2.0 g/d，其治疗浓度和中毒浓度较接近，须严密监测血锂浓度。急性期治疗血锂浓度为 0.8～1.2 mmol/L，维持期为 0.6～0.8 mmol/L。

丙戊酸钠、丙戊酸制剂、双丙戊酸钠等与奥氮平等非典型抗精神病药的随机对照研究表明，对急性躁狂发作患者，二者的疗效无显著差异；但伴有精神病性症状时，非典型抗精神病药优势更大。其总体治疗范围宽，较少出现过量反应，尤其是和具有致命性的锂过量相比。在许多急性躁狂的对照试验中发现，卡马西平肯定是明显优于安慰剂，但较丙戊酸钠疗效差些，与氯丙嗪、碳酸锂处于同等水平。但临床上使用较少，主要原因在于50%的患者出现不良反应，最常见的剂量相关不良反应包括神经系统症状，如复视、视物模糊、乏力、恶心、共济失调等，较少见的不良反应包括皮疹、轻度白细胞减少、轻度血小板减少、低钠血症。奥卡西平作为卡马西平的10-酮基类似物，具有类似的疗效，且有研究比较不良反应较后者小，但与卡马西平直接比较的双相障碍研究缺乏，故CANMAT将其作为三线推荐。

锂或丙戊酸盐联合抗精神病药物可以更快速地起效，有研究比较抗精神病药结合任一丙戊酸钠或安慰剂，锂或丙戊酸钠结合任一奥氮平或安慰剂，锂或丙戊酸钠结合利培酮或安慰剂，锂或丙戊酸钠或卡马西平结合利培酮或安慰剂，结果均支持联合治疗起效更快，但卡马西平治疗组被排除在外。

（二）混合状态、快速循环型双相障碍的治疗

混合发作作为一种特殊的疾病形式，较难诊断，60%患者对锂盐的反应不佳，丙戊酸钠可能更有效。混合状态没有得到充分研究，大体治疗原则如下：①带有混合特征的躁狂及抑郁发作应避免使用抗抑郁药；②正在经历混合发作的双相障碍患者应停用抗抑郁药，喹硫平、奥氮平联合丙戊酸盐是较多指南的推荐。

双相障碍快速循环（rapid-cycling，RC）发作指患者频繁以躁狂、轻躁狂、抑郁或混合的形式发作，每年发作≥4次，每次发作均有明确的转相和2次同相发作间歇期>2个月，可伴有精神病性症状，精神病性症状与心境协调或不协调，发作时社会功能明显受损。双相障碍中10%～30%的患者可出现双相快速循环发作，其风险与下列因素有一定关系，如近期的物质滥用、早期生活受虐、女性、长期治疗反应差、高发病率及高自杀风险等。这些因素提示或会加重快速循环。双相快速循环患者较难治疗，治疗原则如下。

（1）首先确定有无甲状腺功能低下与酒精滥用等加重快速循环的因素，减少或停止可能促进快速循环发生的因素，并治疗这些因素。抗抑郁药也加重循环，不能使用。

（2）基本治疗药物应以心境稳定剂如丙戊酸盐或锂盐为基础，增加或优化心境稳定剂的使用，在经典的治疗失败后要进一步进行试验性的治疗，碳酸锂、丙戊酸盐、拉莫三嗪、卡马西平、第二代抗精神病药或心理社会治疗均对部分患者有效。

（3）快速循环患者对锂的治疗反应相对较慢，尤其是锂盐。长期随访研究发现，锂盐维持治疗的情况下，患者在5年内至少经历过一次复发，对25%以上患者无预防效果，提示锂对快速循环的效果有限。丙戊酸盐的开放性随访研究中发现，单一或联用丙戊酸盐，快速循环患者得到较好的维持状态。且目前大部分RCT试验结果支持，丙戊酸盐治疗双相障碍快速循环的疗效优于碳酸锂。

（4）多数情况下需要联合非典型抗精神病药或拉莫三嗪治疗。在联合用药时，要了解药物对代谢酶的诱导或抑制产生的药物相互作用。

四、双相抑郁急性期治疗

在抑郁发作过程中经常伴有混合性的轻躁狂症状，该现象在双相Ⅱ型患者和双相Ⅰ型患者中的发生率分别为70%和66%，在双相Ⅱ型抑郁发作时也常常能观察到精神病性症状，临床研

究表明使用抗精神病药单独治疗(如喹硫平、奥氮平)或与心境稳定剂联合治疗均可获得明显的效果疗(表 8-3,表 8-4)。

表 8-3 双相Ⅰ型抑郁急性期常用药物推荐(CANMAT)

一线	二线	三线
锂盐	双丙戊酸钠	卡马西平
拉莫三嗪	鲁拉西酮	奥氮平
喹硫平	喹硫平+SSRI†	ECT *
喹硫平 XR	莫达非尼辅助治疗	锂盐+卡马西平
锂盐或双丙戊酸钠+SSRI†	锂盐或双丙戊酸钠+拉莫三嗪	锂盐+普拉克索
奥氮平+SSRI†	锂盐或双丙戊酸钠+鲁拉西酮	锂盐或双丙戊酸钠+文拉法辛
锂盐+双丙戊酸钠		锂盐+MAOI
锂盐或双丙戊酸钠+安非他酮		锂盐或双丙戊酸钠或 AAP+TCA
		锂盐或双丙戊酸钠或卡马西平+SSRI†+拉莫三嗪
		喹硫平+拉莫三嗪

注:* 在某些情况下可以作为一线或二线药物使用;† 帕罗西汀除外;SSRI.选择性 5-羟色胺再吸收抑制剂;MAOI.单胺氧化酶抑制剂;ECT.电抽搐疗法;AAP.非典型抗精神病药物;TCA.三环类抗抑郁药;+合并用药。

表 8-4 双相Ⅱ型抑郁急性期常用药物推荐(CANMAT)

一线	二线	三线
喹硫平	锂盐	抗抑郁药单独治疗(主要用于不常见的轻躁狂患者)换用或更改抗抑郁药
喹硫平 XR	拉莫三嗪	喹硫平+拉莫三嗪
	双丙戊酸钠	ECT 辅助治疗
	锂盐或双丙戊酸+抗抑郁药	NAC 辅助治疗
	锂盐+双丙戊酸钠	T_3辅助治疗
	非典型抗精神病+抗抑郁药	

注:ECT.电抽搐疗法;NAC.*N*-乙酰半胱氨酸;T_3.三碘甲状腺原氨酸。

WFSBP 指南于 2012 年更新,基于循证医学、参考其他治疗指南及系统综述的利弊对各种药物进行了详尽的分类。被划分为 A-1 级(证据充分,来自对照研究)治疗双相抑郁的药物仅有喹硫平一种,而奥氮平、拉莫三嗪、氟西汀及丙戊酸盐单药治疗,以及奥氮平/氟西汀合剂(OFC)、拉莫三嗪+锂盐、莫达非尼+现有治疗等被划为 B-3 级(证据有限)。该指南并未固着于循证医学依据的位次排名,提供的是利弊分析及如何治疗双相抑郁的推荐。

CANMAT 指南均推荐锂盐、拉莫三嗪及喹硫平(速释及缓释剂型)作为双相抑郁的一线单药治;一线联合治疗为锂盐或双丙戊酸盐+一种 SSRI(帕罗西汀除外,下同),奥氮平+一种 SSRI,锂盐+双丙戊酸盐,以及锂盐或双丙戊酸盐+安非他酮。该推荐引发了关注,其中之一在于锂盐治疗双相抑郁的有效性:7 项安慰剂对照研究中,仅有 1 项结果为阳性。对于血锂浓度已超过 0.8 mEq/L 的患者而言,其结果仍为阴性。另外,该指南推荐双丙戊酸盐及鲁拉西酮作为二线单药治疗。推荐喹硫平+SSRI、拉莫三嗪+莫达非尼/锂盐/双丙戊酸盐、锂盐/双丙戊酸盐+鲁拉西酮为二线联合治疗。事实上,仅有锂盐+拉莫三嗪具有作为二线联合治疗的支持性证据。

三线治疗推荐主要基于专家意见，并且主要为难治性患者所预留。单药治疗包括卡马西平、奥氮平及电抽搐治疗（ECT），而联合治疗则包括锂盐＋卡马西平、锂盐＋普拉克索、锂盐/双丙戊酸盐＋文拉法辛、锂盐＋一种 MAOI、锂盐/双丙戊酸盐/一种非典型抗精神病药＋一种 TCA、锂盐/双丙戊酸盐/卡马西平＋一种 SSRI 和拉莫三嗪、喹硫平＋拉莫三嗪。

伴有精神病特征的患者，通常需要用抗精神病药物治疗的辅助治疗，ECT 同样是一个合理的选择。

锂作为双相障碍急性抑郁发作，很早就被列为推荐治疗，特别用于减少自杀企图，预防自杀。相对安慰剂，锂作为优化治疗，有显著疗效或预防复发的概率达 79%，定义为一个良好的或中等的反应，需注意的是，在使用锂作为抗抑郁药时起效时间较长，一般持续作用 6～8 周。

拉莫三嗪主张推荐用于抑郁发作、非典型抑郁发作或肥胖或共病内科疾病的双相患者。拉莫三嗪能有效预防抑郁发作，但不推荐用于混合发作。对于伴精神病性症状的抑郁不推荐单用拉莫三嗪，但可以与抗精神病药合用。拉莫三嗪可推荐用于既往有抗抑郁药转相病史的患者。选择拉莫三嗪治疗时，应告知患者皮疹的风险。皮疹程度不一，较严重的是皮疹伴有发热，喉咙痛，突出的面部或黏膜受累。在这种情况下，拉莫三嗪（或联用丙戊酸钠）应停药。

锂盐＋拉莫三嗪可有效治疗急性期双相抑郁，并有预防抑郁作用。锂盐和锂盐＋丙戊酸盐能显著降低复发率，较单纯丙戊酸盐治疗复发率要低，锂盐＋丙戊酸盐较丙戊酸盐单用更能有效预防躁狂发作，而锂盐单药治疗较丙戊酸盐单用能更有效预防抑郁发作。

药物联用，一项研究比较了喹硫平（300 mg/d 和 600 mg/d）、帕罗西汀和安慰剂急性期治疗双相抑郁 8 周，结果显示，帕罗西汀与安慰剂组无显著差异，但喹硫平高、低剂量两组均有效。另 1 项随访 10 年的资料显示，接受单一抗抑郁药治疗，其转躁、轻躁和自杀企图发生率高于抗抑郁药＋心境稳定剂。

目前双相障碍中抗抑郁药的使用证据最为支持的是联合 SSRI（帕罗西汀除外），一项奥氮平单用、奥氮平＋氟西汀，以及安慰剂治疗双相Ⅰ型抑郁患者 8 周，结果显示，加用氟西汀组的疗效显著优于奥氮平单用（$P=0.02$）和安慰剂组（$P<0.001$）。

已证明药物治疗联合心理社会干预有助于提高双相抑郁患者病情稳定期间的功能状态；在均接受药物治疗的基础上强化心理治疗干预，康复率及达到康复所需的时间亦短于未联合组。

总之，在治疗前，对患者进行综合评估，合理选择药物；治疗中密切监测，定期全面评估；药物剂量调整遵循个体化原则；若治疗无效，可考虑换药或增效强化等优化策略。

五、双相障碍的巩固/维持治疗

双相障碍呈反复循环发作性病程，其治疗目标除缓解急性期症状外，还应坚持长期治疗原则以阻断循环反复发作。多数研究将双相抑郁发作患者经急性期治疗后的巩固期、维持期作为一个连续的治疗过程处理，基本不区分双相Ⅰ型、Ⅱ型障碍，CANMAT 亦未区分巩固和维持期，但对双相Ⅰ型抑郁、Ⅱ型抑郁分别进行了阐述（表 8-5）。

一般情况下，6～8 周急性期后，症状达到大部分缓解，即进入巩固维持期。巩固治疗时间为抑郁发作 4～6 个月，躁狂或混合性发作 2～3 个月，目标在于防止症状复燃和促进社会功能的恢复，巩固期药物治疗基本与急性期一致，并维持原有药物剂量，但应停用抗抑郁药，以减少转躁风险，若无复燃可转入维持期治疗。此外，可配合心理治疗，例如认知行为治疗、家庭治疗等。

表 8-5　双相障碍巩固/维持治疗用药(CANMAT)

一线	二线	三线
锂盐	卡马西平	阿塞那平
拉莫三嗪 *	帕利哌酮 ER	辅助治疗：苯妥英，氯氮平，ECT，托吡酯，ω-3 脂肪酸，奥卡西平，加巴喷丁，阿塞那平
双丙戊酸钠	锂盐＋双丙戊酸钠	
奥氮平†	锂盐＋卡马西平	
喹硫平	锂盐或双丙戊酸钠＋奥氮平	
利培酮 LAI‡	锂盐＋利培酮	
阿立哌唑‡	锂盐＋拉莫三嗪	
锂盐或双丙戊酸钠＋喹硫平，利培酮 LAI，阿立哌唑，齐拉西酮	奥氮平＋氟西汀	

注：* 在预防躁狂时疗效有限；† 如果发生代谢不良反应，则使用时应严密监测；‡ 主要用于预防躁狂；LAI. 长效注射剂；ECT. 电抽搐疗法。不推荐加巴喷丁、托吡酯或抗抑郁药单一治疗，不推荐氟哌噻吨作为辅助治疗。

双相障碍维持治疗期的主要目标是预防复发、减少亚阈值症状及残留症状、降低自杀风险，减少循环次数和情绪不稳定性，及维持良好的社会功能。维持多久一直无明确定论，一般建议首次发作为 1～2 年，如为多次发作者，可维持治疗 2～3 年或更长，以至于终身服药。

多项药物维持治疗的对照研究(活性药物与安慰剂、活性药物之间的头对头比较)、Meta 分析、系统综述均显示，所有的研究药物(阿立哌唑、丙戊酸盐、拉莫三嗪、锂盐、奥氮平、喹硫平和利培酮)单一治疗在预防双相障碍复发的疗效都显著优于安慰剂，第二代抗精神病药(奥氮平、喹硫平、利培酮长效注射剂、齐拉西酮)和心境稳定剂联合治疗预防双相障碍复发的疗效也显著优于安慰剂。

双相障碍患者的残留抑郁症状可能导致依从性的下降。对于提高治疗依从性而言，健康教育是一种行之有效且事半功倍的做法。依从性与下列因素有关：对用药的高满意度、单独治疗、学历、复发恐惧感。依从性与以下因素呈负相关：疾病因素、物质滥用、既往住院治疗、精神病症状、疾病洞察力下降、用药因素、不良反应、每天获益不明显、每天用药程序复杂、患者态度、认为没有必要服药、对用药态度消极、感觉外貌变化明显、感觉生活目标受到干扰。患者不依从可能导致以下结果：发作频率(特别是抑郁发作)、住院风险、急诊风险、旷工、短期失能、工人补偿金增加等。

包括认知行为治疗方法在内的心理治疗不仅可以提高治疗依从性，还可以显著降低双相障碍的复发率。

维持期规范治疗如下：①建议继续使用急性期有效的药物，并保持剂量、用法不变；②采取综合方式提高治疗依从性，病情缓解后应每 1～3 个月定期随访和进行全面评估，监测和管理治疗不良反应及其他问题；③维持使用具有心境稳定作用的药物；④提高治疗依从性是药物维持治疗有效的保证。总之，在药物治疗中，非典型抗精神病药已占据双相障碍治疗的主导地位；在双相抑郁的治疗中，抗抑郁药物的使用需谨慎，使用时需权衡获益风险比；在使用药物治疗时，需注意其长期服用的安全性。

六、特殊人群的规范化治疗

(一)儿童及青少年双相障碍的治疗

起病于儿童及青少年的双相障碍患者并不少见，约 2/3 的成人双相障碍患者首发于儿童、青少年，29%首发年龄早于 13 岁。受青春期发育性因素影响，起病年龄越早，临床表现越不典型，诊断越困难，预示首次缓解后复发更早。儿童双相障碍有自身的特点：很少主动叙述情绪体验；精神症状更多表现为行为障碍，更倾向于发脾气、离家出走、攻击破坏等行为来表达情绪。因此，儿童及青少年的双相障碍常重叠于其他儿童期心理障碍，易导致漏诊和误诊。访谈时需要充分了解下述信息：①孕期是否患有严重的病毒感染，并服用过某些可能影响胎儿发育的药物；②胎儿发育是否足月，分娩的方式，以及分娩时是否存在窒息、难产等；③新生儿及儿童的发育情况，说话、行走及人际交往等发育是否延迟等；④青少年期的学习成绩及人际关系表现，了解是否存在智力等发育问题。需要排除器质性精神疾病，如急性中毒、谵妄、中枢神经系统病变(肿瘤、炎症)、代谢障碍等，同时需要排除儿童期常见的精神疾病，如孤独症谱系障碍、儿童期焦虑障碍、缄默症和品行障碍等。

儿童和青少年双相障碍一旦确诊，通常必须使用药物，针对家庭的心理干预也是重要的治疗方式。药物治疗原则与成人双相障碍患者基本相同。不过，治疗中也要充分考虑到儿童及青少年的特殊性。

在精神药物治疗之前，首先要对患儿进行全面的检查，对病情、体质等进行评估后再选择合适的药物，根据血药浓度检测，确定最佳剂量和用药时间，应避免频繁改换药物、随意增加或减少药量，以及多种药物联合应用。

1.心境稳定剂

心境稳定剂是治疗的主要药物，用于躁狂发作及双相障碍的维持治疗。

(1)锂盐：锂盐被 FDA 批准用于 12 岁及以上年龄的双相障碍。锂盐对急性躁狂治疗、BD 伴物质滥用的青少年有效；用于维持治疗效果肯定。儿童对锂盐相对更耐受，常见不良反应包括胃肠不适、体重增加、眩晕、腹泻、多尿、烦渴、遗尿、共济失调、白细胞增加和萎靡不振。肾脏、甲状腺、视觉、其他神经系统、皮肤、血管等不良反应少见。年龄小的儿童比年龄大的儿童的不良反应更多，因此，对年幼儿童治疗中注意个体化原则，药物的使用剂量更要结合患者的个体特征，治疗中需要严密观察疗效及不良反应，必要时测定药物的血药浓度。

(2)抗惊厥药：包括丙戊酸盐、卡马西平、拉莫三嗪和托吡酯。对 8～18 岁儿童及青少年躁狂急性期治疗，双丙戊酸盐有效率 40%，卡马西平 36%，锂盐 46%，3 种药物之间无显著性差异。丙戊酸的常见不良反应有恶心、呕吐、食欲或体重增加；过度镇静、震颤；肝功能损害、胰腺炎、血氨升高、高血糖和月经变化等。致命的肝毒性仅见于使用多种药物的十岁以下儿童。卡马西平的不良反应包括恶心、呕吐、眩晕、过度镇静、皮疹。少见的更严重的不良反应有再生障碍性贫血、粒细胞缺乏、肝毒性。拉莫三嗪因其可能出现皮疹和表皮松解症，在儿童青少年应用较少。有报道显示通过减低拉莫三嗪的起始剂量，缓慢加量，可以使儿童严重皮疹的发生率下降到 1%。托吡酯可能引起词语识别困难，因此使用较少。

2.抗精神病药

某些非典型抗精神病药物已经用于治疗青少年躁狂发作。利培酮已被美国 FDA 批准可用于 10～17 岁双相障碍躁狂发作和混合发作的非典型抗精神病药。阿立哌唑被 FDA 批准用于

10～17 岁双相障碍患者躁狂发作和混合发作中进行单一用药，或合并碳酸锂、丙戊酸钠治疗。

对于单药治疗疗效不佳的患者，需要联合治疗。可以选择锂盐和双丙戊酸盐联合应用，利培酮或氟哌啶醇等抗精神病药物和锂盐联用。对急性期治疗有效，对有精神病症状的躁狂发作，辅助使用抗精神病药物至少 4 周。

3.心理社会治疗

儿童、青少年双相障碍会对家庭带来一系列的问题。由于儿童、青少年出现哭闹、易怒、攻击、暴力、自杀等行为，会使父母感到紧张、困扰、愤怒等，应向父母宣教疾病的特点，进行家庭干预，可针对性地帮助患儿康复，提高治疗的依从性。认知行为治疗对双相障碍患者恢复期也有帮助。

(二)老年双相障碍的治疗

双相障碍通常起病于青壮年，也有部分患者发病较晚，晚发型情感障碍是否有别于青壮年起病的情感障碍，目前国内外的报道不一致。相对于年轻患者，老年双相障碍抑郁和躁狂发作的间期都有所延长。老年患者在躁狂发作时缺乏感染力，常以激惹性增高、傲慢、躁动、外跑、爱管闲事为主要表现；偏执症状较多，妄想内容带有敌对性和迫害性。在抑郁发作时，常伴有疑病症状、躯体化症状；自杀倾向较为严重；思维内容常带有妄想性质。老年期双相障碍患者常常共患躯体疾病，躯体疾病会增加发生抑郁相的风险，而抑郁的发生也会增加共患躯体疾病的风险，延缓躯体疾病的康复。因此，临床上需同时关注患者的躯体和精神状态。同时老年双相障碍具有下述特点：存在与年龄相关的脑内神经递质的减少；整体认知功能损害更为明显；体内药物清除速度减慢，血药浓度增高；对药物的敏感性增加，药物滴定速度不宜过快、剂量不宜过大；老年患者更易发生镇静、直立性低血压、抗胆碱能作用、静坐不能、帕金森综合征及迟发性运动障碍等。因此，老年双相障碍患者在药物治疗时，安全性是首要问题，药物的选择、剂量的调整、不良反应的监测等方面均应该予以重视。

主要选用心境稳定剂和抗精神病药物。老年患者使用药物时，应遵循以下原则：用药之前要做详细的体格检查及必要的实验室检查。注意心脏、肝、肾及神经系统情况。注意血压、有无青光眼、颈椎骨关节病、前列腺、甲状腺等情况。用药时要注意和治疗其他躯体疾病的药物间的相互作用。尽可能选择半衰期短的药物，避免使用长效制剂。宜从低剂量开始，治疗剂量一般是成人的 1/3～1/2。增加剂量的过程要比青壮年慢，不能加量过快，治疗剂量应低于青壮年。一般对于 65～80 岁患者，治疗剂量一般是成人的 1/3～1/2，对于 80 岁以上者，剂量应该更小。尽量分次服用，避免一次给药。应避免频繁改换药物、随意增加或减少药量。定期监测血药浓度。

(三)孕期、围生期及哺乳期妇女的治疗

怀孕对于双相障碍存在多方面的挑战：双相障碍的遗传风险：研究显示双相障碍的遗传度高达 85%，明显高于抑郁症。双相Ⅰ型障碍先证者的一级亲属患双相Ⅰ型的可能性较对照组高 8～18 倍，患抑郁症的可能性大 2～10 倍。研究发现，50%的双相Ⅰ型障碍患者的父母至少有 1 人患心境障碍，其子女有 25%的机会患有心境障碍。若父母双方都有双相障碍，其子女患心境障碍的概率是 50%～70%。但如果精神分裂症患者妊娠期不使用药物治疗，病情可能不稳定或复发，可能会发生潜在胎盘不完整和胎儿中枢神经系统发育不良，也会给患者自身带来危害，甚至自杀等行为，无法保证妊娠期的顺利进行。

怀孕前期准备尤其重要，建议患者及家属与医师及时沟通，做好风险评估及预案，做好多方面准备：①明确怀孕的风险，包括停药复发、患儿畸形及患儿患病的风险等，建议患者尽量避免生育。②如果患者及家属仍强烈要求怀孕，建议孕前停药一段时间，孕期尽量避免服用对胎儿有明显影响的抗精神病药物。妊娠前3个月和分娩前1～2个月尤其避免服用抗精神病药物。与患者及其配偶共同讨论孕期继续药物治疗和停止治疗的风险与获益。③告知患者孕期和产后双相障碍复发的风险增加，建议增加精神科就诊次数，还可考虑联合心理治疗。④尽快制订孕期、围生期和产后的书面计划；并告知产科医师、助产士、内科医师相关计划。⑤如果患者正在服用抗精神病药物且病情稳定，但停药将很可能复发，则通常建议继续服用药物，尽量选用对胎儿影响较小的药物，并监测肝功能、体重和血糖等。⑥分娩后尽快恢复治疗，建议采用人工喂养而不是母乳喂养，避免药物通过乳汁影响新生儿。⑦尽量避免选用以下药物：丙戊酸、卡马西平、锂盐、拉莫三嗪，及长时间服用苯二氮䓬类药物。

哺乳期妇女选用以下几种药物治疗相对比较安全：氯米帕明、阿米替林、去甲替林、舍曲林，目前暂无这些药物在婴儿体内蓄积中毒的证据或有关的严重不良反应。母亲服用锂盐期间应停止哺乳。哺乳期服用丙戊酸钠、卡马西平、短效的苯二氮䓬类药物较安全。避免使用大剂量抗精神病药物。

(四)双相障碍合并躯体疾病时的治疗

双相障碍可以出现某些躯体症状，合并某些躯体疾病，同时躯体症状可以和双相障碍合并存在。在一定情况下，双相障碍因躯体疾病所诱发。有部分患者因躯体疾病出现抑郁症状或躁狂症状，而被误诊。因此诊断上，首先需诊断器质性疾病和躯体性疾病所致的双相障碍。

对双相障碍合并躯体疾病时应该两者兼顾，同时治疗。在躯体疾病严重的时候，以躯体疾病治疗为主，优先考虑躯体疾病的治疗方案；在情感障碍为主的时候，应该以控制情绪症状为主，在情绪症状控制的同时处理躯体疾病。

（王　宁）

第九章

强迫障碍

第一节　强迫障碍的概述

强迫障碍(obsessive compulsive disorder,OCD)是一种既古老(早在15世纪就有文献记载)又新型的疾病;1980年代前一直认为OCD是一种罕见的难治性心理障碍(终身患病率0.05%),现在它是精神卫生领域第四种常见的、可治的神经精神障碍(终身患病率2.5%)。莎士比亚悲剧《麦克白》中的主人公就是典型强迫障碍(强迫性洗手),莎士比亚描述到:"麦克白有一种习惯动作,那就是不停地洗手,每次要洗一刻钟。"18世纪另一位患有强迫障碍的剧中人是约翰逊,他在跨过门槛时,双手保持一种特殊的姿势或古怪的姿势,在石板路上行走时,决不能踩到石头缝,每根柱子都要摸一下,如果踩到石头缝或有一柱子未摸,就得从头开始。在医学文献中,1838年法国精神病学家Esquirol首次报道一例强迫性怀疑的病例,当时称为单狂;1861年Morel创用"强迫观念"一词,认为它一种情感疾病,1866年将其命名为强迫障碍;1887年Westphal总结前人的看法,提出了强迫障碍的定义:一种不由自主的或与意志对立的思想,这种思想不是外来的,也不是特殊情感状态的产物,而且智力正常。1936年Lewis对强迫障碍概念做了系统回顾,指出认识到强迫体验没有意义,并不是强迫障碍的必要特征,主观上感到必须加以抵制才是主要的。

早在100多年前人们(Janet,1903)对强迫障碍就有了初步的认识,近年来医学上对该病又有了新的认识,但还有许多问题未被认识。在几个主要诊断系统中,对强迫障碍也存在不同的看法,目前对强迫障碍的基本看法是:强迫障碍是一种以强迫障碍状为主要表现的心理障碍,其强迫障碍状有下列特点:有意识的自我强迫和反强迫并存,这种尖锐和强烈的心理冲突是患者痛苦的根源;患者体验到观念或冲动是他自己的,但违背了自己的意愿,虽极力抵抗,却无法控制;多数患者能意识到强迫障碍状的不合理性,但无法摆脱;强迫障碍状严重影响患者的日常生活和社会功能。

一、流行病学调查

(一)患病率和发病年龄

19世纪80年代前,由于患者害怕或羞耻而不寻求治疗,以致人们认为OCD是一罕见的疾病,患病率为0.05%。事实上,最早Roth和Luton(1942)在田纳西州调查显示OCD患病率

0.3%，另一项早期研究(Brunetti，1977)发现法国农村 OCD 患病率为 1%。1980 年代开始用标准化工具调查 OCD 患病率，1988 年，美国运用 DSM-Ⅲ诊断标准和定式精神检查方法在 5 大城市的大规模流调显示 OCD 在普通成人的终身患病率为 2.5%，6 个月的时点患病率为 1.6%(Karno MG 等，1988)。Fontenelle 等(2006)总结世界各地区非专业人员用诊断访谈问卷(DIS)调查获得的终身患病率依次为 0.7%(中国台湾，1989)、1.1%(中国香港，1993)、1.9%(韩国，1990)、2.0%(冰岛，1991)、2.1%(德国，1992)、2.2%(新西兰，1989)、2.3%(美国和加拿大，1988)、2.5%(波多黎各)和 2.7%(匈牙利)；年患病率依次为 0.4%(中国台湾，1989)、1.1%(韩国，1990)、1.6%(德国，1992)、1.1%(新西兰，1989)、1.3%(美国，1988)、1.4%(加拿大，1988)和 1.8%(波多黎各)。然而由专业人员采用复合国际诊断工具(CIDI)按 DSM-Ⅳ标准获得患病率则相对较低，如加拿大月患病率 0.6%(DSM-Ⅳ，1997)、德国年患病率 0.7%和月患病率 0.4%(DSM-Ⅳ，2004)。儿童和青少年患病率因地区、年龄、诊断工具和诊断标准变异很大(0.0%～4.0%)，青少年 OCD 患病率与成人相似，预计为 2%，儿童患病率相对低些，在 0.2%～0.8%，如按DSM-Ⅳ获得的终身患病率分别为 0.2%(英国，2001)、0.5%(希腊，2003)、0.7%(德国，1998)、1.9%(美国，1996)、2.3%(以色列，1996)。大多数研究报道以 DSM-Ⅲ为标准，OCD 年发病率(0.69%～0.79%)显著低于终身患病率(1.9%～3.3%)，少数研究报道的年发病率更低(0.12%～0.2%)。

1982 年中国大陆 12 地区神经症流调资料显示强迫障碍的患病率为 0.03%，2001－2005 年全国四省流调结果显示 OCD 月患病率为 0.084%(DSM-Ⅳ标准)，比 20 年前明显增加，比西方国家(0.4%～0.6%)低 5～10 倍，也低于台湾(年患病率 0.4%)和香港(终身患病率 1.1%)的患病率。2005 年河北省 18 岁以上成人流调结果显示 OCD 终身患病率为 0.26%、时点患病率为 0.246%(DSM-Ⅳ标准)。2001 年浙江省 15 岁以上人群流调结果显示 OCD 时点患病率为 0.102%(男性 0.197%，女性 0.014%)(DSM-Ⅳ标准)。国内目前还没有儿童和青少年的流调资料。

OCD 首次发病年龄从儿童到成人都有，20 岁前后是发病的高峰期，也有 2 岁发病和 70 岁发病的案例报道，男性发病年龄(13～15 岁)早于女性(20～24 岁)。Rasmussen 等报道：OCD 患者的平均发病年龄为(19.8±9.6)岁，男性患者(17.5±8.7)岁，女性患者(21.2±9.8)岁，83%的患者在 25 岁以前起病；Castle 等(1995)报道：男性 OCD 患者的平均发病年龄为 22 岁，女性 OCD 患者的平均发病年龄为 26 岁，首次就诊的平均年龄男性 32.8 岁、女性 34.6 岁；林雄标等收集的 40 例临床样本的发病年龄为 9～30 岁，平均(18.9±5.5)岁，男性[(18.3±5.4)岁]略早于女性[(20.2±5.5)岁]，85%的病例在 25 岁以前起病。在成人中女性 OCD 患病率高于男性，Weissman 等(1994)的七国联合调查资料显示女性患病率是男性的 1.2～3.8 倍；Castle 等(1995)临床样本的男女比例为 1∶1.35；国内几个临床研究样本都是男性多于女性，在儿童中男性患病率明显高于女性，男女比例为 2∶1。2005 年河北省流调结果显示时点患病率女性(0.263%)略高于男性(0.229%)，城市(0.667%)明显高于农村(0.187%)，20～29 岁(0.41%)和 30～39 岁(0.37%)为患病高峰。

(二)病程和预后

OCD 通常是逐渐发展的，发病时间难以确定，也有少数案例是亚急性起病的，有明确的起病时间。OCD 的典型病程是逐渐加重——保持高水平波动——缓慢改善或消退，具有这种典型病程的病例约占 1/2，约 1/3 的患者持续波动，另有 10%左右的患者病情不断恶化。许多 OCD 患者在寻求治疗时已有数年病程，有研究发现患者从有明显症状到首次就诊的平均时间在 7 年以上。Skoog 等(1999)对 122 例 OCD 患者的 40 年随访观察发现：20%的患者完全恢复，28%的患者明显改善，35%的患者虽有改善，但仍有明显的临床症状，48%患者的病程超过 30 年。国内有些临床资料显示 OCD 患者从有明显症状到首次就诊的时间为 1～15 年，平均 6.2 年。

在不加干预的自然状况下，只有少数 OCD 患者能在 1 年内缓解，多数患者病情持续波动数年，甚至终身不愈。1970 年前，OCD 几乎缺乏有效的药物治疗，心理治疗是主要的干预手段，当时中国的心理治疗专家寥寥无几，加上当时的社会环境也无法开展心理治疗，OCD 患者基本上属于自然转归。1980 年代发现氯米帕明对 OCD 有独特的疗效，国内也于 1990 年代初用于临床，OCD 结局显著改善。1990 年代后期，选择性 5-羟色胺再摄取抑制剂(SSRI)用于治疗 OCD，尽管疗效与氯米帕明相当，但不良反应明显减少，加上心理治疗的广泛开展，OCD 患者的预后有明显的改观。预后不良可能与下列因素有关：有强迫障碍家族史者、病前有偏执型、精神分裂样和分裂型等人格障碍者的预后差，表演型、自恋型、边缘型、回避型、依赖型和强迫型人格障碍者则不能预测预后。治疗前有社会功能低下、持续病程、有抽动症状、高水平超价观念和无明显反强迫动机者的预后也差。妊娠、产后、流产和经前期等均可恶化强迫障碍状。

(三)谱系障碍与共病

强迫谱系障碍是一个疾病家族，相互间存在一定程度的重叠，是一个疾病的连续谱。Hollander认为强迫谱系障碍可以看作一条直线，一端是强迫端，一端是冲动端，谱系障碍中的不同疾病则按疾病症状的性质差异处在直线的不同位点上。强迫端的行为是强迫行为或思维，以寻求安全为目的，过分估计伤害事件发生的可能性，代表疾病是强迫障碍；冲动端的行为是冲动行为，以冒险为目的，不能充分考虑行为可能带来的不良后果，代表疾病是反社会型人格障碍。二者存在相同神经环路但结果相反的大脑神经生化功能改变，强迫障碍患者前额叶功能亢进、中枢 5-羟色胺能系统功能敏感性增加，后者相反，前额叶功能降低、中枢神经系统突触前 5-羟色胺功能水平低下。虽然强迫障碍、冲动控制障碍在谱系中位置相反，但都表现出相似的对冲动行为抑制或延迟的缺陷。

强迫性谱系障碍的各种疾病在连续谱中从强迫端向冲动端移行，靠近强迫端疾病的症状具有强迫性质，靠近冲动端疾病则表现冲动行为的特征。强迫性谱系障碍主要包括 4 个群组：①与体表或体感有关的先占观念，包括躯体变形障碍、疑病症、神经性厌食症和人格解体障碍；②冲动控制障碍，包括病理性赌博、拔毛癖、强迫性性行为、自伤行为和偷窃癖；③神经系统疾病，包括孤独症、Sydenham 症、舞蹈症、Tourette 综合征，④其他疾病，包括抽动障碍、分裂-强迫障碍、进食障碍和分离性障碍等。

DSM-Ⅴ将强迫障碍从焦虑障碍中分离出来，把“强迫及相关障碍”作为独立疾病单元，包含强迫障碍、躯体变形障碍、拔毛癖(拔毛障碍)、抓痕障碍(皮肤搔抓)、物质/药物所致强迫与相关障碍、躯体疾病所致强迫与相关障碍及其他特定强迫与相关障碍。

强迫障碍最常见的合并证是抑郁症，文献报道的共病率差异很大，从 19% 到 90% 不等(Milanfranchi等，1995)，但多数流行病学研究报道：约 1/3 的 OCD 患者合并抑郁发作。在临床样本中，强迫障碍与抑郁症的共病率超过 60%(Crino 等，1996)。Rasmussen(1994)报道 1/3 的 OCD 患者就诊时合并抑郁症，2/3 的 OCD 患者在人生的某个时期可能合并抑郁症。多数患者(38%)先有强迫障碍后有抑郁症，少数患者(11%)先有抑郁后有强迫(Black 等，1990)。

人格障碍是 OCD 的另一常见并发症，有文献报道有 2/3 的 OCD 患者合并人格障碍，而且患者亲属的人格障碍发生率也高于普通人群，合并人格障碍的 OCD 患者治疗效果一般较差（Pigott，1998）。有人怀疑人格障碍诊断的效度，Ricciardi 等（1992）研究显示 17 例 OCD 合并人格障碍患者在系统治疗后，有9 例不再符合人格障碍的诊断标准。另有研究发现 54％的 OCD 患者并发惊恐障碍，30％的 OCD 患者并发特定的恐惧症，42％的患者并发社交恐惧症。最近研究报道 10％的女性 OCD 患者并发神经性厌食症，33％的患者并发暴食症。另外抽动秽语综合征和其他抽动障碍与 OCD 有关，20％～30％的 OCD 患者自己报告曾经或目前有抽动行为，抽动秽语综合征与 OCD 的共病率在 36％～52％。

二、病因和病理机制

强迫障碍的发生有一定的性格基础，这类患者过于不接受自己，甚至苛求自己，这才导致自我强迫与自我反强迫的尖锐冲突，有研究提示强迫障碍患者个性特征的形成具有一定的遗传基础。弗洛伊德把强迫人格称为肛门性格：爱整洁、吝啬和顽固。近年来研究发现强迫障碍有其生物学基础，如 5-羟色胺能神经元功能增强和额叶功能病理性增强；家系调查表明强迫行为的某些素质是可以遗传的。生化研究发现，具有抑制 5-羟色胺再摄取的药物（如氯米帕明、氟西汀）对强迫障碍状有良好的效果，强迫障碍状减轻常伴有血小板 5-羟色胺含量和脑脊液 5-羟吲哚醋酸含量下降，提示 5-羟色胺系统功能增强与强迫障碍发病有关。

（一）遗传学证据

有关强迫障碍的遗传学研究很多，试图了解遗传因素在患者个性形成或脑内神经递质改变中所起的作用。到目前为止，这方面的研究还没有获得实质性的突破，但通过家系调查、双生子研究、分离分析和基因关联研究，已积累了大量的提示性证据。

1.家系调查

强迫障碍患者有家族聚集现象是一个不争的事实。Rasmussen 等从 44 名符合 DSM-Ⅲ标准的 OCD 患者的家族史中，发现有 7 名患者的父母具有强迫障碍的指征。有一项对 46 例强迫障碍患者及其家属的 2～7 年的随访研究显示，13％的一级亲属符合 DSM-Ⅲ-R 的强迫障碍诊断标准。Pauls 等（1995）对 100 例强迫障碍先证者的 466 名一级亲属进行了直接的访谈，结果发现强迫障碍和亚临床强迫障碍的发生率（10.9％和7.9％）显著高于对照组（分别为 1.9％和 2.0％）。最近，国内有研究报道（杨彦春，刘协和，1998）OCD 患者一级亲属强迫障碍和亚临床强迫障碍的患病率分别为11.5％和 34.5％（合计 46％）、二级亲属亚临床强迫障碍患病率为 3.9％，另外一级亲属其他精神疾病的患病率也明显高于普通人群，如精神分裂症（25.9％）、情感障碍（14.4％）、轻型抑郁症（11.5％）、广泛焦虑障碍（25.9％）、其他神经症（17.2％）和抽动障碍（23％）。家族聚集现象与疾病的遗传没有必然的因果关系，因为家族不仅是一个遗传单元，也是一个社会文化单元，因此只提示有遗传倾向的可能性，需做进一步研究证实。

2.双生子研究

双生子研究比家系调查更有说服力。早期日本学者曾做过一个小样本的双生子调查，报道双卵双生子（DZ）的同病率为 20％，而 10 对单卵双生子（MZ）的同病率为 80％；Rasmussen 等（1986）调查发现，MZ 的强迫障碍同病率为 65％；Carey（1981）报道 15 对 DZ 强迫思维的同病率为 47％，而 15 对 MZ 为 87％。这些研究支持特殊环境因素和基因因素对强迫障碍的行为表现起重要作用，说明遗传因素在强迫障碍的发病中起到一定的作用。

3.遗传模式

既然遗传因素在强迫障碍的发病中起到一定的作用,那么它是通过什么方式遗传的,是显性遗传、隐性遗传,还是多基因遗传。近年研究者用分离分析对这些问题进行了探索,尽管没有明确的结论,但还是为我们提供了许多想象的空间。Calvallini 等从 101 个确诊的强迫障碍先证者家系的研究结果中找到了证据,证明了一个主基因的作用,但是无法确定确切的遗传模式;对意大利的 107 例强迫障碍家系进行了分离分析,并运用 Logistic 回归验证可能的基因遗传模式,发现显性遗传模式最为适合,但当强迫障碍伴有 Tourette 综合征(TS)或慢性运动抽动症(CMT)时则表现出不严格的遗传模式。Alsobrook 等对 100 例成人强迫障碍先证者家系的进行综合分离分析,发现了"追求对称和整齐"的主基因位点,但这不能确定为确切的孟德尔模式。Nestadt 等通过对 153 个家系(实验组 80 例,对照组 73 例)的综合分离分析证明存在一个主基因,"有性别和轻微家庭影响的孟德尔显性遗传模式"可以对所得资料进行最恰当的解释,按先证者性别进行分离分析的结果同样显示,强迫障碍最可能的遗传模式是有轻微家庭影响的孟德尔显性遗传。在这些家系中存在一种混合的传递模式,这种混合模式在多基因的背景上显示出一个起主要作用的基因,因此多基因可能影响强迫障碍的症状表现。

4.候选基因

家系调查及双生子研究揭示强迫障碍有遗传倾向,分离分析提出了强迫障碍的遗传模式。近年来,随着分子遗传学的发展,许多学者对强迫障碍潜在的候选基因进行了研究,提出强迫障碍候选基因的设想来自强迫障碍药物治疗及神经生化的研究,多数基因与 5 羟色胺(5-HT)、儿茶酚胺(CA)及多巴胺(DA)等神经递质的代谢过程有关,最新研究报道了 *GABA-A-γ2*、*HLA-CAR*、*MOG-4*、*MOG-2* 等基因也与强迫障碍有联系。

5-HT 转运子(5-HTT)在 5-HT 再摄取过程中起重要作用,可能是强迫障碍的候选基因。DiBella等研究发现*5-HTT* 基因第 4 内含子的突变及 Leu255Met 多态性与强迫障碍均有关联;McDougle对 35 个欧美核心家系用传递不平衡检验(TDT)发现,*5-HTT* 基因 SlC6A4 多态性 L 等位基因与强迫障碍呈正相关,且与 SSRI 类药物的疗效呈负关联趋势,提示*5-HTT* 基因 SlC6A4 多态性的 L 等位基因是强迫障碍发病的危险因子及 SSRI 疗效不佳的预测因子;Bengel 发现病例组*5-HTTLPR* 的长等位基因 I 与对照组有明显差异(46.7%∶32.3%),也提示 5-HTT 与强迫障碍的易感性有关联。

5-HT 是通过 5-HT 受体发挥其效能的,因此 5-HT 受体基因有可能是强迫障碍的候选基因。根据受体亲和力和功能不同,5-HT 受体可细分成 14 种亚型,目前的研究多集中于5-HT_{2A}、5-HT_{2C}、5 HTIDβ 等受体,Enoch 发现强迫障碍患者 5-HT_{2A}启动子多态性-1438G/A 等位基因频率增加比对照组大(病例组 0.50,对照组 0.41),支持 5-HT_{2A}受体基因与强迫障碍发病有关;Mundo 等发现*5-HTIDβ* 等受体基因 G861C 变异与强迫障碍之间有明显的连锁不平衡及 G 等位基因优先传递至患病的受试者,Pauls 等也报道了同样的结果,提出*5-HTIDβ* 等受体基因可能为强迫障碍候选基因之一。

Nicolini 发现伴抽动障碍的强迫障碍患者的 D_2受体基因 *TaqIA* 多态性的基因型 A2/A2 频率与对照组相比有显著差异,提示 D_2受体基因 *TaqIA* 多态性主要影响有抽动障碍的强迫障碍患者的易感性。Cruz 研究发现伴抽动障碍的强迫障碍患者与不伴抽动障碍的强迫障碍患者含有等位基因*A7* 的比率为 91%和 48%,认为等位基因*A7* 是伴有抽动障碍的强迫障碍的一个危险因子。Billett 等的研究发现第 36～42 密码子上 21 bp 序列缺失的多态性在强迫障碍与对照组间有明显差异，认为该多态性与强迫障碍的易感性有关。未发现*DAT*基因多态性的等位基因及基因型频率与强迫障碍易感性有关联的证据。

强迫障碍与COMT关系的研究有许多阳性发现。Karaytogou发现*COMT*基因的等位基因与强迫障碍易感性呈显著负关联，尤其在男性患者，同时在强迫障碍与*MAO-A*等位基因关系的研究中也得到了性别间差异的结果；Schindler发现*COMT*等位基因的纯合子与强迫障碍之间有一定的关联趋势，支持COMT在强迫障碍发病中的作用；Camarena等发现*MAO-A*基因与强迫障碍的发病有一定的关联倾向，并且性别间也有显著差异，支持不同性别的强迫障碍可能为不同的遗传亚型。

除传统的*5-HT*、*CA*、*DA*系统基因之外，最近尚有许多关于其他基因在强迫障碍发病中作用的研究，涉及MAO-A(单胺氧化酶)、MOG-2、MOG-4(髓磷脂少突胶质细胞糖蛋白，其基因与人类白细胞抗原及*GABA-B*基因位点相邻)、HLA-CAR(人类白细胞抗原)，GABA-A-γ2等，但大部分没有得到阳性结果。

(二)神经生物学研究

在强迫障碍的神经生物学机制方面有过许多研究，发现某些递质、受体以及一些其他物质与强迫障碍有些关联，但目前证据最充分的还是5-羟色胺假说。

1.5-羟色胺假说

5-羟色胺假说最初的证据来自三环类抗抑郁药氯米帕明对OCD的治疗作用，因为氯米帕明能抑制5-HT的再摄取，Thoren等(1980)年研究发现：氯米帕明能有效降低OCD患者脑脊液(CSF)中5-HT代谢产物5-羟吲哚乙酸(5-HIAA)含量和改善强迫障碍状。尽管氯米帕明的代谢产物也有抗去甲肾上腺素能的作用，但Zohar和Insel(1987)发现氯米帕明治疗OCD比地昔帕米明显有效，表明氯米帕明的抗强迫作用是通过5-HT系统实现的。Flament等(1987)发现氯米帕明也能有效降低儿童与青少年强迫障碍患者血小板5-HT浓度而发挥抗强迫作用，表明OCD的确存在5-HT系统异常。

近年研究者又对5-HT受体激动剂做了深入的研究。Zoher(1987)及Hollander(1992)的研究显示m-氯苯哌嗪(mCPP)能加重强迫障碍状，而MK-212却没有这种作用，认为mCPP对5-HT(1D)受体有更强的亲和力。然而其他研究者用选择性5-HT(1D)受体激动剂(舒马曲坦或佐米曲坦)没有发现5-HT(1D)受体在OCD病理生理机制中特异作用。

还有研究者对5-HT受体拮抗剂进行了研究。Broocks等(1998)比较了奥氮西隆和mCPP的作用，发现mCPP导致焦虑、强迫障碍状加重及自我认知改变，患者提前服用奥氮西隆并没有改善这些症状，表明mCPP引起的反应不能被奥氮西隆调整。另外有研究发现OCD患者还存在5-HT转运蛋白、蛋白激酶C(PKC)和5-HT受体敏感性异常。

2.多巴胺系统异常

多巴胺系统可能在OCD发病中发挥重要作用，因为OCD动物模型显示DA可导致动物产生刻板行为。Szechtman等的研究表明长期给老鼠服用喹吡罗产生的行为与人类的强迫性核查相似，抗强迫药氯米帕明会显著减少这种行为，而MAOI不但能阻止喹吡罗效应的发生，而且反转已经出现的强迫核查行为。这说明DA在OCD的发病中发挥重要作用，MAOI可能是取代喹吡罗结合位点发挥作用的。

Brambilla等(1977)通过多巴胺激动剂阿扑吗啡激发的生长激素(GH)反应来检测OCD患者与对照组DA功能，结果显示基础血浆GH、SMD-C浓度及GHRI激发的GH反应，阿扑吗啡对催乳素的抑制反应两组无差别，OCD 组的阿扑吗啡激发的生长激素反应迟钝，这一研究提示多巴胺能系统功能失调。临床试验前期显示多巴胺系统与 5-羟色胺系统之间有重要的相互作用(Kapur et al,1996)，并且有研究证明能增加 DA 量的 SRI 对难治性 OCD 有很好的效果(McDougle et al,1994)。

3.其他神经生物学因素

可能还有其他的神经生化系统参与 OCD 的发病机制。如阿片肽、类固醇、缩宫素和抗利尿激素(Altemus et al,1992)。

(三)心理机制研究

尽管遗传假说或递质受体假说能够解释强迫障碍部分发病机制，尤其是 5-HT 假说为药物治疗提供了科学依据，但无法理解强迫障碍患者的内心痛苦。只有了解强迫障碍的心理机制，才能用心理学方法解除患者的心理痛苦，100 多年来，心理学研究者和实践家提出许多不同解释。

1.精神分析理论

强迫障碍患者的关键心理特点是超我过度理想化，不能容忍本我的许多基本需求，自我既想把本我的欲望压制下去，又想说服超我接受本我的需求，然自我的力量不够强大，无法协调超我与本我之间的冲突而感到痛苦。有研究提示强迫障碍患者的家庭教育过分严格，这种过分严格的教育内化患者的超我，表现为极端的完美主义、过分依赖外部标准、刻板、缺乏包容性，使自我充满许多不确定性、怀疑性和不安全性。更重要的是所有这一切过程是在潜意识中进行的，患者并未意识到，他们为自己的强迫性思维和行为感到痛苦，但却不知道自己为何要这样想、这样做，认为自己的所作所为是毫无意义的。其实"在强迫行为中，一切都是有含义并能够被解释的"。强迫行为"最后可以根据病史或象征意义得以解释"。精神分析理论认为"强迫性观念总是变相的自我谴责，它从压抑中重现出来，往往与某些性行为有关"。继发出现的强迫动作，是成功防御"压抑内容重现"的结果。强迫障碍患者在进行强迫动作的内在驱力与他明了这样做其实是多余或毫无意义的认知之间，存在思想与情感的分离。

精神分析关于强迫思维和强迫行为是源于性创伤的观点，重新获得当今研究者的重视。多年前，一项关于童年虐待的理论和实验性研究，明确了性或躯体虐待的创伤对于成年病理心理的形成有重要作用，不少强迫障碍患者的病史中有性虐待经历。对于这些患者，正如弗洛伊德所说，心理治疗必须着重于这一创伤经历的理解和修通。

目前文献的一个主要的论点是，强迫思维和强迫行为从病因学角度可以是有意义的，但从患者的角度而言，这些行为最初是没有意义的。但精神分析理论强调强迫障碍患者潜意识中仇恨和施虐性驱力的重要性。即"有潜意识仇恨的情况下，与生俱来的爱的施虐性部分较强地发展后，随之经历了成熟期前的完全压抑"。强迫障碍现象一方面来自意识中情感的感觉，另一方面源于一直存在于潜意识，表现为仇恨的施虐部分。尽管当今的学者很少注意潜意识仇恨这一观点，但研究者正更多地注意强迫障碍与冲动一攻击障碍之间的关系。与弗洛伊德一样，Jones 也认为对爱和恨的麻木不清是患者摇摆于强迫和怀疑的基础。他也试图在肛门性欲和全能性思想之间建立起联系，而弗洛伊德曾认为这些是强迫障碍的特征。

1926 年，弗洛伊德指出自我和超我在强迫障碍症状形成过程中有重要作用。当自我在防御对抗伊迪帕斯情结的力比多要求时，它只能退行到较早的施虐性的肛门期水平。结果超我变得特别严肃和不友好，自我屈从于超我，通过反向形成，表现为富有责任、遗憾和清洁等形式。

2.行为学习理论

解释强迫障碍心理机制的行为假说源于Mowrer的两阶段学习理论(1939)。该理论最初用于解释恐惧症患者恐惧和回避行为,在第一阶段,当一个中性事物(观念、想法)与能够引起焦虑或躯体不舒服的刺激同时出现,通过经典条件反射原理,这个中性事物(观念、想法)就具备了让人焦虑或不舒服的能力;在第二阶段,为了减少痛苦或恐惧,人们自然采用回避或逃避行为,如果回避或逃避能成功地降低焦虑,这些行为就会得到强化而固定下来。

Dollard和Miller(1995)首次用Mowrer的两阶段学习理论来解释强迫障碍的发展过程。强迫障碍患者的一些观念在正常人也是常见的,这些观念多数带有性色彩,如果把它视为罪恶而自责,就会感到痛苦或烦恼;为了减轻痛苦或烦恼,就会采用措施制止这些念头,由于强迫思维往往具有闯入性质难以真正回避,采用恐惧症患者类似的回避行为难以有效控制强迫思维所带来的痛苦,所以他们倾向于采取更主动的方式(如仪式行为)来减轻焦虑,这些仪式行为也因能够暂时减轻痛苦而持续存在。Rachman等(1972)认为,强迫行为常常由某些环境因素引起,当强迫障碍患者暴露于相应的环境时,他会有逐渐增强的不适或焦虑,而采用强迫行为后,常常体会到不适的感觉明显减轻了。

关于为何某种环境会引起焦虑反应,众说不一。Eysenk(1979)提出准备-潜伏假说。简言之,对某些外界情景的焦虑或不适的反应要追溯史前人类进化的过程,这些情景曾经对人类有死亡或伤害的威胁,唯有逃离方得安全。种系进化过程中,这些反应方式被记忆在皮质下结构中。某些患者的大脑皮质对皮质下的“抑制”不足,于是在某种境遇中这些人遂出现类似自动发作的焦虑反应。

3.认知理论

Carr(1974)提出,强迫障碍患者会高估未来发生的负性结果,Beck(1976)认为强迫思维是对未来危险的担心。强迫障碍患者担心的问题(如健康、死亡、性、道德)与正常人没有本质的区别,关键在于他们对强迫思维的危害性和责任性的评价,正是这种认知评价使强迫思维成为一种不适的体验,也成为一种要采取行动的指令。接着就出现的强迫动作,对患者来说,可以压抑或抵消强迫思维,减轻了要负责任的感觉,这样患者的不适和焦虑也随之减轻。如此,便逐渐形成了强迫行为并持续存在。Rachman提出:强迫思维只有当其触及当事者特殊的情感时,才会变得异常的重要。他说,尽管大多数人对于自己不喜欢的侵入性思想、念头,可以不在意或忽略,但对有的人,一旦令其感到意义重大,即会产生情绪的变化并固定于此。McFall和Wollesheim(1979)提出,强迫障碍患者持有错误的信念,如一个有价值的人必须在各方面都很出色、不完美就应该受到责备、某些仪式行为可以阻止灾难的发生。这些错误信念导致对事件的错误认识,从而引起焦虑;强迫障碍患者会低估自己应对威胁的能力,进一步强化了这个过程。这些不确定感、不适感和无助感通过仪式行为得以减轻,结果使患者以为仪式行为是缓解焦虑和痛苦的唯一有效方法而不断地巩固和发展。

Salkovskis(1985)对强迫障碍提出了更为详细的解释,指出闯入性强迫思维是引发某些负性自动想法的刺激源。当难以接受的闯入性思维与患者的信念系统相互作用引发负性自动想法后,才会导致焦虑、烦恼等痛苦体验。夸大的责任感和自责是强迫障碍患者信念系统的中心主题,认知和行为上的强迫是为了减轻这些责任感和阻止自责。大多数强迫障碍患者认为想到那些难以接受的想法,与做了那些行为的罪过相同,如想到偷情与实际越轨一样道德败坏,想到一些犯罪行为就等于犯罪。

Salkovskis 还进一步提出了强迫障碍患者的 5 种功能失调信念，这些信念可以将强迫障碍患者同正常人区分开来：①想到什么行为，这个行为就可能会作出来；②如果不能够制止对自己或别人的伤害，其罪过与实施伤害的罪犯等同；③其他因素（如事件发生的可能性很小、客观原因等）不会削弱自己所担负的责任；④如果一个闯入想法发生了而没有压制下去等于希望那样的事件发生；⑤人应该学会控制自己的思想。所以，强迫思维可以是自我不协调的，表现出冲突是变形的、没有意义的，而强迫思维所引发的自动想法则是自我协调的。这个模式认为强迫障碍的治疗主要识别和诊断认知错误，以及矫正自动想法。

Salkovskis 的理论引发了研究者注意强迫障碍患者的责任心，但研究未获得一致的结论。强迫障碍患者在高责任情境下强迫障碍状并没有明显增加，在低责任情境下强迫障碍状却有所减少。Foa 等研究发现，与社交焦虑和正常人相比，强迫障碍患者在低危险情境下体验到更多的痛苦、更强的责任感和强烈改变情境的愿望，在高危险情境下却没有明显的差异，提示强迫障碍患者对风险缺乏正确的估计。但在临床中却发现，强迫障碍患者不敢承担责任，在两难情境中不愿作出决策，怕承担失败的后果。

4.神经心理学研究

Hartmann（1933）运用因子分析的方法，检测强迫障碍的神经心理功能。他对 Zeigarnik（1927）的工作特别感兴趣，后者发现人们对不完整测定项目的回忆要优于对于完整测定项目的回忆。Hartmann 注意到，不完整或无能力终止是强迫障碍性神经症状的特点。尽管样本量较小，Hartmann 发现强迫性神经症患者对于不完整性测试项目的回忆并不优于完整性项目。相反，Zeigarn 发现，冲动型的受试者回忆不完整项目比其他类似受试者更快。这一发现与强迫障碍患者不满意自己的表现的结果相一致，即使是对主观完整性项目也如此，这正如 Hartmann 所注意到的“主观性的不完整感觉和重复的倾向肯定影响了回忆过程”。不论我们是否接受这种观点，Hartmann 的工作打开了走向强迫障碍神经心理学实验研究之路。这一领域的研究结果至今仍有其重要性。

有研究提示，强迫障碍患者对外界信息的解释机制受到破坏，如果情境缺乏安全信息，即便这个情境完全没有危险性，也会导致患者感到危险。他们不能根据情境中缺乏危险的信息去推断这个情境是安全的，其后果就是重复那些不会真正提供安全的仪式行为来减轻焦虑。

强迫障碍的临床表现可归纳为 4 个主要的症状群：①单纯强迫观念；②强迫怀疑/强迫检查；③强迫恐惧/强迫洗涤，强迫回避；④强迫性重复动作。

其相应的病理心理为：①联想过程的强迫性体验；②病理性怀疑；③对危险的过高的非现实估计；④不确定与不完美感。强迫障碍的基本症状群并不意味着每一组症状都是独立的临床亚型，从症状的病理心理研究提示，强迫障碍是一组多维的异源性障碍，但是共同的病理心理基础涉及意志过程障碍，即注意、联想、思维、行为的自主性受到损害，但并没有像精神分裂症那样人格自主性的完全丧失，出现自我功能的全面受损，而是成为与自我相对抗的部分意志过程的异常，因而自我的失谐性是本病的核心。

（姜翠梅）

第二节 强迫障碍的临床表现

按美国《精神疾病诊断与统计手册》(第四版)(DSM-Ⅳ)的说法,强迫障碍是一种严重影响个体日常生活的疾病,主要表现为周期性强迫思维和/或强迫行为。强迫思维指在人生某一历程中体验过的思想、意念或表象,反复地或持久地闯入头脑,以致引起显著的焦虑、烦恼或痛苦,如反复考虑是否被污染、是否会伤害别人、行为是否恰当、门窗或煤气是否关好;强迫行为指各种用来阻止或降低焦虑或痛苦的行为或精神活动,如反复洗手、检查或计数。

一、强迫理念

强迫理念是反复闯入人们脑海的、不想要的念头、表象或冲动,虽然是自己脑子产生的、不是外来的,但这些念头与自己的本性是不相符的、不想要的、感到痛苦的,即与自我不协调的。最常见的强迫理念有害怕伤害别人、害怕伤害自己、害怕被污染、追求对称或精确、性和宗教念头、怕举止行为失当、怕做错事等,按强迫理念的性质可分以下几种。

(一)强迫观念

强迫观念包括强迫性怀疑,强迫性穷思竭虑和强迫性对立观念等,是最常见的原发性症状。强迫性怀疑是怀疑自己,而不是怀疑别人,刚说过一句话或做过一件事,总怀疑是否说过或做过,或怀疑说错了或做错了,而反复检查、反复验证。强迫性穷思竭虑可以表现为老是想同一件事或问题,也可以是碰到什么想什么,所想的问题是没有实际意义的,也不会有结果,但患者控制不住,非想不可。对立观念是指患者每出现一个观念,马上出现跟它完全对立的另一个观念,如听说某人住院了,理智上想说"他不会有事的,很快会好",同时心理突然冒出另外一种念头"该死,肯定是癌症",因怕自己说出后一种想法,十分痛苦,甚至不敢说话。

(二)强迫表象

强迫表象与强迫观念不同,强迫表象是一种生动、鲜明的形象,有时是一种强迫性回忆,但形象很鲜明,出现的表象是令患者难堪或厌恶的,所以感到痛苦。

(三)强迫恐惧

强迫恐惧是患者对自己的恐惧,害怕自己丧失控制能力,害怕自己会发疯,害怕自己会做出违反习俗、道德、甚至伤天害理的事,但没有马上要行动的内力驱使。

(四)强迫意向

强迫意向是指患者感到有一股强大的内力驱使,有立即行动起来的冲动感,实际并未直接转变为行动,患者怕自己失去控制,真的转变为实际行动。患者想要做的可以是无关紧要的动作,如想对别人吐一口痰、想摸一下别人的臀部,也可以是拿刀砍自己或刺杀别人的严重行为。

(五)强迫缓慢

强迫缓慢比较少见,患者的行动变得异常缓慢,且有明显的仪式化特征,如签名要花 10 分钟,刷牙要花半小时,穿衣要 1 小时,在厕所或浴室一站就是几小时。患者似乎在思考行动的计划和步骤是否恰当,但很少感到焦虑。

二、强迫行为

强迫行为是有特定目的驱动的、反复性的、刻板的行为或心理活动，目的在于中和强迫理念所激发的焦虑，但这些行为本身绝对不是令人愉快的，也没有任何实用功效。

强迫行为从动力角度可分两种主要类型：屈从性强迫行为和对抗性强迫行为。屈从性强迫行为和强迫理念在内容上是一致的，如强迫怀疑引起反复的检查核对行为，污染性强迫观念导致反复洗涤；对抗性强迫行为是患者抵制强迫理念的结果，开始可能比较单一，如摇头、计数、跺脚等，以后可能发展成复杂的仪式化程序。

强迫行为从形式上可分外显强迫行为和内隐强迫活动。外显强迫行为是指别人能观察到的反复的、仪式性的行为，如反复打扫、洗涤，反复洗手、洗澡、反复检查、核对、关门，反复分类、整理、反复收藏，反复询问和确认。内隐强迫活动是指别人观察不到的、重复性和仪式性的心理活动，如反复计数、祈祷、沉思、默念、中和思维或自我否定。

三、情绪反应

所有的强迫障碍患者都有不同程度的情绪反应，如果只有强迫思维或行为，而没有相应的情绪反应，诊断强迫障碍要特别慎重。情绪反应的性质和强度与强迫思维内容有密切的关系，与性、道德、宗教和伦理相关的强迫思维可能会引起羞耻、不安、罪恶和抑郁等情绪反应；与污染和安全相关的强迫思维可能引起焦虑、害怕和痛苦等情绪反应；与冲动和伤害相关的强迫思维可能会引起害怕、恐惧和愤怒。

四、生理反应

在强迫思维出现之后，个体除出现上述情绪反应外，还伴有某些生理反应，如脸红、出汗、心跳呼吸加快、性唤起、血压升高、肌肉紧张等。生理反应性质和强度可能与强迫思维的内容有关，如强迫思维内容与性有关，可能会出现脸红、心跳加快、生殖器官膨胀或勃起、分泌物增加等性唤起反应。如果做脑电图或认知相关电位检查，也会发现一些与内容相关的电生理变化。

五、认知反应

为减轻痛苦、减少怀疑和不确定感，患者必然会思考强迫思维和行为的意义，弄清为什么会有这些想法，在脑子里展开激烈自我辩论。我老是出现这些怪想法和行为，他们一定是有意义的。我真的是那样的人吗？如果我真像想的那样去做，那该怎么办呢？最终会产生自我贬低、自我责备。

六、症状特征和内在联系

无论是何种动力或形式的强迫行为，开始都是偶然的、随意的，但后来又都具有强迫性和仪式性的特点。到这时，即使患者不情愿，也不得不强迫自己按既定的规矩办，违反这套规矩，哪怕是细枝末节，患者也会感到焦虑不安，从头做起。

强迫观念与强迫行为有一些共同的特征：①一种观念或思想反复地出现在患者意识中；②伴随的焦虑情绪使患者采取对抗措施；③强迫观念和强迫行为都是自我挫败性的，即对自己思维和行为有效性的否定；④多数患者自己认为这些强迫观念或强迫行为是荒谬的、不合理的、没有意义的；⑤患者有强烈的抵抗，因抵抗无效而深感痛苦。

强迫理念是原发性的，是诊断强迫障碍必备的症状，几乎所有强迫行为是继发性的，是强迫理念的产物，两者之间有可理解的联系。单有强迫动作，没有强迫理念不能诊断强迫障碍；单有强迫理念，没有强迫动作和心理痛苦，诊断强迫障碍也是危险的。

七、一些特殊的强迫障碍状

(一)性强迫思维

性强迫思维指那些自己厌恶的、闯入的、与性相关的思想和表象，性行为的方式可以是亲吻、抚摩、献媚、性交、强奸、口交或肛交，性行为对象可以是陌生人、熟人、父母、子女、兄妹、朋友、同事、神话人物，可以是异性恋、也可以是同性恋。这类强迫思想在临床并不少见，大约 1/5 个强迫障碍患者有强迫性淫秽思想，例如，一位女子想和她的母亲口交；一位父亲想强奸自己幼小的女儿；一位小伙子看到别的男人从身边走过时，就想伸手去摸别人的生殖器；一位少妇遇见陌生的帅哥，就想同他上床。

(二)强迫之强迫

所谓强迫之强迫是指患者担心和害怕的不是原发性强迫思维和行为的后果，他担心的是强迫思维和行为本身，思考的是自己怎么排除不了强迫思维，这种没完没了强迫思维会毁了自己一生。强迫之强迫的最常见形式是，患者原有的强迫思维（如注意到自己的呼吸、想到某一首歌、闪现某一幅图像）是中性的、本身是没有危险的，他的问题是自己怎么不能排除这些想法，自己的生活怎能毁于这些琐碎之事，他们在治疗中不是为了排除这些思维，而是设法实现这些想法。另一种特别危险的形式是变相的强迫思维，患者原有的强迫思维虽然具有危险性，但他们最害怕强迫思维会没完没了。例如，某患者担心微波炉会引起火灾而反复检查微波炉，但对此进行暴露和行为阻止治疗却毫无效果，事实上他在治疗中不是暴露原有的强迫思维，而是一直在想如何制止这种强迫思维，暴露治疗成为他的另一种仪式行为。

(三)其他特殊强迫障碍状

DSM-Ⅴ还提到一些其他强迫障碍状，如强迫性嫉妒（非妄想地感受到配偶不忠的先占观念），体臭恐惧（Jikoshu-kyofu，感受到躯体散发恶臭的先占观念），丑陋恐惧（Shubokyofu，感到自己异常丑陋影响别人的情绪），恐缩症（Koro，极度害怕阴茎、乳头或外阴会缩进体内）。

（姜翠梅）

第三节　强迫障碍的诊断与评估

典型病例根据症状特点和有关诊断标准（CCMD-3 和 DSM-Ⅳ），诊断并无困难，但单纯的疾病诊断对治疗的指导价值不大，尤其是心理治疗。典型的强迫障碍只要有 1 年临床经验的医师都能诊断，患者也知道自己是强迫障碍，一个高级临床心理学家的诊断水平在于他对非典型病例的诊断，在于他对疾病背后心理社会因素的了解，在于他对症状形成和保持机制的合理推测，在于他对治疗方案的选择和有效性的预估。

一、强迫障碍的诊断标准

(一)ICD-10 诊断标准

(1)必须在连续两周中的大多数天子里存在强迫观念或强迫动作,或两者并存。

(2)强迫障碍状引起痛苦或妨碍活动。

(3)强迫障碍状必须具备以下特点:①必须被看作是患者自己的思维或冲动;②必须至少有一种思想或动作仍在被患者徒劳地加以抵制,即使患者不再对其他症状加以抵制;③实施动作的想法本身应该是令人不愉快的(单纯为缓解紧张或焦虑不视为这种意义上的愉快);④想法、表象或冲动必须是令人不愉快地一再出现。

(4)排除抑郁症、精神分裂症、Tourett 氏综合征和器质性精神障碍。

(5)以优势症状把强迫障碍分为几种亚型:以强迫思维或穷思竭虑为主(F42.0),以强迫动作或仪式行为为主(F42.1),混合性强迫思维和动作(F42.2),其他强迫障碍(F42.8),强迫障碍,未特定(F42.9)。

(二)DSM-Ⅳ的诊断标准

(1)存在强迫观念和/或强迫行为。

强迫观念的定义:①在患病以来某些时候,体验到反复的、持久的思维、冲动和表象,这些内容是闯入性的、不适当的,并引起明显焦虑或痛苦;②思维、冲动、表象并非是单纯对现实生活问题的过度担心;③患者企图不理会或压制这些思想、冲动或表象,或用一些其他的思想、行动来中和它们;④患者认识到这些思维、冲动或表象是自己的头脑中产生的(不像思维插入那样是外力强加的)。

强迫行为的定义:①重复的行为(如洗手、整理东西、检查)或内心活动(如祈祷、计数、无声地重复的词语),患者感到这些行为是为抵制强迫观念而做出的,或按照刻板的规则进行的;②这些行为或内心活动目的是为减轻痛苦或预防某些可怕的事件或情景发生,然而,这些行为或内心活动与打算中和或预防的事件或情境缺乏现实的联系,或明显过分了。

(2)在患病过程中的某些时候,患者能认识到强迫观念或强迫行为是过分和不合情理的(注:此点不适用于儿童)。

(3)强迫观念或强迫行为导致明显的精神痛苦和消耗过多的时间(每天 1 小时以上),或明显干扰患者的日常生活、职业功能(如学习成绩)或社会活动和人际关系。

(4)如存在其他轴Ⅰ障碍,强迫观念和强迫行为的内容并不限于轴Ⅰ的精神障碍(如进食障碍者对食物的强迫观念;拔毛癖者对拔毛的强迫观念;体象障碍者对身体外貌的强迫观念,精神活性物质滥用者对药物的强迫观念;疑病者对患有严重疾病的偏见;性变态者对性冲动和性幻想的偏见;重性抑郁障碍者的自罪偏见)。

(5)这种障碍不是由于精神活性物质(如成瘾类或医用药物)或一般躯体疾病的直接结果。

(三)CCMD-3 的诊断标准

1.症状标准

(1)以强迫障碍状为主,至少有下列 1 项:①以强迫思维为主,包括强迫观念,回忆或表象,强迫性对立观念,穷思竭虑,害怕丧失自控能力等;②以强迫行为(动作)为主,包括反复洗涤、核对、检查或询问等;③上述的混合形式。

(2)患者称强迫障碍状起源于自己内心,不是被别人或外界影响强加的。

（3）强迫障碍状反复出现，患者认为没有意义，并感到不快，甚至痛苦，因此企图抵抗，但不能奏效。

2.严重标准

社会功能受损或无法摆脱的精神痛苦，促使其主动求医。

3.病程标准

符合症状标准至少已 3 个月。

4.排除标准

（1）排除其他精神障碍的继发性强迫障碍状，如精神分裂症、抑郁症或恐惧症等。

（2）排除器质性疾病，特别是基底节病变的继发性强迫障碍状。

二、诊断性评估

诊断性评估主要是收集与强迫诊断和鉴别诊断有关依据，包括患者目前存在哪些强迫思维，这些强迫思维给患者造成哪些烦恼和痛苦，患者为减轻所采取哪些抵抗性行为或仪式性行为，患者对强迫思维或行为合理性或意义的认识，患者对疾病原因和后果的解释，疾病的发生和发展历程，症状对社会功能和日常生活的影响。

（一）症状问题

（1）DSM-Ⅳ明确指出强迫思维和强迫行为是相互联系的、结伴而行的，ICD-10 和 CCMD-3 对此没有明确的态度。有研究发现单纯的强迫思维罕见，只有 2%的患者为单纯的强迫思维，不伴强迫行为。如果考虑某些内隐或患者没有意识到的抵制行为，单纯的强迫思维可能更罕见，另外如果患者对强迫思维不加任何抵抗，可能就不会感到痛苦和烦恼。这样看来只有强迫思维，没有发现强迫行为，诊断强迫障碍要特别慎重。单纯的强迫行为可能不存在，有些患者只是以强迫行为为主要临床表现，只要仔细询问肯定能发现强迫思维，所以只有强迫行为，没有强迫思维，不足以诊断强迫障碍。

（2）DSM-Ⅳ强调强迫行为包括外显的行为和内隐的心理活动，目的都在于预防或降低强迫思维带来的痛苦或焦虑，ICD-10 和 CCMD-3 对此没有做明确的区分。外显的强迫行为容易发现、容易识别，患者也会主动表述，而内隐的强迫行为可能不容易发现，某些对抗性思维与强迫性思维难区别，患者某些内隐对抗性行为可能是潜意识，患者自己也不明了，识别起来更困难。在暂时没有发现强迫行为，千万不要轻易放弃寻找，因为识别仪式性行为或仪式性心理活动对行为治疗具有重要意义，识别强迫思维背后的心理冲突对分析性心理治疗具有重要的指导价值，识别强迫思维背后的认知偏差是认知治疗的关键。

（3）所有强迫障碍患者都能意识到强迫观念来源于自己的内心世界，不是外界某种力量强加给他的。这种强迫观念是自己不想要的、不能接受的、感到痛苦的，所以才采用某些行为加以抵抗。尽管这些强迫性抵抗行为能暂时缓解强迫观念带来的心理痛苦，但这些行为也是自己不想做的，事后常觉得这些行为是无意义，正是这些强迫行为消耗了患者大量的时间和精力，严重干扰患者的日常生活和社会功能，给患者增添了另一层痛苦。

（4）无论是强迫观念，还是强迫行为，都必然会给患者带来心理痛苦。强迫思维和强迫行为没有导致心理痛苦和社会功能下降不足以诊断强迫障碍，应与其他神经症、精神病、强迫人格及某些正常行为模式相鉴别。因为精神分裂症和抑郁症患者可能存在强迫障碍状，正常人（尤其是儿童）也存在类似强迫障碍状的观念和行为，如数电线杆、踩石板等。

(二)自知力问题

(1)传统观点认为患者能清楚地认识到自己的强迫思维或强迫行为是不必要的、没有意义的、不合理的，也就是说强迫障碍患者的自知力是完整的。国内权威专家、CCMD-3、国内所有教科书都把自知力完整作为诊断强迫障碍的必备条件。实际上许多强迫障碍患者在就诊时自知力是不完整的，有不少患者认为他们担心的事情是有可能发生的，但他们的自知力还没有丧失，对强迫障碍状的必要性和合理性还是有怀疑。

(2)DSM-Ⅳ不把自知力作为必备的诊断标准，只是提到“在患病过程中的某些时候，患者能认识到强迫观念或强迫行为是过分和不合情理的”。也就是说患者曾经对强迫障碍状有批判能力，在就诊时可以没有自知力，并特别注明自知力标准不适用于儿童。DSM-Ⅴ要求在诊断时表明自知力情况，即具有良好或一般自知力，自知力较差，自知力缺失/妄想信念。ICD-10 的诊断要点中没有明确提到自知力问题，但在强迫障碍状必须具备特点中提到“必须至少有一种思想或动作仍在被患者徒劳地加以抵制”，也就是说，强迫障碍患者的自知力可以不完整。

(3)自知力是一个连续谱，很难用全或无来判断，但患者对症状必要性或合理性的认识水平与患者的治疗动机有密切的关系，而治疗动机直接影响治疗效果，因此治疗前评估患者的自知力水平还是必要的，最好采用等级评估。

(三)病程问题

强迫障碍是一种慢性疾病，有些患者有明确的起点，但也有些患者没有明确的起点。对没有明确起点的患者，以患者为强迫思维或行为感到痛苦或烦恼的时间为疾病的起点，一般是可以接受的。多数患者从起病到就诊都有数月或数年，也有十余年才就诊的病例，一些研究报道，从起病到初次就诊的平均时间为 7 年。

在相关诊断标准中，对病程的规定不一样，CCMD-3 规定病程为 3 个月，ICD-10 规定病程为连续 2 周，DSM-Ⅳ和 DSM-Ⅴ对病程没有明确的规定。一般情况下，这些病程规定不会影响诊断，因为强迫障碍患者从起病到初次就诊的时间相对比较长，通常超过 3 个月。如果患者就诊时，病程不足 3 个月，症状标准和社会功能标准符合，患者要求治疗，如果我们能肯定患者的症状在 3 个月内不会缓解，诊断强迫障碍，也无可非议；如果对病程不能作出肯定的预测，可以暂时诊断为强迫状态，给予相应的治疗，尤其是心理治疗。

(四)社会功能问题

相关诊断标准都提到疾病对社会功能影响的问题，疾病对强迫障碍患者社会功能有广泛和严重的影响，受影响的社会功能包括日常生活功能、婚姻和家庭功能、人际交往功能、学习和职业功能。强迫障碍患者的强迫思维和仪式行为消耗大量的时间(每天消耗 1 小时以上)和精力，必然对所有社会功能造成不同程度的影响。多数强迫障碍患者的学习和工作效率明显减退，部分患者失业、辍学或无法就业；人际交往受到严重影响，婚姻和家庭关系也受到影响，未婚或离婚率明显高于一般人群。

三、标准化评估

临床诊断性晤谈确定疾病的性质以后，还需要用标准化测量工具评定疾病的严重程度，同时也可以帮助治疗师了解治疗的进展情况。对强迫障碍的标准化评估包括几个方面：①强迫障碍状的严重程度，②强迫障碍状所致的痛苦程度(焦虑和抑郁)，③疾病对社会功能和日常生活的影响程度。

(一)症状严重程度

评定强迫障碍状的严重程度可以采用自评和他评的量表,目前常用的他评有耶鲁-布朗强迫障碍状量表(Yale-Brown obsessive compulsive scale,Y-BOCS),自评量表有强迫活动检查表(compulsive activity checklist,CAC)。

1.耶鲁-布朗强迫障碍状量表

Y-BOCS是标准化的半结构式的临床晤谈表,完成评估大致需要30分钟。量表包含10个条目,每个条目采用0～4五级记分,其中5个条目评估强迫思维,另5个条目评估强迫行为,每个条目评估症状的不同侧面,即:频度——每天强迫思维或强迫行为所占据的时间,影响度——症状对社会功能和日常生活的影响程度,痛苦度——强迫障碍状给患者带来的痛苦或焦虑程度,抵制度——患者对强迫障碍状的抵制程度,控制度——患者对症状的控制程度。该量表评定的时间范围为目前和过去一周的情况,每个项目的评分是综合所有症状的总体效应做出的,不是单个症状的评定,量表总分为各条目得分之和。结果以总分的高低来评定病情的严重程度,总分越高病情越严重,具体标准为:0～7分亚临床水平,8～15分轻度强迫障碍,16～23分中度强迫障碍,24～31分重度强迫障碍,32～40分极重度强迫障碍。该量表具有较好的信度和效度,在临床和研究中广泛应用,是评定强迫障碍状严重程度和评价药物和心理治疗效果的理想工具。

2.强迫障碍状调查表

强迫障碍状调查表(CAC)是以强迫障碍状访谈表为基础编制的,是临床心理学家用来监测强迫障碍状变化情况的量表。CAC最初的条目有62条,后来发展了许多简式版本。这里介绍强迫活动检查表(compulsive activity checklist,CAC)48个条目的版本。这个版本在临床上比较常用,具有较好的信度和效度,对治疗改变也比较敏感。

(二)强迫障碍状所致的痛苦程度

强迫障碍状会给患者造成不同程度的痛苦、焦虑和抑郁,有不少患者可能伴发抑郁。这些症状的量化评估不仅是治疗计划的重要依据,也是考查治疗效果的重要指标。焦虑症状评估可以采用Hamilton焦虑量表(HAMA)和Zung焦虑自评量表(SAS),抑郁症状评估可以采用Hamilton抑郁量表(HAMD)、Zung抑郁自评量表(SDS)和Beck抑郁量表(具体量表内容参见有关章节)。焦虑和抑郁分过高可能会影响EX/RP治疗的效果,也可能伴发抑郁症或其他焦虑障碍,不管何种情况,采用适当的抗抑郁或抗焦虑治疗是必要的。痛苦程度可以采用主观烦恼单位量表(SUDS)评定,评定各种症状和情境所致的痛苦程度,并按SUD值进行排序,制定暴露等级表。

(三)疾病对社会功能的影响

与疾病诊断有关社会功能主要包括人际交往、学习与工作、婚姻家庭、日常生活和生活自理等方面的功能,强迫障碍患者除基本的生活自理很少受到影响外,其他社会功能都有可能受到影响。受影响的程度与症状内容有密切的关系,如怕把病菌传给别人、害怕自己做出不礼貌的举动等会明显影响人际交往,怕工作出差错或怕写错字而反复检查会影响工作和学习效率,反复的仪式行为和回避行为消耗大量的时间和精力会影响多方面的社会功能。约有半数强迫障碍患者的婚姻家庭功能会受到影响,强迫障碍患者的未婚率和离婚率明显高于一般人群。对于上述功能可以采用不同的量表进行评定,如社交回避及苦恼量表(SAD)、人际信任量表(IT)、家庭功能量表(FAD)、中国人婚姻质量问卷(CMQI)和生活满意度评定量表(LSR)。

四、诊断和鉴别诊断

(一)诊断

依据相关诊断标准，典型强迫障碍的诊断并无多大困难，但在诊断时必须注意以下几点。

(1)不论症状是否典型，详细病史资料和系统精神检查是必须的，不能仅满足于诊断需要，要发掘患者所有可能存在的症状，包括对鉴别诊断有价值的阴性症状。

(2)有些强迫障碍状比较隐晦，不仔细询问和观察很难发现，有些症状会引起焦虑、痛苦或羞耻感，患者不愿意暴露，有些问题患者并不认为是疾病的症状，尤其是一些对抗性思维或行为，所以采集病史时必须全面、深入。

(3)强迫障碍的典型特征是强迫与反强迫并存，只有强迫行为、没有强迫思维，不能诊断强迫障碍，单纯的强迫思维罕见，当只有强迫思维、无强迫行为时，诊断强迫障碍要特别慎重。

(4)强迫障碍可以合并其他障碍，如抑郁症、抽动障碍、人格障碍和其他焦虑障碍，在诊断主要疾病的同时，对其他共病也要作出相应的诊断。

(5)正常人也存在一些强迫现象，尤其是儿童这种现象更常见，所以只有使患者感到痛苦和烦恼的强迫现象才可能是强迫障碍状。

(6)强迫障碍患者可能存在自知力不健全，尤其是儿童患者，所以对自知力问题要做具体分析。

(二)鉴别诊断

对不典型病例，症状比较复杂的患者，临床上需要与下列疾病进行鉴别。

1.抑郁症

抑郁性沉思与强迫性思维的区别在于思维的内容和思维的抵制程度不同。抑郁性沉思的内容是悲观的，最后陷入沉思，强迫性思维内容是虚构的，患者也认为是不适当的；抑郁症患者不太会努力压抑这些悲观的想法，强迫障碍患者会努力压制这些想法；当抑郁症与强迫障碍共病时，两种症状可能会同时存在，但在暴露治疗中只有强迫思维获得改善。

2.焦虑障碍

广泛焦虑与强迫障碍在过度忧虑上有很多相似之处，但是广泛焦虑者过度忧虑的内容一般在现实生活中存在，而且患者认为他的忧虑是适当的(自我协调的)、必要的，强迫障碍的思维内容是虚构的，自己也认为是不适当的(自我不协调的)、不必要的；强迫障碍患者注意事情的本身，焦虑障碍者担心事情的后果。强迫障碍与特定恐惧症也有很多相似之处，如对细菌和老鼠的恐惧及回避，恐惧症患者能通过成功回避来降低焦虑，而强迫障碍患者即便不存在害怕细菌感染也会反复洗涤。

3.疑病症与身体变形障碍

疑病症与身体变形障碍患者确信目前已经患某种疾病或身体某部位发生了畸形而焦虑不安，强迫障碍患者害怕将来会感染上疾病；疑病症与身体变形障碍患者关注的只是某一方面的问题，而强迫障碍患者害怕多方面的问题。

4.抽动秽语综合征和其他抽动障碍

区分抽动障碍的刻板行为和强迫障碍的仪式行为，主要分析行为与强迫思维的关系；抽动通常是自动的，患者本身并不感到痛苦和焦虑，而仪式行为主要是压制强迫思维带来的焦虑和痛苦；没有强迫思维的强迫障碍很少(2%)，而强迫障碍并发抽动障碍的概率很高(20%～30%)仪式行为阻止法只对强迫动作有效。

5.妄想症和精神分裂症

有些强迫障碍患者的强迫思维具有坚信和怪诞等妄想和分裂的特点，但强迫思维常伴有强迫动作，在疾病过程中对症状的合理性有过怀疑，尽管强迫思维是自我不协调，但强迫行为是自我协调的，妄想症和分裂症在疾病的初期就没有自知力，分裂症状与其他心理活动和环境都是不协调的，同时伴有其他精神症状。

6.脑器质性精神障碍

中枢神经系统的器质性病变，特别是基底节病变，可出现强迫障碍状，这种情况主要依据神经系统病史、体征和相关实验室检查结果进行鉴别。

五、治疗方案选择

目前有许多药物对强迫障碍有效，有些心理治疗（如暴露和反应阻止法）也有较好的效果，有效率都在70%以上。对每个具体患者而言哪种方案最合适却是一个难题，到底选择药物治疗，还是选择心理治疗，或者是两者联合使用，我们很难给出一个具有普遍意义的指导原则，因为我们也不知道什么样的患者最适合哪种治疗方法，只能在实践中不断探索。没有一种治疗方法适合所有的患者，也没有一种方法绝对无效，以往治疗有效不等于这次肯定有效，以往效果不佳，并不等于这次无效，关键在于针对具体病情具体分析、准确判断、灵活选择。除非某种治疗方法以往对患者特别有效或绝对无效，一般参照下列因素来选择治疗方法：治疗方法的便利性，患者的治疗动机和需求，患者的经济状况和时间，患者对治疗方法的接受性和耐受性，治疗师本人的经验和专长。

心理治疗需要较多的时间和精力，那些不能定时接受治疗性晤谈或没有时间完成家庭作业的患者不适合心理治疗；暴露和反应阻止疗法会引起暂时的痛苦和焦虑，那些拒绝进行暴露练习或不能忍受暂时痛苦的患者不适合暴露治疗；认知治疗或精神动力治疗需要一定的悟性和心理学头脑，那些不能从心理学角度看问题或文化程度低的患者不适合认知和精神动力治疗；对这些类型的强迫障碍患者，建议采用药物治疗，也可以在药物治疗的基础上，辅以心理治疗。

有些患者特别担心药物治疗的不良反应和药物治疗的远期效果，尤其是男性患者担心服药会影响性功能；有些患者害怕长期服药，又担心停药会复发，那些计划要生孩子的女性患者更担心这个问题；目前使用的SSRI类药物都比较贵，有些患者不能担负长期服药的经济压力，尤其是那些无业或失业的患者，但他们有时间；对这些类型的强迫障碍患者，建议采用心理治疗，尤其是暴露和反应阻止治疗。

目前认为药物治疗和心理治疗具有同样的效果，没有足够证据说明联合药物和心理治疗可以明显提高疗效，但联合治疗法肯定不会降低治疗效果，如果没有反对证据，可以采用联合治疗。有些患者就诊前已在别处接受药物，患者没有特别要求停药企图，治疗师可建议在继续服药的基础上，接受心理治疗，因为研究显示药物并不影响心理治疗的效果。如果服药已超过半年，症状没有明显的改善，或患者不能忍受药物的不良反应要求停药，可以考虑停药接受心理治疗，或在接受心理治疗的过程中逐渐停药。对于合并严重抑郁症或其他精神病患者，建议在心理治疗前，先进行药物治疗。

（姜翠梅）

第四节 强迫障碍的药物治疗

目前有许多药物对 OCD 具有较好的效果,少数患者单纯服药就能解决问题,多数患者服药能减轻症状,部分患者单纯服药效果有限,需要联合心理治疗。尽管药物能改善多数患者的症状,但很少能永久性治愈,而且存在一些药物不良反应。多数患者服药时症状会有明显改善,但停药后症状可能反复,即便患者愿意长期服药,药物的长期效果也不是非常确切、不能完全阻止症状反复;即便药物治疗有效,患者也可能因种种原因(药物不良反应、认识问题、经济负担、结婚怀孕)中途停药、引起症状反复。目前最好的治疗方案是 SSRI 类药物与认知行为治疗联合使用。

一、药物选择

目前最有效的抗强迫剂有两类:三环类抗抑郁剂(TCAs)中的氯米帕明能抑制 5-羟色胺(5-HT)再摄取,选择性 5-羟色胺再摄取抑制剂(SSRI)。5-羟色胺是脑内的一种神经递质,OCD 与脑内 5-HT 失平衡有关。两类药物都非常有效,但一般首选 SSRI 类药物,因为它的不良反应小、比其他药物更安全。SSRI 类药物包括氟西汀、氟伏沙明、舍曲林、帕罗西汀、西酞普兰、艾司西酞普兰。

还有一些药物也能用于治疗 OCD,或作为 SSRI 和 TCAs 类药物的增效剂,包括单胺氧化酶抑制剂(MAOIs)和非典型抗抑郁剂,MAOIs 不能与 SSRI 类药物合用。尽管 MAOIs 有抗强迫作用,但这方面的研究不多,已有研究的结论也自相矛盾,一些临床试验显示它们的治疗效果与 TCAs 类相当,也有研究显示它的效果并不优于安慰剂。目前没有一种 MAOIs,包括苯乙肼和反苯环丙胺被美国食品与药品管理局认可作为抗强迫剂。非典型抗抑郁剂包括安非他酮和文拉法辛常作为 SSRI 的增效剂。安非他酮的化学结构与其他抗抑郁剂不同,SSRI 作用于5-HT,而安非他酮主要作用于多巴胺,对 5-HT 和去甲肾上腺素也有一定的作用。它的不良反应也不同于 SSRI,SSRI 可以引起性功能障碍,而安非他酮不仅不引起性功能障碍,反而能减轻或逆转其他药物引起的性功能障碍,在其他药物治疗无效或出现性功能障碍时,可以考虑使用。

此外,医学文献还报道一些其他药物也有抗强迫作用,如丁螺环酮、溴隐亭、氯硝西泮、阿普唑仑和曲唑酮。也有少数文献报道一些其他增效剂,如可乐定、利培酮、氟哌啶醇和匹莫齐特。

二、药物作用机制

SSRI 类药物于 20 世纪 80 年代上市,目前已成为最常用抗强迫药物。早期的抗抑郁剂是偶然发现的,SSRI 类药物是根据心境障碍的 5-HT 假说专门研制的,OCD 和其他焦虑障碍也被认为是 5-HT 含量不足,所以 SSRI 类药物也有抗强迫和抗焦虑作用。

SSRI 类药物主要抑制突触前膜对 5-HT 的再摄取,增加突触间隙内 5-HT 的含量。SSRI 对 5-HT 再摄取的抑制作用是选择性的,一般不影响去甲肾上腺素和多巴胺等其他神经递质,但不是完全选择性的,有些药物也影响其他神经递质。不同类型 SSRI 药物的作用部位和作用强度是不同的,对张三有效的药物不一定对李四有效,因此当一种药物无效时可以改服另一种药物，当然有的患者可能对所有的 SSRI 类药物都没有反应。

TCAs 类药物中只有氯米帕明具有抗强迫作用，效果与 SSRI 相当，由于其不良反应比较多，SSRI 类药物问世以后，很快失去市场。氯米帕明主要抑制突触前膜对 5-HT 的再摄取，增加突触间隙内 5-HT 的含量，起到抗抑郁和抗强迫的作用。其代谢产物去甲氯米帕明能阻断去甲肾上腺素的再摄取，增加突触间隙中游离的单胺类神经递质浓度，使突触后膜受体保持足够的兴奋性，发挥抗抑郁作用，但没有抗强迫作用。虽然现在不再作为首选的抗强迫剂，但当 SSRI 类药物效果不好时，可以考虑氯米帕明，另外，它可以静脉给药，可用于治疗难治性强迫障碍。

三、药物不良反应

药物不良反应是患者停药的主要原因，但强迫障碍患者对药物不良反应的耐受性比抑郁症和其他焦虑障碍患者大。

TCAs 类药物的常见不良反应包括体重增加、口干、神经过敏、头昏眼花、睡眠困难和性功能障碍。这些类似焦虑的症状使患者感到烦躁不安，性功能障碍是患者最担心的不良反应，这些不良反应是使患者停药的主要原因。

SSRI 类药物的常见不良反应包括恶心、呕吐、便秘、瞌睡、头痛、口干、失眠和睡眠紊乱，这些症状一般比较轻微和短暂。最麻烦的不良反应是性功能障碍，无论男性或女性服用该类药物，性欲减退和快感缺失的发生率约 50%，勃起功能障碍有许多药物可以处理，如万艾可。

四、药物剂量

强迫障碍患者对药物的耐受性比常人或其他心理障碍患者大，因此治疗剂量通常比较大，如抑郁症患者百忧解的剂量是 20 mg/d，强迫障碍可能要用到 60～80 mg/d。具体用量的个体差异很大，取决于患者的体重、症状严重程度和其他因素，在混合或配伍用药时还要考虑到代谢的交互作用。西酞普兰、舍曲林和氟西汀等药物的不良反应比氟伏沙明和帕罗西汀轻。临床上，一般从小剂量开始，逐步加量，4～6 周起效，10～12 周达到最佳疗效，维持用药 4～6 个月。下面是一些药物治疗 OCD 的常规剂量。

（一）氯米帕明

过去氯米帕明是治疗强迫障碍的首选药，SSRI 类药物出现后使用率明显下降。治疗剂量为 75～300 mg/d，150～250 mg/d 为 OCD 的最有效剂量，体重在 50 kg 以下者用量最好不要超过 200 mg。从 25～50 mg开始，隔天增加 25 mg，一般 2～4 周起效，6～12 达到最大疗效，药物生效后应维持治疗量 3～6 个月，以后缓慢减量至治疗量的 1/3～1/2 维持治疗一段时间，以防过早停药而复发。用药第一周药物反应较明显，常因不能耐受不良反应而中断治疗，男性患者最不能接受的不良反应是性功能抑制，心动过速、心慌也较普遍，从小剂量开始，缓慢加药或配合小剂量苯二氮䓬类药，可增强患者的耐受性。

（二）氟西汀

氟西汀治疗 OCD 的有效剂量为 40～80 mg/d，最佳有效剂量为 60～80 mg/d，从 20 mg 开始，逐渐加量，2～3 周起效，10～12 周达到最大疗效。由于该药的半衰期较长，换药时要注意。

（三）氟伏沙明

氟伏沙明是非常有效的抗强迫药物，美国 FDA 批准的第一个非 TCA 类抗强迫剂。有效治疗剂量为 100～300 mg/d，最佳有效剂量为 200 mg/d，初始剂量 25～50 mg/d，每 3～4 天增加

50 mg，最高剂量300 mg/d。2～4 周起效，10～12 周达到最大疗效。

（四）舍曲林

舍曲林也有较好的抗强迫作用，而且有其他药物不具备的优点，它是 SSRI 类药物中最安全的，可以和其他药物配伍使用，半衰期短。它另一个特点是最低剂量就是最有效剂量，50 mg 与 200 mg 的治疗效果相同，但在低剂量无效时，可以试用最高剂量（200 mg）。

（五）帕罗西汀

帕罗西汀是有效的 SSRI 类药物，有效治疗剂量为 40～60 mg/d，初始剂量为 10 mg/d，以后每周增加 10 mg。帕罗西汀的半衰期非常长，因此不良反应也比较大。

（六）西酞普兰

西酞普兰用于治疗 OCD 的资料不多，但治疗抑郁症同其他 SSRI 类药物一样有效，少数研究提示西酞普兰有较好的抗强迫作用。有效治疗剂量为 40～60 mg/d（初始剂量 20 mg/d，最大剂量 80 mg/d），与其他药物有较好的交互作用。

五、治疗方案

（一）氯米帕明

以前认为氯米帕明是最好的治疗强迫障碍的药，氯米帕明的活性代谢产物具有 5-HT 和 NE 回收抑制作用，治疗剂量为 150～250 mg/d，一般要 2～3 周才显效，最大疗效要在 2～3 个月才达到。用药第一周药物反应较明显，常因不能耐受不良反应而中断治疗，男性患者最不能接受的不良反应是性功能抑制，心动过速、心慌也较普遍。从小剂量开始，缓慢加药或配合小剂量苯二氮䓬类药，可增强患者的耐受性。强迫障碍是一种慢性的病程，药物生效后应维持治疗量 3～6 个月，以后缓慢减量至治疗量的 1/3～1/2 维持治疗一段时间，以防过早停药而复发。

（二）选择性 5-HT 再摄取抑制剂（SSRI）

具有较强的抗强迫作用，且没有氯米帕明的抗胆碱不良反应，对心血管的不良反应也较小，较少诱发癫痫发作，已成为一线抗强迫药的趋势。常用的药物有氟西汀（20 mg/d），帕罗西汀（20 mg/d）、舍曲林（50 mg/d），一般 2 周后显效，最大疗效 6～8 周后达到。

（三）SSRI 合并氯米帕明

单用氯米帕明不良反应较大难以耐受，SSRI 与氯米帕明合用，除治疗强迫障碍状外，还可改善睡眠、抑郁情绪，减少不良反应。二药合用剂量应相应减少，SSRI 的半衰期长（2～3 天），且抑制 P450 细胞色素氧化酶活性，使氯米帕明降解受抑制，药物浓度增加 1 倍以上。若氯米帕明与 SSRI 合用的剂量过大可出现严重药物不良反应——5-羟色胺综合征。

（四）抗强迫增强剂

氯硝西泮作为一种高效价苯二氮䓬类药，能作用于 GABA 和 5-HT 系统。与上述抗强迫药合用，可有增强抗强迫的作用，未见有报道单独使用有抗强迫作用。氯硝西泮事实上除增加抗强迫作用外，还有改善睡眠、减轻焦虑和抗抑郁的作用。与氯米帕明合用还可以预防氯米帕明的诱发癫痫的作用，是治疗强迫障碍较好的辅助药。碳酸锂是另一种认为有增强抗强迫作用的增强剂，单独使用也无法抗强迫作用，但与氯米帕明合用有增强抗强迫作用，特别是合并有抑郁者。

（尹文卅）

第五节 强迫障碍的心理治疗

强迫障碍的治疗是非常困难的，心理治疗者和患者都要有充分的思想准备，准备经受挫折，以防发生严重的沮丧，即使是有效的治疗方法显效时间也在几个月以后。何况治疗方法的有效性因人而异，强迫障碍患者的治疗依从性差，对治疗的有效性常抱着怀疑的态度，所以治疗效果更难以预测。强迫障碍的治疗目标有几个方面：解除伴发的生理功能障碍（头痛、失眠、或精神症状）；控制强迫动作和各种仪式化行为；排解强迫理念（强迫观念、强迫表象，强迫恐惧和强迫意向等）及这些症状背后的心理冲突；最终目的是要改变适应不良的人格，这是很难达到的，因为这种人格在病前就已存在，且根深蒂固。

强迫障碍曾经被认为是一种神经症，精神分析之父弗洛伊德对此投入大量的精力，认为OCD是介于强迫性人格与精神病之间的一种疾病，他采用精神分析治疗，也是以后几十年唯一的心理治疗方法，但治疗效果有限，因此OCD是一种罕见的难治性疾病。尽管如此，精神分析和以后发展的精神动力治疗还是最常见的心理治疗方法，这种治疗的目的有两个：暴露潜意识的动机、领悟症状与潜意识冲突的关系，所以有称为领悟定向的心理治疗。经典精神分析治疗已很少使用，而短程动力治疗由于疗效快越来越受到人们关注。现在研究发现，单纯的领悟并不能治愈强迫障碍，因为OCD患者除了心理冲突外，还有生物学原因，所以现在倾向于药物与认知行为治疗联合使用，而且具有较好的效果，至少80%的患者在一年内能获得明显的改善。

认知行为治疗（CBT）是一类心理治疗的总称，能有效地治疗强迫障碍。虽然不能完全治愈，但却是目前能长久改善强迫障碍状的最好方法，有大量的科学研究表明CBT不仅能缓解症状，还能改变脑的生物学特性。CBT治疗目标有两个：改变思维和改变行为。认知技术是确认、分析和改变不合理的思维，行为技术是改变强迫思维和行为。最重要的行为技术包括暴露反应阻止（也称为暴露仪式阻止，简称ERP）和系统脱敏。

一、ERP治疗OCD

暴露和反应预防（exposure and response prevention，EX/RP）治疗由Meyer（1966）首次报道，它通过对引发强迫性思维的线索进行长时间暴露，同时严格阻止抵制强迫性思维的行为反应（如回避、洗手、祈祷、计数等行为和心理反应），取得显著的治疗效果。这种治疗方法在实施前，对暴露线索和等级、反应阻止的程序要严格设计，通常采用现场暴露，对一些无法采用现场暴露的情境或线索可以采用想象暴露。例如一个害怕煤气没有关好会引起火灾而反复检查的患者，强制他在不做检查的情况下离开房子，并且令其想象可能出现的可怕后果，不做任何抵抗行为，直到紧张焦虑消失，对每一线索进行反复多次的暴露，直至不再引起紧张焦虑。现场暴露或想象暴露都是为了消除强迫思维带来的烦恼和痛苦，长时间暴露于恐惧的想法和情境中，能使患者获得更多正性的信息，打破原来的错误联结，矫正原有的负性评价，最终打破患者对威胁性刺激的习惯化环路。EX/RP疗法一般遵循先易后难、循序渐进的原则，从一个中等难度的情境开始，两次治疗之间布置暴露练习作业，并要求阻止仪式行为。

(一)ERP的作用机制

ERP缓解强迫思维和强迫行为涉及3种机制：行为机制、认知机制和自我效能改变。从行为理论角度看，OCD患者的恐惧或焦虑是通过经典条件反射获得的，而回避或仪式行为通过操作性条件反射(负性强化)获得或保持的，ERP通过阻止抵制反强迫行为，可使恐惧性条件反应熄灭，尤其是重复地连续暴露于恐惧刺激可以产生习惯化(条件性恐惧自然降低)。反应预防通过阻止抵抗焦虑的仪式性行为可以促进习惯化，当害怕的强迫思维与不抵抗行为和最终焦虑减轻反复结合，条件性焦虑最终被熄灭。从认知理论角度看，患者的症状是不合理信念所致，ERP通过向患者呈现信念不合理性的证据就能矫正功能失调性信念(过高估计威胁性)，例如，当患者面对恐惧情境和抵制仪式性行为时，他会发现强迫性害怕会自然消退(习惯化)，害怕的负性后果不再发生。这些证据被加工整合到患者的信念系统中，抵抗焦虑和预防灾难性后果的强迫行为就没有必要了。最后，ERP帮助患者不依赖回避和安全行为控制焦虑和恐惧，能显著增强患者的自我效能，这种控制感是ERP生效的不可忽略的因素。

Foa和Kozak注意到ERP期间有3个指标发生了变化：①在暴露期间，生理唤醒和主观害怕被激发；②在每次暴露期间，恐惧反应逐渐消退(习惯化)；③每次暴露开始时的恐惧反应逐次降低。

(二)ERP治疗OCD的效果

三十多年来，世界各地开展了众多ERP治疗OCD效果的调查研究，包括英国、荷兰、希腊和美国等，众多治疗师用ERP治疗500多名OCD患者，一致证明ERP能有效治疗OCD。随机对照试验显示ERP效果显著优于其他治疗技术，如渐渐肌肉放松训练、焦虑管理训练和安慰剂对照，还发现强化ERP治疗效果优于氯米帕明(OCD最有效药物)。ERP治疗后患者Y-BOCS减低50%～60%，平均后测分为9～13分，只有轻微的残留症状。

ERP不仅对伴随外显强迫仪式患者具有很好的治疗效果，对那些所谓纯强迫思维(可能伴有内隐心理仪式)患者也有较好的治疗效果。最近研究显示，让患者重复暴露于强迫思维的描述(放强迫思维录音带)，并禁止心理仪式，治疗后Y-BOCS分数从25.1降至12.2分(降低52%)，3个月后随访时平均得分为10.8分。如果增加认知治疗技术(矫正功能失调信念)和放松训练技术，治疗效果还将进一步提高，总有效率(Y-BOCS分数降低30%以上)在85%以上。因此ERP是目前治疗OCD的最有效方法，一般包括治疗前评估、治疗前准备、强化治疗、家庭随访和巩固疗效防止复发等5个阶段。

二、治疗前评估

在明确诊断后，治疗师要花2～3个小时同患者晤谈，为制定治疗计划收集必要的信息，如引发痛苦和焦虑的刺激或威胁性线索，患者采用的回避行为或仪式行为，患者担心的负性后果，了解患者强迫信念的强度，以及停止强迫仪式可能导致的负性后果。

(一)威胁性线索或刺激

威胁性线索可以分为两类：①在现实环境中确实存在的线索或刺激(外部线索)，②威胁性线索是患者的一些想法、想象的情境或患者自己体验到的冲动(内部线索)，这类线索在现实生活中并不存在。消极回避和仪式行为(主动回避)都是为了减轻与威胁性线索相关的痛苦和焦虑，外显的仪式行为容易识别，内隐性(心理的)仪式有时不容易识别，治疗师必须教会患者区分强迫思维和内隐仪式行为。两类问题的处理方式是不同的，强迫思维采用暴露疗法，仪式行为采用反应阻止法。

1.外部线索

多数强迫障碍患者恐惧的对象是周围环境中的某些具体事物，如物体、人或情境，但每个强迫障碍患者对具体事物的恐惧又有自己的特点。如同样是污染恐惧，有的是害怕污染物中的病菌，有的是害怕污染物本身，有的是担心自己得病，有的是担心把病菌传给别人；又如害怕厕所污染物，有些患者害怕所有厕所，有的只害怕公共厕所，有的则害怕抽象的厕所。这些具体的特殊信息是暴露治疗成功的关键，治疗师在制定治疗计划前，必须收集这些特殊信息，确定患者恐惧的具体对象和具体情境。多数患者的恐惧对象不是单一的，有些患者开始只对单一的对象感到恐惧，以后恐惧的对象可能会泛化，因此，治疗师必须对引发强迫思维的物体、情景、场所以及症状发展情况作出全面的评估，同时还要指导患者对所有害怕对象或情境进行主观不适感评定(SUDS)。只有这样才能制定合理的暴露等级表。

2.内部线索

有些患者恐惧的对象是自己内在想法、表象或冲动，这些内部线索使患者心烦、感到羞耻或感到厌恶，从而引发焦虑和痛苦。患者常不愿意报告引起痛苦的内部线索，而是反复述说内心的痛苦或烦恼，若不仔细询问，可能会遗漏这些重要信息。此类例子很多，如伤害亲人或强奸自己子女的冲动、想着亲人会出意外、想同陌生人上床的念头等。治疗者要鼓励患者说出这些想法，强调说出这些想法对治疗是有帮助，告诉患者正常人也经常有一些不被社会接受的想法，强调想法与现实是有区别的，想法不等于行动。

(二)回避与仪式行为

EX/RP 治疗禁止所有回避和仪式行为，即便是最微小的动作，因此在治疗前要全面收集回避行为和仪式行为的信息。需要收集的信息包括患者在疾病过程中采用过哪些回避和仪式行为，患者逃避哪些情境，每种仪式行为分别是对抗或顺应哪些强迫思维，这些行为缓解痛苦和焦虑的有效性如何，哪些强迫思维、情景、事物或情境是患者无法回避或用仪式行为对抗的。有些人、事和情境可以引发强迫思维和不愉快的情绪体验，强迫障碍患者常常回避它们，如某青年看到老年妇女，就害怕她会拿针扎他的生殖器，所以极力回避老年妇女，看到老年妇女，就用手握住生殖器绕道而行，回家后反复检查衣物，尤其是内裤和生殖器；有些患者害怕上厕所或碰到垃圾桶会沾上病菌，或害怕把病菌传给别人，所以他们回避上公共厕所、回避倒垃圾，若不得已上厕所或不小心碰到垃圾桶，就反复洗手或洗澡，或者回避与别人接触。

那些对抗外部线索的回避和仪式行为容易发现，而一些对抗内部线索的回避和仪式行为则不容易发现，但却是暴露和阻止治疗所必需的，治疗师必须仔细询问和观察。如从来不敢把钱放在口袋里，穿不系鞋带不用拔鞋跟的大鞋或拖鞋，从来不用公共场所的茶杯或餐具，经常换班或调班，反复搓手、眨眼、无声计数或祈祷，这些都是治疗中需要处理的。

如果治疗师对某个回避行为与强迫障碍的关系有疑问，可以设计一个行为实验进行验证，让患者暴露他所害怕或回避的情境中，如果患者感到焦虑、痛苦或难受，并试图逃避，那么该逃避行为是治疗需要阻止的行为。如果通过询问未能发现患者是否对某强迫思维采用回避或仪式行为，治疗师可以设计一个实验来调查回避或仪式行为，让患者暴露于他害怕的思维、情景或场所，而且尽可能想象最糟糕、最害怕的后果，如果患者采用某种行为对抗这种处境，那么该行为就是回避或仪式行为。如果不能确定某个行为是否为仪式行为，治疗师也可以通过行为实验来验证，如果停止该行为会引起患者焦虑或痛苦，这个行为就是仪式行为。

(三)不合理信念及其强度

在临床实践中,我们体会到患者对不合理信念的坚持程度与治疗效果有密切的关系,患者对强迫信念的后果越坚信,暴露治疗效果越差。顽固坚持错误信念的患者在讨论他们所恐惧的强迫思维时,他们可能会欺骗治疗师,治疗的依从性比较差,在暴露练习时可能不按要求进行。

在评估患者信念强度时,要注意多数患者对信念的坚持程度是波动的,因此进行动态观察可以获得更可靠的信息。有些患者虽然口头上承认他们的强迫思维是不合理的、采用的强迫行为是无意义的,但他们还是为他们的思维感到痛苦和烦恼,说明他们内心还是相信他们担心的后果是有可能发生的。有些患者可能坚信他们的强迫思维或强迫行为是合理的、他们担心的后果确实会发生的,在治疗中他们不敢暴露他们的强迫思维、不愿放弃他们的仪式行为。

(四)恐惧的后果

约有 2/3 的强迫障碍患者害怕他们的想法会变成现实,害怕停止仪式行为会发生严重的后果。强迫性洗手患者害怕他们不洗手会感染不治之症,或会把病菌传给别人,导致别人生病、残废或死亡。强迫性检查患者害怕停止检查或检查不细致,会导致灾难性后果,如房屋失火、家庭失窃、开车撞死人。有些强迫障碍患者不清楚或不确定会发生什么样的负性后果,但肯定有不好事情发生。有 1/3 的患者并不是害怕会发生灾难性后果,而是怕停止仪式行为会让他们感到非常痛苦,他们无法忍受这样的痛苦,除非他们进行仪式行为,否则焦虑和痛苦会持续上升,直到他们完全垮掉。确切了解强迫障碍患者所恐惧的后果,对制定治疗计划是非常有帮助的。

三、治疗前准备

心理治疗是一项计划性很强的工作,所以在治疗前要做好充分的准备。准备工作包括建立良好的治疗关系、治疗原理和治疗过程的介绍以及其他一些必要的准备工作。

(一)建立有效治疗关系

无论采用何种治疗,建立良好的治疗关系和激发患者的治疗动机是最基本的,所以治疗正式开始前,首先要评估患者的症状特点、患者对疾病和治疗的态度及患者家属的态度。强迫障碍患者既有改变的一面,也有抗拒改变的一面,他只愿意同治疗者谈症状本身,不愿意谈症状以外的事和放弃强迫动作,有些患者每次找不同治疗者看,避免与同一治疗做深入的交谈。认知技术要指出和改变患者的不合理思维,暴露和仪式阻止必然引发患者的痛苦和焦虑,没有良好的治疗关系,将会影响治疗的实施和效果。

在认知治疗中,治疗者与患者的关系是一种协作性同盟关系,协作同盟对保证治疗者与患者有共同的目标,减少阻抗和避免误解是非常重要的。这种关系的发展要求治疗者是可信的,交流是开放和真诚的,及治疗者显示充分的自信。治疗者同患者必须就下列问题形成共识,如焦点问题、治疗日程安排、总体治疗计划和目标、信息反馈的重要性和信息反馈方式等,并共同收集资料,发展和修正假说。

(二)治疗原理和过程介绍

向患者介绍治疗原理和治疗的具体过程是一件非常重要的事情。认知行为治疗要求患者放弃他的不合理思维和强迫习惯,必然会引起暂时的焦虑和痛苦。如果患者不知道为什么要经受这样的痛苦,或不相信 CBT 的治疗效果,他们可能会不配合治疗,不能遵守治疗要求。

一般可以这样向患者介绍治疗原理:“你曾提到,你有许多自己不想要的想法和行为,这些症状叫作强迫思维或强迫行为,它们让你感到非常不舒服或烦恼,并浪费了你大量的时间和精力,而且以你个人的能力难以驱除它们。那些令你不舒服的想法、表象或冲动反复地闯入你的脑子里，而你又不想要它们，所以你感到非常痛苦或焦虑，总想做点什么来减轻这份痛苦。为了去掉那些不想要的想法，你会采取一些措施，包括一些对抗性或顺从性的行为和思维，并养成了习惯，如反复洗手、关门、检查、计数、祈祷等，我们把这些行为叫作仪式性行为。

正如你所知道的那样，这些仪式性行为并不总是管用，它们虽能暂时减轻痛苦，但这些烦恼很快就会回来，有时会更痛苦。最后你发现需要做更多的仪式行为才能缓解痛苦，结果还是暂时的，你只好采用更复杂的仪式行为。慢慢地，那些复杂的行为也不管用了，无奈，你只好采用更多的时间和精力去做那些仪式行为，以致你学习和工作毫无成效、生活受到严重干扰。

我们将要进行的治疗叫作认知行为治疗，这种治疗方法包括 3 个部分。第一部分是要改变你的错误思维或不合理思维，许多心理问题与我们的错误观念有关，比如有些人特别害怕细菌，事实上并不是所有的细菌都是有害的，有些细菌对人体健康是有益的；第二部分是打破痛苦或焦虑与引起这些痛苦的物体、情境或想法之间的联系，比如，你每次出门前明知煤气已关好，但总是不放心，使你感到非常烦恼和痛苦；第三部分是打破仪式性行为与焦虑和痛苦缓解之间的联结，换句话说，你反复关煤气的仪式行为暂时缓解了你的焦虑和痛苦，因此使你经常反复地做那些动作。我们的治疗就是要打破仪式行为与你的焦虑或痛苦等感受之间的联结。这种方法还会帮助你学会在焦虑时不采用仪式行为。”

在介绍治疗原理之后，接着就要向患者解释治疗过程，同时签订治疗协议，安排治疗时间。

“现在我要针对你的强迫思维和行为问一些问题，了解每种情境和想法给你带来了多大的烦恼或痛苦，并按痛苦的大小排队。我们按 100 分制评定痛苦或焦虑的程度，0 分表示没有一点痛苦或焦虑，100 分表示最大的痛苦或焦虑。”

“你本来想到煤气没有关好，会感到焦虑，就要去检查。现在，我们要你看到煤气没有关，且不让你去关，你肯定会感到很焦虑和痛苦，但只要坚持不去关，焦虑和痛苦也会逐渐减轻。通过多次练习，就会打破焦虑与强迫思维之间的固有联系，以后即使怀疑煤气没关好，也不会感到焦虑和痛苦了。”

有些强迫障碍患者的强迫思维只是脑子里想法或表象，在现实生活中很少出现，因此难以将这些患者放在真实情境中进行暴露治疗，但可以进行想象暴露治疗。如果你害怕的情境不是真实存在的，我会让你想象那些恐惧的情景，想象那些情景正在发生，想象最恐惧的后果，想象事件的每个细节，但不要采用仪式行为进行抵抗，让焦虑和恐惧达到顶峰，此时你会发现你担心的后果并没有发生，你的焦虑和痛苦将随之减轻。

当不想要的想法或表象闯入脑海时，强迫障碍患者感到紧张、焦虑和痛苦，他们会采取某些仪式行为驱散那些害怕的想法或表象，以减轻痛苦和焦虑。暴露练习同样会引发类似的焦虑和痛苦，你肯定想用一些仪式行为来减轻痛苦，但治疗中禁止你这样做。当你直接面对恐惧而不求助于仪式行为时，你的焦虑和痛苦会暂时升高，但随后会逐步减轻。通过反复的暴露练习，焦虑缓解与仪式行为之间的联结就被打断了，最终不用任何仪式行为，你也能控制焦虑，你将重新获得自由。

(三)行为记录和监测

在治疗前，我们还要训练患者准确监测和记录仪式行为。仪式行为的监测不仅可以反映治疗的进展，也使患者看到治疗性改变的真实性，仪式行为并不像他们想象那样管用，因此监测是暴露治疗的重要成分、监测本身可以减少仪式行为、具有治疗意义。我们可以这样对患者说：“在暴露治疗过程中,准确监测记录强迫思维和强迫行为的频度和严重程度是非常重要的,掌握这些资料有助于我们及时地调整暴露目标和治疗程序。这个星期我们在收集信息制定治疗计划的同时,你要每天记录强迫障碍状产生频度和占据的时间。当然这不是一件容易的事,但我相信你能做到。这是一张症状记录表,你先拿去看看,试着做些记录,下次我们专门讨论如何监测和记录。"

治疗师要告诉患者如何使用症状记录表、具体记录那些内容,解答患者提出的一些问题。同患者一起回顾昨天的情况,按回忆的内容填写症状记录表,并说明监测仪式行为的原则。

(1)在症状记录表上,随时记录你所做的仪式行为和在每项仪式行为上所花的时间。

(2)不要估计仪式行为所花的时间,一定要准确记录。

(3)立刻在记录表上记录下你监测到的时间,不要耽搁。

(4)直到一天结束前或第二天开始前,不要把你的记录放进抽屉,要随身带着记录表和笔。

(5)用一句简短的话记录引发仪式行为的原因。

治疗师要注意检查患者的自我监测表,包括检查引发仪式行为的情境。如果需要的话,提供建设性意见。患者要学会用简明的语言描述引发仪式行为的情境或刺激,治疗师要评估患者时间估计的准确性,并强调准确记录的重要性。

(四)确定治疗支持者

在治疗前,患者要确定一名在强化治疗过程中提供支持的人,如父母、伴侣或朋友。患者可以依靠这个人的支持和鼓励完成暴露练习,另外要让支持者监测患者是否按照治疗要求制止自己的仪式行为。如果患者进行仪式行为的渴望非常强烈,阻止仪式行为有困难时,支持者要提供支持、鼓励和帮助。由于需要支持者参与和配合,所以治疗师需用一定时间专门与支持者讨论治疗原理和治疗过程。

在治疗前,患者与支持者必须在治疗师的指导下就双方的权利和义务达成口头或书面协议。患者要授予支持者督查和建议的权利,并愿意接受支持者的帮助、听取支持者的建议、接受支持者的督查;支持者必须承诺:不管出现什么问题、遇到什么困难,都不指责和批评患者,在患者遇到困难时,及时提供帮助和支持。

支持者要定时与治疗师取得联系,每周至少两次向治疗师汇报患者的治疗进展和治疗过程中遇到的问题,遇到特殊问题要及时向治疗师汇报,以使治疗师及时掌握患者在治疗情境外的情况,更好地帮助患者完成家庭作业。如果出现违背治疗要求的情况,如拒绝完成家庭作业、进行仪式行为,在取得患者同意的情况下,支持者要与治疗师取得联系。

(五)制定治疗计划

强化认知行为治疗,一般需要 3 个星期,每周有 5 次暴露治疗,每次两小时,同时在家里还要完成一些认知练习和暴露练习。

在决定做认知行为治疗前,首先要确定患者是否适合 CBT 治疗。不伴其他心理障碍和严重躯体疾病的强迫障碍患者,一般都能从 EX/RP 治疗获益;如果伴发其他心理障碍(如抑郁症、酒依赖、物质滥用),在接受 EX/RP 治疗前最好先接受相关的治疗,否则会影响 EX/RP 的治疗效果;如果其他心理障碍是继发的,预计强迫障碍状改善能促进继发心理障碍的改变或其他治疗的效果,也可以先实施 EX/RP 治疗。实施 EX/RP 治疗,患者需要投入大量时间和精力,还要忍受暂时焦虑和痛苦,在治疗实施前须向患者解释清楚,使患者有充分的思想准备,对那些治疗动机不强或没有足够时间的患者可以采用其他心理治疗或药物治疗。

治疗师要向患者强调暴露治疗是有效缓解强迫障碍状的重要方法。比如，一个害怕强奸自己亲生女儿的患者，治疗师可以告诉患者，想象把自己置身于害怕的情境中，尽可能想象所有可能的细节和后果，坚持不逃避，直到焦虑和痛苦完全消除。如果做到这一点，以后即使想到同样的细节，就不会有更多的痛苦和焦虑了。对患者而言，最重要的是理解 EX/RP 的治疗原理——忍受暂时的痛苦和焦虑，将换得永久的自由。告知患者，治疗的第一周可能会体验到明显的焦虑和痛苦，随着治疗的进行，痛苦和焦虑将逐渐消退，强迫障碍状将逐渐减轻。

治疗师还要向患者说明治疗过程中需要完成一定数量的家庭作业。每天除了两个小时的治疗外，还需在支持者的帮助下完成 2～3 个小时的家庭作业。家庭作业并不局限在家里完成，完成的地点或场所视强迫障碍状的内容而定。如果强迫障碍状的内容与家庭情境有关(如关门、检查煤气等)，暴露场所可以在家里；如果强迫障碍状涉及的情境是在家庭以外(商店、公共场所等)，那么暴露场所应选择相应的地点。我们建议每次暴露 1 个小时，每天暴露 2～3 次，在暴露练习时，每隔 10 分钟记录一次 SUDS，直到 SUDS 降至 20 以下。在某些场所，要进行 1 小时的暴露练习可能做不到，遇到这种情况，治疗师要帮助患者设计合理的治疗方案。比如，一个害怕公共厕所污染物的患者，要他在公共厕所待 1 小时，显然不可能，也不合理，治疗师可以建议患者用手绢擦公厕的墙壁或门窗，并把这块“被污染”的手绢放在自己的口袋里，这样就可以延长暴露时间。

(六)治疗设置

多数强迫障碍患者可以在门诊接受治疗，只有少数患者需要住院治疗。患者在接受治疗期间，应尽可能保持正常的生活，特别是那些害怕的刺激与日常生活有关时，坚持正常生活尤为重要。医院是一个人为的具有保护性的场所，尤其对强迫检查患者来说，在医院里他们不需要承担任何责任，可能就不会产生反复检查的冲动。如果是外地患者，无法每天到门诊接受治疗，可以建议他们在诊所附近公寓或旅社住下，每天到门诊接受治疗。有自杀危险、伴有其他精神病、病情严重无法在门诊治疗或没有有效支持者等患者，建议住院治疗。

如果患者是在职人员，而且强迫障碍状与工作有关，建议患者继续上班，这样可以进行相关的暴露，但治疗需要时间，每周有几个半天要接受治疗，因此要求患者要合理安排时间，或每天工作半天。如果症状与工作无关，不强调患者要继续上班，最好要有一个月的时间接受系统治疗，如果患者工作时间比较自由，能拿出足够的治疗时间，可以继续上班。

四、强化治疗

EX/RP 强化治疗期一般为 3 周，每周 5 次，每次 2 小时。特殊情况下，可以适当变通，但一般不能少于每周 3 次，总次数为 15 次。每次治疗开始先用 15 分钟讨论家庭作业和患者的行为监测表，接着进行 45 分钟的想象暴露和 45 分钟的现场暴露，最后用 15 分钟布置家庭作业。这是治疗的一般程序，治疗师可以根据具体情况进行调整，比如，现场暴露不能在治疗场所进行，需要去比较远的地方(商店、教堂)，想象暴露和现场暴露可以交替进行(一次进行想象暴露，一次进行现场暴露)。原则上能够进行现场暴露的，尽可能采用现场暴露，因为现场暴露比想象暴露效果更好，有些患者在想象暴露中难以唤起焦虑或痛苦的体验，最好采用现场暴露。

每次治疗开始时，要向患者提出明确的要求，明确本次暴露的具体任务和要达到的目标。强迫障碍患者对参加暴露治疗本身就非常害怕，治疗师要做正向引导，相信患者能完成，不要过多讨论暴露可能引发的痛苦或安全性，更不要强调治疗的危险性，但对这些问题治疗师自己要做到心中有数，做好必要防范准备。

想象暴露是现场暴露的前奏，在想象暴露时，患者坐在舒服的沙发或有靠背的椅子上，解除一些不必要约束、装饰品、眼镜或假牙等，尽可能地全身放松，治疗师提供以下指导。

“今天，我们要开始做想象暴露，我希望你闭双眼，想象你害怕的情景（如门窗没关好，煤气没关），尽可能想象事件的每个细节、可能产生可怕后果，同时认真体会你在那种情景中内心感受（焦虑、害怕或痛苦），每隔10分钟我会让你报告你的感受，你可以按100分制报告，注意不要离开想象的场景，也不要采用任何措施进行抵抗。”

治疗师要把想象暴露过程中的对话用录音机录下来，让患者带回家听这盘磁带，继续做想象暴露练习。

每个患者害怕的情境是不同的，无论是想象暴露还是现场暴露，治疗师所给指导语都要有针对性，尽可能对患者所害怕的情景作生动的描述，这里列举两个现场暴露指导语的实例，供大家参考。

从治疗的第一天开始，对暴露和仪式行为阻止方法要给予专门的指导，以后每次都要不断提醒和强调，最好打印一份暴露和行为阻止规则给患者，以帮助患者记住这些规则，或便于患者每次暴露前复习这些规则。

五、家庭随访

家庭随访是考察治疗情境中获得的应对技能或效果能否用于日常生活的重要步骤。通常，在治疗过程中做两次家访，治疗结束后的1个月内，每周做1次家访，每次家访约4个小时。

EX/RP的家庭随访有几个目的：①有些患者的症状只能在家庭里才能进行现场暴露，如强迫性整理，睡觉前强迫性检查门窗、电源和煤气，强迫性储藏等，治疗师可以让患者开关煤气或门窗，然后不检查就离开房子。②有些强迫性清洗患者在家庭有一块特殊的安全地带，治疗师可以让患者把这些地方弄“脏”，陪着患者接触以前不敢接触的东西，或陪患者逛商场接触超市里的东西。③有些外地患者在住院治疗期间不能回家进行暴露练习，无法检验治疗获得的效果能否用于日常生活情境，在治疗结束前，治疗师要与患者讨论家庭训练和家庭随访计划，以扩大治疗效果的范围和巩固治疗效果，治疗师要定期家访以考察家庭作业完成情况和取得的效果。④家访还提供一个机会，治疗师和患者能够在一起讨论正常行为的范围。

六、巩固疗效，防止复发

治疗结束后，为了进一步巩固疗效、防止复发，除了患者继续坚持暴露练习外，治疗师还要帮助患者制定一个巩固疗效的计划。这个计划包括后续家庭暴露练习、支持性心理治疗、建立正常行为指导规则、讨论症状缓解后的生活适应问题。

有研究提示后续治疗和支持计划，能巩固治疗效果、防止复发和提高患者的生活质量。有一项研究发现，强化治疗后继续参加12周的支持性心理治疗（每周一次，没有暴露练习），可以减少患者症状的复发率。

（谢颂世）

第十章 人格障碍

第一节　人格障碍的概述

Pinel 于 1806 年首先报道一法国农民在一次愤怒发作时将一妇女投入井中。此人是“软弱而放纵母亲之子，幼年时有求必应，及至成年骄纵跋扈，稍不遂意辄引起强烈的愤怒，狗近前踢死，马不安时无情鞭打”。Pinel 当时难以将其归类，命名为“不伴妄想的躁狂”。随着 Pinel 对此例的描述和诊断，《精神病理性低能》一书中对精神病态进行了详细的描述。Kraepelin(1909)应用病态人格术语。病态人格实际应当译为精神病态人格，它与精神病态是同义的。

人格障碍的定义是难以精确规定的。早期的一些定义因具有贬义已被废弃。Kraepelin(1909)指这类人的特征是使他人不便、烦恼或蒙受损害；Schneider(1923)以“害人害己”来概括病态人格。近年来倾向认为人格障碍是人格特质招致严重的适应不良和显著的功能障碍。人格特质是心理学术语，早年 Allpart(1937)界定为“固定和持久的行为方式”，DSM-Ⅲ-R(1987)指出人格特质是“人格的突出部分，但并不意味着是病理”。ICD-10(1992)和 DSM-Ⅳ(1994)指出人格障碍具有 3 个要素：①早年开始，于童年或少年起病；②人格的一些方面过于突出或显著增强，导致牢固和持久的适应不良；③对本人带来痛苦和贻害周围。

病态人格原是广义的概念，泛指所有类型的人格不正常，后来一些学者发现病态人格的最初定义符合现今称谓的反社会人格，从而又出现了病态人格的狭义的概念，专指反社会人格，提出以人格障碍代替广义的病态人格。

关于人格障碍是否为精神疾病历来争议较大。加怒什金(1933)推断这类人的人格病态如此突出，必定有相应的生物学基础，只是目前未能发现而已。Schneider(1923)指出病态人格是一种特殊的、不寻常的人格，这类人从任何意义上来说均偏离正常，但不能视为疾病。他认为病态人格为一临床术语，并非道德观念，反对将其作为社会疾病看待。Schwart(1977)从理论和实践方面对人格障碍加以探讨，认为将其作为疾病看待是有困难的。他指出医学上疾病的标记是一个或多个器官的结构和/或功能的障碍，招致患者疼痛、不适或良好感觉的减低。现有的几种精神疾病(神经症、心理生理疾病、精神分裂症和情感性疾病)均符合上述标准，均以一个器官(脑)的功能障碍为特征，并表现情绪、思维、意识等障碍和躯体不适。人格障碍是自幼发展起来的适应不良，不具有脑和其他器官的功能障碍，无疼痛或不适，其处理方式亦非医学的，且药物治疗无效，主要是再教育。

随着研究的深入，目前倾向认为人格障碍是精神疾病。仲雄(Nakao)等(1992)指出人格障碍所致的功能障碍与大多数重性精神障碍一样严重。ICD-10(1992)舍去"人格特质突出化"的理由是它非精神疾病。Millon 和 Davis(1995)代表美国观点，承认人格障碍为一有效的精神疾病类目。Paris(1997)概括人格障碍为"正常人格特质的病理性增强"。

人格障碍并不少见，国外发达的国家总的患病率为 2%～10%，如瑞典(Allebeck 等，1988)为2.7%，挪威(Bremer，1956)为 9.4%，英国(Casey 和 Tyrer，1986)为 13%，德国(Dilling，1989)为 2.8%，美国(Mi chael，1963)为 9.8%，(Reich 等，1989)为 11.1%；为 10.3%。

国内 12 个地区精神疾病流行病学调查(1982)发现人格障碍的患病率为 0.13‰(5 人)，而调查时点前五年在 12 000 户中重犯罪者为 105 人；1993 年国内 7 个地区精神疾病流行病学调查的结果为 0.10‰。

实际上，应用科学的工具证明人格障碍的患病率在我国不低于国外。黄悦勤(1999)以"人格障碍问卷(PDQ-R)""父母养育方式问卷(EMBU)"和"一般资料问卷"为工具，对某重点理工科大学全体一年级的 2 205 名学生进行调查，问卷筛查出的可疑人格障碍对象由精神科医师采用"国际人格障碍检查表(IPDE)"进行调查，发现人格障碍病例 55 人，患病率为 2.5%，接近国外数字。

一、人格障碍与神经症间的关系

欧洲精神病学家，特别是德国和英国，认为人格障碍与神经症间有着密切的联系，具体反映在 Mayer-Gross，Slater 和 Roth 等所著的《临床精神病学》第四章"病态人格与神经症反应"中，他们强调"诊断为神经症的人，我们完全可以找到病态人格的特征，而在病态人格的人，也可发现神经症的特征"。"神经症的症状和病态人格的行为都可认为是一种反应，一方面取决于素质的倾向，另一方面取决于环境中压力"；"从理论上无法把所谓病态人格与所谓神经症人格区分开来"。Tolle 著(1996)《实用精神病学》中指出"人格障碍可表现出大量的神经症性反应，许多神经症患者也具有人格障碍。在人格障碍与神经症之间没有一个截然分明的界线"。所谓"神经症人格"是来自心理分析理论，霍妮认为神经症患者是指那些行为、情感、心态、思维方式都不正常的人，他们在剧烈的竞争中充满焦虑以及为对抗焦虑而建立起来的防御机制，这就是神经症人格。Jasper 认为神经症症状是不正常人格的人对应激所发生的反应，即在寻常情况下仅表现为行为(人格)不正常，而在遭遇应激时发生神经症反应，表现神经症症状。"性格神经症"是指那些与神经症病因相似的人格，这类患者可以没有神经症症状。Freud 推测决定人格发展过程的因素，就是神经症发生的原因。Kolb(1973)指出每一种神经症都有其独特的性格结构，这种性格结构通常称为性格神经症。ICD-9 将人格障碍与性格神经症并列。ICD-10 未如此处理。

目前认为，人格障碍与神经症之间关系虽然密切，即人格障碍有助于神经症的发生，神经症也有助于人格障碍的形成，而且二者共患的机会较高，但在本质上二者属于不同的疾病范畴。

二、人格障碍的范围和分型

(一)范围

人格障碍是人格特质的病理性增强，但病理性增强和寻常增强之间并无明确的界限。只在 ICD-10(1992)发展过程中曾出现"人格特质突出化"的建议(ICD-10-R，1986)。这一术语于 1963 年由 Leonhard 提出，他认为在人格障碍周围尚存在一些既不同于正常人格变异，又非人格障碍的一种中间状态的轻性类型。这一建议经临床验证,发现层次多不易掌握,而且最根本的是因"它本身并非障碍"予以否定。然而事情并未到此而结束。Westen(1998)和 Gobbard(1997)认为 DSM-Ⅳ轴Ⅱ诊断对严重人格障碍是有局限性的。Westen 和 Westen 对 714 例持久适应不良类型的患者由精神科医师和心理学家进行评定,结果仅39.4%诊断为人格障碍。他们建议扩大轴Ⅱ疾病的范围,应包括临床实践中的人格病理。Gobbard(1997)认为这类达不到轴Ⅱ诊断阈值的病例可能为亚临床表现。他发函给哈佛医学院有经验的医师,询问他们目前是否处理过"神经症人格模式"但不符合轴Ⅱ诊断的患者,结果 85%的回答是肯定的,神经症人格类型的人表现自尊存在困难,与领导关系紧张,与人相处困难,与人建立亲密关系困难。

(二)分型

Tyrer 和 Johnson(1976)建议根据评分的高低,将人格障碍按严重程度分为四类,即无人格障碍、人格困难、简单人格障碍和弥漫人格障碍。事实上扩大人格障碍的范围和层次利少弊多,给临床诊断带来困难。

对人格障碍作出科学的分类是困难的,Schneider(1950)指出"在任何一个年度,如果要求对不正常人格作出适当的分型,将使任何医师陷入极大的窘境"。

一些人格障碍类型是从不同出发点提出的,不免给分类带来混乱,如边缘型人格和自恋型人格来自精神动力学说和心理治疗实践;分裂样型和强迫型人格是由欧洲现象学派提出;回避型人格源自学院心理学;分裂型人格是受丹麦精神分裂症寄养儿研究的启发而派生的,这一研究发现精神分裂症的血缘亲属中分裂型人格的发生率较之寄养家庭和对照组血缘亲属为高(Kendler 等,1981)。

Kraepelin(1909)的病态人格分类主要是基于描述,而 Schneider(1950)和 ICD-10(1992)是采用描述与病因结合的分类方法作出的。一般认为,ICD-10 分类虽不尽完善,但在应用上是适当的和令人满意的(Gelder 等,1989)。ICD-10 与 DSM-Ⅳ(1994)二者的分型已非常接近,多数类型二者是共同的,如偏执型、分裂样、反社会型(ICD-10 为社交紊乱型 dyssocial type)、表演型、强迫型、边缘型、依赖型、焦虑型(DSM-Ⅳ为回避型)等,ICD-10 中有一种类型即冲动型不见于 DSM-Ⅳ,而 DSM-Ⅳ中有分裂型、自恋型和被动攻击型三种类型,在 ICD-10 分类系统中则无。

DSM-Ⅳ将人格障碍分为 A、B、C 三组,A 组为奇特和古怪组,包括偏执型、分裂样、分裂型;B 组为戏剧性、情绪性和不稳定组,内含反社会型、边缘型、表演型、自恋型;C 组为焦虑或恐惧组,包括回避型、依赖型、强迫型、被动攻击型和未加标明(NOS)的类型。这样区分有助于进行研究,因为组中所包括的类型常有重叠。

缺乏合理基础的增加项目,会导致混乱和重叠。Tyrer(1991)认为人格障碍可分为未成熟型和成熟型两大类:前者包括反社会型、冲动型、表演型、依赖型、自恋型等。随着年龄增长,大脑臻于成熟,特别到45 岁后,情况趋向缓和。成熟型包括强迫型、偏执型、分裂样、回避型等,则不因年龄增长而改善。

我国 CCMD-Ⅱ-R(1995)将人格障碍分为偏执型、分裂样、反社会型、冲动型、表演型、强迫型、其他未特定诸型,临床实践证明是可行的。边缘型人格障碍已得到 DSM-Ⅳ和 ICD-10 等诊断分类系统接受,但我国诊断此一类型的案例不多,类似患者往往被诊断为精神分裂症、抑郁症或其他人格障碍(如反社会型或表演型)。

(郭 娟)

第二节 人格障碍的病因

一、神经生物学

神经生物学研究在20世纪60年代起集中于精神病态和犯罪行为；1968年Grinker等概括边缘人格后来对这种较常见和对社会影响较大的患者也开展了一些生物学研究；Rado和Meehl(1962)提出分裂型，指出此类人具有精神分裂症的遗传素质，但并无明显精神病性表现，生物学研究在这一类型也较多。其他类型人格障碍的生物学研究则较少，故本节可介绍的内容并不包括所有类型人格障碍，因人格障碍为异质性障碍，相互参照意义不大。

(一)遗传因素

人格是高度遗传的，然而双生儿和寄养研究试图定位假定的基因却收效甚少。到目前为止，没有任何研究可以明确认定人格特质或人格障碍的位点。有一些显著相关的报道，但在独立的样本中尚无一致的重复。

1.孪生儿研究

美国对15 000双孪生儿的研究表明，在单卵孪生儿(MZ)中人格障碍的一致率大于双卵孪生儿(DZ)数倍。一项研究表明，出生后分开教养的MZ，与在一道教养的MZ相似，表现在人格和气质的多种测度、职业、空间时间兴趣和社会态度等方面。

2.家族史研究

A组人格障碍常见于精神分裂症患者的血缘亲属，而对照组并非如此。分裂型人格障碍患者较多出现于有精神分裂症史的家庭中，而偏执型和分裂样型人格障碍患者这种相关较少。

B组人格障碍明显有遗传基础。反社会人格障碍常伴发酒精滥用；边缘型人格障碍的家庭背景中抑郁症多见，而且与对照组比较，他们的亲属中有较多患心境障碍；表演型人格障碍与躯体化人格障碍(Briquet综合征)高度相关，这两种疾病的症状存在重叠。

C组和未加标明的人格障碍亦有遗传背景。回避型人格障碍患者常伴有高的焦虑水平；强迫型特质在MZ较DZ多见；强迫型人格障碍患者显示一些与抑郁伴发的征象，如快速眼动(REM)潜时缩短和不正常地塞米松抑制试验(DST)结果。

3.寄养儿研究

早年寄养儿研究多围绕反社会人格障碍，如Cadoret(1978)发现反社会行为父母所生的孩子寄养到无反社会行为父母的家中，发现这些孩子反社会人格障碍的发生率高于那些非反社会父母寄养出去的孩子。该研究还发现，无论是血缘父亲还是母亲为反社会人格者都可得出以上研究结果。然而在其子女中，符合反社会人格者常常是男性多于女性，而女性的癔症发生率高。因此，Cadoret提出癔症是与男性的反社会人格同样的遗传特质在女性身上的表达方式。这一研究结果得到后来研究(Crowe，1974)的重复。Schulsinger(1982)对寄养子生物学父母反社会行为进行研究，显示反社会障碍者其父母的反社会行为也较多。

4.染色体异常

早期研究发现XYY三体核型(此类人多为男性，身高184 cm以上，常有犯罪前科，多出现在公安部门和精神病院)与犯罪有关，在一大型教化院中有1/3的犯人属于这一核型(Jacob等，1965)。后来的研究发现其实际数值并未明显超过一般人群。

5.连锁研究

目前已经开始出现这方面的相关报道，但要评估其意义为时尚早。

(二)脑病理学和脑成熟

1.神经影像学研究

神经影像学研究多限于分裂型、反社会型和边缘型人格障碍。

(1)分裂型人格障碍：分裂型人格障碍和精神分裂症患者的分裂型亲属脑室容积增加(Cazzullo等，1991；Silverman等，1998)。Siever等(1993)发现分裂型人格障碍患者脑室容积增加伴发血浆高香草酸(HVA)和缺陷样症状相关，表明额叶皮质损害伴发脑室容积增加和这一区域DA功能减退。分裂型人格障碍患者的其他结构性改变包括颞叶和海马的容积减低(Downhill等，1997；McCarley等，1995)。磁共振成像(MRI)研究发现分裂性患者透明膈腔不正常。Raine等(1992)和Siever等(1993)发现此类患者额叶容积与额叶执行功能测验的操作呈反比。威斯康星卡片分类试验操作不良伴发血浆HVA浓度减低(Siever等，1993)。此外，脑室容积增大亦倾向伴发血浆HVA浓度减低，同样与缺陷样症状(社交退缩增加，情感狭窄)呈负相关。总之，分裂型人格障碍患者，特别是有缺陷样症状者，常常是以种种皮质加工作业的损害、脑室容积增加和多巴胺活动指数减低为特征(可能是额叶)。

(2)反社会型人格障碍：因为观察到一些脑损伤患者有攻击行为，故推断脑损伤可能是反社会人格形成的因素。Blair等(2003)认为精神病态的神经基础是杏仁核、内侧眶额叶皮质功能障碍。Raine等(2000)对反社会型人格障碍患者进行MRI检查，发现前额叶皮质容积减少，提示前额叶功能障碍。

(3)边缘型人格障碍患者神经影像学研究结果示：(脑)结构功能不良。MRI研究发现边缘型人格障碍患者海马和杏仁核容积减低，或者仅杏仁核容积减低。如用手动示踪评定法，可发现右前扣带(BA24)和左眶额叶皮质呈显著型容积减低，但用体素形态测定法未能重复(Rush等，2002)。

Brambilla等(2004)用示踪法研究，当未检查细分时发现整个额叶容积减少；未检查眶额叶皮质时，亦未发现背外侧额叶容积减少。PET(用^{18}F-去氧葡萄糖)检查显示：在休止时，健康人有较大的相对正常的葡萄糖代谢，而边缘型人格障碍患者前扣带回、后扣带回以及内侧和眶部额区代谢降低。Juengling(2003)发现边缘型人格障碍患者，在休止时额叶和前扣带回区γ-GMR升高，而且在go/no 90作业中增加。可能是经由5-HT的作用，前扣带回及其附近区域在正常情况下发挥抑制性影响，在边缘型人格障碍患者存在上述区域的功能障碍。Irle等(2000)发现边缘型人格障碍妇女右侧顶叶皮质容积显著减少，海马容积亦减少。右侧顶叶皮质萎缩反映右侧半球神经发育缺陷。

2.脑成熟不足

脑电图研究提示具有攻击行为的犯罪者(其中部分可能为反社会型人格障碍)符合脑发育延迟的特征，这在一定程度上支持以上假说。

(三)神经递质

1.内啡肽

内啡肽有与外源性吗啡类似的效应，如止痛和抑制警觉。高内啡肽水平可伴发于无情型人格(相当于反社会人格)(Sadock 等,2003)。

2.5-羟色胺(5-HT)

人格障碍的神经递质研究中以 5-HT 最多。5-HT 与攻击和冲动性呈负相关,在非灵长类哺乳动物(鼠)攻击行为发生上,5-HT 发挥着重要作用。

Asberg 等(1976)首先报道脑脊液中 5-羟吲哚醋酸(5-HIAA)浓度减低见于有自杀未遂(对自身的攻击)史的抑郁症患者。后来一些学者(Brown 等,1979)发现 CSF 中 5-HIAA 与人格障碍患者终身攻击行为史成反比。Brown 等(1982)进一步展示三变因相关,即攻击史、自杀史和 CSF 中 5-HIAA 浓度减低三者相关。总之,有攻击行为的人格障碍示 CSF 中 5-HIAA 浓度减低。

应用氟西汀可提高 5-HT 水平,可对人格的一些性格特质产生戏剧性改善。在许多人,血清素可减轻抑郁、冲动性和深思默想,并产生全身健康感。

3.儿茶酚胺

人格障碍患者去甲肾上腺素(NE)和多巴胺(DA)的研究不如 5-HT 多。

(1)去甲肾上腺素:NE 能与攻击直接相关(Coccaro,1998)。Brown 等(1979)对 12 例男性人格障碍患者进行研究,发现 3-甲氧-4-羟苯乙醇(MHPG)浓度与终身攻击史呈正相关。Siever 和 Trestman(1993)报道血浆 NE 与男性人格障碍患者自报冲动性呈正相关。Coccaro(2001)发现男性人格障碍患者血浆游离 MHPG 浓度降低。边缘人格与对照组比较亦示血浆游离 MHPG 低。在所有人格障碍患者,血浆游离 MH PG 与人格障碍患者终身攻击史呈负相关。

(2)多巴胺:多巴胺功能测定集中于分裂型和攻击型方面。Siever 等(1993)比较 11 例分裂型人格障碍和 6 例健康志愿者对照,发现前组 CSF 高香草酸(HVA)浓度升高。那些精神病样分裂型症状与 CSF 中 HVA 浓度呈正相关。Siever 等(1991)对 10 例分裂型人格障碍和 14 例非分裂型人格障碍患者进行血浆 HVA 测定,发现前一组显著升高。DA 功能与阳性症状呈正相关,而与缺陷型症状呈负相关。

人格特质的研究发现,多巴胺能和血清素能系统有警觉激活功能。

4.其他神经递质

(1)乙酰胆碱的研究仅限于边缘型人格障碍。Steinberg 等(1997)观察 10 例边缘型人格障碍在输入乙酰胆碱酯酶抑制剂毒扁豆碱后的改变,发现乙酰胆碱可能介入到边缘型人格障碍患者的情感不稳定特质。

(2)血管升压素:低等哺乳动物的实验研究表明,中枢血管升压素和攻击呈正相关(Ferris 和 Deloille,1994)。Coccaro 等(1998)发现 CSF 血管升压素浓度与终身攻击史呈显著正相关,特别是对他人的攻击。

(四)激素

表现冲动特质的人往往显示高水平的睾酮、17-雌二醇和雌酮。在灵长类,雄激素增加攻击和性行为的可能性,但睾酮在人类攻击上的作用尚不明。伴有抑郁的一些边缘型人格障碍患者显示不正常的 DST 结果。

(五)血小板单胺氧化酶(MAO)

猴实验表明,低的血小板 MAO 水平与猴的活动和社交性相关。低血小板 MAO 活性的大学生用掉更多时间在社会活动上,而高血小板 MAO 活性并非如此。分裂型人格障碍中的一些患者血小板 MAO 活性低。

(六)电生理

脑电图改变常见于反社会人格障碍和边缘型人格障碍,主要改变为慢波活动。

二、心理社会因素

众所周知,养育可影响正常人格的发展,但这些影响在不正常人格的构型上究竟起多大作用,以及不正常人格构型的本质是什么,目前仍了解不多。儿童时期的不合理教养可导致人格的病态发展。儿童大脑有较大的可塑性,一些性格倾向经过正常的教育可以纠正,如听之任之,发展下去可出现不正常人格。家庭环境亦至关重要,凡父母不和睦,经常争吵,甚至分居或离异,会对孩子人格发展带来不良影响。父母对孩子的教育方式也是影响人格正常发展的因素,粗暴凶狠、放纵溺爱和过分苛求都是有害的。

目前,发育理论比较引人注目,但主要集中于反社会型人格障碍的研究。

(一)分离

幼年与母亲分离可导致后来反社会行为的出现,以及难以建立亲密的人际关系等人格障碍特征。分离造成的影响还取决于许多其他的因素,包括分离时儿童的年龄、以往与父母的关系和分离的原因等。

(二)父母因素

儿童与父母的一方分离通常是在父母之间长期的关系紧张和争执不休之后,而这会影响孩子的发育。Rutter(1972)曾报道,分离与反社会人格之间存在联系,患者反社会人格的形成在一定程度上是因为其父母婚姻关系的不和谐。

(三)儿童的社会学习

Eysenenk(1970)指出,反社会人格障碍是由于训练较迟而没有习得正常的社会行为所致。Scott(1960)提出,反社会行为可通过以下几方面的学习而得以发展:①成长于反社会人格家庭;②家庭缺乏一贯的行为准则;③通过一些反社会行为克服自己的一些情绪问题(如以攻击行为来掩饰自己的自卑);④存在不能持久集中注意力以及其他一些学习障碍。

(四)儿童行为问题与反社会人格

Robins(1996)发展一项对教养院儿童的长期(30 年)追踪研究,结果发现儿童期的行为问题与成年后的反社会人格障碍有关。后者只有少数行为障碍儿童到成年后仍有持续的反社会行为,但成年反社会人格障碍患者绝大多数在儿童期已出现苗头。有偷窃行为的男孩和性行为放荡的女孩到成年出现反社会行为的可能性很大。

(郭　娟)

第三节　人格障碍的特征

一、反社会人格障碍

反社会人格障碍又称无情型人格障碍或社会性病态,是对社会影响最为严重的类型。患病率在发达的国家为 4.3%～9.4%(Reith 等,1993),我国台湾地区为 0.3%(Zoccolillo,1999)。

Kraepelin(1904)提倡用病态人格之前精神病态概念即已问世,当时二者均系广义的术语,包括各种类型人格障碍。对这一广义名称(病态人格)的应用,Leonhard 和 Petrilowitsch 认为对它消极方面强调得过多,二人拒绝使用病态人格,主张以异常人格代替。Gelder 等(1986)认为异常人格和人格障碍是同义语,可以交互使用。

随着美国社会病态(sociopathy,Patridge,1931)和反社会人格名称的问世,病态人格或精神病态失去广义的内涵,专指反社会型人格障碍,这一狭义的概念得到英国和其他一些国家的赞同。

从精神病态一语形成的过程,可见其概念是社会、道德和医学成分的混合。反社会人格常有贬义,除美英等国家外,其他地区较少采用。Schneider(1923)拒绝使用"反社会"一词,认为它不是医学术语,在其人格障碍分型中以"无情型人格"代替。

精神病态曾被称为精神病态状态(psycho pathic state,Henderson,1939),指违犯社会法规的一些品行障碍或心智障碍的人。精神病态状态虽非精神不正常,但却反复出现或发作性发生反社会行为的品行障碍,其中大多数人用社会刑法和医学方法处理无效,亦无有效的预防措施。

反社会人格障碍的特征是高度的攻击性,缺乏羞惭感,不能从经历中取得经验教训,行为受偶然动机驱使,社会适应不良等,然而这些均属相对的。

(一)高度攻击性

反社会人格患者具有高度的冲动性和攻击性已众所周知,然而却有一些并无攻击行为。Cleckley(1941)区分病态人格为两类,一类为冲动-攻击型,一类为社会退缩型。Buydeus-Branchey 等(1989)发现 15 岁以前有暴力行为的人到成年较之那些 15 岁以前无此类行为者易于发生暴力。他们将反社会人格分为具有攻击型行为和不具有者二类,前一类具有终身发生身体暴力(physical violence)的倾向。

实际上,DSM-Ⅳ对反社会人格障碍的诊断描述,一些标准是攻击性的,一些则否。

(二)无羞惭感

认为此类人无羞惭感,缺乏与焦虑相关的自主神经反应(包括皮肤直流电反应)。

James 等(1983)对反社会人格和非人格障碍者各 524 人进行焦虑和抑郁的观察,结果发现 25%的反社会人格患者存在焦虑和抑郁,其发生率与对照组并无显著区别。James 等称谓那些伴有焦虑和抑郁的反社会人格为"心绪恶劣性精神病态",这类人与不伴焦虑的反社会人格患者比较,表现智力功能困难、存在自杀观念、易于激惹、伴发其他神经症特点,住院时间长,对治疗反应不良。他们认为伴发焦虑和抑郁的精神病态可能代表一种特殊的综合征。Blackburn 建议将精神病态分为焦虑和非焦虑两型,前者为继发性人格改变;后者为原发性精神病态,相当于 Karpman(1948)的真性精神病态。

(三)行为无计划性

精神病态患者的行为大多受偶然动机、情绪冲动或本能愿望所驱使,缺乏计划性或预谋。Arieti(1967)区分精神病态为单纯型和复杂型,二型均系自我中心,但单纯型的反社会行为一般缺乏预谋,而复杂型精神病态患者往往在事情发生前有计划,而且可以达到行为的目的。因此单凭计划性有无而确定攻击行为的性质是不适当的。

(四)社会适应不良

ICD-10(1992)认为反社会人格障碍常因其行为与公认的社会规范有显著背离而引人注目。适应不良是精神病态患者的重要特征。由于对自己的人格缺陷缺乏自知力,不能从经验中取得教益，因此本症是一种持久和牢固的适应不良行为的模式。然而，一些学者曾提出适应良好的病例。Henderson(1939)提出创造性精神病态状态，而且举出 2 名病例在不同道路上发挥创造力，但 2 例彼此之间甚少共同之处。

这类人在幼年往往有学习成绩不良、逃学、被开除、漫游、反复饮酒、性放荡、说谎、破坏公物、偷窃、违纪、对抗长者、攻击人等表现。成长后情感肤浅而冷酷，脾气暴躁，自我控制不良，对人不坦率，缺乏责任感，与人格格不入；法纪功能较差，行为受本能欲望、偶然动机和情感冲动所驱使，具有高度的冲动性和攻击性；自私自利，自我评价过高，狂热但不动人的行为；对挫折的耐受力差，遇到失利则推诿于客观或者提出一些似是而非的理由为自己开脱，或引起反应状态；缺乏计划性和目的性，经常更换职务；缺乏良知，对自己的人格缺陷缺乏觉知；缺乏悔恨感与羞惭，不能吸取经验教训；多种形式的犯罪，趋向伴发药物或酒精滥用。

此类人一般不情愿寻求医师帮助，因此门诊极为少见，他们往往违犯社会法纪而被监禁或投入劳教。有时他们被迫来就诊，其时大多表现紧张、抑郁、认为周围对他歧视、遭人憎恨。这种认识和情绪状态可迁延下去，甚至到年长(成年后期)违纪行为减少时亦如此，他们与家庭、朋友、配偶(女伴)不能保持长久、亲密而忠实的关系，两性关系混乱，经常更换婚姻关系，对子女不闻不问。

“反社会”一语虽系政治社会用语，但也从这一侧面突出反映了他们对社会的危害，这类人在监狱和劳教机构占相当大比率(40%～78%)，不少是累犯或惯犯，往往因发生反应状态而送精神病机构要求医学鉴定。

反社会人格障碍虽然经常发生违纪行为，但与一般犯罪是有区别的，尽管二者对所犯罪行为均负有完全责任能力，司法精神科医师和司法工作者应区分反社会人格犯罪和不法分子作案：①一般犯罪者往往有计划和有预谋地达成犯罪，反社会人格多不能；②犯罪者违法目的明显，反社会人格多受情感冲动支配，犯罪动机较模糊；③犯罪者在使他人受害时作案手法隐蔽和狡诈，企图逃避罪责，反社会人格害人害己，而对自己的危害尤大；④具有反社会人格的人较少造成凶杀或其他严重案件以致判处极刑；⑤一般罪犯的人格固然是有缺陷的，但未达到人格障碍程度，而反社会人格则在心理活动的各个方面都有沉重的影响，反映在生活的各个侧面出现持续和长期的行为障碍。

反社会人格障碍一旦形成后趋持续进程，在少年后期达到高潮。随着年龄增长，一般在成年后期违纪行为即趋减少，情况有所缓和。

反社会人格障碍与表演型人格障碍有较多重叠，他们均具有情感肤浅、情绪不稳定、高度利己主义等特点(Lion,1980)。近年来关于反社会人格、表演型人格和癔症三者间关系引起精神病学家和人类学家的关注。Robins(1966)发现行为指导所咨询的反社会人格女孩到成年时诊断为癔症。Guze 等(1971)报道相当多的癔症个人史中有反社会行为，其家族中亦有较高的反社会行为或违纪者。Guze(1920)注意到妇女癔症和社会病态之间高度相关。Carethers(1975)提出“精神病态和癔症”假说，他认为在同样基础上，男性发展为精神病态，妇女则导致癔症。Lilonfield(1986)推断，表演型人格是基础并起媒介作用，如为男性则发展为反社会人格，如为妇女则发展为癔症(Briquet 综合征)。

早期研究(Kallman,1938;Heston,1968)发现精神分裂症患者血统亲属中有 17%～19%为反社会人格，但未得到后来研究(Kety 等 1968;Rosenthal 等,1968;Rimmer 等,1980)的证实。

反社会人格障碍的诊断是不难的，受人称赞的 12 种诊断标准(Cleckley,1964;Rimmer,

1980；Hare，1980；DSM-Ⅲ-R，1980）项目太多，不易掌握。Mccord等（1956）的概括比较简洁，他指出这类人的特点是法纪观念较差，行为受原始欲望所驱使，具有高度的冲动性和攻击性，甚少感到羞惭，并且情感是歪曲的等。Zis kind（1982）对社会病态提出5条诊断标准和5条排除指标。5项必需的标准是冲动性、不负责任、情感肤浅、不能从既往经验或惩罚中得益和良知的损害；排除指标包括5种疾病即精神发育迟滞、器质性脑综合征或脑损伤、精神分裂症、情感性精神病和神经症。这一诊断易于掌握，但有待进一步检验。

二、偏执型人格障碍

偏执型人格障碍在一般人口中的数目不详，他们很少求助于医师，如果配偶或同事伴其去治疗，他们多持否认或辩解的态度，使治疗者难以明辨真相。患病率为0.4%～1.6%（Reich等，1993）。

偏执型人格多见于男性，类似名称有狂信型人格、诡辩型人格。这类人表现固执，敏感多疑，过分警觉，心胸狭隘，好嫉妒；自我评价过高，体验到自己过分重要，倾向推诿客观，拒绝接受批评，对挫折和失败过分敏感，如受到质疑则出现争论、诡辩，甚至冲动攻击和好斗；常有某些超价观念和不安全感、不愉快、缺乏幽默感；这类人经常处于戒备和紧张状态之中，寻找怀疑偏见的根据，对他人的中性或善意的动作歪曲而采取敌意和藐视，对事态的前后关系缺乏正确评价；容易发生病理性嫉妒。此类人一般是自我和谐的，不会主动或被动寻求医师帮助。他们常出现于信访部门或司法精神病鉴定场合。

偏执型人格障碍似乎与偏执狂、偏执型精神分裂症（包括晚发性妄想痴呆）有关。ΠonoB（1961）曾观察到由偏执型人格发展为偏执狂的病例。晚发性妄想痴呆患者约半数（45%）病前具有偏执型人格特点。关于偏执型人格障碍与这两种疾病的关系尚有待进一步研究。

偏执型人格障碍的经过是漫长的，有的终身如此，有的可能是偏执型精神分裂症的前奏。随着年龄增长，人格趋向成熟或应激减少，偏执型特征大多缓和。

此类人与偏执性精神病不难区别，前者缺乏固定的妄想。偏执型人格不存在幻觉和妄想可与偏执型精神分裂症鉴别。

三、分裂样人格障碍

分裂样人格障碍又称关闭型人格或内向性。分裂样人格障碍的患病率各家报道不一，介于0.7%～5.1%（Reith等，1993），男性多见。这种人表现退缩、孤独、沉默、隐匿、不爱交往；情绪缺乏和冷漠，不仅自己不能体验欢乐对人亦缺乏温暖，爱好不多；过分敏感而且害羞、胆怯、怪癖，对表扬和批评均反应不良；未丧失认识现实的能力，但常表现孤立行为，趋向白日梦和内省性隐蔽；活动能力差，缺乏进取性。对人际关系采取不介入的态度；缺乏性兴趣；缺乏亲密的知心朋友。

分裂样人格障碍的本质曾有一些推断，有人认为其与精神分裂症为一谱性疾病（Kolb，1977）。也有认为是一独立的状态，即素质性人格障碍（Ewald，1992；Ey，1955；Mayer-Gross，1954；Schneider，1958）。后一种意见得到广泛的承认。

DSM-Ⅲ除分裂样人格障碍外，又增加分裂型人格障碍和回避型人格障碍，其目的是缩小精神分裂症的范围。分裂型的特征是思维古怪，他们在感知、社会交往和行为上虽有异常，但未达到精神分裂症的程度，他们的思维特点是反常的，固执的，有时可见短暂的怪异思维发作，超价观念和特殊行为。这类人通常被认为是边缘型精神分裂症。这类人格障碍的家族中有较高的慢性精神分裂症患病率(Kety 等,1982)。ICD-10 将分裂型人格障碍更名为分裂型障碍,与精神分裂症和偏执型障碍列为一类,并建议慎用这一诊断,因为其与单纯型精神分裂症,分裂样、偏执型人格障碍均无明显界限。回避型人格障碍虽有一定程度的社会隔离,但他渴望与周围接触,是有别于分裂样和分裂型的。这类人对社交的不利后果非常敏感,在抵制这种敏感的过程中表现焦虑、害羞和悲伤。周围对他们的轻视和忽略以及其他社会负性影响是他们不能容忍的,由于他们无时不在期待上述情况的出现,故而与社会隔绝。他们经常为不能与周围人适当相处感到苦闷,并缺乏自尊心。

分裂样人格障碍并非终身如此,后来发展为精神分裂症的比例尚未明确,国内外资料指出,半数以上精神分裂症患者的病前人格为分裂样型。

四、强迫型人格障碍

强迫型人格障碍接近易感型人格,为精神分析学派早期研究的对象。Freud 描述强迫型人格的孤立和置换防御机制。

强迫型人格障碍在人群的患病率为 1.7%(Nestadt,1991),1.7%(Coryell,1990),2.2%(Maier 等,1992)。道德观念强的人较之温和、灵活性强的人易于发生,男性较多见。

这类人的特征为惰性、犹豫不决,好怀疑和按部就班。他们以高标准要求自己,希望所做的事完美无瑕,事后反复检验,苛求细节。为此他们表现焦虑、紧张和苦恼。他们的道德感过强,过于自我克制,过分自我关注和责任感过强,平时拘谨,小心翼翼,对自身安全过分谨慎,思想得不到松弛;事先计划好所有动作,而且考虑过于详细;过分迂腐,刻板与固执;这类人虽然可以得到一个稳定的婚姻并在工作上取得成就,仍然甚少挚友。

强迫型人格障碍与强迫性神经症间关系是确立的。具有这种人格障碍的人容易发生强迫性神经症,而强迫性神经症患者病前为强迫人格者为 72%(Kringlon,1965)。强迫型人格障碍与抑郁性疾病(抑郁症、更年期抑郁症)的关系受到重视,可能在二者之间存在某种联系。更年期抑郁症患者病前人格多为强迫型(Titley,1936),抑郁症的病前人格为强迫型者易于伴发强迫症状(Gelttleson,1966)。

正常人可有一些强迫现象,不应与强迫型人格混淆,后者的职业或社交能力受到严重损害可资区别。

五、表演型人格障碍

表演型人格障碍又称寻求注意型人格障碍或癔症型人格障碍,女性较多见,但实际上未必有很高的比例,这可能与一些学者的性别偏见有关。男性癔症性人格表现亦无不同于女性的特征,但年龄多在 25 岁以下,并且往往伴有酒精中毒、药物依赖和职业不稳定等病史(Lu isude,1974)。患病率为 2.1%～3.0%(Reich 等,1993)。

这类人以人格不成熟和情绪不稳定为特征,他们常以自我表演,过分的做作和夸张的行为引人注意;暗示性和依赖性特别强,自我放任,不为他人考虑,表现高度自我中心;极端情绪性,情感变化多端,易激动;对人情感肤浅,这使他们难以与周围保持长久的社会联系;长久渴望得到理解和评价,感到容易受到伤害;高度的幻想性,往往把想象当成现实;不停地追求刺激,不能忍受寂寞,希望生活似演戏一样热闹和不平静;外表及行为显示不恰当的挑逗性,打扮得花枝招展卖弄风骚,甚至调情,诱惑人,但性生活被动、缺乏激情,虽偶尔体验到性乐,却往往是性乐缺乏的;言语、举止和行为可能类似儿童，情绪不成熟。这种人与癔症间关系不似既往想象的那样密切，癔症的病前人格为表演型者仅 20%，而非常严重的表演型人格障碍却可终身不发生癔症。表演型人格亦可为抑郁症、焦虑症等精神病的病前特征。

表演型人格亦常涉及司法精神病学鉴定，这是由于这类人与反社会人格有一定重叠，易于发生违犯社会法纪的行为。

表演型人格障碍与 DSM-Ⅲ新增加的自恋型和边缘型接近，三型均具有戏剧性、情绪性和反复无常等特征。自恋型人格障碍的特征是表现癖和夸大；对批评的反应冷淡或愤怒。与人相处缺乏情感交流；唯利是图；绝对化地看待人，或者认为过于理想化或者指控一无是处。自恋性与表演型非常相似，难以区别，似无另立新类型的必要。

六、冲动型人格障碍

冲动型人格障碍又称暴发型人格障碍。ICD-10 将情绪不稳定型人格障碍分为冲动型和边缘型，此二型均以冲动性及缺乏自我控制为突出表现。冲动型的主要特征为情绪不稳定及缺乏冲动控制能力。暴力或威胁性行为的暴发很常见，在其他人加以批评时尤为如此。此型包含暴发型和攻击型人格障碍。这种人常因微小的刺激而突然暴发非常强烈的愤怒和冲动，自己完全不能克制，其时可出现暴烈的攻击行为，这种突然出现的情绪和行为变化和平时是不一样的。他们在不发作时是正常的，对发作时的所作所为感到懊悔，但不能防止再发。这种冲动发作也常因少量饮酒而引起。

七、边缘型人格障碍

美国报道的患病率为 0.2%～1.9%（Baron 等，1985；Myers 等，1980）；德国为 1.1%（Maier 等，1992）；加拿大(2001)中学生为男 10%，女 18%。

Kraepelin 曾注意精神分裂症的不典型和边缘类型。DSM-Ⅳ(1994)将边缘综合征分为两类，即边缘型人格和分裂型人格。

边缘型人格障碍虽然在 DSM-Ⅲ(1980)作出概括，但在被全球普遍接受之前经历了一个不断被检验的过程。

Kroll 等(1982)介绍英国精神病学界对边缘型人格的态度：按照 DSM-Ⅲ，边缘患者诊断性晤谈(diagnostic interview of borderline，DIB)和 MMPI 所描述的标准，类似的病例在英国是存在的。按照 ICD-9，这类人可诊断为人格障碍。边缘型人格的可信度可以建立，但与其他人格障碍区别存在困难。诊断为边缘型人格的病例中有的亦可诊断为抑郁性疾病，易于形成混乱。边缘型人格的效度有待于病程诊断、资料、其他临床变因以及治疗结果的研究。1983－1984 年期间对边缘型人格患者进行大量心理测量学、神经内分泌学、心理生理学、家族史等研究，结果均提示边缘型人格与情感性疾病有关。McGlashan(1983)指出，边缘型人格可能是原发性情感性疾病的变异型。

Tamopolsky 和 Berelowitz(1987)对边缘人格的新近研究做了综述。针对边缘型人格是否为一独立的疾病实体，介绍了一些研究结果指出，边缘型人格障碍无论是横断面(同时伴发)或纵断面(追踪演变)均与精神分裂症无明显关系；边缘型人格与情感性精神病有较高的伴发率。在符合 DIB 诊断的边缘型人格患者中，重性或轻性情感性疾病伴发率可高达 50%(Akiskal 1985；Pope 等，1985)。追踪研究发现混合型边缘人格(边缘人格与情感症状混合)74%后来可能是或很可能是情感性疾病；而纯粹型（仅表现边缘人格）23％证明是情感性疾病；边缘型人格与表演型人格（女）和反社会人格（男）有较多重叠（Pope 等，1983），另一些病例与依赖型人格和癔症型人格三者常合并发生（Stan gel，1983）。此外，边缘型人格与分裂型人格之间亦存在重叠，不少病例符合这两类标准；纵向研究提供有关边缘型人格障碍的稳定性的资料，大多数仍保留原来诊断（Pope 等为 60％，1983；Barraw 为 60％～90％，1985）。少数改变为其他人格障碍，其中主要是表演型和自恋型，个别为分裂型人格；社会结局研究表明，精神病理与社会功能之间并不呈正相关，边缘型人格与精神分裂症相比有较好的社会适应；家族研究发现边缘型人格亲属中患表演型人格和自恋型人格者较多；与分裂型比较，混合型边缘型人格家族中抑郁症的发生率高于分裂型（Pope 等，1983；An drulonis 与 Vogel，1984）。

Tamopolsky 等（1987）的总结指出：与情感性疾病伴发并不表示它是依赖于情感障碍的，不存在边缘人格与情感障碍的特殊统一连续体。边缘型人格往往在发生心绪不良或自伤行为时急诊住院，此时可发现非常类似抑郁的症状。抑郁常见于边缘人格和反社会人格。过去认为边缘型人格概念是含糊的，现在已得到若干阐明。

我国精神病学者一开始感到边缘型人格障碍的概念是陌生的和含糊的，中国精神障碍分类与诊断标准未纳入（CCMD）。

DSM-Ⅳ-TR（2000）概括边缘型人格障碍以四个方面（人际关系、自我意象、情感、显著的冲动性）不稳定为特征，并提出降低诊断标准，符合其中任何 5 条即可诊断。目前我国各地区参照此诊断标准诊断。

八、其他人格障碍

（一）循环型人格障碍

循环型人格障碍又称情感型人格障碍，多见于女性。本型包括情感增盛型、情感低落型或抑郁型两种相反的亚型。

情感增盛型的人表现情感高涨，内心充满信心和喜悦，雄心勃勃，精神振奋，热情好交往，情绪乐观，较急躁，做事有始无终，常作出大量的计划和设想，但并非都是经过深思熟虑的。情感低落型的人则相反，情绪低沉，悲观，愁眉不展，自感精力不足，信心不强，寡言少语，遇事感到困难重重。循环型人格障碍则以心境良好和悲伤相交替为特征，这种转换并非外部因素引起。

循环型人格障碍与躁郁症间关系尚处于探讨阶段。躁郁症患者的病前人格相当多（30％～80％，Akiskal，1977）为循环型人格，但循环型人格是否属于其他特殊的情感障碍（other specif ic affective disorder，DSM-Ⅳ）尚有待证实。

此型人格障碍一般发生于青少年阶段，心境高涨或低落的程度、持续时间及其周期频度是不一样的，但随年龄增大，往往加重，这是不同于其他类型人格障碍之处。中年后期出现心境波动，应注意有无器质性疾病的可能。

抑郁型人格障碍被 DSM-Ⅳ（1994）列于附录中，但未置于官方诊断中，认为这一类得到若干研究的支持，且有明确的诊断标准，可供作为研究的参考。

（二）依赖型人格障碍

依赖型人格障碍患病率为 0.3％（Baron 等，1985）。此类患者以妇女多见。这类人的特征是缺乏自信，不能独立活动，感到自己孤独无助和笨拙，情愿把自己置于从属的地位，一切悉听他人决定，如为儿童或少年，衣食住行和空闲时间安排都要由父母做主；由于不能独立生活，许可他人对其生活的主要方面承担责任，妇女从事何种职业得由配偶决定。他们为了获得别人的帮助，随时需要有人在身旁，每当独处时便感到极大的不适。一个依赖型妇女甘愿忍受丈夫的虐待，以免被遗弃。这一类型的提出似乎也是出于对妇女的偏见，由于男权社会的影响势必发展妇女依赖，不宜列为人格障碍的一种类型(Gelder，1983)。

(三)回避型人格障碍

回避型人格障碍又称焦虑型人格障碍，临床以社交抑制，自感能力不足，对负性评价敏感为特征。这类人因为害怕批评，回避一些人际交往较多的职业活动；不愿与人打交道，除非肯定受到欢迎；在众人面前表现拘谨；在社交场所注意四周人的可能不友好态度，在新的社交场合表现被动，认为自己在社交上无能，低人一等，还常不愿冒个人风险或参加新的活动。

(四)不适当型人格障碍

不适当型人格障碍又称被动型人格障碍，特征是对社会交往和情绪刺激缺乏有效的反应。他们缺乏能力，计划性不足，不稳定，判断力不良，不能适应生活中的挑战，然而检查却不能发现他们在体力上或精神上有任何欠缺。他们与周围人不发生争辩，不能与人建立亲密的关系，故在人群中往往被忽略。不适当型人格障碍在英国应用较多，但牛津大学精神病学家 Gelder(1983)建议避免采用这一名称，因为不仅它具有贬义，而且与其冠上这一标签还不如详细告诉他们如何适应生活更妥当。

(五)被动-攻击型人格障碍

被动-攻击型人格障碍患病率德国(Maior 等，1992)为 1.8%，美国(Zimmermax 等，1990)为 0.4%～3.0%。此型人格障碍的特点是被动拒绝那些使其充分发挥他的工作和社交能力的要求，这种拒绝不是直接表达的，而是采取间接的方式如拖延、闲混、执拗、故作无能或扮作脆弱，其结果是社交和工作方面表现严重而持久的效能不足，实际上他们是有潜力的。此型名称是基于“被动表达隐蔽的攻击”的假设而做出的。这种情况见于正常人和不同类型人格障碍，似乎无另立新型的必要。

(六)未加标明的人格障碍

未加标明的人格障碍指不符合特定人格障碍的诊断标准的人格功能障碍，例如存在不止一种特定人格障碍特征，但不符合某一人格障碍的标准(“混合型人格”)并引起有临床意义的苦恼是重要功能(如社交或职业)的损害。不包括在分类中的特定人格障碍亦可应用 NOS。John son 等(2005)指出，少年和年轻成人有 NOS 人格障碍者有较多的共患轴 I 疾病，和较多的教育失败，人际关系困难和躯体攻击行为。

(郭　娟)

第四节　人格障碍的诊断与鉴别诊断

人格障碍一般于早年开始，此类偏离正常的人格，一旦形成以后即具有恒定和不易改变性。他们智力并不低下，但人格的某些方面非常突出和过分地发展，而且本人对自己人格缺陷缺乏正确的判断。如具备以上特征，又能排除器质性疾病和精神病所致的人格改变，则确定人格障碍并不困难。

临床工作中很少诊断人格障碍，原因可能基于：不熟悉人格障碍的症状特征；认为人格障碍具有贬义，医师不情愿给患者戴上这个帽子；这类人往往不出现于医师面前（无论是门诊或病房），只是在司法鉴定或其他场合（信访部门、少年教养机构、监狱）遇到。

一、人格障碍的诊断

精神疾病的诊断一般分为临床应用诊断和研究应用诊断两种。

（一）临床用诊断

与其他精神疾病的诊断一样，临床诊断依靠病史收集，检查（物理检查，神经系统检查和精神检查）和对照人格障碍的诊断标准。

收集病史除询问本人外，知情者提供的情报非常重要。与寻常精神病诊断不同之处是要系统了解患者人格的重要方面，即其毕生的行为模式。评估其人格的提问大约包括以下：①生活安排，向患者了解如何安排自己的日常生活，闲暇时间是独居在家还是出外会友，有什么兴趣和爱好。②社会关系包括与上级、同级和异性相处情况，是否容易获得友谊，亲密朋友多吗，值得信赖并保持持久友谊的朋友多吗。③惯常的心绪如何；是愉快的还是忧郁的；是稳定的或易变的；如易变持久多久；变化是自发或与环境有关；遇有不满，是流露出情感或掩盖之。④性格是人格的重要组成部分，首先要患者概括说出自己是怎样的人。许多人可能难以描述，则可提问帮助，如你遇到问题过分苦恼吗，你为人是严格的或宽厚的、随和的或爱操心的、刻板的或灵活的；你感到自己值得人喜欢，有信心和有能力吗；你是否过分关注别人的意见或者因被人拒绝而感到受了伤害。一些人格特质如多疑、嫉妒和缺乏信任等往往不为患者本人觉察到，需借助于知情者。询问他们，被检查者是否易于激动而与人争吵，行为是否具有冲动性，自己的感觉是否依赖他人。⑤态度和准则涉及患者的宗教信仰、是否为宗教团体的成员和遵循的道德标准。了解他对健康和疾病的态度。

精神检查主要是在晤谈和检查过程中观察患者的行为。

ICD-10(1992)、DSM-Ⅳ-TR(2000)和CCMD-Ⅱ-R(1994)均为人格障碍作出明确的诊断标准。这些分类系统要求诊断人格障碍应符合一般标准和相应类型的症状指标（CCMD-Ⅱ-R和ICD-10规定至少符合3条）。

（二）研究用诊断

用于临床研究和流行病学调查，需要两类评定工具，即问卷和晤谈。

问卷工具即自陈或调查，常用的工具有与DSM-Ⅲ-R匹配的SCID-Ⅱ PQ（SCID-Ⅱ patient questionnaire，spitzer等，1990），人格诊断问卷-修订（PDQ-R，Hyler等，1992），密隆临床多轴调查表（MCMI，Millon等1985）等。问卷的功能在于筛查出可疑的人格障碍对象。

晤谈工具为定式或半定式，对筛查出的可疑对象由精神科医师进行检查以确定人格障碍患者。常用的有国际人格障碍检查（IPDE，WHO，1994），DSM-Ⅲ-R人格障碍定式检查（SCID-Ⅱ，Spitzer等，1989），DSM-Ⅲ人格障碍晤谈（PDI-Ⅳ，Thomas等，1994）等。SCID-Ⅱ，PDI-Ⅳ亦可用于临床诊断。目前IPDE，SCID-Ⅱ，SCID-Ⅱ PQ和PDI-Ⅳ已在国内译为中文。

二、人格障碍的鉴别诊断

（一）神经症

Mayer-Gross等(1960)认为人格障碍与神经症二者是一致的已如上述。事实上，人格障碍和神经症是可加以区别的。大多数神经症是在人格已形成后才发展起来的，即具有病程特点，而人格障碍是由早年即开始的，持续一生的。神经症患者适应环境能力尚好，而人格障碍则有明显社会适应障碍。临床上可见癔症与表演型人格障碍，强迫性神经症与强迫型人格障碍并存。

（二）躁狂抑郁症

轻型躁狂症可以主要表现易激动，好挑剔，惹是生非，与人争执，爱管闲事，无理取闹，攻击或侵犯周围的行为障碍，如果既往史不详，有时可能被误诊为人格障碍。南京神经精神病防治院1978年对住院的89例人格障碍进行追踪，其中2人更正为躁狂症。一男性年轻病例，于1966年2月28日入院，主要表现为劳动纪律差，好与人争吵，打骂母亲，情绪易激动，经常无理取闹，因对其幼年情况了解不够，出院时诊断为人格障碍。1967年1月10日因发生类似情况再次住院，除仍表现惹是生非，无理取闹外，护士发现他"乐哈哈地，整天有什么愉快的事"，后更正诊断为躁狂症，经电休克治疗后好转出院。1968年6月一度出现抑郁，企图自杀。

躁狂症轻型或不典型的病例虽然可能有类似人格障碍的表现，但仔细观察可发现情感高涨、兴奋性强、言语增多等症状，结合病程及既往性格特征不难区别。

（三）精神分裂症

精神分裂症早期或缓解不全病例易与人格障碍混淆，需注意鉴别。Kanageb等（1978）追踪精神病态358例，其中34例（9.8%）改诊为精神分裂症。南京神经精神病防治院89例中，12人追踪更正为精神分裂症，占13.5%，计早期病例2人，疾病缓解不全遗留人格缺陷者5人，偏执型精神分裂症误诊为偏执型人格5人。上海精神病防治院（1978）追踪1958—1977年住院人格障碍103人，14例更正诊断为精神分裂症，占13.5%。

精神分裂症早期可表现为人格和行为改变，如劳动纪律松弛，情绪不稳定，易与人争吵，对家人态度恶劣，责任感差，学习和工作效率下降等。Hoch和Donaif（1955）曾提出"假性病态人格型精神分裂症"的概念，临床特征为反复发生与社会要求不相适应的越轨行为，如犯罪或性变态等，这些早期或假性病态人格型病例如果仔细检查，可发现不适当的情感和行为以及不固定的妄想观念。例如一男工人，因不安心工作，劳动纪律松弛，无理取闹，有时喊叫而住院。入院诊断为人格障碍。出院不及1个月用力砍伤其爱人再度住院后更正诊断为精神分裂症。回顾第一次住院时即有无故喊叫，对爱人怀疑，夜间不眠，长时间在床上抽烟以及自语等。此人既往曾被评过模范，群众关系和一般表现均好，也不符合人格障碍的规律。临床实践证明，如一年轻人既往个性健全，一段时间来无明显主客观原因，而出现上述类似行为改变时，应考虑早期精神分裂症的可能。

精神分裂症缓解不全可遗留人格缺陷，如缺乏既往精神病史（或表现轻症未被注意）则区别往往比较困难，可结合既往个性特征及家族史等加以诊断。精神分裂症缓解不全的病例，除表现人格改变外，情感、思维、意志等方面也有障碍，他们往往缺乏自发性和自然性，这是人格障碍所具备的。

轻型或处于静止状态的偏执型精神分裂症，可误诊为偏执型人格障碍，但后者主要表现在过分敏感的基础上对日常事务和人际关系的误解，从而产生一定的牵连观念，但一般不发生幻觉、妄想，可与精神分裂症进行区别。

（四）人格改变

人格障碍需与脑器质性疾病（脑动脉硬化症、老年性痴呆、脑炎、多发性硬化症）所引起的人格改变又称假性病态人格进行鉴别。脑器质性疾病患者大多有脑功能（包括智能）障碍和神经系统体征，结合脑电图、CT 等辅助检查，鉴别并不困难。

三、人格障碍的共病

人格障碍不仅可与其他精神疾病共患，亦可在不同类型人格障碍之间相互伴发。

在临床上具有重要意义的是人格障碍与其他精神疾病的共病，从而影响这些疾病的结局。二者共病时人格障碍（轴Ⅱ疾病）对精神疾病（轴Ⅰ疾病）的影响如下：加重精神疾病症状的严重程度，表现为症状数目多，严重性高（有较多的重精神病症状）；为难治性精神疾病常见原因，如与人格障碍共病的精神分裂症、抑郁症、强迫症、焦虑症等对治疗抵抗；不良的结局，表现为患者的社会功能、职业功能、家务功能，治疗依从性等受到较大的损害；再住院率高，这与伴发人格障碍的精神疾病复发率高有关；长期存在心理社会危机，如发生自杀和自杀未遂的风险高。

过去强调一旦发生精神疾病，特别是重精神患者格障碍的表现被精神病性症状掩盖不易识别和诊断。目前认为通过知情者提供病前情况，结合工具检查，诊断共患的人格障碍是可行的和可能的。问题的焦点是要确定人格障碍是在精神疾病之前已经发生（可采用比较法收集资料）或是在病后才出现。

精神疾病的一级亲属中有较高的人格障碍发生率，无论是神经症或重性精神病均如此。强迫症患者的一级亲属中 1/3 有强迫性格或强迫性特质。Zimmerman 等（2005）对综合医院精神科门诊 859 例患者进行评定，发现 391 人（45％）患者符合包括未加标明人格障碍在内的DSM-Ⅳ 11 种人格障碍中的一种。因此，Zimmerman 等主张对所有精神疾病患者进行人格障碍的评定。精神疾病最常伴发的人格障碍是回避型（14.7％）、边缘型（9.3％）和强迫型。Bridget 等（2005）报道回避型和依赖型较之其他类型人格障碍与心境障碍和焦虑障碍高度相关；强迫型人格障碍与两种精神疾病伴发者亦高，但低于回避型和依赖型；偏执型、分裂样型人格障碍与心境恶劣障碍、躁狂症、惊恐障碍、广场恐怖、社会恐怖、广泛焦虑障碍呈高度相关；表演型、反社会型与躁狂症、惊恐障碍和广场恐怖相关。

（郭　娟）

第五节　人格障碍的治疗

由于人格障碍的本质和发生原因尚未解决，因此对治疗作用的估价不一。Kraft（1965）复习有关治疗的资料后指出，即使是最严重的病例，经过一个阶段治疗后亦可获得好转。在人格障碍的治疗上应该清除无能为力的悲观论点，采取积极的态度进行矫治。

一、药物治疗

临床研究表明不正常人格往往伴发神经化学异常，这些为药物治疗提供了根据。与糖尿病、高血压、抑郁症一样，人格障碍（如以边缘型人格障碍为例）也有诸多不同亚型（如 Oldham 于 2001 年将边缘型人格障碍分为情感型、冲动控制障碍型、攻击型、依赖型和空虚型），因此单一药物治疗不能期望用于疾病的所有类型，即使同一型用药也不一样，必须具体患者具体对待。制订药物治疗计划时应检查有无共患疾病，如伴发酒精中毒和物质滥用，则会对药物治疗的反应不良，伴发抑郁、焦虑者应采取联合治疗。近年对边缘型人格障碍的药物治疗研究较集中。故围绕这类型介绍较多。

(一)边缘型人格障碍

此类患者临床常见，药物治疗包括锂盐、抗抽搐药、纳曲酮、抗精神病药和抗抑郁药等。

1.锂

边缘型人格障碍患者的情感不稳定是4个不稳定特征之一，则给予心境稳定剂锂是适当的。Rifkin等(1972)对21例本型患者进行锂盐治疗，14人(67%)获得行为改善，躁狂样行为和抑郁行为均减轻；而安慰剂组仅4人有进步。Goldberg(1989)报道用锂盐治疗边缘型人格障碍亦取得效果。锂盐虽然对情感不稳定有效，但是属于部分的，兼之锂盐的不良反应较多，过量服用有中毒风险，目前锂盐视为二线用药。

2.抗抽搐剂

一些早期研究(缺乏安慰剂对照)发现抗抽搐药对边缘型人格障碍有效。Gardner和Cowdry(1986)用双盲安慰剂-对照交叉法，证明卡马西平、阿普唑仑、超反苯环丙胺、三氟拉嗪4种药物对此类患者有效，而效果最好的是卡马西平。卡马西平对情感不稳定和冲动控制不良有效；如边缘型患者共患抑郁症则不宜应用卡马西平。卡马西平对边缘型患者的效果也是部分的，亦不应作为首选药物。

3.纳曲酮

有两篇报道(McGee,1997；Rubey等,1996)指出连用3周鸦片拮抗剂纳曲酮对一些边缘型人格障碍患者有效，表现为自伤行为减少。这些资料未涉及对伴发抑郁或焦虑的效应，而且急性治疗结束后未做追踪观察，需进一步研究以确定其价值。

4.抗精神病药

(1)传统抗精神病药：抗精神病药用于边缘型人格障碍的机制是其抗冲动-攻击和抗精神病效应。一些开放研究和双盲-安慰剂对照研究均证明本剂对边缘型人格障碍患者有效。Gold berg(1986)对伴有短暂精神病发作的门诊边缘性人格患者进行替沃噻吨(平均剂量8.7 mg/d)治疗，结果发现不伴短暂精神病发作的病例无效；伴发精神病、强迫行为、恐怖性焦虑、牵连观念者均减轻。Soloff等(1986)证明氟哌啶醇(平均日剂量7.2 mg)对住院边缘型人格障碍患者有效，亦能改善抑郁症状、冲动控制不良和暴怒/愤怒。后来Soloff等(1993)发现氟哌啶醇的效果是暂时的，而且脱落率高，其效果较安慰剂稍好，从纵向研究角度价值不大。三氟拉嗪对边缘型患者的急性期治疗效果是微小的，仅较安慰剂在改善拒绝敏感、自杀行为和焦虑等方面有效，对冲动控制无效(Cowdry和Gardner,1988)。

(2)非典型抗精神病药：此类药物阻断5-HT_2受体，已知此受体不正常可介入焦虑、抑郁、精神病和自杀行为的发生，而这些症状均见于边缘型人格障碍，预期用非典型抗精神病药有效。

Frankenburg和Zanarini(1993)用氯氮平治疗15例边缘型人格障碍患者，所有病例均共患有精神病性障碍，疗程为(4.2±2.1)个月，平均用量(253.3±163.7)mg/d，所有病例均出现不良反应，BPRS示18人中12人改善，但效果是部分的。类似的研究应用的氯氮平剂量较小(43.8±18.8)mg/d，住院治疗(20.3±7.2)日，在BPRS、HAMD和GAF等量表评定上均示进步(Benedetti等,1998)。利培酮用于治疗边缘型人格障碍仅见于两篇报道：Szigethy和Schalz(1997)治疗的患者伴发心境恶劣障碍，利培酮1 mg/d联合氟伏沙明300 mg/d，结果显示能量和心境有改善；Khonzom 和 Donnelly(1997)对传统抗精神病药，TCAs，SSRI 和心境稳定剂治疗无效的病例进行 4 mg/d 的利培酮治疗，自我损伤明显改善，追踪 11 个月仍然有效。

5.抗抑郁药

(1)奈法唑酮：本剂的药理作用是 5-HT_2 拮抗。Markovitz 和 Wagner(1997)用本剂治疗 57 例边缘型人格障碍患者，日平均量为(508.8±142.4)mg/d，疗程(40.1±28.7)周，结果发现 63%的患者有效，躯体症状改善率头痛 52%，偏头痛 50%，纤维肌痛 57%，激惹性肠道综合征 52%，神经性皮炎 69%，颞腭关节综合征 69%，经前综合征 73%。

(2)TCAs：TCAs 对本症患者的疗效是有限的。Soloff 等(1986)的安慰剂对照研究发现阿米替林对边缘型人格障碍患者的疗效是不明显的，而且阿米替林可引起反常反应如敌对和不稳定增强。

(3)MAOIs：MAOIs 对边缘型人格障碍患者的利弊，发现 MAOIs 疗效低，不良反应大，其使用受到限制。

(4)SSRI：在过去的 10 年中 SSRI 可能是治疗边缘型人格障碍最令人鼓舞的药物。最早应用的药物是氟西汀，在有关的 4 篇开放治疗报道中均证明氟西汀治疗边缘型人格障碍有效，经量表评定，抑郁、焦虑和自我损伤症状均改善。3 篇对照研究应用氟西汀减轻攻击症状，剂量上限可达 60 mg/d。舍曲林对人格障碍患者(其中许多为边缘型人格)的冲动性攻击症状有效(Kavoussi 等，1994)。Markovitz(1995)研究舍曲林对 32 例边缘型人格障碍患者的效果，剂量开始 50 mg/d，后加至最低 200 mg/d，结果发现 23 例(48%)自我损伤行为、自杀行为和抑郁改善。对舍曲林有效的预测信息是减少对碳水化合物的渴求。保持一定的舍曲林血清水平对取得效果是需要的，血药水平与碳水化合物的渴求是相关的。

(5)文拉法辛：一组开放研究证明文拉法辛对边缘型人格障碍有效(Markovitz 和 Wagner，1996)剂量为 200～400 mg/d，平均(315.2±95.8)mg/d，疗程为 12 周。SCL-90 和 DIB 评分示躯体症状和自我损伤症状改善。

(二)反社会型人格障碍

对监狱犯人进行锂盐治疗，Bridge 和 Wagner(1976)发现锂对重大违规有效，而安慰剂组则无此作用。有趣的是接受治疗的犯人大违规不犯，小违规不断，表明锂对攻击仅仅起减轻作用而非消除。

(三)分裂型人格障碍

由于本型人格障碍在遗传上与精神分裂症有关，抗精神病药的使用是适当的。Hymowitz 等(1986)用神经阻滞剂治疗本症，可减轻分裂型。抗精神病药对分裂型人格障碍的急性期治疗是有益的，但其长期效果是不确定的。

(四)回避型人格障碍

70%～85%的社交焦虑障碍患者同时有回避型人格障碍。临床研究证明，帕罗西汀、舍曲林、氟西汀、文拉法辛、溴法罗明(brofaromine，可逆性 MAO Is)和 P 物质等均对社交焦虑障碍有效，但未提及对回避型人格障碍的影响。如果考虑社交焦虑障碍与回避型人格障碍是类似的行为模式，他们可能有着相同的化学原因，则回避型人格障碍亦可应用上述药物。

药物治疗应与心理治疗联合才能达到较好的效果，较采用任何一种要好。通过药物治疗后，患者睡眠改善，攻击行为减轻，冲动性降低，情感控制改善，心境好转，但药物不能改变患者对世界的理解，必须继续进行心理治疗和心理教育。

二、精神外科治疗

大脑一定部位(杏仁核、扣带回、内束前支、尾状核下)定向破坏手术可改善某种类型的人格障碍症状,如冲动行为明显者,但手术导致不可逆脑局部损伤,故外科治疗应采取慎重态度。

三、心理治疗

心理治疗对人格障碍是有益的,通过深入接触与他们建立良好的关系以人道主义和关心的态度对待他们,帮助他们认识个性的缺陷所在,进而指出个性是可以改变的,鼓励他们树立信心,改造自己性格,如遇到困境可进行危机干预。

治疗性社区,或称治疗性团体。实际上是一种生活和学习环境,通过参加其中活动以控制和改善他们的偏离行为。在这里他们可以丢掉那些获得和习得的不良习惯。与参加这一活动的其他成员的相互交往,探索新的和较适合的恢复的方法和途径。Craft(1965),Mile(1969)都证明这种集体治疗方式较个别精神治疗有效。

对人格障碍患者有益的心理治疗包括支持性心理治疗、心理分析和心理分析性心理治疗、认知治疗、认知分析治疗、人际间心理治疗、辩证行为治疗和心理教育。

Beck、Freeman 和 Davis(2004)所著《人格障碍的认知治疗》一书问世,为人格障碍的治疗带来希望。在此书的结论中指出:“随着我们跨 21 世纪的第一个十年,我们甚至更多地希望,曾经被认为很难治疗的人格障碍,将会与情感和焦虑障碍一样可以被治愈。”

四、教育、训练和安排

多数学者指出惩罚对这类人是无效的、需要多方面紧密配合对他们提供长期而稳定的服务和管理,特别是卫生部门和教育系统的配合。以精神科医师为媒介组织各种服务措施。丹麦有处理此类人的特殊中心,由精神科医师、社会工作人员和律师组成,由一全日工作的管理人员主持日常工作,并经常与精神病福利官员、社会治安部官员、职业介绍所官员等取得密切联系。管理人员根据不同情况召开会议请部分有关人员参加。这类中心不仅起矫正诊室和整顿中心的作用,而且提供全日性门诊咨询服务,给这类人以持续的关照和支持。在那里管理人员与寄宿舍、监护车间、日间医院、工业复员部门、综合医院、急诊室等机构取得密切配合,实践证明这种做法对慢性人格障碍是有益的。

(郭　娟)

第十一章

躯体形式障碍

第一节　躯体形式障碍的概述

形成完整、稳定的躯体感是人格形成的标志之一。我们对躯体的认知早在婴儿时期就开始逐步发展了。初生婴儿尚未完成躯体的统合感，他们常常不知道自己的手、足等是属于自己的。随着年龄增长，婴儿渐渐明白并开始能够控制自己的躯体。此后，躯体的直接感受逐步上升成为一种意象，并成为婴儿自我的一个部分。这一过程被称为躯体自我的形成过程。躯体自我一旦形成就会保持相对稳定。但躯体形式障碍患者的躯体稳定感知似乎出现了一些异常：例如无法确信自己的躯体感觉（体象障碍）、出现了某种异样的躯体感受（疑病、躯体化）或者无法控制自己的身体（转换性障碍）。但是，与解离性障碍不同的是，躯体形式障碍患者对躯体的感受似乎尚没有完全与自己的精神世界脱节，而只是怀疑自己的躯体与精神世界的统一性，或者短暂地发生了这种统一性的丧失，进而对其社会功能带来了各种负面影响。

在很大程度上，躯体形式障碍概念的形成与演变反映着医学与心理学的相互影响。虽然就具体表现来看，躯体形式障碍主要表现为躯体异常（患者常徘徊于内科诊室）；但就其病因来看，躯体形式障碍常常被认为源于心理因素。虽然躯体异常是躯体形式障碍的主要表现形式，但其症状产生和发展演变的机制却很模糊，很难被直接观察到，往往只能通过对患者历史、疾病行为，以及社会环境的分析中获得。因此，早期医学家们常用“癔症”一词来笼统地加以描述，这些让医师们感到困惑的，没有明确的医学证据，但却表现出各种医学症状。近代临床心理学的创立者弗洛伊德也是通过对所谓“癔症”患者进行系统研究后建立起自己的学说的，他通过对“癔症”的研究拓展了神经症的概念，发现了今天“心理障碍”这一名词下的许多障碍。DSM-Ⅲ以后，“癔症”一词在诊断标准中消失，其主要的内容则在躯体形式障碍与分离性障碍中保留（DSM-Ⅳ）。

因此，从某种意义上说，躯体形式障碍是生物医学走向心理学的一座桥梁，心理学与生物医学的相互影响最初正是通过对躯体形式障碍，通过对这些医学无法解释现象的探讨而展开的。建立生理、心理、社会因素整合医学理念是未来医学发展的方向，而躯体形式障碍最直接地体现着这种理念。从躯体形式障碍的分类上，可以清晰地看到疾病的形成与转归中，心理与生理因素的相互影响。例如，患者的症状可能是心理、社会问题的另一种表达（转换性障碍）或患者错误地解释了其生理症状，即使医师提供的各种医学证据均无法缓解患者的担心（疑病症）、患者总在不断担心自己身上存在的各种可能正常的现象(躯体症状性障碍),但所有医学评估均排除了医学原因的可能(所有躯体形式障碍)。因此,虽然我们不能认为当前缺乏医学证据就一定说明患者的问题源自心理问题,但在进行医学诊断时,考虑心理学方面的因素,将有助于减少在处理那些与心理因素并存的生物学问题时可能存在的治疗风险。

长期以来,躯体形式障碍与分离性障碍都被认为是同一类障碍,二者存在许多共同特征:①二者都找不到真正的器质性病变:患者在神经病理学方面没有任何缺损,只是在意识层面上存在障碍;②两类障碍都"模拟"了真正的器质性病变的症状,例如出现像真正的视神经病变一样的失明,或者像真正大脑有器质性损伤的患者一样出现遗忘等。

从病因学角度来看,精神分析理论为二者同源提供了理论依据。在精神分析看来,躯体形式障碍与分离性障碍有着相同的机制:个体童年期的创伤性经历可能使其更倾向于用一种通过持续的躯体症状来获得他人关注,从而维系与他人的关系;而当这种创伤过于强烈时,个体则倾向于将其遗忘,从而导致了解离现象的发生,即无意识地遗忘这些创伤。

但从症状学角度来看,研究者则认为应当将分离障碍与躯体形式障碍区别开来:躯体形式障碍更倾向于躯体症状本身,而解离性障碍则更偏向于意识、记忆或身份确认方面的广泛混乱(APA,2000)。虽然尚存在争议,但症状学取向的DSM系统仍然保留着两种障碍的基本区分。

一、流行病学调查资料

估计躯体形式障碍的发生率很难,因为许多躯体形式障碍患者常流转于医疗系统,而不是精神卫生系统。因此,就算流行病学调查亦很难反映其全貌。据调查,英国寻求内科医师帮助的患者中有35%的人存在各种不能解释的躯体症状。相同的情况也见于美国社会。

就各具体障碍来说,躯体症状性障碍的流行率大约在0.4%,这一比例在内科患者中达到5.2%。躯体症状性障碍在女性、低教育水平的人群中发生率更高;疑病症的流行率大约在4.8%,但不存在明显的性别和教育水平差异;疼痛障碍的发生率大约为0.6%;躯体变形障碍的发生率在2.4%左右;转换性障碍的流行率大约在0.3%,但文化差异较大。

躯体变形障碍在普通人群中的总患病率为1%~3%,性别差异不明显。据调查,超过75%的躯体变形障碍会求助于非精神医学治疗。由于躯体变形障碍患者会求助于皮肤科或整形科医师以改善自己的"缺陷",因此皮肤科和整形科的求诊者中的患病率高于普通人群。据研究,皮肤科的患病率为9%~15%,整形科的患病率为7%~15%。另外,由于躯体变形障碍常与焦虑、抑郁共病,在精神卫生机构治疗的焦虑与抑郁患者中,躯体变形障碍的发生率在5%~40%。躯体变形障碍通常始于青少年,尤其是14~20岁。大多数患者在就诊时,其症状至少已经平均持续了6年。如果不接受治疗,躯体变形障碍会持续数年至数十年,且多数患者的症状会随病程进展而更加严重。躯体形式障碍的症状表现有较大的文化差异,许多非西方的文化中,更倾向于用躯体的方式表达其情绪。不可解释的医学症状在拉丁美洲人、南美人、亚洲人、尼日利亚人、加勒比人以及印度中较为常见。其中,最常见的主诉是胃肠道问题和奇怪的皮肤感,例如灼伤感、麻木感、瘙痒感。共病现象在躯体形式障碍患者身上亦较为常见。例如60%的躯体症状性障碍患者同时亦存在疑病问题;躯体形式障碍也常与焦虑、抑郁、人格障碍共病,其中表演型人格障碍与分裂型人格障碍患者中躯体形式障碍的发生率较高。

疼痛障碍的流行学数据差异很大,德国Lieb R的研究认为疼痛障碍的终身患病率为1.7%,年患病率为0.9%;丹麦的Per Fink则于2004年报道的内科住院患者的发生率为1.5%;国内的研究报道的发病率为0.62%。研究发现，疼痛障碍常见于女性，女性患病率为男性的2倍。多首发于30～59岁，多见于蓝领工作者，患者的一级亲属中患病率较普通人群高。患者常以慢性疼痛作为其突出症状而反复求医，往往使用过多种药物治疗、物理治疗，甚至外科手术治疗，均未能取得确切效果，常导致镇静、止痛药物依赖，并伴发焦虑、抑郁和失眠。病程迁延，常持续6个月以上。女性患者中曾经历过性虐待者的比例显著高于正常对照组(Ehlert et al,1999)。疼痛障碍可能发生于任何年龄阶段。但有些疼痛的表现形式在女性身上更为常见，例如偏头疼、紧张性头疼、肌与骨骼疼痛。

躯体症状性障碍患者以女性较为多见，女性终身患病率在0.2%～2.0%，男性约为0.2%。起病年龄一般在30岁以前，以青少年期较为常见。许多研究表明，躯体症状性障碍在女性、未婚、受教育程度及社会经济地位较低人群中的患病率较高。文化亦是影响躯体症状性障碍的一个重要因素。研究显示，在那些不提倡情感表达的社会文化中，躯体症状性障碍的患病率会更高一些。例如与西方文化相比，东方社会中被认为更容易发生躯体症状性障碍。此外，文化还会影响躯体症状性障碍的表现形式。例如与北美洲相比，手脚灼热感，或者头部的非妄想性的虫涌动感，或者蚂蚁在皮肤上爬过的感觉等，在非洲和南美洲更常见。

疑病症的患病率资料不多。据统计，在内科就医的患者中，2%～7%存在疑病。疑病症的性别差异不存在明显的差异。疑病症可能发生于任何一个年龄阶段，并且各个年龄阶段的患病率相当平均。发病的高峰期在青春期、中年期(40～60岁)及60岁后。疑病症的病程大多呈现慢性趋势，患者一旦出现疑病症状，如果不加以治疗，病情可能持续，并且症状的严重程度会有所起伏。鉴于疑病症的临床特点，该障碍在综合医院就医者中的患病率较高。

转换性障碍的流行率在不同的研究中差异较大，其发生率从11/10万～500/10万。Farley(1968)的研究认为新生儿母亲转换性障碍的终身发生率为33%；Engl(1983)的研究估计，25%患者承认曾经因转换性障碍而服药。Stephansson等人(1976)估计转换性障碍的年均发病率为22/10万。其他研究显示，转换性障碍更容易发生于年轻女性，极少见于8岁前的幼儿；更易发生于郊区、受教育程度较低的人群，或低社会经济地位的群体。转换障碍多见于女性，大多在青少年期发病，通常是由于个体突然遭受了巨大的应激性事件。一般来说，转换障碍在发病一段时间后会自动消失，而当个体在面临新的应激事件时，转换障碍会以相同或类似的症状再次出现。在某些文化中，诸如宗教仪式或治疗仪式中也经常会见到一些转换障碍的症状。转换障碍通常会并发其他障碍，诸如心境障碍、焦虑障碍、躯体症状性障碍和解离性障碍等。

各种躯体异常在儿童青少年中也较常见。儿童青少年常会报道存在异样的躯体症状，例如腹部、胸部疼痛，头痛，恶心，以及虚弱等。在少年中，11%的女孩和4%的男孩报道存在各种异常躯体症状。中等程度的躯体化问题被认为是一种青少年中较为普遍的问题。

二、病因与病理机制研究

(一)生物医学观点

与其他所有心理障碍一样，遗传因素亦对躯体形式障碍的发生发展起着一定的作用。虽然尚未发现躯体形式障碍存在遗传基础，但现有的研究显示，家族中的女性成员更容易出现躯体形式障碍，而男性成员则更容易出现反社会人格障碍或酗酒。一项双生子研究显示，单卵双生子有29%，异卵双生子有10%同时存在躯体形式障碍。

大脑结构变化及其功能差异亦是躯体形式障碍产生的一个原因。大脑单侧化的研究发现，躯体症状和疼痛出现在左半侧身体的情况更多。由于人体左半侧是由大脑右半球控制的,因此,人们推测躯体形式障碍可能产生于大脑右半球的功能障碍。另外,大脑与情绪、感觉相关的脑区,如杏仁核、边缘系统、下丘脑等亦是被关注的重点。研究发现躯体形式障碍可能与这些脑区的过度激活有关,这种激活使患者更可能察觉或"感到"那些很微小或不存在的躯体改变。这也解释了许多躯体形式障碍患者体验并关注这些改变的原因。

对转换性麻痹、失明或失聪患者的脑电波测试显示,大脑与外周器官之间的神经通路并没有障碍。转换性障碍的患者似乎压抑了大脑信息加工的某个过程,从而使患者对刺激的信息加工过程出现断裂。一些研究发现,患者大脑皮质对感觉刺激做出反应时,有高水平的抑制(传递压抑)现象,所以,躯体形式障碍患者会感到他们必须不断检查其躯体状态,例如其心率、血压、呼吸等,以保持信息的完整性。因此,躯体形式障碍患者可能对皮质感觉信号的加工过程出现了异常,而正是这个过程把信号带入意识层面,所以会出现躯体形式障碍患者感觉通路并无异常,但最终意识层面却现出异常的现象。

神经影像研究是目前探讨躯体形式障碍的另一条道路。研究显示,转换性障碍患者在特定脑区的血流量存在某种特异性变化。因为脑部,特别是前额叶或其他脑区血流量的减少可能导致感觉和运动功能丧失,其结果就像转换性障碍中所表现出来的一样。另外,亦有一些证据表明,缺氧和低血糖会带来转换性症状。

神经生化研究发现,体象障碍患者的5-羟色胺功能可能存在某种异常。研究发现,降低5-羟色胺传递的药物会加剧体象症状,而提高这种传递的药物则能减轻症状。

疼痛障碍生物学理论在近年来得到较多研究,其中得到广泛认可的理论解释是Melzack-wall脊髓后角胶质(SG)疼痛"闸门"控制学说(gate control theory,GCT)。该学说认为,细纤维(伤害性传入)的传入,除作用于T细胞外,还抑制SG对T细胞的抑制,使T细胞的传递功能得到加强,"闸门"开放,产生痛觉。粗纤维(非伤害性传入)的传入,除作用于T细胞外,还兴奋SG对T细胞的抑制,关闭"闸门",减轻或消除疼痛。同时粗纤维兴奋还通过上行纤维的传入触发中枢下行抑制过程(包括记忆、注意、传递经验等)关闭"闸门"。期间多种神经生物学物质如内啡肽、P物质、神经激肽、5-HT和去甲肾上腺素都对痛觉的产生起调节作用。心理因素的作用在于对一个有着恐惧、焦虑、抑郁情绪的大脑会下传开放"闸门"的信息,从而感受到更剧烈的疼痛,而对于一个有积极情绪或完全被一项活动所吸引的大脑,会下传关闭"闸门"的信息,从而对疼痛不敏感。

(二)精神分析理论——冲突及其解决

总体来看,心理动力学观点倾向于认为,躯体形式障碍的本质是对个体无法解决的焦虑的一种防御,即个体将无法解决的内心冲突以转化了的形式加以表达,从而表现出各种具体的症状。例如,有人认为疑病症的原因是因为个体得不到爱或被伤害而产生愤怒,但幼小的孩子无法去面对这种攻击冲动可能对其带来的巨大危险,因此,他们不敢表达自己的不满,而将其转移到了身体上,以躯体的方式表达出来。一方面,躯体问题更容易激起父母的关注,从而满足了孩子希望受到关注的愿望,另一方面,又通过让父母为其躯体问题四处奔波而实现了攻击的冲动。父母的后续行为则进一步强化了这种行为模式。到了成年后,当遇到无法解决的冲突时,个体会很习惯地用相同的方法来处理焦虑,从而演变成为躯体形式障碍的各种变形。

作为这一观点的现实支持,心理动力学家们在所有的躯体形式障碍中都发现了明显的退行现象。精神分析理论认为,患者在焦虑的困扰下,退回到了原始矛盾的解决之地。在这个时间段，患者的冲突曾经获得过解决，如果冲突太过于强烈，患者还将继续向更原始的阶段退行。因此，在退行状态中，个体矛盾曾经解决后的感受将在记忆中复活，个体的焦虑通过这种方式得到了暂时性的、想象中的解决，缓解了焦虑（一级获益）；另一方面，退行带来的患者的失能状态使其成为一个现实的“婴儿”，他人将自然地承担起照顾他的责任（二级获益）。于是，个体成功地通过躯体症状转移了内心冲突，同时二重获益使这种解决冲突的方式得以持续存在。

转换性障碍是精神分析理论解释的一个范例。在动力学观点看来，当创伤性事件发生时，个体想不惜一切代价地逃避，从而导致转换障碍的发生。创伤性事件可以是战争这样严重的事件，也可能是令人讨厌的人际环境。在大多数情况下，简单地逃避战争或其他情境无法为人们所接受，而作为逃避的替代方式——生病，却是社会所允许的选择方式。但是，故意生病也是不允许的。因此，这一动机就从意识中分离出来，最终以转换症状的方式在一定程度上成功地逃避创伤情境，直到问题解决时，该转换症状才会消失。所以，转换障碍是防御自己意识层面不能接受或不能处理冲突的妥协的、暂时的、策略性的解决冲突的方式。尽管弗洛伊德对于转换障碍的解释缺少强有力的证据，但是其中的部分观点仍然能够较好地解释现实中的许多案例。

（三）认知理论——对身体感觉的错误解释

错误的信息加工过程是认知行为理论的基本假设。研究者认为，躯体形式障碍是因为患者对躯体感受进行了错误的解释而导致，那些对躯体感觉的错误或扭曲的解释是躯体形式障碍的主要原因。躯体形式障碍患者的这种认知图式使他们容易夸大正常的躯体感觉。即使微小的症状亦可能被患者认为是巨大的灾难。他们就会把细微的心理变化错误地解释为严重的健康问题（Barsky，1992；Warwick，1995）。比如，当这些患者处于应激状态并感觉到消化不良时，他们可能会说“我可能患上了胃癌症，只是还没有发现”，而不是“我现在很紧张”。

当前，大多数研究者都认同疑病症是一种受到情绪强烈影响的认知或感知障碍，其核心是对躯体不适的错误或扭曲的解释，并将之看作是严重疾病的证据。疑病症患者体验到的躯体感觉对于普通人来说可能很平常，但是疑病症患者会将焦点集中于躯体感觉，对躯体感觉的自我关注增强了生理唤醒，从而使躯体感觉变得更加强烈。当患者将这种躯体感觉误认为某种疾病的征兆时，自身的焦虑会不断增强，由此可能引发其他躯体症状的出现，从而形成恶性循环。研究发现，疑病症患者对疾病线索的知觉敏感性更高，更关注身体感觉，更容易把症状当作巨大的灾难，有更多关于疾病的错误观念，比非疑病症其他精神障碍患者和正常人更害怕衰老和死亡等。

与此相似，躯体变形障碍选择性地关注那些微弱的生理缺陷，对这些缺陷会使他们遭到拒绝的程度进行夸大。这些偏见使他们反复进行检查，试图消除这些疑虑并且由于担心会遭到拒绝便躲避社交场合，所有这些都增加了他们的痛苦。

另外，还有研究发现，躯体形式障碍患者（或者说有许多医学无法解释的躯体疾病的人）常伴有较多的负面情绪：如悲观、自责、总体上的不幸福等。如果这些负面情感与情绪表达困难（非器质性身体障碍患者显著高度具有这种特质）结合在一起，那么这个人就更容易把担忧引导到身体上来，这个解释与弗洛伊德的解释一致。

（四）行为主义观点——学习的结果

行为主义认为，躯体形式障碍是学习的结果。患者过去的学习经历可能已经使患者角色得到的奖励比没有疾病的生活所得到的奖励更具有强化性。Ullmann 和 Krasner（1975）认为，有两种情况提高了一个健康人会采到患者角色的概率。第一种情况是，这个人必须已经有过一些对这种角色的体验，要么直接生病了，要么是间接建立了患者角色模型。许多躯体形式障碍患者都符合这种情况。疑病症、非器质性躯体障碍和转换性障碍患者个人或家庭多半都有过早期的生理疾病或躯体疾病史。第二种情况是，采取患者角色必须得到强化。在躯体形式障碍患者身上发现了这种情况。许多患者儿童期曾经由于生病而受到关注和同情，并且有研究提出，操作性条件反射过程使他们容易在成年生活中把采取患者角色作为处理问题的一种方式。反应型条件作用也会发挥作用。如果焦虑是配对出现的，比如与轻微的心跳不齐配对出现，那么焦虑就会激发这种症状的出现，这反过来又会进一步引起焦虑，然后又进一步引发症状——换句话说，这就是疑病症的开始。

疾病行为是躯体形式障碍的关键概念，这一概念是指个体生病时的行为。包括在床上休养，见医师，服药。伙伴、家庭成员，以及朋友可能通过给予同情、注意和关心对这些行为予以强化。这些会有助于解释转换性障碍患者身上所表现出来的漠然现象。我们也逐步接受了疾病作为一种社会认可的，可以从社会责任中脱离的恰当方式。所以，负强化会很强。对于躯体形式障碍患者来说，持续抱怨或医师访问带来的社会强化有助于解释这些障碍的持续。这些对关注的需要可能和个体特殊的人格结构或障碍一样有意义。

再保证是与这类障碍相关另一个因素。我们许多人也会因医学检查和医师的报告而感到安心，因为这些给我们一个健康的信心。但是躯体形式障碍患者却不是这样的。再保证短期内也能有效地减少焦虑，但长期内却并没有效果。躯体形式障碍患者就这样需要不断地检查与再确信。一些人相信儿童化的父母当他们成年时仍然寻求再保证。儿童会复制父母通过不断抱怨躯体症状的方式来获得朋友的同情。

二次获益是指通过躯体抱怨而获得的社会强化。心理动力学理论认为初级获益是指无意识运用躯体症状以心理压力。那些对微弱的躯体症状给予过多关注的人，通过这种方式转移了对内外焦虑源的注意（Hurwitz，2004）。部分人会发现，关注于微小的躯体变化，而不是那些重要的生活应激，例如婚姻冲突、财务困难或学业失败要容易得多。

（五）社会文化观点——患者角色

社会学观点倾向于从社会角色定位角度来解释躯体形式障碍患者的症状表现。在他们看来，不恰当地采取了患者角色是导致躯体形式障碍的一个原因（Pilowsky，1994）。在社会学家看来，得病不仅仅是一种生物学问题，同时亦是一种社会学问题。虽然得病给患者带来痛苦，例如丧失一些权力，不能参加一些他们喜欢的活动。但“得病”亦会给患者带来许多好处：例如他们可以待在家里，不去工作或不去学校；他们可以不担负正常的义务；其他人会同情他们，关注他们，这就是所谓的“患者角色”。躯体形式障碍患者可能错误地利用了这种社会角色，试图去获得一些他们所希望得到的，如他人的关怀。

由此得到的一个推论是，人们采用患者角色作为问题处理形式的可能性有赖于他们的文化对无法解释的躯体症状的态度，因此躯体形式障碍的比率应当因文化而有异。但研究并不完全支持上述观点：一些研究发现，非器质性身体障碍和转换性障碍在非西方文化和更少工业化文化——印度、中国、尼日利亚、利比亚、墨西哥中更为普遍。在这些文化中，用心理学术语来表达情绪痛苦不那么被接受，而是会受到更多的指责；但另外有研究则提出，非器质性身体障碍在所有文化中都是一种常见的问题。例如，在美国，转换性和非器质性障碍在乡村社区和社会经济地位较低的群体中更为常见。这意味着在这些群体中，情绪问题的心理表达可能也常常不被允许，因此，这些社区和群体可能就更容易把不幸躯体化而不是心理化。

(六)其他观点

对躯体形式障碍患者来说,环境是一种危险因素,特别是对那些有疾病或躯体部分的先占观念的人来说更是这样。这些因素包括疾病行为的强化,以及认知、文化、环境以及其他因素。一般情况下,多数类型的疼痛与个体的消极情绪、贫乏的应付技巧、低程度的社会支持以及可能因疼痛而得到的补偿有关。社会和文化也对转换障碍的发生起到一定作用。与躯体症状性障碍一样,转换障碍同样倾向于发生在教育程度和社会经济地位较低的人群中。

从发展心理学的观点出发,躯体变形障碍通常始于青少年,因为处于这一年龄阶段的个体尤为关注自己的身体和社交。文化因素对于躯体变形障碍的产生和持续起了重要作用,尤其是在强调外貌和身体吸引力的文化背景下,不完美和缺陷是被人们所否定的。相关的文化因素还包括:与别人或理想化的标准进行比较;强调社会回报等。此外,低自尊、家庭的不和谐、不愉快的童年经历、外貌遭到家人的反复批评等,都可能影响躯体变形障碍的发生。

(郭 娟)

第二节 躯体形式障碍的临床表现

凡患者以一种或多种躯体不适症状为主要表现,而医学检查却不能发现相应的器质性病变的证据;或虽然有躯体疾病的存在,但与其症状的严重程度或持续的时间很不相称者,就要考虑到躯体形式障碍的可能。DSM-Ⅳ中列出了躯体形式障碍 5 种最基本的分型:躯体变形障碍、疼痛障碍、躯体症状性障碍、疑病症、转换性障碍。DSM-Ⅴ将此类障碍称为躯体症状及相关障碍,包含躯体症状障碍(涵盖 DSM-Ⅳ的躯体症状性障碍和疼痛障碍)、疾病焦虑障碍(等同于 DSM-Ⅳ的疑病症)、转换障碍(也称功能性神经症状障碍)和做作障碍,而将躯体变形障碍归入强迫及相关障碍。这类障碍的共同特点是,个体将心理困扰通过躯体或生理障碍的形式表达出来,但却找不到明确或充分的医学证据来解释引起躯体主诉的原因。

一、躯体变形障碍

100 多年前,莫利斯就提出了"畸形恐惧"的概念,用于描述那些外表正常,但却持有认为自己外表丑陋或有缺陷先占观念的患者。患者往往认为自己因为这些缺陷而引人注目,并因此感到痛苦。DSM-Ⅲ首次将"畸形恐惧"列入精神疾病诊断分类中,但仅作为非典型性躯体形式障碍的一个例子,没有具体的诊断标准。直到 1987 年,DSM-Ⅲ-R 中才将这一障碍列为正式的诊断,并更名为躯体变形障碍(body dysmorphic disorder,BDD)。1994 年,DSM-Ⅳ将躯体变形障碍正式作为独立的疾病单元列入躯体形式障碍。2013 年,DSM-Ⅴ则将躯体变形障碍归入强迫及相关障碍。

(一)对想象或轻微外表缺陷的过度担心

躯体形式障碍患者的核心症状是对想象的,或轻微的外表缺陷的先占观念。患者担心的内容包括身体的皱纹、皮肤的斑点、过多的毛发、脸部的肿胀或鼻子、嘴、下巴或眉毛;脚、手、胸部、阴茎或身体其他部位的外观;来自汗水、呼吸、生殖器或直肠的怪味等。大多数患者抱怨的部位比较明确,还有些患者抱怨的可能是含糊不清的丑陋感。男女患者的先占观念有所不同,女性患者比较关注腹部和臀部的大小，以及头发的异常；而男性患者则较多关注头发稀少或脱发、体型瘦小、生殖器短小等。虽然我们有许多人对自己的外表格外关注，但是大多数人是正常的，特别是在青春期的时候。但确有部分人过于担心自己的外表，以致其正常的社会功能无法发挥，例如不能外出，不能工作等。因此，躯体变形障碍常与焦虑障碍，特别是社交焦虑障碍共病。

（二）重复行为

因为担心，患者常常出现一些重复行为，例如，频繁地通过照镜子来观察自己的外形；反复征求朋友或家人对自己外表的评价；将自己的“缺陷”部位与别人进行反复比较；反复求诊于皮肤科或整形科等。大多数患者会通过衣着、化妆等来掩饰自己的“缺陷”。患者的社会功能会因此而受到不同程度的损伤。部分患者会因此而闭门不出，甚至出现自杀、自伤行为。部分患者坚信自己的身体，如鼻子、嘴唇存在严重缺陷或变得很难看，因而要求实行外科整形手术。

（三）明显的焦虑或抑郁

躯体变形障碍患者多伴发焦虑障碍，尤其是社交恐惧症和强迫症等。躯体变形障碍患者往往因为感到自己躯体上某种缺陷，而对可能存在他人评价的场合产生焦虑、恐惧，或者出现回避行为。他们一方面夸大自己的躯体缺陷，另一方面又过度关注他人的负面评价。最终，患者会出现明显的焦虑，特别在社会场合。同时，部分患者会通过强迫来缓解自身的焦虑，如不断检查躯体缺陷、不断自动收集他人对自己躯体的评价等。

另一方面，躯体变形障碍患者亦常与抑郁共病。并且，与那些单纯的抑郁症患者相比，躯体变形障碍患者的社会功能更差，发生自杀的风险更高。

（四）其他问题：躯体变形障碍与强迫症

许多研究者相信，躯体变形障碍与强迫症关系密切，甚至就是强迫症谱系中的一种。与强迫症患者一样，躯体变形障碍患者亦有明显的强迫现象。在他们的生活中亦存在着许多类似于强迫仪式的行为，例如照镜子、把自己与他人对比。他们对信念的强迫程度甚至超过强迫症患者。除了症状外，研究者们还认为二者在病因上存在重叠。这也意味着 OCD 的治疗策略也适合于躯体变形障碍的治疗。须注意的是，在躯体变形障碍患者身上存在的强迫现象与强迫症尚存在诸多差异，其中关键点在于，躯体变形障碍患者的强迫现象是有明确的、能够意识到的原因的，而强迫症患者往往不清楚自己的强迫源自何方。

二、疼痛障碍

疼痛障碍是一种不能用生理过程或躯体障碍予以合理解释的、持续而严重的疼痛，患者常感到痛苦，社会功能受损。常见的疼痛部位是头痛、非典型面部痛苦、腰背痛和慢性的盆腔痛，疼痛可位于体表、深部组织或内脏器官，性质可为钝痛、胀痛、酸痛或锐痛等。发病高峰年龄为 30～50 岁，女性多见。患者常以疼痛为主诉，反复就医，服用多种药物，有的甚至导致镇静止痛药物依赖，并伴有焦虑、抑郁和失眠。疼痛障碍通常有明显的生理原因导致疼痛的发生，但是在疼痛的维持过程中，心理因素起到了较大的作用。大多数疼痛障碍患者的疼痛缺乏足够的医学证据，医学检查不能发现疼痛部位有相应的器质性变化；部分患者存在器质性改变，但其受损程度亦不能解释疼痛的水平。本病病程常迁延，持续 6 个月以上。疼痛障碍被认为与心理因素密切相关。所以，在过去，人们将其称为“癔症性疼痛”。1961 年，Walters 认为癔症的理论尚不足以充分说明疼痛的原因，因此建议废除“癔症性疼痛”，而改用“心因性局部疼痛”的概念。此后，ICD-9 将其称为“精神性疼痛”，1980 年 DSM-Ⅲ则用“心因性疼痛”，以及后来的“躯体形式疼痛障碍”对其进行描述。1992 年版的 ICD-10 将其命名为“持续性躯体形式的疼痛障碍”；1994 年版 DSM-Ⅳ则正式将其命名为“疼痛障碍”。

(一)严重疼痛的主诉

强烈而持久的疼痛是疼痛障碍的核心症状。患者身体的一个或多个部位出现疼痛，并由此引起明显的心理痛苦或功能损害。这种疼痛要么没有明显的躯体基础，要么过分夸大了某种疾病应有的疼痛。一般认为心理因素在疼痛障碍的发生、发展、持续或恶化过程中起着重要作用。

(二)因疼痛导致明显的痛苦和功能减退

因为疼痛，患者会出现明显的痛苦和各种功能的减退。据估计，有 10%～15% 的美国成年人因为疼痛障碍而失去工作能力。疼痛亦会对患者的生活造成各种负面后果。例如无法从事平常所爱好的活动，或长期卧床等。

(三)心理因素对疼痛的出现、演变、加重、持续中起着重要作用

由于疼痛患者的局部疼痛几乎都有躯体病变的基础(如创伤、疾病等)，所以很难区分哪些疼痛主要是由心理因素引起的，而哪些疼痛主要是由躯体因素引起的。在临床上，心理与躯体因素共同作用所致的疼痛障碍更为常见，这些患者往往是医院以疼痛为主要治疗对象的门诊机构(例如疼痛门诊)的常客。而单纯由心理因素所致的疼痛则较为少见。心理因素与躯体因素在疼痛障碍的演变中起着不同的作用：疼痛障碍刚开始发生时，通常具有明确的可以引起疼痛的躯体改变，但心理因素则在疼痛的持续中逐步成为主角。

(四)症状或损伤并不是故意制造或伪装出来的

疼痛障碍的一个重要特点是，无论引起疼痛的原因是什么，疼痛都是真实存在的。疼痛障碍的核心症状是：出现在身体上的一个或多个部位的疼痛导致了明显的忧伤或损害。症状是不受患者意识控制的。患者在理智上并不是故意想让自己处于疼痛的状态中，并且患者也常常会否认自己的心理因素对疼痛的持续起着重要作用。

(五)疼痛并不足以被情绪、焦虑或精神病性障碍解释，也不符合性交疼痛的诊断

转换性障碍或躯体形式障碍患者也可能会体验到疼痛，但疼痛不是这两种障碍的关键，却是疼痛障碍的关键。该障碍患者通常报告疼痛的区域包括心脏或其他器官的周围，也可能包括后背或四肢。他们经常去看医师，不仅要证实他的疼痛，而且要开药、服药。他们可能无法工作，并且会变得依赖止痛药或镇静剂。由于疼痛常常是某种心理影响所导致的主观经验，因而很难对它作出精确的诊断。

三、躯体症状性障碍

躯体症状性障碍又称 Briquet 综合征。人们对于躯体症状性障碍的认识最早可以追溯到 1859 年，一位名叫 Pierre · Briquet 的法国医师发现有些患者会因为各种躯体不适而就诊，虽然临床检查结果并未发现任何器质性的病变，但是患者很快又以相同或略有不同的症状前来复诊。当时人们把这种疾病称为 Briquet 综合征。100 多年以后，DSM-Ⅲ将其命名为躯体症状性障碍，DSM-Ⅴ将其与疼痛障碍合称为躯体症状障碍。

躯体症状性障碍在临床上主要表现为多种、反复出现、经常变化的躯体不适。症状可涉及身体的任何部分和器官，这些主诉涉及许多不同的器官，无法由已知的躯体疾病来解释，并且也不是患者故意为之。这些症状的存在会导致患者出现明显的社会功能障碍，本病多在 30 岁以前起病，女性多见。躯体症状性障碍患者还常伴有焦虑和抑郁。

(一)多种反复出现的、多变的躯体症状

躯体症状性障碍的主要特征为表现多样、反复出现、变化不定的躯体症状,这些症状可以涉及身体的任何部位。常见症状:疼痛(常见于头、颈、胸、腹、四肢等,但部位不固定,疼痛程度容易随情绪而变化);胃肠道不适(疼痛、打嗝、反酸、呕吐、恶心等);皮肤感觉异常(烧灼感、刺痛、麻木感、瘙痒感、酸痛等);泌尿生殖系统异样感(常见的有尿频、排尿困难;生殖器或其周围不适感;性冷淡、勃起或射精障碍;月经紊乱、经血过多;阴道分泌物异常等);呼吸系统异常感(如气短、胸闷、心悸等);以及神经系统症状(如肢体瘫痪或无力、吞咽困难或咽部梗阻感、失明、失聪、皮肤感觉缺失、抽搐等)。病程大多呈现慢性波动的趋势,当患者面临应激性生活事件时,症状表现可能更为明显。

多样的症状表现是躯体症状性障碍患者最主要的特点。同时,这些症状的变化性亦使躯体症状性障碍与其他躯体形式障碍相互区别。

(二)缺乏必要的生物学依据或不能完全用生物学证据对当前症状加以解释

躯体症状性障碍患者的症状常常缺乏足够的生物学依据,或即使有,亦不足以解释当前症状程度的严重程度。患者的抱怨往往与其躯体检查的结果不符。临床上,躯体症状性障碍的患者常夸大他们的不良感受,过分关注其认为重要的躯体感受,而忽略了其他重要信息;他们对其症状的描述也往往前后矛盾。这些因素造成了问卷的诊断效力下降,其效果往往不如对患者治疗历史、生活历史的回顾。当然,诊断躯体形式障碍最重要的依据仍然是躯体检查。患者的情绪可能会影响其对症状的表达和感受,但患者并不是想伪装,因此,躯体检查是最终的判断标准。

(三)社会功能受损

各种躯体症状对患者的社会功能带来了明显的负面影响。由于患者往往经历过许多医学检查、诊断、甚至手术过程。这些经历会进一步增强其病理性表现。躯体化患者还常常存在冲动和反社会现象,他们更容易出现自杀企图,或以自杀相威胁,婚姻中的不协调亦较为常见。伴随着躯体症状对其生活的全面影响,患者,特别是那些与人格障碍共病的患者,更有可能在其日常生活中表现得混乱、不协调,进而进一步恶化其人际环境。这些都会使患者的社会功能的发挥进一步受到影响。

(四)躯体障碍的其他问题

重度抑郁、惊恐障碍以及物质相关障碍常与躯体症状性障碍共病。躯体症状性障碍的患者常常有明显的焦虑与抑郁情绪。这也是促使患者向精神卫生机构求助的主要原因。另外,表演型人格障碍、边缘型人格障碍以及反社会型人格障碍亦是常见的共病。

躯体症状性障碍与反社会人格障碍间的关系得到了较多关注。人们发现,躯体症状性障碍与反社会人格障碍间存在许多相似性,例如,就发病情况来看,其发病年龄均较小,呈现典型的慢性化过程,多发生于社会经济地位低下的阶层,很难治愈,与婚姻不幸、滥用药物、酗酒等相关,有自杀企图及其他的并发症;同时,二者均有家庭聚集性,这使人们猜测二者可能具有相同的神经生物学基础。但反社会性人格障碍多发生于男性,而躯体症状性障碍多发于女性。于是有人提出,二者的差异是社会文化因素对不同性别的表达方式的不同影响所致。因为在绝大多数哺乳动物中,雄性被认为更具有侵略性,因此更容易将其情绪以反社会的方式加以表达;而雌性则因为缺乏侵略性而表现出更多的依赖性,从而导致了其情绪更多以躯体化的方式表达。

此外,躯体症状性障碍与疑病症的相似也引起了大家的关注。二者常常共病,但是二者亦有差异。例如,尽管二者都以对躯体症状的先占观念为特点,但是疑病症患者确信他们患上了某种

器官的病变。另外，疑病症患者所担心的往往都只是有限的几种症状，而躯体症状性障碍患者则有多种症状。

四、疑病症

疑病症的特点在于，尽管存在大量相反的证据，个体仍然深信自己患有严重的生理疾病，或过分恐惧会患上这种疾病。有些患者可能确有某些躯体疾病，但不能用这些疾病完全解释患者所描述症状的性质、程度或患者的痛苦程度。多数患者还伴有焦虑、抑郁等问题。古希腊人认为，肋骨下的区域影响着个体的精神状态，因此，用“hypochondria”来描述这类奇怪的个体。几乎所有的身体症状都可能成为疑病症患者担心的内容，甚至一些正常的身体功能，如流汗或心跳加速等。他们不断地因为一些微小的生理症状而担忧，例如咳嗽等。虽然这些症状在正常人身上亦常常会出现，但疑病症患者会因此而认为自己患上了严重的疾病，并因此而频繁就医。内科医师是疑病症患者首先求助的对象。但医师的检查与诊断并不能缓解他们的担忧，患者往往不相信或只在短期内缓解其焦虑。这种紧张还会“传染”给患者的家人与周围的朋友、同事等。他们经常因自己可能的疾病而抱怨，周围的人亦因此而持续处于紧张中。疑病症患者一般不认为自己患上了精神疾病，而相信自己只是生理上的疾病，只是没有被发现。

疑病症与躯体症状性障碍的区别在于：疑病症患者更关注于症状所预示的疾病诊断，而躯体症状性障碍患者更多关注的是症状本身。此外，疑病症患者的主诉通常局限而固定，而躯体症状性障碍患者的主诉倾向于含糊、夸张且变化不定。

（一）对自己患病的过度担心

对疾病的过度担心是疑病症患者的基本特征。患者总是担心自己患上了某种严重疾病。患者对疾病持有极其痛苦的恐惧——一种通过把身体迹象和感觉错误解释为异常而持续具有的恐惧。疑病症患者并没有真正的躯体残疾，他们所具有的只是确信疾病将会出现，或已经出现。因此，每天他们都在焦虑地“期待”着发现那些疾病的征兆。例如今天的心跳快了一点，明天身体有点麻木的感觉等。然后将其解读为患上了某种严重疾病。

（二）疑病未达妄想程度

疑病症患者的担心虽然有明显的想象成分，但尚未达到妄想的程度。患者往往会有部分躯体感受作为依据，虽然可能有夸大的成分，但患者大多知道患病的证据不足，因此希望通过反复检查以明确诊断，甚至要求治疗。也就是说，患者并未丧失现实检验功能，其想象并未完全脱离现实，其疑病观念未达到荒谬、妄想的程度。

（三）反复的求医行为

疑病症患者常常向医师描述自己发现的症状，自己根据医学读物作出的诊断。他们是流行杂志中健康文章的忠实读者。但是，当医学检查发现他们的健康状况正常时，他们通常认为应该换一个医师了。这些患者不断徘徊于不同的医院，通过各种渠道收集关于自己患病的资料，甚至展开自我治疗等。

（四）以患病为核心的焦虑

疑病的基本问题是焦虑，但它的表现又与焦虑不同。疑病症患者过度关注自己的躯体症状，并把这些症状曲解为特征。几乎所有的躯体症状都可能成为疑病症患者关注的焦点，有些患者甚至会关注一些正常的生理现象，如心率、出汗等。

研究表明，疑病症与焦虑及心境障碍，特别是惊恐障碍有许多相似之处，例如，相近的发病年龄、性格因素、家庭背景等。事实上,疑病症患者常常与焦虑或心境障碍共病。因为焦虑或恐惧,疑病症患者会对自己的躯体症状况过分关注,从而导致了对自己身体的生理现象和感觉的曲解,认为某种生理现象或感觉就是疾病的征兆或表现。

另外,值得注意的是,医师的无用并不能消除患者的顾虑,或者只能在短时间内有效。许多患者常常会觉得医师漏诊,而去找另一个医师诊治。

五、转换性障碍

几乎所有的医师都曾经遇到过有医学无法解释症状的患者,这些患者常会让医师感到挫败甚至绝望。医学条件下,人们常常用“身心问题”或“功能性问题”来描述这些现象。而在精神科,这些表现均被归入躯体形式障碍的概念之下进行讨论。转换性障碍只是其中较为典型的一种。这种障碍常与其他躯体形式障碍混淆。

实际上,“转换”一词早在中世纪就已经出现,但在弗洛伊德之后开始在社会中广为传播。在弗洛伊德看来,各种转换性症状只是潜意识冲突的一种表现形式,它有助于帮助个体消除焦虑从而避免潜意识冲突意识化,从而在患者身上固定下来,最终演变成为各种症状。

(一)明显的躯体功能障碍

明显的躯体功能障碍是转换性障碍的最大特点。患者可能出现各种“真实”的躯体功能障碍,诸如瘫痪、失明、失声、抽搐、麻痹、失聪等,但是这些障碍不能完全用神经或生物学方面的证据加以解释。虽然疑病症、躯体变形障碍等其他躯体形式障碍均存在某种躯体方面的症状,但转换性障碍更在躯体功能方面的问题更为突出。因此,转换性障碍曾经一度被称为癔症性躯体障碍。患者的躯体功能障碍几乎可以涵盖所有真实的躯体功能问题,但大多数情况下,转换性障碍还是表现于感觉-运动系统。另外,转换性障碍还会表现出症状的选择性,例如,“失明”的患者通常不会撞到其他人或物体。

(二)与心理冲突或应激因素密切相关

传统精神分析把“转换”视为个体试图将心理冲突或焦虑排除在意识之外的一种结果。虽然这一观点受到许多质疑,但不能否认的是,心理因素在转换性障碍的形成与发展中的作用无所不在。因此,一般认为该障碍是心理冲突或严重应激事件的某种复杂后果。虽然患者也可能存在一些生物学问题或其他精神障碍,但均不能完全解释患者当前的症状。与那些真正的躯体障碍患者相比,转换性障碍多发于重大应激事件后,且起病迅速。而大多数躯体障碍则往往起病缓慢,然后逐步加重;另外,虽然二类患者都倾向于持续就医,但真正的躯体障碍患者往往急于消除症状,而转换性障碍患者则似乎并不急于改善或消除症状。

(三)非有意而为之

转换性障碍患者身上所出现的功能障碍往往很“真实”,但却缺乏或无法用其生物学表现加以充分解释。但患者并非有意为之,患者并非故意希望自己出现躯体功能问题。虽然在理论上讲,患者能够从症状中二次获益,但这种获益是间接性的,这使转换性障碍与那些诈病患者区别开来(诈病患者是直接获益)。诈病者往往存在主观上的故意,其症状表现有明显的目的性,如为获得经济补偿、逃避兵役等假装生病。而转换性障碍患者的功能障碍往往没有明确的目的性。或者说,其目的性是无意识的。因此,转换障碍患者可以在暗示、催眠或麻醉(某些药物引起的类睡眠状态)状态下消除功能障碍。

(郭　娟)

第三节　躯体形式障碍的诊断与评估

躯体形式障碍的评估较为复杂，其主要的原因在于，患者有许多“真实的”症状体验或者功能障碍；并且部分患者还有真实的躯体伤害前提。因此，评估时需要小心区别患者痛苦的来源。本节主要探讨对躯体形式障碍的心理评估。需要注意的是，躯体形式障碍的评估需要以详尽的医学评估为前提，在排除躯体疾病的前提下展开。评估的方法主要包括临床访谈、问卷调查以及人格评估 3 个主要环节。

一、躯体形式障碍诊断标准

躯体形式障碍是一种以持久地担心或相信各种躯体症状的优势观念为特征的神经症。患者因这些症状反复就医，各种医学检查阴性和医师的解释，均不能打消其疑虑。即使有时存在某种躯体障碍也不能解释所诉症状的性质、程度，经常伴有焦虑或抑郁情绪。尽管症状的发生和持续与不愉快的生活事件、困难或冲突密切相关，但患者常否认心理因素的存在。本障碍男女均有，为慢性波动性病程。

躯体形式障碍包含很多亚型，在 DSM-Ⅳ和 ICD-10 中只列举了各亚型的诊断标准，没有躯体形式障碍的类诊断标准，这里综合 DSM-Ⅳ、ICD-10 和 CCMD-3 诊断提出类诊断标准供参考，并重点介绍 DSM-Ⅳ有关亚型诊断标准。

(一)躯体形式障碍

1.症状标准

以与躯体病理改变不相称的躯体主诉为主要表现，符合下列一项症状表现形式。

(1)以一种或多种躯体症状为主诉。

(2)以一或多种随意运动或感觉功能障碍为主诉。

(3)以一或多个解剖部位的疼痛为主诉。

(4)全神贯注于害怕患严重疾病或相信已患某种严重疾病。

(5)全神贯注于自己想象的外貌缺点。

2.严重标准

(1)症状缺乏相应的躯体病理基础，或与躯体病理显著不相称；

(2)反复就医或要求医学检查，检查结果阴性和医师合理解释不能打消其疑虑。

(3)症状或缺损引起具有临床意义的苦恼或者社交、职业或其他重要功能的损害。

3.病程标准

符合症状标准和严重标准达到 3 个月以上。

4.排除标准

障碍不能用其他精神障碍(焦虑障碍、强迫症、抑郁障碍、精神分裂症、偏执性精神病)和躯体疾病(神经系统疾病、心血管系统疾病、泌尿生殖和消化系统疾病)解释；症状或缺损不是有意制造的或假装的；本障碍有时合并存在某种躯体障碍，必须注意以免漏诊。

(二)躯体症状性障碍

(1)患者30岁前有多种躯体不适的主诉,这种情况持续多年,并导致持续的求医行为或者社会、职业,以及其他重要功能的明显受损。

(2)符合下列所有标准,在障碍的持续过程中,患者的症状可能出现于任何时候。①4种疼痛症状:至少在4个不同部位或功能中存在疼痛(如头部、腹部、背部、关节、四肢、胸部、直肠、月经时、性交时、排尿时)。②2种胃肠道症状:除疼痛外,至少存在3种胃肠道症状(如恶心、胃胀、非孕期呕吐、腹泻或者食物过敏)。③1种性功能症状:除疼痛外,至少存在一种性或生殖方面的症状(如性冷淡、勃起障碍或早泄、月经不调、经血过多、孕期持续性呕吐)。④1种假性神经系统症状:除疼痛外,至少存在一种假性神经症状(转换性症状,例如协调和平衡能力受损、瘫痪或定向障碍、吞咽困难或咽部肿块、失声、尿潴留、幻觉、触觉或痛觉丧失、复视、失明、失聪、癫痫;解离性症状,例如失忆;或者非虚弱导致的意识丧失)。

(3)符合下列标准之一:①经适当调查研究以后,患者的症状不能完全用已知的躯体情况或物质(例如,成瘾药物、处方药物)的直接效应来解释。②如果存在有关的躯体情况,躯体诉述或所导致的社交或职业的损害超过从病史、体检或实验室发现来预期的程度。

(4)这些症状不是有意制造的或假装的(如在做作性障碍或诈病时那样)。

(三)未分化的躯体症状性障碍

(1)一种或多种躯体诉述(例如,疲倦、食欲缺乏、胃肠道或泌尿系统的主诉)。

(2)符合下列标准之一:①经适当调查研究以后,症状不能完全用已知的躯体情况或物质(例如,成瘾药物,处方药物)直接效应来解释。②如果存在有关的躯体情况,躯体诉述或所导致的社交或职业的损害超过从病史、体检或实验室发现来预期程度。

(3)症状引起具有临床意义的苦恼或者社交、职业或其他重要功能的损害。

(4)障碍持续时间至少6个月。

(5)障碍不能用其他精神障碍(例如,其他躯体形式障碍、性功能失调、心境障碍、焦虑障碍、睡眠障碍、精神病性障碍)来解释。

(6)这些症状不是有意制造的或假装的(如在做作性障碍或诈病时那样)。

(四)转化障碍

(1)有一或多种随意运动或感觉功能障碍,并提示为神经系统或其他躯体情况的症状或缺损。

(2)症状或缺损出现或恶化以前有心理冲突或其他应激因素,可以判断心理因素与这些症状或缺损有关。

(3)这些症状或缺损不是有意制造的或假装的(如在做作性障碍或诈病时那样)。

(4)经适当调查研究以后,这些症状或缺损不能完全用已知的躯体情况、物质直接效应或文化认可的行为或体验来解释。

(5)这些症状或缺损引起具有临床意义的苦恼或者社交、职业或其他重要功能的损害,或者成为到综合科诊查的理由。

(6)这些症状或缺损不限于疼痛或性功能失调,不是发生于躯体症状性障碍的病程中,也不能用其他精神障碍来解释。

(五)疼痛障碍

(1)一个或多个解剖部位的疼痛成为临床表现的焦点,并且严重到成为临床注意的理由。

(2)疼痛引起具有临床意义的苦恼或者社交、职业或其他重要功能的损害。

(3)可以判断心理因素对疼痛的开始、严重程度、恶化或维持起着重要的作用。

(4)症状或缺损不是有意制造的或假装的(如在做作性障碍或诈病时那样)。

(5)疼痛不能用心境障碍、焦虑障碍或精神病性障碍来解释,也不符合性交疼痛的诊断标准。

(六)疑病症

(1)患者基于自己对躯体症状的误解,全神贯注于害怕患严重疾病或相信已患某种严重疾病。

(2)虽然经过适当的医学评估与保证,仍持续有上述症状。

(3)(1)项信念尚未达到妄想的强度(如在躯体妄想型妄想性障碍时那样),也不局限于对自己外貌的关切(如在躯体变形障碍时那样)。

(4)症状引起具有临床意义的苦恼或者社交、职业或其他重要功能的损害。

(5)障碍持续时间至少 6 个月。

(6)障碍不能用广泛焦虑障碍、强迫症、疼痛障碍、重性抑郁发作、离别性焦虑障碍、其他躯体形式障碍来解释。

自知力不全,在目前发作中的大部分时间,患者不能认识担心患严重疾病是过分的或不合情理的。

(七)躯体变形障碍

(1)全神贯注于自己想象的外貌缺点。即使确实存在轻微的躯体异常,但患者的关切显然是过分了。

(2)症状引起具有临床意义的苦恼或者社交、职业或其他重要功能的损害。

(3)障碍不能用其他精神障碍(例如,神经性厌食患者对自己的体形不满意)来解释。

二、临床访谈

临床访谈可能是心理临床活动中应用最多的一种方法。它主要采用面对面的方法,通过与患者的谈话,收集必要的心理临床资料,进而为诊断以及心理咨询与治疗提供依据。虽然当代已经有了许多可以替代面对面的工具,如互联网,可视电话等,但大多数临床家仍然认为,面对面的临床访谈才可能了解一个真实的人。临床访谈一般分为结构化访谈、半结构化访谈与非结构化访谈 3 类。3 类方法在临床访谈中互为补充,各自发挥着不同的功能。一般来说,临床访谈的初期,以结构化访谈为核心,以迅速确定问题;后期逐步过渡到非结构化访谈,以丰富、验证结构化访谈所得出的结论。

(一)结构化访谈

结构化访谈主要是依据预定的访谈提纲展开的访谈活动。这类访谈提纲主要依据诊断标准制定,以寻找患者身上可能存在的躯体形式障碍的症状为主要目的。其最终的目标是要为作出诊断提供必要的支持。当前应用得较为广泛的躯体形式障碍访谈包括 DSM-Ⅳ的结构化临床访谈(SCID),躯体形式障碍问卷和复合性国际诊断访谈表(CIDI)等。这些访谈表的内容涵盖了躯体形式障碍主要的诊断标准。

(二)半结构与非结构化访谈

躯体形式障碍患者大多存在人格缺陷;其心理对躯体症状的影响较大。因此,对躯体形式障碍患者的临床访谈尤其需要关注其生活中的细节。询问的具体内容包括详细的躯体和心理问题发展史。躯体形式障碍可能很复杂并持续多年。我们现在知道这种障碍通常始于儿童青少年期，所以对可疑患者的问题需要追溯到过去许多年前。一些典型的主题包括早年及最近的生活经验、应激源、药物和物质使用历史，他人对其躯体抱怨的反应，认知扭曲，日常功能冲突，以及那些起初认为是躯体问题的患者寻求心理治疗的动机等。

(三)其他需要注意的问题

1.建立良好关系

关系是临床访谈成功的关键，特别对于躯体形式障碍这种带有明显的心理问题躯体化的患者来说更是这样。

2.承认、接受患者的抱怨

躯体形式障碍患者往往否认其心理冲突与症状间的联系。在访谈过程中，需要承认、接受患者的各种抱怨，接受其症状的真实性，以及对其日常生活的影响。这样能够增加患者被理解、被接受的感觉。

3.避免说服患者承认其症状的心理原因

虽然医师可能已经有自己的判断，但对于患者来说，接受其心理问题的躯体化还是需要一个漫长的时间的。因此，在访谈过程中不能急于试图去对患者进行干预。

4.尽量广泛地讨论各种主题，而不只限于症状本身

对症状的过度关注是躯体形式障碍患者的一大特点。广泛地讨论其他主题一方面有助于推动患者将注意力向其他方面转移，减少对症状的关注；另一方面，亦有助于获得患者各方面的心理特点的相关信息。

5.保持与患者的共情，但在行为上设立界线

躯体形式障碍患者对情感有多方面需求，医师的共情往往容易让患者产生移情，因此，设立行为边界将有助于保证收集信息的准确性；同时保护医患双方的基本权益。

三、问卷调查

由于时间与谈话过程所限，筛查问卷亦在躯体形式障碍的评估中得到广泛运用。问卷可以弥补临床访谈可能存在的信息不完整，以及获得更可靠的诊断依据。临床常用的标准化问卷包括：康奈尔医学指数(CMI)、90 项症状清单(SCL-90)和躯体形式障碍筛查问卷(SOMS)等。躯体形式障碍筛查问卷(SOMS7)是临床上较为常用的一种。这一问卷涵盖了诊断标准，以及医学不能解释的躯体症状的测量。我国目前已经有修订版。该量表中文版共 56 个条目，分为男女共用 50 个条目，另加 1 条男性条目和 5 条女性条目。采用 5 级评分，从“根本没有”到非常严重分别计 0～4 分。量表条目参考了 DSM-Ⅳ、CCMD-3、ICD-10 三个主要的诊断体系中对躯体形式障碍的相关诊断标准。修订后的量表内部一致性系数达到 0.945，14 天后重测信度为：阳性项目数 0.869，总分 0.823，可用于筛查、评估严重程度及治疗效果。

四、人格评估

躯体形式障碍以及医学无法解释的躯体症状常常与人格缺陷或障碍相关。因此，人格评估也就成了评估的重要内容之一。临床上主要采用 MMPI 进行，以探索患者人格缺陷的特点、构成等。研究显示，这一问卷的疑病与健康状况分量表有助于将慢性疼痛患者从对照组区别开来。慢性疼痛障碍与患者焦虑、抑郁得分的升高相关。其他还发现，MMPI 还有助于筛查妇女中的

躯体形式障碍患者。

五、资料重组与确定治疗方案

心理评估主要还是基于症状学思路，要对躯体形式障碍患者展开心理治疗，还需要进行基于不同理论的心理评估。其目的在于制定特定的治疗方案。每种心理疗法都有其独特的信息整合方式。治疗方案的选择基于前期心理评估的结果，以特定治疗流派的理论对其进行整合，并获得进一步的资料。例如，按照精神分析疗法的观点，则患者既往经历、内部主要冲突、防御机制、阻抗、移情等内容都需要去深入了解；而认知治疗则需要去关注躯体形式障碍患者对其症状的病理性认知。不同的流派决定了不同的评估重点。

（姜翠梅）

第四节　躯体形式障碍的治疗

一、药物治疗

因为躯体形式障碍患者常与焦虑、抑郁共病，因此，在临床上常通过改善这两种主要症状来对躯体形式障碍进行治疗。最常用的药物包括选择性5-羟色胺再吸收抑制剂(SSRI)，例如艾司西酞普兰、氟西汀、氟伏沙明及帕罗西汀。这些药物有助于改善躯体形式障碍患者的焦虑与抑郁状态，同时亦有利于缓解疑病、对躯体的过分关注以及综合功能，特别对疼痛有较好的作用。抗抑郁剂能帮助减少疼痛障碍患者疼痛发作的次数。

二、心理治疗

躯体形式障碍与患者心理冲突密切相关，因此，心理治疗在躯体形式障碍的治疗中越来越受到重视，心理与药物治疗并举被认为是最为有效的方法。但心理治疗首先要突破的却是患者对心理因素与其症状联系的认可。大多数躯体形式障碍的患者并不希望得到精神卫生专业人员的帮助。在他们看来，医师将他们转介到精神科医师那里实际上是医师否认其躯体主诉，认为其问题完全来自精神的信号。这会使患者变得极为愤怒，甚至会使患者选择其他的医师。因此研究人员建议，帮助患者减少对其症状的消极关注，减少患者对心理、医学治疗团队的抗拒是心理治疗的第一步。由于躯体形式障碍患者更多出现于针对躯体疾病的医疗系统，而不是精神卫生的工作场所；并且，他们常常不认为自己的症状与心理有太多联系。由于患者“真实”的症状并没有太多可据依赖的生物学指标，但患者又不断求医，这常常会使医师感到挫败。而医师的不良情绪又会进一步破坏医患关系，强化患者的症状表现。从动力学角度来看，患者出现躯体症状是因为心理原因，而在求医的过程中，因为其心理需求未得到满足，因此，又会进一步强化患者用症状来表达其心理冲突的方式，这样就形成了一个循环。因此，内科医师有必要对这一障碍有足够的了解，以避免上述现象的发生。

如果没有恰当的治疗，躯体形式障碍患者的症状通常不会得到改善。一项为期4年的追踪研究发现，63%的转换性患者和92%的非器质性躯体障碍患者在4年后仍然患有这些障碍。有可能对非器质性躯体障碍患者来说,最简单的治疗方法就是:粗略的身体检查加上支持性谈话。虽然这样似乎并没有治疗障碍,但它有助于防止患者寻求更具伤害性的治疗,从而避免了由于不必要的手术或药物而可能使患者受到更大的伤害。

心理治疗在躯体形式障碍治疗中发挥着重要作用。其主要目的在于缓解情绪困扰和减少精神症状。因此,诸如放松训练、生物反馈、应激管理等方法都有助于减少患者的生理和情绪唤起。而一些特殊的感知觉训练、注意力训练程序则采用如分散注意力、催眠、环境改变等方式,致力于减少患者对躯体和其他心理困扰的过度关注。躯体形式障碍患者通常认为自己的疾病是躯体性的,倾向于综合医院寻求躯体治疗,要使他们接受心理治疗,心理治疗师须与临床医师密切合作。在医疗环境中提供心理治疗,患者可能更易接受。根据不同的理论观点,躯体形式障碍治疗的形式有多种。

(一)精神分析治疗

精神分析假定患者的症状是内心冲突的一种变形表达。弗洛伊德发现,如果癔症患者在催眠状态下被引导着毫不隐瞒地讲述了其儿童期以及现在的问题,那么,他们的症状就会在一定程度上得以缓解。按照这一思路,躯体形式障碍亦被认为是患者内心冲突的某种无意识的转换。只要解决了患者的潜意识冲突,患者的症状自然会改变。因此,在精神分析治疗家看来,如果能够帮助患者意识到其内心的冲突,并将其上升到意识层面,其理智就能够帮助他们选择更恰当的方式来处理焦虑。那些源自儿童其创伤的焦虑,在患者成人的理智与能力水平下是完全可能获得解决的。因此,症状只是患者儿童期无法解决的焦虑事件的某种记忆或习惯,当能够意识到这一切的时候,患者会发现,在他们成长过程中所习得的各种认知技能已经完全能够使自己恰当地处理那些问题,而不至引起强烈的焦虑。例如,婴儿期母亲的暂时离开会让婴儿感到近似于死亡的焦虑,部分儿童就会出现类似于躯体形式障碍患者的症状,虽然没有器质性问题,但却表现出了相应的症状,从而能够让母亲更经常能够待在自己身边;但在我们成人后,我们却会发现,一方面是没有必要对这种暂时的离开过度担心,因为母亲总会回来的;另一方面,我们也可以用其他更好的方式,例如让母亲高兴,来让母亲更经常待在我们身边。因此,从理论上看,精神分析认为,当患者的冲突意识化后,躯体症状就变得没有必要了。此时,用于防御这些焦虑的心理能量也就能够从症状转换到生活中更有意义的方面了,患者的生活质量亦会相应提高。

在临床治疗中,精神分析强调揭示患者内心的冲突来缓解或消除症状。在他们看来,治疗师引导患者释放了被压抑的想法和记忆,把这部分被禁止的想法和记忆带入到意识层面后,患者的症状就会慢慢消退。从前与症状联系在一起的以维持症状的心理能量就能够自由地寻找更积极的结果了。由于精神分析治疗主要是通过医患互动的过程实现的,因此,缺乏清晰的治疗流程,更多的是通过患者与治疗师之间的关系流动而完成的。在这里,我们仅列出一个治疗流程供参考。

1.建立良好的咨询关系

精神分析的治疗首先是从咨询关系的建立开始的。良好的关系是精神分析治疗的前提。一个好的精神分析治疗在复演母亲养育子女的过程。所有让患者改变的前提是能够让患者感到安全与温暖,就像每个人的成长都是在母亲的温暖中进行的一样。因此,治疗关系是精神分析治疗的核心。特别对于躯体形式障碍的治疗更是这样。从某种意义上说,躯体症状的出现其实体现着患者无法用正常的方式获得母亲的爱。因此,足够稳定的咨询关系是躯体形式障碍的精神分析治疗获得成功的关键。

2.移情与反移情分析

随着关系的建立，治疗师与患者的互动将会让患者内心冲突呈现于治疗进程中。患者会很自然地通过症状来表达其内心感受，因此，从动力学角度来看，患者拒绝精神卫生工作人员的工作，体现着患者不相信自己的言语能够获得“重要人物”的重视，而只有通过症状才能得到自己希望得到的东西。承认自己的问题源自精神问题，也就意味着患者需要彻底改变其情绪表达的习惯。就像任何一种习惯一样，改变是困难的。如果没有足够安全的保证或感觉，大多数人都难于去尝试新方式。患者在治疗室中继续以症状的方式表达情绪，通过移情展示其日常的人际模式。治疗师则需要在此过程中，通过揭示患者的无意识冲突，帮助患者将其意识化。一旦内容意识化，患者也就没有必要维持其症状了。

(二)认知行为治疗

近期报道显示，把认知治疗和行为治疗结合起来可以更有效地帮助疑病症患者。认知行为治疗已经被证明对疼痛障碍、非器质性躯体障碍和躯体变形障碍有效。认知取向的治疗家认为，躯体形式障碍患者有一种将正常的身体感觉或轻微症状“灾难化”的认知风格。他们常常把一些小问题夸大成为严重的健康问题。例如疑病患者更倾向于拥有更多对疾病的错误观念；而躯体症状性障碍患者也更容易体验到消极情绪。这些消极情绪和情绪表达上的困难结合起来，就容易出现躯体症状性障碍的各种症状。因此，认知治疗师强调通过认知重建来改变患者的自动思维、对躯体反应的扭曲，以及对正常躯体感觉的不合理归因。由于患者常存在焦虑，因此，鼓励患者去检查那些错误的认知，并与自己的这些想法挑战，并更现实地考虑问题成为治疗的核心。就治疗来看，大致可以包括以下几个步骤。

1.评估

初期接触患者时，在充分掌握其症状情况的同时，需要在接受患者症状对其生活的负面影响的同时，对患者的症状作出解释。肯定其疾病不是单纯的心理因素，但保证不是会导致死亡的疾病。以逐步让患者接受其症状与心理有关的事实。临床研究显示，“保证”在一些疑病症的病例中可能会有效。虽然理论上讲，医师的保证并不能对患者的症状改善有所帮助，即使有，也是暂时的。然而，这有可能是因为医师无法持续与患者保持支持关系所致。因为，缺少关注往往是患者症状存在的原因。出于专业所限，内科医师难于对患者的精神诉求给予过多的关注，而精神卫生专业人员则不同，他们更有可能用更多的时间与精神力去关注患者症状背后的心理诉求。

2.消除患者对症状的偏执

由于躯体形式障碍患者往往坚信自己症状的存在，并会因此而形成一些其他信念，如坚信自己的疾病已经非常严重，需要静养等。因此，通过与患者对症状及相关问题进行讨论，尽量转移其对症状的过度关注，减少对躯体微小变化的不断检查，将症状限制在一定的范围内。另一方面，在讨论过程中，治疗师需要鼓励患者讲出自己的疑虑和想法，与患者一起讨论导致症状的其他可能原因(例如心理、社会)，并提出可能的替代性解释。通过这种方式，逐步消除患者对症状的偏执。

3.分析应激因素与症状的关系

各种应激因素都可能导致患者躯体症状的加重。因此，在帮助患者接受心理因素亦对其症状有作用的前提下，尚需要帮助患者理解日常应激与其症状表现、变化的关系。因此，需要引导患者领悟其面临应激时特有的反应模式，以及习惯化的处理方式。进而推动患者学习更多样化的应对方式。虽然在治疗期间可能无法完全改变患者面对一些突发事件时，仍然会存在固有的行为模式，但这些策略的学习会给患者更多的选择，也为患者的改变提供了可能性。

4.检验与分析患者的负性信念

躯体形式障碍患者往往持有一些对症状的不合理信念。他们往往会习惯于夸大微小的躯体改变、对自身的症状进行灾难化推理、对自己的困难过度概括等。正是这些思维习惯导致其症状长期持续。因此，在治疗中，医师要鼓励患者说出自己的疑虑和想法，并帮助他们学习与自己这些负性信念进行辩论的技术。从而从根本上改变症状存在的基础。

5.改变回避性行为模式

行为是治疗的最终目标。治疗师需要在治疗过程中，不断鼓励患者通过澄清事实，面对现实，接受挑战等方式积极地处理问题；而减少医学检查、寻求医师保证等行为的频率，从而逐步改变其病理性的行为模式。

(三)其他治疗方法

1.支持性小组治疗

一项研究发现，与那些接受标准医学治疗的非器质性身体障碍患者相比，参加了8期小组治疗疗程的患者在治疗后1年的追踪期内报告的生理和心理健康都要更好一些。

2.稳定关系疗法

一种最被推荐的方法是建立稳定持续的医患关系。研究人员强烈建议内科医师与这些患者定期(每月或每两月)会面，并进行一些简短的医学检查。这种方法不仅能为患者提供持续的情感支持和医疗检查，同时，更为重要的是，帮助患者减少不必要其他的医学检查和治疗。那些感到未被理解的患者常常会更换医师，并做更多的医学检查(Allen 等，2002)。

3.行为治疗

行为治疗师强调撤销对患者疾病行为的强化与帮助患者建立更有效的应付技能会有助于躯体形式障碍患者的康复。Warwick 和 Marks(1988)在一项案例报道中采用消退技术进行的治疗。当患者试图从治疗师那里获得安慰时，他们将一无所获；他们的家人也得到指示，不再给患者提供任何安慰。5年后，一半仍保持联系的患者摆脱了疾病。

(姜翠梅)

第十二章

心理生理障碍

第一节 进食障碍

进食障碍是一种以进食行为异常为主要表现的精神障碍，主要包括神经性厌食、神经性贪食、神经性呕吐及非典型进食障碍。

一、神经性厌食

神经性厌食(anorexia nervosa，AN)是一种多见于青少年女性的进食行为异常，特征是故意限制饮食或采取过度运动、引吐、导泻等方法减轻体重，使体重降至明显低于正常的标准。常有营养不良、代谢和内分泌紊乱。

(一)流行病学特点

国外研究资料报道一般人群中发病率为1%左右，在女性中发病率为0.9%～1.2%，在男性为0.3%。90%～95%的患者为女性，男女性患者的临床表现相似。发病高峰年龄为13～14岁及17～18岁。30岁后起病罕见。一般青春期前起病者症状较严重，青春期起病者预后较青春前期和成年期起病的预后好。发达国家发病率较高。

(二)病因与发病机制

神经性厌食病因与发病机制不明，是综合因素作用的结果，与生物学因素、心理因素和社会文化因素有关。

1.生物学因素

(1)双生子研究发现基因对神经性厌食有显著影响。共患率：单卵双生子为65%；双卵双生子为32%；女性同胞6%～10%。

(2)家系研究发现进食障碍的生物学亲属中神经性厌食的患病风险增高，在女性亲属的患病相对危险度为11.4。

(3)基因研究：多基因研究提出初步的证据认为染色体1p上有易感位点。

(4)神经生化：饥饿本身可导致下丘脑及代谢的改变；神经性厌食状与去甲肾上腺素、5-HT、多巴胺、阿片样神经递质的改变有关，也与神经调质如促肾上腺皮质激素释放素的变化有关；在一定条件下，下丘脑的肾上腺素和5-HT水平与食欲下降有关，而去甲肾上腺素刺激进食；神经性厌食女性的存在 5-HT 水平调节障碍，并且病情恢复后仍持续存在，提示 5-HT 递质与发病有关；另外，神经性厌食患者对高卡路里食物异常的喜好也在病情恢复后持续存在。

2.心理因素

人格因素：压抑情绪、追求完美、刻板的性格特点是发病的危险因素。

3.社会文化因素

神经性厌食女性发病率远高于男性，性成熟时（月经初潮、青春期）发病率升高。因此研究认为，社会给予女性更多的关于苗条的压力，苗条被描述为成功和美丽必备的条件。另外，传统社会希望女孩成人后表现出作为“女性”的价值，如：照顾别人、注重关系、互相依赖。而男孩则被训练为独立、自主。现代社会使女性的角色转向独立和自主，因而一些女性会产生角色的困惑。而神经性厌食可能是这些压力综合作用的结果。

4.高危人群

从事某些注重外表和体重的职业，如芭蕾舞演员、长跑运动员、体操运动员、滑冰运动员及时装模特。患某些慢性疾病的女性如胆囊纤维化、糖尿病及患心境障碍，尤其是抑郁症者。追求高成就感的职业女性和同性恋男性。

（三）临床表现

1.精神症状

恐惧发胖和对体形的过度关注是临床的核心症状。多数患者存在体像障碍，即已经十分消瘦仍认为自己胖或某些部位胖、过大。患者常采取过度运动，进食后诱吐、导泻或减肥药等方式来避免体重的增加。继而有意限制饮食。对食物的选择严格，仅进食自己认为不会发胖的食物。患者进食缓慢，有时嚼而不咽，或剩下部分食物。少数患者有偷窃食物、储藏食物、强迫他人进食、暴食等行为。常伴情绪低落、易怒冲动、焦虑、强迫症状、情绪不稳。

患者常共病心境恶劣、抑郁症、焦虑障碍、物质滥用。神经性厌食共患者格障碍常表现为强迫、人际关系不安全感、完美主义、对负性情绪不能承受、刻板地控制冲动、自我认同模糊、好争、责任感强和内疚。有暴食症状的患者还可出现冲动、自伤行为。患者通常在情感、性成熟、分离个性的问题上存在困惑，害怕被控制。

2.躯体症状

患者通常看起来比实际年龄小，但慢性者可显得老于实际年龄。患者通常瘦弱、乳房萎缩，贫血、皮肤干燥发黄（高胡萝卜素血症）、脱发、毛发和指甲变脆、细柔的胎毛样体毛、水肿。神经性厌食常伴有畏寒、头晕、便秘、腹部不适感；有暴食/清除症状的患者还可出现龋齿、指间关节处的皮肤硬皮化。患者尽管营养不良却活动增多，若出现昏睡则提示可能出现水电解质紊乱、脱水、心血管损害或严重的抑郁。

3.并发症

（1）心血管并发症：明显的心动过缓（30～40 次/分）、心电图改变（心电低电压、T 波倒置、ST-T 改变、心律不齐）。其中 Q-T 延长、心肌损害和继发于水、电解质紊乱的心律失常可致死。

（2）内分泌并发症：停经（饥饿导致的性激素水平下降）；甲状腺功能下降、生长激素分泌下降（胰岛素样生长因子）、血清瘦素水平下降。激素水平在体重恢复后可以回到正常。多尿（垂体后叶素分泌异常）。

（3）骨骼系统：骨骼系统的改变与内分泌变化有关，大多数女性患者出现某些部位的骨密度下降，导致骨质减少或骨质疏松。体重恢复后骨密度可升高，但骨质减少常持续存在。

(4)消化道并发症:便秘、胃动力下降、胃排空延迟常见,胰腺炎也可发生。

(5)神经系统:脑灰质容积减少、脑室扩大、脑沟增宽,皮层萎缩(假性萎缩),体重恢复后可纠正。

(6)血液系统:贫血、白细胞减少症、血小板减少症。体重回升后可恢复。

(7)生育:不孕、早产及其他产科问题。

4.实验室检查

(1)全血细胞检查:Hb可由于脱水而升高,可见白细胞减少、血小板减少。

(2)肾功能和电解质:尿素氮和肌酐升高(脱水导致)低钠血症(过量水摄入或神经性尿崩症,约40%患者出现,可使用垂体加压素治疗,体重回升后可逆),低钾低氯(呕吐,饥饿致)。

(3)血糖:低血糖症(长期饥饿和糖原储备底下所致)。

(4)甲状腺功能:rT_3 升高,T_3/T_4 低(不需要激素替代治疗,体重回升后可恢复)。

(5)清蛋白/总蛋白:通常正常。

(6)内分泌:高氢化可的松血症、生长激素水平升高、促性腺激素释放激素水平升高、性激素水平下降。

(四)病程及预后

本病为慢性易复发性病程。少于1/2的患者完全康复,1/3部分改善,1/5迁延不愈。其中完全康复的患者中,1/3可能复发。若起病早期获得住院治疗,则3/4的患者可以康复,平均达到康复的时间是5年,提示早期治疗的患者预后好。

对预后有利的因素有病程短、治疗时体重相对较高、症状不典型(无认识症状如过分担心体重或体像障碍)。

神经性厌食是精神障碍中死亡率最高的疾病,国外报道死亡率是每车0.56%,是一般女性的12倍,自杀率也增高。长期随访研究报道女患者的死亡率是7.4%,4/10的死亡是由于自杀。死亡的预测因素有严重低钠血症、治疗时低体重、社会功能受损、病程长、暴食及清除行为、共病物质滥用及心境障碍。除自杀外,常见的死因是营养不良和心脏衰竭。

(五)诊断与鉴别诊断

1.神经性厌食诊断的主要依据

(1)有意限制进食或通过过度运动、诱吐、导泻、服药等方法减轻体重。

(2)担心发胖,即便已经很消瘦仍认为自己太胖。

(3)体重减轻标准的15%以上或Quetelet体重指数小于17.5。

(4)女性闭经(连续3个月未行经,或只在服用激素后月经来潮),男性性功能低下或性器官发育呈幼稚型。

(5)除外由躯体疾病所致的体重减轻。

(6)除外厌食是由精神症状继发引起。

2.神经性厌食分型

(1)局限型:在当前的神经性厌食发作中,没有定期地暴食或清除行为(如呕吐、滥用泻药、利尿剂、灌肠剂)。

(2)暴食/清除型:在当前的神经性厌食发作中,有定期地暴食或清除行为(如呕吐、滥用泻药、利尿剂、灌肠剂)。

大部分神经性厌食患者有暴食/清除行为,50%的患者诊断由局限型转为暴食/清除型,尤其在病程最初的5年内。

3.鉴别诊断

首先必须与由躯体疾病引起的消瘦相鉴别。如糖尿病、甲状腺功能疾病、大肠炎性疾病、胃酸异常疾病、Addison病、肠动力障碍如(失迟缓症)及大脑肿瘤,通过详细了解病史,详细认真的体格检查以及实验室检查不难区别。另外,精神障碍中转换障碍、精神分裂症、心境障碍也可以出现体重下降、暴食及清除行为,详细的精神检查也有利于鉴别。

(六)治疗

大部分患者因长期节食而导致营养不良、躯体状态欠佳等许多问题,应帮助其尽快恢复。必要时需住院治疗。

一般原则有以下几种。

1.治疗选择

多数患者可在门诊治疗,住院治疗的标准:①患者的体重降低到危险水平。②体重下降迅速。③存在严重抑郁。④门诊治疗失败。

2.综合治疗效果更好

(1)药物治疗:高剂量5-HT再摄取阻断抗抑郁药物(SSRI)如氟伏沙明(尤其针对有对食物的强迫观念者)和5-HT及NE再摄取阻断抗抑郁药物(文拉法辛)有疗效;过去采用TCA及氯米帕明帮助增加体重。安非他酮由于可能引起患者抽搐而不建议用于治疗。临床有证据发现低剂量的非典型抗精神病药物有一定疗效,没有充足的证据证明非典型抗精神病药物治疗进食障碍的利弊。单纯药物治疗效果欠佳。

(2)心理治疗:CBT治疗、家庭治疗、人际关系治疗(IPT)。

(3)教育:营养学方面的教育。

3.可能需要强制住院

强制性治疗用于厌食症目前在伦理学上有争议,只在存在躯体危险时作为最后的手段。

4.恢复进食需注意的问题

(1)纠正水、电解质紊乱,并在恢复进食后第一周内每3天复查,之后每周复查。

(2)缓慢增加热量的摄入,体重每周增加0.5~1.0 kg为宜。

(3)规律监测是否出现心动过缓或水肿。

二、神经性贪食

神经性贪食(bulimia nervosa,BN)是反复发作和不可抗拒的摄食欲望及暴食行为,进食后常采取引吐、导泻、利尿、禁食或过度运动等方法以消除暴食后发胖的一种进食障碍。可与神经性厌食交替出现。年轻女性患病率为1%~3%。

(一)流行病学特点

国外资料报道终身患病率为1.0%~4.2%(美国APA,2000),90%~95%患者为女性。典型起病年龄是青少年后期及成年早期,晚于神经性厌食。

(二)病因与发病机制

神经性贪食本病病因与发病机制不明,是综合因素作用的结果,与生物学因素、心理因素和社会文化因素有关。

1.生物学因素

(1)双生子研究中单卵双生子发病较双卵双生子发病增高,遗传的可能性为 31%~83%。

(2)家系研究中,神经性贪食一级亲属进食障碍的发病高于对照者。

(3)基因方面,初步的研究发现染色体 10p 与神经性贪食的发病有关。

(4)神经生化:5-HT 在食欲、饱腹感、食物选择、进食方式有重要作用,在神经性贪食的患者,诱导进食的神经肽 Y 和肽 YY 水平升高;缩胆囊素与饱腹感和停止进食有关,在某些患者水平下降。

2.心理因素

适应困难,心理冲突,处理应激的能力差。

3.社会文化及家庭因素

完美主义、审美观的不同,家庭矛盾冲突。

(三)临床表现

1.精神症状

以频繁的失去控制的暴食发作为主要特征。患者有不可抗拒的进食欲望及食量大,进食速度快。常因腹胀疼痛才停止进食。食后因担心发胖常诱发呕吐。严重的可边吃边吐。也常采取导泻、利尿、减肥药或过度活动等方式手段来避免体重的增加。这种暴食行为常偷偷进行,患者可为此感到害羞、厌恶或内疚,常伴有情绪障碍如愤怒、焦虑、抑郁等,有的为此产生自杀观念或行动。

2.躯体症状

患者可在正常体重,也有些患者过重或者肥胖。患者可能有外周水肿、胃胀气、虚弱、疲劳和口腔科问题,在国外常由口腔科医师最早发现。由于自行诱导呕吐,患者常出现手背皮肤肿紫或结茧。

3.并发症

并发症最常由清除行为导致,也可继发于营养不良和贪食。

(1)心血管系统:低血钾症、心律失常、肌肉虚弱、手足抽搐、代谢性碱中毒(继发于呕吐或腹泻)骨骼肌结缔组织病和心肌病(继发与催吐药)。

(2)消化系统:食管炎、胸痛、消化不良、胃食管反流症、食管破裂、食管裂孔疝、巴雷特氏食管(继发于呕吐),肠易激综合征、结肠黑色素沉着病、弛缓性或泻药性结肠炎(继发于滥用泻药)。

(3)口腔/牙:釉质损害、牙龈萎缩、腮腺肿胀、唾液腺增生、血清淀粉酶增高。

(4)生殖系统:不孕、自发性流产、剖宫产、出生低体重、产后抑郁。

(四)病程和预后

症状可迁延数年呈慢性病程,发作期间食欲可正常,体重多数正常。总体预后较神经性厌食好。接受治疗的患者半数以上可有好的缓解,少数患者迁延不愈。约 1/3 的康复患者复发。预后不良的因素包括病程长、既往治疗失败、共病物质滥用、B 型性格。

死亡率较神经性厌食低,研究资料不多,有研究认为在 0.3%左右。

(五)诊断与鉴别诊断

1.诊断依据

(1)持续或发作性的难以控制的进食欲望和行为,短时间内(2 小时)摄入大量食物。

(2)有担心发胖的恐惧心理。

(3)常采用诱吐、导泻、间歇禁食、利尿或减肥药来抵消暴食引起的发胖。

(4)发作性暴食每周至少 2 次,持续至少 3 个月。

(5)除外器质性病变及精神分裂症等所致或继发的暴食。

2.分型

(1)局限型:在当前的神经性厌食发作中,没有定期地暴食或清除行为(如呕吐、滥用泻药、利尿剂、灌肠剂)。

(2)暴食/清除型:在当前的神经性厌食发作中,有定期地暴食或清除行为(如呕吐、滥用泻药、利尿剂、灌肠剂)。

患者由神经性贪食转诊为神经性厌食的情况少见。当患者在神经性厌食的情况下发生暴食时,不单独诊断神经性贪食。

3.鉴别诊断

应当注意临床有很多情况表现类似神经性贪食。

(1)神经系统疾病可影响食欲和进食行为调节,包括大脑肿瘤(垂体或下丘脑)、颞叶癫痫的暴食症状、Kleine-Levin 或 Kluver-Bucy 综合征的暴食。

(2)胃肠道疾病:如吸收障碍、溃疡、肠炎。

(3)内分泌疾病:一些激素与营养不良和低代谢有关,如肾上腺疾病、糖尿病、垂体功能障碍、甲状腺功能亢进症。

(4)精神障碍:重症抑郁、边缘人格障碍。

(六)治疗

一般可采用门诊治疗,若存在低血钾、水电解质紊乱或有强烈的自杀观念和行为的患者则需住院治疗。一般原则有以下几种。

(1)多数患者可在门诊治疗。

(2)综合治疗效果更好。①药物治疗:美国 FDA 批准氟西汀 60 mg/d 用于贪食症治疗,抗抑郁药物治疗贪食症剂量高于治疗抑郁症,有研究认为各种抗抑郁药物疗效没有差别。除抗抑郁药物外,其他药物不推荐用于贪食症的治疗。药物治疗疗程大于 1 年。②心理治疗:CBT 治疗疗效可靠,其他治疗包括家庭治疗、IPT 治疗、自助小组治疗也可能有效。③教育:营养学方面的教育。

(3)可能需要强制住院。

三、心因性呕吐

心因性呕吐又称神经性呕吐是一组以自发或故意诱发反复呕吐为特征的精神障碍,呕吐物为刚刚进食的食物。多不伴有其他的症状,呕吐常与心理社会因素有关,无器质性病变,无明显的体重减轻。

临床表现为通常在进食后无恶心及不适的情况下喷射性呕吐,不影响食欲,吐后可再食。多在情绪紧张或不畅的情况时发生。由于患者无明显的减轻体重的想法,吐后往往再食,因此身体状况多良好。

心因性呕吐的诊断标准(CCMD-3)。①自发或故意诱发反复发生与进食后的呕吐,呕吐物为刚刚进食的食物。②体重减轻不显著(体重保持在正常体重的 80%以上)。③可有害怕发胖或减轻体重的想法。④这种呕吐几乎每天发生,并且至少持续 1 个月。⑤排除躯体疾病导致的呕吐，及癔症或神经症等。

通常止呕药作用有限，行为治疗有一定疗效。此外，小剂量的舒必利治疗有效。抗抑郁剂、抗焦虑药物对缓解精神症状有一定帮助。

四、非典型进食障碍

非典型进食障碍(eating disorder not specific，EDNOS)在临床更为常见，患者表现类似神经性厌食或暴食症状但不符合神经性厌食和神经性贪食的诊断标准(如未闭经或贪食/清除行为频率不符合标准)。有些患者不停咀嚼且吐出，有些患者夜间进食。DSM-Ⅳ-TR 关于这类障碍的诊断标准如下。

(1)符合神经性厌食除闭经外所有标准的女性患者。

(2)除体重明显下降外，符合神经性厌食所有诊断标准，患者当前可以处于正常范围体重。

(3)符合神经性贪食所有的诊断标准，除外：贪食或清除行为少于 2 次/周，或者病程少于 3 个月。

(4)正常体重的患者，进食少量食物后经常使用不适当的补偿方法。

(5)反复地咀嚼和吐出大量食物，但不吞咽。

(6)贪吃症：经常进食大量食物，但缺乏神经性贪食常见的不适当补偿行为。

(付　琳)

第二节　排泄障碍

排泄障碍包括不恰当的泌尿或者粪便排泄，通常会在童年或者青春期被首次诊断。这个类别的障碍包括遗尿症和遗粪症，即反复在不适宜的地方，无意或有意地排尿和排便。虽然这两种疾病诊断有最低年龄要求，但这些都是基于发展年龄而不是依靠实足年龄。这些障碍通常单独发生。

一、遗尿症

遗尿症是在膀胱功能成熟年龄以后的，无法用医学原因阐述的持续性遗尿。

(一)诊断条件

(1)不论是故意的还是无意的，经常在床上或者衣服上排尿。

(2)这个行为的显著临床表现为一周至少两次，至少连续 3 个月或临床意义存在苦恼或对社会、学术(职业)或其他重要功能方面存在障碍。

(3)至少为 5 岁(或同等的发育水平)。

(4)这个行为并不能归因于一种物质的生理效应(如利尿剂、抗精神病药物)或其他躯体疾病(如糖尿病、脊椎裂、癫痫)。

亚型：①夜间型，仅在夜间睡眠时排尿；②日间型，仅在觉醒时排尿；③混合型，兼有上述两种亚型的组合。

(二)功能诊断

遗尿症的本质特征是白天或晚上的在床上或是衣服上反复排尿(条件1)。

最常见的是不由自主的排尿,但偶尔会故意地。诊断遗尿的条件,其发生频率必须每周至少出现两次,至少连续3个月或必须在社会性、学业(职业)或其他重要功能方面引起明显的临床显著的痛苦或障碍(条件2)。

个人必须达到一个年龄(即,至少年龄5岁,或者儿童发展年龄延迟,心理年龄为5岁)(条件3)。

尿失禁不是由于物质的生理效应(例如利尿剂、抗精神病药物)或其他一般躯体疾病(如糖尿病、脊柱裂、癫痫)(条件4)。

(三)相关特征辅助诊断

在夜间遗尿的时候,排尿偶尔发生在快速动眼睡眠(REM),孩子可能会回忆起梦里有关撒尿的行为。在白天遗尿,孩子推迟排尿直到尿失禁的发生,有时是由于社交焦虑引起的不敢上厕所,或者全神贯注在学校或游戏活动中。遗尿时间通常发生在上学阶段的下午,可能与破坏性行为症状有关,遗尿通常会复发在适当的治疗后的相关感染。

(四)患病率

已报道的患病率变化很大,高达25%的儿童有偶发性夜间遗尿。超过5岁的儿童有显著遗尿的比例在男性为7%~10%,女性为7%。相关精神科诊断包括ADHD、焦虑障碍以及精神发育迟滞。

(五)发展进程

在未经治疗的情况下,遗尿症每年以10%~20%的比例临床缓解。将近1%的成人有遗尿症。青少年期起病的遗尿症有更多的相关病理因素,且预后较差。遗尿症患者常常感到尴尬和愤怒。继发效应包括来自看护者的惩罚、被同伴嘲笑以及社会退缩。

(六)危险因素及预后分析

1.环境

遗尿症的诱发因素包括延迟或宽松的如厕训练和心理社会应激。

2.遗传和生理

遗尿和尿产生的正常昼夜节律的延迟相关,导致夜间多尿异常,或血管升压素受体敏感性变化,膀胱功能性容量减少、膀胱反应过度(不稳定膀胱综合征)。遗尿症可能是一种遗传性疾病。患遗尿症母亲的后代儿童得遗尿症的风险约高3.6倍,家长中存在尿失禁的孩子的遗尿症风险为10.1倍。夜间遗尿的风险大小和日间遗尿的风险相似。

3.文化相关的诊断问题

遗尿症在欧洲、非洲和亚洲以及美洲国家均有各种各样的案例报道。在不同国家之间,患病率是惊人的相似,并在不同国家的发展轨迹中发现有很大的相似性。在孤儿院和其他住宅单位的模式和环境中也有很高的遗尿率,可能和如厕训练有关。

4.性别相关的诊断问题

男性存在夜间遗尿症更为常见。而日间尿失禁则多见于女性。对于孩子患该症的风险,父亲的遗传风险高于母亲。

(七)鉴别诊断

神经源性膀胱或其他药物条件:遗尿的诊断应该排除神经源性膀胱或其他的药物条件,或导致多尿的存在或紧迫性(例如,未经治疗的糖尿病、尿崩症)或急性尿道感染。遗尿可能与抗精神病药物、利尿剂或其他可能导致尿失禁的药物有关。在这种情况下,不应该诊断,而应该称为药物不良反应。有近20%的日间遗尿症儿童被发现有泌尿系统异常、泌尿感染和癫痫,因此需要进行相关检查。

(八)治疗

行为和药物干预对遗尿症均有效。相比药物治疗,行为干预可能更为安全。最成功的常用行为干预手段是用一个简单的闹钟设置到夜间膀胱充盈的时间,或在最可能发生遗尿的时间,把患者唤醒。药物方面,丙咪嗪对遗尿症治疗有效,起始剂量为25 mg,每4～7天滴定到最大剂量5 mg/kg。大多数儿童在75～125 mg的范围内有反应,治疗期间必须定期心电图检查。考虑到遗尿症自发性缓解的发生率高,长期持续使用药物治疗并不恰当。

二、遗粪症

遗粪症是4岁以上或相同发育水平的儿童,无意或故意地将粪便重复排放于不恰当的地方。

(一)诊断条件

(1)无论是有意的还是无意的,反复在不恰当的地方(例如,衣服上、地板上)排便。

(2)发生频率至少为每月发生一次,持续至少3个月。

(3)年龄至少四岁(或同等的发育水平)。

(4)这种行为不能归因于是一种物质的生理反应(如泻药),或者其他的治疗条件,除非涉及了便秘的调节机制。

亚型:①伴便秘和溢出性失禁,在躯体检查或病史中有便秘的证据;②无便秘和溢出性失禁,在躯体检查或病史中无便秘的证据。

(二)功能诊断

遗粪症的本质特征是反复在不恰当的地方(例如衣服或地板)排便(条件1)。

经常不由自主地排便,有时也可是故意的。这类事件发生的概率必须为至少持续3个月,每月至少发生一次(条件2);患者的年龄至少4岁以上(或对于那些儿童发育延迟的,心理年龄必须4岁以上)(条件3)。

大便失禁不能归因于一种物质的生理效应(如泻药)或另一个治疗因素,除了通过一种途径是引起便秘的(条件4)。

便秘形成的可能的心理因素:如在特定地方产生排便的焦虑,为了减轻焦虑从而避免排便。排便的生理特征包括在用力排便收缩时伴随的紧张或矛盾的排便动力,但不是外括约肌和盆底肌松弛所导致的。

(三)相关功能的支持诊断

遗粪症的孩子经常感到羞愧。症状的持续、同龄人的排斥及抚养人的愤怒和惩罚会对孩子的自尊产生一定的作用和影响,造成孩子不由自主地试图清洁和隐藏粪便。当明显是故意所为时,则可能与对立违抗性障碍、品行障碍共病。很多遗粪症和慢性便秘的孩子也有遗尿症,这可能和在膀胱或输尿管的尿液反流相关,可能导致慢性尿路感染,其他症状可能随便秘治疗减少。

(四)患病率

遗粪症的患病率为1.5%～7.5%,男女比例为(3～4):1。研究提示,该症与患者家庭的较低社会经济地位有关。35%的遗粪症患者与其他精神障碍共病。相关疾病包括精神发育迟滞、强迫症、心境障碍等。

(五)发展历程

治疗1年后的治愈率为30%～50%,5年后的治愈率达到48%～75%。预后不良的指标包括夜间弄脏衣服或作为表达愤怒的一种方式,态度淡漠以及伴随行为问题。

(六)危险因素及预后分析

排便疼痛可导致便秘,周期性的抑制行为更可能导致大便失禁。使用某些药物(例如,抗惊厥药,镇咳药)可能会增加便秘和大便失禁。

(七)鉴别诊断

躯体疾病伴发的遗粪症一般不被诊断,除非这个疾病机制中包括便秘,但不能完全用疾病的严重程度来解释。遗粪症与其他躯体条件有关(例如,慢性腹泻、脊柱裂、肛门狭窄)时则不单独诊断。除了身体检查,胃肠造影(例如,腹部平片)可评估结肠内的粪便和气体保留信息。其他检查,如钡灌肠与肛门直肠X线检查,可用于帮助排除其他疾病,如先天性巨结肠。

(八)治疗

治疗方案由医学、行为及心理治疗所组成。向患者家庭介绍疾病症状、治疗方案以及病因学可以帮助缓解相关的心理压力,特别是服用泻药或灌肠的患者。同时,推荐食用高纤维食物及增加饮水量。建立一份"端坐时间表",让患者对照时间表进行排便联系,可以给予儿童患者奖励来强化这种行为。也可以根据患者个人自我评价或针对该症可能的病因实施家庭治疗。

(姜翠梅)

第三节　睡眠障碍

一、内源性睡眠障碍

内源性睡眠障碍主要是指源于躯体内部生理变化或病理异常的睡眠障碍。就某些内源性睡眠障碍而言,外在因素在促发或加重等方面也起着重要作用。内源性睡眠障碍包括一组不同的疾病,本节主要介绍原发性睡眠始发障碍与睡眠维持障碍(包括心理生理性失眠、主观性失眠、特发性失眠和不宁腿综合征)和原发性的睡眠觉醒障碍(发作性睡病、反复发作性过度睡眠、特发性过度睡眠)。本节未列出躯体疾病所引起的睡眠障碍,其治疗关键在于处理各种躯体疾病,而与精神障碍相关的睡眠障碍已阐述在其他各章节中,亦不再赘述。

(一)心理生理性失眠

心理生理性失眠是由于患者过分全神贯注于睡眠问题而引起的一种原发性失眠类型,亦称失眠症,患者表现为持续相当长时间地对睡眠的质和量不满意,因此产生忧虑或恐惧,并在心理上形成恶性循环,而使本症持续存在。本症至今尚缺乏确切的病因定论,可由任何原因引起的情绪冲突而诱发,也可因旅行时差或短期住院等因素引起。患者病前性格多有敏感、警觉性高、对健康要求过高、易激惹、急躁等特征。很多患者在出现心理生理性失眠之前其睡眠就处于"边缘状态",比如有些患者的失眠是由浅睡眠者发展而来。童年时代父母亲对于儿童睡眠质量过度关注也可能是日后的一种易感因素。一般人群终身患病率为10%～20%,该症少年儿童罕见,病发多始于青年(20～30 岁)，中年期后逐渐明显并发病增多，女性常见。

1.临床特点

(1)睡眠障碍：为本症主要症状，可为初级失眠(入睡困难)、中级失眠(睡眠浅，易醒)、末级失眠(早醒)，抑或多梦、无睡眠感、醒后不解乏等。上述症状可混合存在。

(2)主观性失眠：有些患者失眠仅为主观主诉，有时旁人见其打鼾，醒后仍称没有睡。可伴有焦虑、抑郁情绪。

(3)求治心切：希望迅速改善睡眠状况，主动求医，甚至自行服药或饮酒以借此提高睡眠质量。

(4)病程：至少 1 个月，并至少每周发生 3 次。

2.药物治疗

药物治疗是目前常用且已证实较为有效的治疗方法。但具体实施时，应根据失眠类型、伴发症状、药物半衰期、药物不良反应等综合考虑用药利弊，选择最低有效剂量。

(1)苯二氮䓬类药物(BZD)：本类药物的药理作用有抗激动、镇静、减轻焦虑、肌松弛和抗癫痫等。主要通过增强中枢 GABA 能突触的传递作用，从而加强 GABA 对中枢的抑制效果。本类药物的作用较广泛，在精神科临床主要用于改善睡眠及减轻焦虑，因此在本书的焦虑症中已作部分阐述。用于抗癫痫作用的主要是地西泮(尤用于癫痫大发作持续状态)及氯硝西泮(用于癫痫小发作及非大发作类型的癫痫发作)。

药物选择：根据失眠的类型选择不同类型苯二氮䓬类。根据半衰期($t_{1/2}$)长短将苯二氮䓬类分为长效(>24 小时)、中效(6～24 小时)和短效(<6 小时)三类。①对于入睡困难、惊醒后难以再入睡者，宜选用短效或中效苯二氮䓬类。短效苯二氮䓬类有三唑仑，帮助睡眠的日剂量为 0.25～0.5 mg，临睡前口服，应从 0.125 mg 开始使用，必要时逐渐增加剂量，该药因存在导致滥用或记忆障碍可能，目前已归类于管制性的Ⅱ类精神药物，同时对伴有抑郁症状的患者应慎用。中效苯二氮䓬类有劳拉西泮、艾司唑仑和阿普唑仑，使用日剂量依次为 1～2 mg、1～2 mg、0.4～0.8 mg，临睡前口服，亦应从小剂量开始使用，酌情增加剂量。②对于睡眠维持困难或早醒者，宜选用中效或长效苯二氮䓬类。中效苯二氮䓬类的种类及用法参见上述，长效苯二氮䓬类有氯硝西泮、氟西泮，日剂量依次为 2～4 mg、15～30 mg，临睡前口服。

滥用及依赖：目前临床上(包括精神科与非精神科)苯二氮䓬类滥用现象已比较普遍，表现在：①对失眠原因不加分析，而随意使用苯二氮䓬类。②对于精神障碍失眠，已使用其他具有镇静作用强的药物，再加上苯二氮䓬类，最常见氯氮平(或氯丙嗪)+苯二氮䓬类。③一旦使用苯二氮䓬类后，不想及时撤掉。20 世纪 60 年代起已陆续有苯二氮䓬类成瘾的报道，与使用时间长有关，与剂量的关系尚不肯定。依赖包括心理上的与生理上的，后者表现为戒断症状。为了避免形成依赖，临床上要严格掌握适应证，避免不适当的长期应用。患者与家属中还有一种比较普遍的顾虑，过分害怕用药上瘾，因此经常不依从医嘱进行治疗，这是需要医师进行解释的，苯二氮䓬类与老的安眠药相比，较安全和较少成瘾性。

戒断症状及防治：一般出现在中断药物后 5～7 天，戒断症状持续 1～7 天，症状表现：紧张、情绪不稳、易激惹、恐惧、震颤、出汗、失眠、感觉过敏、食欲缺乏、恶心、头痛、眼痛、眩晕、人格解体、心悸等，严重者出现痉挛、意识障碍及精神病性症状。下列药物可用于治疗戒断症状：①普萘洛尔：10 mg，每天3 次；②可乐亭：每次 0.075 mg(或减半)，每天 2～3 次，注意监测血压；③丁螺环酮：每次 5 mg，每天 3 次；④卡马西平：有痉挛发作者，每次 0.1 g，每天 3 次。

预防发生戒断症状，注意下述几点。①避免滥用，尤其是长期应用。②停药逐渐：尚无定式的减量法，有人推荐开始减半量，其后每隔3～5天减量10%～20%，在4～8周内减完。有人强调，应用短效苯二氮䓬类者，如欲撤减，可先换用长效苯二氮䓬类，然后再逐渐停药。③如果发现戒断症状先兆，可暂恢复苯二氮䓬类应用，并采取适当处理措施，如前述。

应用过程中应注意的问题：①对于较长时间使用者，最好能经常调换苯二氮䓬类种类，以防止耐药性。②使用短效苯二氮䓬类者，突然停用要注意反跳现象(包括失眠及焦虑)，即出现比用药更为强烈的失眠和焦虑。③避免骤停苯二氮䓬类的使用，可以采取递减法，或先将短效换成长效苯二氮䓬类。④苯二氮䓬类的不良反应少见，但有时可出现过度镇静、虚弱、头痛、视物模糊、眩晕、恶心、呕吐、上腹部不适、腹痛、腹泻、关节痛、共济失调、眼球震颤等。另可出现矛盾性行为反应，包括攻击行为、敌对态度、犯罪行为如盗窃、性攻击、言语增多、焦虑、情绪不稳、不能控制的哭笑、欣快、幻觉、轻躁狂状态、激怒、妄想、抑郁、自杀观念、体重增加、皮疹、性功能障碍、月经失调等。这些矛盾反应最常见于用药开始后第1～2周或在增量过程中，通常自行消失。⑤有呼吸系统疾病者，使用苯二氮䓬类可出现呼吸抑制，尤其静脉注射时(地西泮常用于治疗癫痫大发作持续状态，静脉注射时宜慢，同时密切观察呼吸状况，肌内注射吸收不佳)。⑥长期应用可引起记忆障碍。⑦老年人在应用苯二氮䓬类过程中，夜间可因突然肌肉松弛而跌倒，或发生意识障碍，需严密预防。⑧在应用苯二氮䓬类开始阶段应劝说不要从事汽车或自行车驾驶。⑨女性妊娠期应避免应用，尤其开始妊娠3个月，如需母乳喂养，应停用本药。

(2)唑吡坦：化学名称为酒石酸唑吡坦，商品名思诺思、乐坦，为非苯二氮䓬类镇静剂，作用时间较短，平均半衰期2.5小时。小剂量时，能缩短入睡时间，延长睡眠时间；较大剂量时，第二相睡眠、慢波睡眠(第三和第四相睡眠)时间和眼快动期(REM)睡眠潜伏期时间延长，REM睡眠时间缩短。

适用于入睡困难、易醒、多梦等症状。应在睡眠前服用，小剂量始用，助眠剂量为5～20 mg/d。老年人或伴有躯体疾病患者使用时应适当减少剂量，注意观察；15岁以下儿童、孕妇、哺乳者不宜服用。不良反应可有思睡、头晕、头痛、恶心、腹泻和眩晕。

(3)佐匹克隆：商品名忆梦返、思梦返、奥贝舒欣。属于环吡咯酮类药物，为非苯二氮䓬类镇静剂，能增强睡眠时间、提高睡眠质量、减少夜间觉醒次数及避免早醒。半衰期5小时左右。适用于各类失眠症，睡眠前服用，常用剂量7.5 mg/d；老年人及肝功能不全者减半服用。不良反应偶见日间嗜睡、口苦、口干、肌无力、头痛、乏力、易怒等。

(4)抗抑郁药物：慢性失眠症患者常常伴心境障碍，失眠本身也是抑郁症的重要症状之一。因此，对慢性失眠症患者可酌量使用抗抑郁药物，通常选用有助眠镇静作用的抗抑郁药物，如帕罗西汀10～75 mg/d、米安舍林60～200 mg/d、马普替林150 mg/d、阿米替林100～300 mg/d或多塞平100～300 mg/d临睡前口服。

3.非药物治疗

(1)心理治疗。①一般心理治疗：通过解释、指导，使患者了解有关睡眠的基本知识，减少不必要的预期性焦虑反应。②行为治疗：进行放松训练，教会患者入睡前进行，加快入睡速度，减轻焦虑。

(2)生物反馈：可加强自我放松训练，对于减轻焦虑情绪有效。

(3)体育锻炼适：当体育锻炼，增强体质，加重躯体疲劳感，对睡眠有利，但运动量不易过大，过度疲劳反而影响睡眠。

(4)调整生活习惯：如取消或减少午睡，养成及时睡眠的习惯。

(二)主观性失眠

主观性失眠是指对睡眠状态感知不良，虽然患者主诉失眠或白天过度思睡，但无睡眠紊乱的客观证据，亦称睡眠状态感知不良、假性失眠或睡眠疑病症。本病的确切病因与发病机制尚不清楚。患者把在睡眠过程中发生的精神活动错误地判断为处于觉醒状态时出现的感觉，可能是产生本病的原因之一。国外有学者认为主观性失眠可能是介于正常睡眠和客观性失眠之间的睡眠功能异常的前驱状态或转换状态。

1.临床特点

(1)可见于任何年龄，在成人的早、中期多见，女性更为常见。占失眠患者比例不足5%。

(2)主诉睡眠不好是所有类型失眠患者的主要临床特点，患者夸大其入睡困难和低估其睡眠维持时间是普遍现象。可出现焦虑和抑郁症状。

(3)患者的主观和客观睡眠感觉的不一致具有临床诊断意义。

(4)患者常主诉失眠导致其日间功能障碍，一旦失眠缓解后，日间功能障碍即可改善。

2.药物治疗

本病药物治疗方面目前尚无最佳可供选择的药物品种，一些起效迅速、半衰期短的苯二氮䓬类药物或可一试。

3.非药物治疗

一般心理治疗可能有效，通过解释、指导，使患者了解有关睡眠及睡眠障碍的基本知识，认识主观和客观的睡眠感觉不一致，减少焦虑与抑郁情绪反应。

(三)特发性失眠

特发性失眠是指于儿童期起病的失眠，患者终身不能获得充足的睡眠。已经证实某些特发性失眠患者存在遗传倾向和神经解剖、神经生理或神经生化等方面异常。发病机制可能与神经系统对睡眠觉醒系统的调控异常有关，觉醒中枢兴奋性过高或睡眠中枢兴奋性过低是本症发生的原因所在。儿童早期心理创伤或源于睡眠觉醒系统以外的医学问题(如疼痛、过敏)可能会加重已经存在的失眠。

1.临床特点

(1)发病率及性别比例尚不清楚，但有出生难产史或性早熟者发病率较高。

(2)典型特发性失眠患者的失眠症状发生早，常为终身持续性病程。

(3)睡眠紊乱包括不能入睡、觉醒次数增多或早醒。

(4)慢性睡眠不良常导致患者日间的健康感下降，表现情感和动机的退缩，注意力和警觉性降低，精力不足，疲劳感增加，日常生活和工作能力受到影响。

(5)常伴有抑郁症状，如无助感、悲观和顺从等。

(6)在儿童和青少年时期，常并发神经系统软体征，如诵读困难或运动功能亢进，脑电图可见非特异性异常。

2.药物治疗睡眠障碍

一般认为，针对特发性失眠患者可因使用苯二氮䓬类或巴比妥类治疗而获效，但需注意长期应用这些药物可能导致产生药物依赖性或耐受性。

(1)苯二氮䓬类药物、唑吡坦和佐匹克隆：用法参照心理生理性失眠的药物治疗。

(2)巴比妥类药物：按作用维持时间可以分为：长效类、中效类、短效类和超短效类，前三者可用于治疗特发性失眠，根据失眠的不同类型适当选择药物，一般在临睡前半小时左右口服。对于入睡困难者给予中效或短效的巴比妥类药物；对于睡眠表浅、夜间醒转次数增多或早醒者，可给予长效的巴比妥类药物。具体药物类型及剂量如下。①长效类：苯巴比妥，助眠用 60～100 mg；巴比妥(亦称佛罗拿，助眠用300～600 mg/d。②中效类：异戊巴比妥，助眠用 50～200 m 矿山戊巴比妥，亦称宁眠泰尔50～100 mg/d。③短效类：司可巴比妥，助眠用 50～200 mg/d。

3.非药物治疗

辅助一般心理治疗，使患者了解有关睡眠的基本知识，减少焦虑与抑郁情绪反应。

(四)发作性睡病

发作性睡病亦称过度睡眠和异常动眼睡眠，是指白天出现不可抑制的发作性短暂性睡眠，临床常伴有猝倒发作、睡眠麻痹和入睡前幻觉。如果以上四种症状均存在时，称为发作性睡病四联征，随着时间推移后三种症状发作的次数逐渐减少，但发作性日间过度睡眠可终身存在。发作性睡病的病因与遗传和环境因素有关，目前已明确 98%患者携带 HLA-DR2/DQw_1 基因。本病也可发生于某些动物，如猫、犬、马和公牛。据估计一般人群的发病率为 0.03%～0.16%。从儿童早期到老年期均可发病，但常见于青少年和成年期，以 15～25 岁为发病高峰。在经历一段相对短暂的进展期之后，症状趋于稳定，但极少完全缓解。本病不影响患者的寿命。

1.临床特点

(1)白天过度睡眠：为本病首先出现的症状不可抗拒，常发生于不适宜的场合和环境刺激减少期间。其特征是反复发作的多次打盹、小睡或短时间的睡眠间隔(常小于 1 小时)，之后患者精神振奋。

(2)猝倒发作：65%～70%患者可于白天过度睡眠症状出现的同时或延迟至 1～30 年后发生猝倒发作，是本病特征性临床表现之一。临床常见于强烈情感刺激下诱发的躯体双侧肌张力突然丧失，患者意识清楚，无记忆障碍，呼吸完好，恢复完全。

(3)睡眠麻痹：见于 15%～34%的发作性睡病患者。表现为患者从 REM 睡眠中(通常是从梦中)醒来时发生的一过性的全身不能活动或不能讲话，仅呼吸和眼球运动不受影响。

(4)入睡前幻觉和醒后幻觉：见于 12%～50%的发作性睡病患者，此时患者处于从觉醒向睡眠转换(入睡前幻觉)或睡眠向觉醒转换(醒后幻觉)时期，可出现生动的、常常是不愉快的感觉性体验，偶伴全身麻痹、压迫感和恐惧感。

(5)其他症状：失眠、睡眠浅、早晨起床后无清醒感，晨间头痛与肌肉疼痛，耳鸣、心悸、全身无力、抑郁、焦虑、记忆力减退、睡眠期肌阵挛，36%～63%患者还可产生自动行为。

2.药物治疗

(1)中枢神经兴奋剂：作用机制是对网状激活系统产生激活作用，而产生很强兴奋效果，对于治疗过度睡意与睡眠发作有效。兴奋剂有一定时期的耐受期，一般为 6～12 个月，因此治疗过程中需要周期性地停药，才能达到预期的疗效。

苯丙胺：为最有效地提高警觉的药物，可促进神经元突触部位释放儿茶酚胺。初始剂量 5 mg，每天2 次，可以逐渐增加剂量至 10～15 mg，每天 2 次。可在工作或学习之前服用，勿在临睡前服用，以免影响夜间睡眠。国外有学者报道短期(4 天)大剂量(40～60 mg/d)苯丙胺治疗可使发作性睡病患者睡眠潜伏期恢复至正常水平。

哌甲酯：是首选药物之一。一般每次 5～10 mg，每天 2～3 次，可逐渐加至 30 mg，每天2 次。国外有学者治疗一对双胞胎患者用 10 mg，每天 2 次，同时合并丙咪嗪 25 mg/d，获得满意疗效。

匹莫林(苯异妥英):每次 10～30 mg,每天 2 次,最大剂量可达每天 80 mg。作用类似于哌甲酯,起效慢,一般在服药数天后发挥作用。

莫达非尼:是一种新型中枢神经兴奋剂,主要作用于突触后,肾上腺素能受体。常规剂量为每天100～200 mg。不良反应较轻,并可在减量后消失,为目前已知最安全的理想药物。

(2)抗抑郁药物:睡眠障碍时用于治疗猝倒发作、睡眠麻痹和入睡前幻觉。

三环类抗抑郁药:通过抑制 REM 睡眠而起到治疗作用。氯米帕明(25～200 mg/d)使用广泛,疗效比较好,有报道使用低剂量(10～20 mg/d)时可明显改善患者的猝倒发作。也可选择应用普罗替林(25～200 mg/d)、丙米嗪(25～200 mg/d)、地昔帕明(25～200 mg/d)和阿米替林(25～100 mg/d)等。

5-羟色胺再摄取抑制剂(SSRI):氟西丁用于治疗本病的常用剂量一般为 20 mg/d。

其他:可以选择应用文拉法辛(75～150 mg/d)等。

(3)作用于多巴胺受体的药物:左旋多巴作用于 D_1、D_2 受体,可以调节唤醒的不同方面。可提高多巴胺(DA)和去甲肾上腺素(NE)的传递而产生唤醒作用,改善白天过度睡眠。初始剂量每天 70～80 mg/kg,分 3 次服用。可以根据临床疗效与不良反应调整剂量,最终每天剂量 64～120 mg/kg,平均为 100 mg/kg。合用维生素 B_6 可致疗效迅速下降。

(4)单胺氧化酶抑制剂:亦可能是通过抑制 REM 睡眠而起到治疗作用。

苯乙肼:为非选择性单胺氧化酶抑制剂(MAOI),可以改善发作性睡病的各种临床症状。每次10～15 mg,每天 3 次。

司来吉兰:又称盐酸丙炔苯丙胺,为 B 型 MAO 抑制剂。司来吉兰还可抑制儿茶酚胺的再摄取,阻止多巴胺的降解,增加多巴胺蓄积。小剂量(5～10 mg/d)能够抑制 REM 睡眠,但对症状无改善作用,当剂量达到 20～30 mg/d 时,可显著提高发作性睡病患者觉醒水平。

(5)镇静助眠药物:发作性睡病患者在白天应用兴奋剂后,可能更加重夜间睡眠障碍,可以选择应用镇静助眠药物,但应尽量避免使用半衰期长的镇静助眠药物,以免加重白天的过度睡意。通常应选择短半寿期药物,如三唑仑、唑吡坦等。

(五)反复发作性过度睡眠

反复发作性过度睡眠是指表现为周期性过度睡眠、强迫性快速大量进食、性欲亢进和精神紊乱等症状的综合征。本病亦称为周期性过度睡眠、克莱思-莱文综合征、青少年周期性嗜睡贪食症。病因尚不明确,部分患者可能与急性发热、严重的躯体应激或脑外伤有关,家族性发病罕见。亦有认为与月经周期有关的周期性嗜睡发作,可能是本病的变异型之一。发病率不清楚,一般青春期起病,偶可见于成年人,男女比例 3∶1。

1.临床特点

(1)患者可突然或缓慢起病,部分患者在感冒或脑部外伤后发生。典型患者每次发作可持续 1 天至数周,通常 5～7 天。一年中发作最多可达 12 次,平均发作两次,发作间隔无规律。

(2)患者在睡眠发作期间,每昼夜的睡眠时间可达 18～20 小时,觉醒时间仅用于快速进食大量食物与排泄,无尿失禁,进食与排泄后又进入睡眠状态。部分患者有性欲亢进。若在睡眠期间被强刺激唤醒后,可出现一过性行为改变。

(3)发作期间有不同程度时空定向障碍、言语含糊、遗忘,偶见幻觉,并可出现颜面潮红、大汗、体温调节障碍、眼球震颤和构音障碍等体征。发作末期可出现一过性焦虑、抑郁、情绪高涨、烦躁和失眠。发作间隙期患者睡眠和社会功能正常。并发症可见失抑制性行为和抑郁。

(4)本病是一种良性过程，随着时间延长，其持续时间、严重程度、发作频率均减少，部分患者成年后常可自愈。

2.药物治疗与预防

本病发作期的治疗主要是采用兴奋剂改善白天的嗜睡症状(药物种类及剂量参见前述)。本病的预防可以使用卡马西平、碳酸锂等。排卵抑制剂对月经期相关的过度睡眠的预防亦有效。有报道采用维生素 B_{12} 治疗 1 例 32 岁的患者 6 个月，期间无过度睡眠发生，停药后随访 17 个月，亦未再复发。

(六)特发性过度睡眠

特发性过度睡眠是指持续性或反复发作性日间过度睡眠，其过度睡眠的时段由非快速眼动(NREM)睡眠构成，故亦称 NREM 性发作性睡病。本病的病因和病理不明，具有家族性发病的特征。各种应激反应或压力过大等多种因素，均可能成为本病的诱发因素。

1.临床特点

(1)发病年龄从 10～50 岁不等，20 岁为高发年龄段。睡眠增多常在青春期或 20 岁以前已经很明显。无明显性别差异。

(2)特征性临床表现为持续性或反复发作性日间过度睡眠，其过度睡眠的时段由 NREM 睡眠构成，典型患者睡眠时间可持续 1 小时或以上，较发作性睡病持续时间长。较多的睡眠时段可因延长、融合而持续 8 小时以上。某些患者主诉阵发性倦意。

(3)常伴发头痛、晕厥、直立性低血压、雷诺现象和手足发凉等自主神经系统功能障碍。

(4)早期病程呈进行性，确诊后常可稳定，似为终身性疾病。

临床症状可归结为 3 亚型：第 1 型有阳性家族史；第 2 型有病毒感染史；第 3 型无上述两种情况下出现独立的特发性过度睡眠。

2.药物治疗

目前本病尚无有效的治疗方法。

(1)中枢兴奋剂：一般推荐应用中枢兴奋剂，如右旋苯丙胺、左旋苯丙胺、哌甲酯、匹莫林等药物。但这些药物的疗效不如在发作性睡病中见到的那么好，而且特发性过度睡眠患者常常不能耐受这类药物。有研究显示莫达非尼对本病具有很大治疗价值，每天 200～500 mg，分为早晨和中午服用，结果睡眠发作和嗜睡明显减少，并且很少产生不良反应。

(2)抗抑郁药物：三环类抗抑郁药(如普罗替林、地昔帕明)的作用机制主要是抑制去甲肾上腺素的再摄取，用于治疗特发性过度睡眠不仅具有理论意义，而且具有相当大的实用价值。

(七)不宁腿综合征

不宁腿综合征(RLS)，亦称下肢不适感或埃克邦(Ekbom)综合征，是指于静息状态下出现难以名状的肢体不适感，而迫使肢体发生不自主运动。本病的病因不明，某些病例可能有家族史。易感因素有怀孕、缺铁性贫血、叶酸与维生素 B_{12} 缺乏、周围神经病、风湿性关节炎、糖尿病、淀粉样变性、慢性肾衰竭、脊髓病、帕金森病、干燥综合征、肿瘤、服用咖啡因和停用某些药物等。发病机制可能与中枢神经系统异常、血管疾病等有关。

1.临床特点

(1)普通人群患病率为 10%，可见于任何年龄，最多见于中年人，老年人可首次出现，婴儿罕见，女性似多见。

(2)肢体不适感一般于静息状态或身体放松时出现，夜间更易出现，在觉醒与睡眠的移行过程中症状最严重,下肢运动时症状可部分或全部缓解,停止运动后再次出现。

(3)肢体不适感可表现为虫爬、蠕动、拉扯、刺痛、震颤、发痒、沉重、抽筋、发胀或麻木等。

(4)肢体不适感严重干扰睡眠,导致入睡困难、睡眠中醒转次数增多,白天表现过度睡意、记忆力下降和精力不能集中等,加重肢体不适感,可伴明显焦虑、抑郁,部分患者的社会与职业功能受到影响。

(5)病程可持续数十年,症状常有波动,部分患者呈进行性加重,也可出现静止阶段或自发消失。

2.药物治疗

(1)影响多巴胺能系统功能的药物:选用多巴胺前体类药物或多巴胺受体激动剂治疗,可减轻症状与发作频率。对于发作导致夜间惊醒者,可于睡眠之前服用缓释片。

多巴胺前体类药物:左旋多巴或卡比多巴,国外学者报道 6 例不宁腿综合征患者经左旋多巴治疗后,感觉性运动症状明显改善。

多巴胺受体激动剂:盐酸普拉克索、甲磺酸和溴隐亭,国外学者应用盐酸普拉克索治疗 33 例患者,效果明显并优于其他治疗,初始剂量为每晚 0.125 mg,缓慢增加剂量,逐渐达到最佳有效剂量,不良反应为恶心、白天疲乏、嗜睡、心动过缓等。

(2)苯二氮䓬类药物:可选用氯硝西泮(0.5～2.0 mg)、替马西泮(15～30 mg)、硝西泮(5～10 mg)、地西泮(2.5 mg)或阿普唑仑(0.4～0.8 mg),于睡眠前口服。

(3)阿片类制剂:可以选择氧可酮(5 mg)、右丙氧吩(200 mg)或可待因(15～60 mg),于睡眠前口服。氧可酮容易产生便秘,右丙氧吩容易产生依赖性,可以采用药物假日或撤药。

(4)抗惊厥制剂:可以选择卡马西平(200 mg)、丙戊酸钠(200～500 mg)或加巴喷丁(100～400 mg)。

(5)其他药物:巴氯芬 10～40 mg,单剂睡前服用,可增加总睡眠时间,减少活动后简短睡眠破坏和睡眠片段化。也可应用普萘洛尔等药物。虽然抗抑郁剂可能会加重临床症状,但盐酸曲唑酮(50～100 mg)和阿米替林(25～50 mg)对于改善睡眠有一定疗效。钙通道阻滞剂对于部分患者有效。

3.非药物治疗

(1)物理治疗:入睡前热水浴可明显改善症状。

(2)其他治疗:尽量减少用咖啡及含咖啡的饮料,戒烟、戒酒。治疗原发病如补充铁、叶酸、维生素 B_1、维生素 E 等,均有助于改善临床症状。

二、外因性睡眠障碍

外因性睡眠障碍是指由于外界因素直接导致或因外界因素发展而导致的睡眠障碍,如果消除了这些外界因素,睡眠障碍可得到缓解,但并不意味着内在因素在引起睡眠障碍时不具重要性,而是指如果这种外界因素不存在的话,可能不至于引起睡眠障碍。通常包括睡眠卫生不良、境遇性睡眠障碍、高原性失眠、适应性睡眠障碍、睡眠不足综合征、强制入眠导致的睡眠障碍、入睡相关障碍、食物过敏性失眠、夜间进餐(饮料)综合征、助眠药依赖所致睡眠障碍、兴奋剂依赖所致睡眠障碍、酒精依赖所致睡眠障碍、毒素引起的睡眠障碍等。

(一)睡眠习性不良

睡眠习性不良是指由于各种可能促发睡眠困难的日常生活习惯或活动所导致的睡眠障碍,

精神状态检查并无精神病理性表现，同时也不存在明显的内科情况。发生与遗传基本无关，但与个体素质因素有关，如对失眠引起的白天疲劳不能耐受，易于采取违反良好睡眠卫生原则的行为，包括打瞌睡、白天增加咖啡因的摄入和夜间饮酒等，加上情绪的易波动而使得睡眠-觉醒节律更不稳定而产生失眠。多见于成年人，男女比例不详，患病率在正常人群中也不确切，但大都认为是失眠症中较为常见的，病因明显与不良睡眠习惯或方式有关，如失眠一觉醒节律的不良习惯，过量饮用咖啡、香烟及酒精等。

1.临床特点

(1)睡眠障碍：主要表现为觉醒增多、睡眠构成的发生过程不相一致，但与患者某些不利于睡眠的行为直接有关，像咖啡、香烟可引起觉醒增多，酒精摄入引起睡眠维持困难而致觉醒。各种刺激和兴奋，如睡前过于激烈的锻炼，夜晚高度集中的脑力劳动、参加夜晚的狂欢聚会均可引起觉醒。环境因素中，如室温调节不当、卧室避光性差，甚至宠物的影响，也会导致觉醒。由于睡眠和觉醒之间具有一定的互补性和相对独立性，任何干扰调节睡眠和觉醒周期的持续时间和过程的行为都可能影响睡眠的稳定性和数量，当卧床时间过长或变化过于不规则和睡眠时间变化无常及白天不断地打瞌睡，正常睡眠会因此中断或发生改变。长期的不良睡眠卫生习惯或方式可使失眠慢性化或不断加重。

(2)继发症状：除了上述失眠症状外，还可出现一些继发症状，如白天情绪低落、动力不足，注意力下降、易疲劳和思睡，少数患者还可产生对睡眠困难的一些偏执观念。

(3)并发症：咖啡因成瘾、慢性酒精中毒。此外，慢性失眠和经常不规则地白天打瞌睡可引起睡眠过多和白天瞌睡过多。

2.治疗

治疗关键在于去除不良生活习惯，建立和保持良好的睡眠卫生习惯，杜绝过量饮酒或咖啡及抽烟等恶习，注意卧室温度、光线、声音和入睡前平稳松弛的心态，早期可适当使用助眠药物帮助入睡和睡眠维持，主要是苯二氮䓬类和唑吡坦、佐匹克隆等药物，必要时辅以心理治疗更为有效，包括认知治疗、行为治疗等。

(二)境遇性睡眠障碍

境遇性睡眠障碍是包括各种环境因素变化，如噪声、温度、睡伴的翻动、住入医院及被迫加强警戒等引起的失眠或睡眠过多。本病的发生、发展直接与相关环境条件变化有关，常见的病因包括冷热变化、噪声、光线、睡伴的移动、在危险情况下必须保持必要的警觉或必须注意照顾婴儿等生理或物理环境因素，一些医疗过程包括与住院有关的睡眠-觉醒节律改变也可引起睡眠障碍，而患者对这些环境变化的敏感性似乎比上述不良刺激的强度更为明显，特别是老年人对环境因素改变较一般年轻人更敏感。此外，刻板的作息方式、社交隔离和身体活动受限制则与境遇性睡眠过多有关。

1.临床特点

(1)可见于任何年龄，但老年人更为多见，男女性别的发生情况不详，无明显家族患病倾向，至今尚无确切的患病率统计，据估计，一过性的这类睡眠障碍很常见，而在睡眠障碍专科中诊断本病者，不超过5%。

(2)其主要临床表现为入睡困难、易醒或觉醒次数增多，睡眠时间减少，还可出现睡眠过多，主要是白天思睡或打瞌睡，并可继发注意力不集中、警惕性下降、认知表现不佳，白天疲劳或不适，甚至出现情绪抑郁和易激惹，某些环境因素如噪声、周围温度过高、睡伴的移动或打鼾，因可减少慢波睡眠而引起肌肉疼痛、社交退缩和过度关注躯体变化。

(3)在发病早期，通常伴有轻度情绪障碍，白天易疲劳、注意不易集中。易激惹及对失眠的顾虑，如未及时治疗，少数人可出现典型的慢性睡眠剥夺症状，表现为抑郁心境、身体明显不适感，工作效率显著退步，长期白天思睡和行为懒散，甚至可发展为一些违反道德伦理的不良品行。一般经及时治疗，预后良好。

2.治疗

消除直接影响睡眠的环境因素是治疗和预防本病发生的关键，在发病早期，可考虑短期使用地西泮类或其他新的助眠药，如佐匹克隆等，有利于缓解睡眠障碍，对持久发生者，还应考虑增加抗抑郁药，各种心理治疗，如行为治疗(松弛治疗、刺激控制治疗)和生物反馈治疗对慢性患者具有良好的治疗价值。对于老年患者，增加阳光的照射(光疗)和针灸治疗也不失为安全、有效的治疗手段。

(三)高原性失眠

高原性失眠也曾被称作急性登山病、Acosta's 病(包括安第斯山病、阿尔卑斯山病和低气压病)，是发生于升高至某种高度时引起的急性失眠，常伴有头痛、疲劳和消化不良。此病的发生主要与高海拔(通常超过 4 000 米时)时，氧的摄入降低引起对呼吸的生理性控制异常，出现周期性呼吸变化，如常在睡眠中因过度换气而觉醒，低血氧刺激呼吸可致呼吸性碱中毒发生，而肾脏则通过代偿增加尿液中碳酸氢钠的排除以逐渐纠正碱中毒有关。除了睡眠中呼吸障碍的直接作用外，如同时伴有原发性肺部疾病、贫血、心功能不全等被认为是引起本病的易罹素质，而应激、高度警惕、寒冷、不舒服的睡床及各种光线等内在或环境因素也可能部分的与本病的发生有关。

1.临床特点

(1)本病可发生于任何年龄的人群、男女性别发生比例不详，约 25%的人在登高至海拔 2 000米时便会产生一些症状。

(2)典型症状通常发生 72 小时内，可因缺氧直接引起呼吸障碍而出现入睡和睡眠维持的困难，也可能因感到窒息而醒来，并可出现一系列伴随症状，如头痛、厌食、疲劳、消化不良和心律失常等，由于不明原因或未及时得到妥善处理，一些患者可并发肺水肿，有时在较低的海拔高度即会发生，还可能发生急性脑水肿和突然死亡，但肺水肿、昏迷或死亡是比较罕见的，一般当高度的不断增加，失眠及其伴随症状可逐渐加重，但随着机体对氧气的低摄入状态的适应调整，大部分症状会有所减轻或自行改善，当返回至低海拔环境时，睡眠障碍也会自行缓解。

2.治疗

消除导致本病发生的直接原因——登高，是防止和缓解本病发生、发展的关键，对同时存在原发肺部疾病、贫血等易患素质的人，应尽量避免不必要的登高，并注意湿度、光线等环境条件的恰当，如果出现临床症状时，应及时处理，预防并发症的发生。目前主要的治疗方法包括以下方面。

(1)药物治疗。①乙酰唑胺：是改善本病引起的睡眠质量的首选药物，具有增加呼吸道通气量和减少缺氧从而改善睡眠的作用，并促进尿中碳酸氢根排出，使血 pH 下降，预防呼吸性碱中毒的发生。有研究显示，乙酰唑胺可明显改善动脉氧浓度和稳定性，减少睡眠中发生的周期性呼吸可达 50%，觉醒减少 1/3。目前国内使用乙酰唑胺钠。成人通常 1～2 g/d，缓慢静脉注射或静脉滴注，也可用于肌内注射，儿童以每天 5～10 mg/虹体重计算，但有严重肝、肾功能不全和对磺胺类过敏禁用，孕妇原则上不宜使用。常见不良反应包括：低血钾、糖尿病、代谢性酸中毒、高尿酸血症诱发痛风发作、钙代谢紊乱或一过性近视等。②都可喜:具有刺激外周化学性受体,改善夜间机体对氧气和通气不足的反应,提高血氧浓度,本药可以口服,也可注射用药,口服以100～150 mg/d较为适宜,主要不良反应为消化道功能紊乱、感觉异常,有严重肝损者禁用。③地塞米松:对高原性失眠和呼吸困难并无疗效,主要用于对可能出现急性高原性反应的预防。

(2)物理治疗:合理的保温、避光有助于症状的缓解,吸氧虽能有助消除睡眠中出现的周期性呼吸异常,但不一定能改善睡眠症状,这可能与高原性失眠除缺氧外,还同时存在低二氧化碳血症有关。

(3)心理治疗:一般以支持性心理治疗为主,对缓解失眠、减轻症状具有一定的辅助作用。

(四)适应性睡眠障碍

适应性睡眠障碍是指与急性应激、冲突或引起情绪明显波动的环境变化有关的短暂性睡眠障碍,至今病因未明,但对平时具有不安全感明显和情绪波动性较大的性格特点者而言,较易发生此障碍。具体发病机制至今不明,但心理刺激因素对睡眠影响的重要作用是构成发病的主要原因之一,而个体对心理刺激、环境变化、内心冲突和季节变化的适应困难同样对发病具有不可忽视的意义。

1.临床特点

(1)本病可发生于任何年龄,成年女性多于成年男性,但缺乏具体、系统性的统计资料,发生于儿童时,更多表现为白天思睡而非失眠。约1/3的成年人每年有短暂的睡眠不良经历。

(2)通常起病较急,在起病之前有较为明确的心理刺激因素或应激源,如各种生活事件、矛盾冲突等,甚至是所谓"正常情况下发生的事件",如对一个明天将第一天入学的孩子或面临考试前易产生的不安全感,也可能引起发病。

(3)临床症状主要围绕者对心理刺激因素或应激的反应过程,表现失眠,包括入睡困难、早醒,少数可表现为嗜睡,同时常伴有明显的情绪变化,如焦虑、哭泣、心灰意冷、易激惹,严重者可出现社会功能、职业表现和教育方面的受损,甚至可表现为抑郁或急性精神病性症状(幻觉、妄想等),但这些症状均继发于睡眠障碍之后,随着应激的缓解和问题的解决,上述症状将得到缓解或恢复至正常。

(4)病程通常较为短暂。随应激源消除或适应能力提高后睡眠障碍将得以缓解,如果应激源为急性事件,如交通意外或被"炒鱿鱼"(工作被辞退),睡眠障碍的发生通常较快,但症状持续也短暂,如果应激源较为持久或重现,如慢性躯体疾病或丧偶,则可能常较长时间才能适应,少数严重病例可持续6个月以上者,排除精神科或内科合并症是十分重要的。

(5)一般无严重并发症,偶有少数患者有增加酒精摄入,非处方睡眠药物的使用和兴奋剂的使用,其他严重的精神科或内科合并症十分罕见,因此,大多数患者预后良好。

2.治疗

本病的发生与应激有明显的关系,因此,治疗原则应以尽可能地消除应激源或减少应激源对个体心理的影响为主,心理治疗在本病的治疗中具有十分重要的意义,包括支持性心理治疗、精神分析治疗、行为治疗及生物反馈治疗等均有助于患者建立对应激的适应能力和稳定情绪的应对机制。对于症状相对较严重或症状迁延者,还可在医师指导下短期使用苯二氮䓬类助眠药,兼具抗焦虑作用,但在剂量、使用时间应遵医嘱,不宜过大过久,以免产生耐药和依赖。对于继发抑郁或出现精神病性症状者,应考虑合并使用抗抑郁药和抗精神病药。目前,抗抑郁药首选像帕罗西汀、氟西汀等选择性5-羟色胺再摄取抑制剂(SSRI)类药物,抗精神病药以利培酮等新一代非典型抗精神病药为主。具体用药方法、剂量和时间应通过专科医师来提供帮助。

(五)睡眠不足综合征

睡眠不足综合征是指持续性未能获得充足的夜间睡眠以至于不能保持正常警觉、觉醒状态的一种睡眠障碍。以往常用夜间睡眠不足、睡眠缩短、睡眠减少、睡眠受限制等名称表示，其特点是一种自发、缺乏主观意向，同时不伴有神经病理性睡眠障碍或异常睡眠质量的睡眠剥夺。至今病因及病理机制未明，通常认为与智力水平低、文化因素和心理上的拒绝认同和接受有关，患者常置明显的原因而不顾，总想方设法寻找其他各种原因来解释，遗传方面也无相关研究资料。

1.临床特点

(1)本病好发于30～35岁，对40岁以上人群原则上不考虑此诊断，男性发病略多于女性。

(2)起病无明显诱因，常自行发生，其睡眠方式的改变有明显的界线，表现为睡眠减少，夜间睡眠时间缩短，并易出现慢性化特点。

(3)继发症状包括情绪波动、易激惹、注意力不集中、警觉性下降、精力不足、活动减少、疲劳不适、烦躁不安、食欲下降、消化不良、肌肉疼痛、口干和复视，并常常变得白天睡眠增多、注意力不能集中、精力不足和不适感，病情加重时可引起抑郁和其他心理或精神障碍，工作表现受损，家庭和社会活动变得退缩。少数患者可出现慢性情绪障碍、交通意外或伤害事故增多、婚姻不和或危机及工作、社会功能破坏等不良后果。

(4)病程大都较迁延，但预后一般良好。

2.治疗

本病的病程较为迁延，并因睡眠障碍继发情绪、注意等精神神经症状及消化不良、疼痛等躯体症状，因此，在治疗上原则上采取综合治疗为主，至今尚无特效的治疗。

(1)药物治疗：原则上不主张使用助眠药，如属必需，应尽量能短期使用地西泮类药物。如伴有明显情绪障碍，可使用抗抑郁药治疗。临床上通常使用以氟西汀、帕罗西汀等SSRI类药物为多，也可选择米氮平、文拉法辛等双重作用机制的药物，可能更有利于睡眠障碍的消除。

(2)心理治疗：支持性心理治疗通过向患者提供精神支持、解释指导和保证来改善患者对疾病的态度。认知治疗通过改变患者的不良认知来矫正患者病因的认识、并有助于情绪的稳定。精神分析疗法通过采用心理动力学理论，将可能与失眠相关的潜意识心理冲突意识化从而改善睡眠。

(3)其他治疗：包括中药、按摩、气功、体育活动及音乐治疗在内的各种辅助治疗手段，也会有一定的帮助作用。

(六)强制入睡所致睡眠障碍

强制入睡所致睡眠障碍是一种原发于儿童，由照料者不恰当地强迫儿童入睡引起患者在应当入睡的时间出现拖延或强制性就寝，偶尔也可发生于夜间醒来时，如果此时照料者采取强制性措施，睡眠将很快发生，否则睡眠将会延迟。本病是发生于儿童期的一种睡眠障碍，不可避免的同时成为照料者(尤其是双亲)的主诉，这种照料者与患者之间的冲突已成为不良的睡眠卫生和造成睡眠不足的问题之一。强制入睡的形成并非见于所有儿童，一般仅见于少数儿童和照料方式不当情况下，有人认为与遗传有关，但至今尚无详细的研究报道，照料者的因素在发病中具有重要的作用。

1.临床特点

(1)本病通常在3岁时开始发病，然后持续至青少年期，男女性别之间无明显差别，有人报道男性儿童略多于女性儿童，有关患病率调查认为，在儿童人群中为5%～10%。

(2)起病隐袭，呈逐渐演进过程，主要表现为患儿到了常规入睡就寝的时间，出现故意拖延或拒绝上床，以至于造成睡眠发生延迟，睡眠时间不足，且有当照料者在采取了强制性措施，如发脾气、训斥、辱骂或威吓甚至殴打时，患儿才能较快地入睡，以后只要缺乏照料者的强制手段，便不能入睡，患儿可出现睡眠不足的表现，变得情绪不稳，易激惹，注意力下降。在幼儿园或学校的表现不良和对照料者的敌对行为。

(3)对照料者而言，也可因对患儿的强制入睡产生一系列问题，如情绪变得抑郁，酒精摄入增加或滥用、药物滥用或成瘾，家庭关系紧张，有的照料者因自身工作时间较长和伴有躯体疾病，对夜间照管孩子力不从心，引发夫妻夜间争吵，而患儿则会下床来干预甚至出现报复行为。

(4)病程一般是多变的，当患儿的强制入眠因素得到妥善解决，睡眠会得到改善，随着儿童的成长(通常至青少年)，加上学校的教育促使儿童提高对睡眠充足重要性的认识，独立性也相应增强，便愿意让照料者自行去睡，自己的入睡问题也随之解决，但部分患者仍不能很好地自我约束，睡眠可能仍将减少。本病大都预后良好，少数患者至成年后仍有强制入睡的情况。

2.治疗

治疗原则应首先强调对患者和照料者进行各种心理治疗为主，必要时辅以药物等其他治疗手段。心理治疗可采取支持性心理治疗、行为治疗、认知治疗和精神分析治疗等方法，其主要目的在于使患者和照料者能寻找到造成强制入眠的各种原因并使之得到解决，并建立正常的入睡机制，对于情绪障碍的突出的照料者，可适当使用包括抗抑郁药、抗焦虑药在内的各种精神药物，当然药物治疗应在专科医师指导下使用。此外，包括学校、团体、媒体也应加强对儿童睡眠教育的宣传，提高儿童对睡眠重要性和睡眠不良的后果严重性的认识，使儿童尽快建立良好的自我约束，消除症状。

(七)入睡相关障碍

入睡相关障碍是由于在入睡时缺乏某些明确的对象或系列环境因素时出现入睡过程受阻，这些相关对象或环境因素其本质按常规而言是不合适或不恰当的。本病的发生原因不明，任何引起短暂或长期睡眠遭到破坏的情况，如安排不当、躯体疾病的某段时期(需要照料者关注的疼痛)或社会出现动乱以及在睡眠时的互相影响，都可能诱发本病，有人认为遗传因素具有重要作用，但具体机制尚待证明。此外，一些围生期因素，如早产，其本身并不影响觉醒频率，但因常同时患有内科疾病或因住院受到过度保护，而成为影响儿童睡眠过渡过程的因素。

1.临床特点

(1)通常发生于6个月以上儿童，也可能发生于少数成年人，一般无明显性别差异，在6个月～3岁儿童中患病率为15%～20%，3岁之后患病率呈明显减少趋势。

(2)主要临床特点是当某些条件存在时，如儿童在入睡时使用奶瓶或吸吮奶嘴或由照料者拍背、摇床时，或成人在入睡时开着电视机、收音机或电灯时，其入睡是正常的，反之，如上述条件不能满足时，便发生入睡困难，如果这种相关条件可能对患者成为一种刺激或引起兴趣的话，诸如看电视、参与谈话等，入睡就可能推迟。

(3)入睡相关条件对于儿童来讲，一般均包含照料者或照料者的参与，由此可能引发照料者失眠、情绪愤怒或受挫感，以致产生夫妻关系紧张等婚姻问题和影响双亲与患儿的相互交流，对患儿的呵护也少了温馨和亲切感，当患儿得不到入睡所需相关条件的满意度时，便会因睡眠剥夺而出现情绪易激惹和易发脾气，双亲对患儿的负性情感也随之难以转变。对于成人患者，可发展为与入睡相关的强迫行为。

从病程和预后看，大多数患儿通常至3～4岁时，由于看护、使用奶瓶或奶嘴、摇床或搂抱明显减少，可自行缓解，少数患儿症状可持续至7～8岁，特别是患儿与父母同卧一床时更易发生，入睡相关条件也会有形式改变，如以讲故事代替摇床、拍背。

2.治疗

原则上应以预防为主，照料者在患儿6个月之前即应建立良好的夜间睡眠规律，避免对孩子的不当呵护和养成不良入睡相关习惯，在孕期即应开展此项教育。对相对年长的儿童或成人应采取以行为治疗为主的各种心理治疗，来消除患者对所谓入睡相关条件所建立起来的"条件反射"或"习得性行为"。行为治疗强调，各种异常行为、功能障碍及症状都与个体在生活过程中通过条件反射作用即学习过程而固定下来有关，它有许多规范和成套的方法，包括系统脱敏法、厌恶疗法、操作条件法、行为塑造法、松弛疗法、自我调整法、生物反馈疗法及认知行为治疗等，应由心理治疗师根据不同情况采取相应的治疗方法。此外，精神分析治疗对成人患者也是一种选择，它主要运用精神动力学理论发掘症状形成的心理成因，通过治疗使潜意识的内心冲突意识化，产生移情等而缓解失眠症状。值得一提的是，除了对患者治疗外，患儿的双亲或照料者的心理治疗同样十分重要，应同时进行。其他包括药物等治疗手段原则上尽可能不予采用，只有在伴有明显的情绪障碍或强迫行为时可选择氯咪帕明、氟西汀等抗抑郁药物。

(八)食物过敏性失眠

食物过敏性失眠是指某种食物变应原引起入睡和睡眠维持出现障碍，其中以对牛奶的过敏最为常见，病因与患儿机体对食物的耐受性差而产生急性变态反应有关，有食物过敏家族史可能会增加患病危险性。

1.临床特点

(1)本病好发于儿童，从出生或开始牛奶喂养即可发生，通常多见于2岁以内儿童，少数也可见于成人，尤其是发生饮食改变后促发，男女性别与发病无明显相关，患病率也缺乏确切的统计，但被认为是一种常见的疾病。

(2)临床上起病较急，当摄入某种特殊食物后不久即可出现入睡困难、频繁觉醒或唤醒、过敏的症状如皮肤瘙痒、呼吸困难和胃肠道不适等又可加重睡眠障碍，还可出现哭泣、情绪不稳、激越行为和白天懒散等精神症状。少数患者因过敏而产生严重的呼吸困难甚至喉头水肿而危及生命的并发症。

(3)病程常开始于婴儿期，至2～3岁时常自行缓解，症状持续时间因人而异，成人则以急性发病为主，与摄入牛奶、蛋类或鱼类食物有关，大都预后良好。

2.治疗

治疗原则应首先查明成为变应原的食物，尽可能避免摄入各种导致过敏的食物，必要时，应在专科医师的指导下进行系统的脱敏治疗，如过敏症状严重者还需使用抗组胺药甚至肾上腺皮质激素来缓解过敏症状。此外，原则上不主张使用助眠药。

(九)夜间进餐(饮料)综合征

所谓夜间进餐(饮料)综合征也称夜间液体摄入过量，夜间饥饿是指以夜间入睡后经常醒来伴明显的饥饿感或进餐欲望，然后必须进食或喝饮料才能重新入睡为临床特征的一组综合征。

至今病因未明，有家族倾向，可能与遗传有关，但具体的遗传方式尚不明。此外，照料者不当的喂养方式，如儿童每次醒来便予以喂食（并不考虑儿童是否需要），同样增加了发病的可能性。对成人来讲，如伴有睡眠卫生不良、日常生活无规律、轮班工作或夜生活过多、肥胖和消化道溃疡情况时，也属发生本障碍的易患倾向。

1.临床特点

(1)本病通常原发于婴儿（>6 个月）和低龄儿童。以在喂奶情况下入睡，然后在夜间不断醒来而需摄入大量母乳或牛奶才能重新入睡为特点，与正常喂奶伴入睡不同的是，其觉醒次数明显增多，可达3～8 次/晚，醒来时有明显饥饿感，迫切地喝奶或果汁，每次在 120～240 g 或更多，每晚可达 360～960 g，同时解尿也过多，大多数专家认为，6 个月以上婴儿在正常、健康状况下，应能整夜入睡而不需夜间喂食。

(2)本病也可发生于成人，但老年人少见。通常在消耗了预期的食物或饮料后，可迅速入睡，然后出现伴随明显饥饿的觉醒，不断地进食才能重新入睡，少数患者可变得带有强迫色彩，表现为不管什么环境或半夜任何时候都竭力试图得到食物或饮料。不断摄入营养可能直接影响消化和内分泌节律，间接影响睡眠一觉醒周期的控制。

(3)随着病程演进，可引起一些并发症，如口腔疾病（龋齿、牙周炎）、耳道感染和肥胖症，而照料者可因失去足够的睡眠而变得易怒、受挫感和对孩子的恶劣态度，频繁喂奶还可引起乳房变形、变软等。本病病程多变，有的可在断乳后自行缓解或改变方式，有的则一直持续至成年，一般预后良好。

2.治疗

目前尚无特效的治疗手段，治疗原则应首先强调对儿童的夜间喂奶方式和次数的合理性和照料者良好的心理状态，对于较大儿童或成人患者，应以心理治疗为主，包括行为治疗、认知治疗和精神分析治疗等方法均应根据患者的临床特点而采取不同的措施，对照料者除加强睡眠卫生宣教外，必要时也可同时进行心理治疗。至于药物治疗，目前尚缺乏肯定的结论，尤其是助眠药（如苯二氮䓬类）原则上不主张长期使用，有人试图用 SSRI 类抗抑郁药（如氟西汀）作为治疗的尝试，目前尚无一致的结果，有待于进一步研究。

(十)助眠药依赖所致睡眠障碍

助眠药依赖所致睡眠障碍是指由于使用助眠药产生的耐受或戒断引起的失眠或睡眠过多，目前涉及最多的药物是苯二氮䓬类和巴比妥类。本病的发生机制主要是在助眠药短期使用未缓解睡眠障碍、长期使用后机体产生药物耐受性，即助眠作用减弱，进一步使服药剂量增加，甚至数倍于一般治疗剂量。助眠药的中断可能引起与药物相关的睡眠障碍，如突然中止助眠药治疗，则可出现严重的失眠。对于慢性失眠倾向的患者更易发生助眠药引起的睡眠障碍，伴有紧张、焦虑或抑郁表现也是本病的易患因素。此外，助眠药的使用有时反而激发或延续各种睡眠障碍。

1.临床特点

本病可发生于任何年龄，但一般多见于老年人，女性多于男性，临床上属常见疾病，具体患病率资料尚不确切。起病呈过程性，起病前有助眠药使用或中断使用的背景，许多患者因失眠而使用助眠药，在取得最初的疗效后，开始担心需要使用助眠药才能入睡，变自行突然中断，反而出现严重的失眠。一部分患者在最初的疗效渐渐消失后更为担心，便以提高治疗剂量来抵消药物的耐受作用，随着治疗剂量升高，白天的药物残留效应随之增加，出现睡眠过多、反应迟钝、运动失调或协调性下降、言语含糊不清、视觉运动障碍和傍晚时情绪不安和紧张，而患者对助眠药的疗效变得更为高度关注，认为白天的上述症状与其夜间失眠有关，又会到处去求医，接受多种助眠药物的治疗。随着药物的停用，血中药物浓度仍可保持数天甚至数周，而睡眠情况常迅速回到服药前水平，此时，患者主观感觉上对睡眠质量和数量的评价会较药物治疗前更恶化，药物停用可能引起恶心、紧张不安、易激惹、疼痛和肌紧张，这些症状可能促使患者进一步产生对助眠药长期使用的倾向，以使得睡眠能接近于正常和白天的表现改善。少数患者可出现睡眠过多或失眠加重(入睡困难、觉醒增多、多梦)、焦虑、紧张和抑郁，尤其是助眠药中断时更为突出，如果合并酒精使用，可引起严重的抑郁，并可能较为迁延，因为患者自身有失眠易患倾向，各种心理刺激因素易促发失眠，助眠药剂量的增加能获得短暂的缓解，耐受性的产生又逐渐抵消了所获得的效果，并引起白天思睡、功能受损，中断又使得睡眠回复到服药前水平，再度失眠的主观感知比未用药时更差，从而使得患者再用助眠药物使得病情反反复复，经久难愈。

2.治疗

治疗原则应着重于对助眠药所致依赖的治疗，从分类言，助眠药一般分为两大类，即巴比妥类和非巴比妥类，由于新的镇静助眠药不断涌现，易致依赖或成瘾的巴比妥类的使用已日益减少，非巴比妥类中的醛类(如水合氯醛)也很少使用，目前主要是苯二氮䓬类，如地西泮、氯硝西泮、阿普唑仑等，由于相对安全、有效和适应证广泛已成为世界上最常用的处方药，但苯二氮䓬类与巴比妥类有相似的药理作用，使用不当同样引起耐受性和依赖性的产生，并导致戒断症状的出现，失眠等睡眠障碍就是其中的表现，因此，在助眠药依赖所致睡眠障碍的诊断确定后，应选择使用半衰期相对较长的药来等量等效价取代半衰期短的助眠药，然后再逐渐减药，减药过程中需密切关注戒断症状的出现，一旦出现，应维持原剂量至少 24～48 小时，再试行减药，减药过程将有一个相对较长的时期，同时应给予心理治疗的建议，能帮助稳定情绪、改善依从性的作用。为了避免助眠药依赖的产生，医师在选择苯二氮䓬类药物时应尽可能规范使用，积极预防，而患者应在医师的正确指导下，建立良好的依从性，做到既不滥用，又不弃用，预防关键在于：①对有人格障碍、物质依赖倾向的失眠患者，尽量不使用这些助眠药；②因助眠药与其他物质或药物有交叉依赖性，凡对酒精和其他药物(如止痛药)滥用者，不使用助眠药；③助眠药的使用，应坚持短期、间断性用药，不宜长时间应用(3 个月以上)，如确需较长时期应用，应选择不同药理特性或作用机制的助眠药作合适的替换，以减少耐受性产生而保持足够的疗效，并减少依赖性的产生；④不宜突然中止使用助眠药，应通过宣传教育，普及助眠药合理使用的卫生知识，防止依赖的发生。

(十一)兴奋剂依赖所致睡眠障碍

兴奋剂依赖所致睡眠障碍是指因使用中枢兴奋剂或因突然中断使用所引起的睡眠减少或睡眠抑制等睡眠障碍，其临床特点因不同的兴奋剂而各有不同，但其共同点为睡眠障碍系由药物引起的不应出现或未被认识的药理作用所致，即并非用于保持警觉的目的或良好感觉的用药初衷。中枢兴奋剂通常包括苯丙胺类、可卡因、甲状腺素和各种黄嘌呤类衍生物(如咖啡因)等。兴奋剂的睡眠破坏作用具有明显的个体差异性而并不完全受剂量影响，以往有精神疾病(特别是精神分裂症和躁狂症)和人格障碍，可大大增加发病的可能性，但兴奋剂依赖或成瘾的具体病理机制仍不十分清楚，是否与遗传因素有关仍有争论。可卡因和苯丙胺是目前世界上应用最为普遍的中枢兴奋剂，对大脑边缘和皮质的多巴胺系统具有激动作用，可卡因同时对去甲肾上腺素和 5-羟色胺也有较强的激动作用，引起警觉增高、欣快感、运动功能改善、睡眠需求减少，并有较强的觅药行为，滥用可引起急、慢性中毒和戒断症状，睡眠障碍是其中主要症状之一。

1.临床特点

(1)本病以青年人及青少年多见,男女性别比例不详,近年来在国内的患病率明显升高。

(2)中枢兴奋剂的使用通常用于减少组织器官充血和支气管扩张、降低血压、抑制食欲或治疗注意缺陷障碍,在开始治疗或增加剂量时,常出现入睡困难,一般在继续或长期使用固定剂量后,睡眠障碍会消除,长期大剂量使用可出现戒断症状,如思睡、易激惹或无精打采,少数患者在服药间歇会出现入睡和睡眠维持的节律紊乱,在明显思睡之后常出现睡眠抑制状态,出现言语增多、行为动作增多的轻躁狂状态,还可出现偏执观念和刻板行为。随着耐受性产生后,剂量不断增大和采取静脉途径用药来达到药物所致的欣快作用,一些使用可卡因的患者还会出现服药后全身性痉挛发作。除了生理依赖的症状外,心理依赖更为突出,常引起严重抑郁、自杀意念,耐受性的产生可抑制警觉和欣快感,但对精神方面不良反应却无抑制作用,在较低剂量时,仍可有时出现妄想观念、刻板行为、听幻觉和触幻觉等。对于长期滥用者,精神症状尤为突出,可与精神分裂症表现相似,神经系统体征可发现瞳孔扩大、震颤、各种运动障碍及舞蹈样动作,由于采用静脉用药,常伴有传染性肝炎、艾滋病和系统性动脉炎的临床表现。

(3)病程长短不一,在机体对中枢兴奋剂的耐受性产生之前或在中断使用之前,睡眠相关症状可持续存在,长期大剂量使用可导致社会能力丧失或反社会行为产生,合并严重的感染等内科并发症或过量用药可引起急性心律失常、颅内出血、痉挛发作和呼吸骤停而死亡。

2.治疗

治疗原则应首先针对兴奋剂依赖本身的治疗,采用综合治疗方法全面缓解生理和心理依赖症状和各种内科情况。

(1)药物治疗。①对于兴奋剂依赖所致急、慢性中毒症状:可采用β肾上腺素能阻滞剂,如普萘洛尔来拮抗兴奋剂引起的拟交感作用和纠正心律失常,并可使用氟哌啶醇、氯丙嗪等抗精神病药来缓解精神症状。②对于兴奋剂依赖所致戒断症状(睡眠障碍、情绪障碍和行为障碍):可选用抗抑郁药,如丙米嗪、地昔帕明、曲唑酮和抗焦虑药,如地西泮、氯硝西泮、氯羟西泮等来缓解情绪和睡眠症状,并可部分减少兴奋剂的不良反应。由于兴奋剂主要影响多巴胺等神经递质,采用多巴胺拮抗剂治疗也是合理的,氯丙嗪等抗精神病药即为多巴胺拮抗剂,临床上虽能控制幻觉、妄想,但对欣快感、觅药行为无效,各种治疗研究结果不甚理想。另有人认为,长期使用可卡因等兴奋剂可能使突触前多巴胺的耗竭,使得多巴胺能神经系统处于不足状态而产生渴求和觅药行为,而多巴胺激动剂的使用可能减少动物自身给药的频率,有人为此使用金刚烷胺和溴隐亭等多巴胺激动剂尝试打破或阻止这种自身给药环节或过程,且有了令人鼓舞的初步结果。

(2)心理治疗:在药物治疗的同时和药物治疗结束后,均应可能进行各种心理治疗,其中以认知行为治疗最具实用性。

(3)其他治疗:主要包括中药、针灸、气功等各种传统医学方法,但至今尚无系统性研究和一致肯定的结论。

(十二)酒精依赖性睡眠障碍

酒精依赖性睡眠障碍通常是指将乙醇作为镇静剂使用,持续摄入乙醇并由乙醇的助眠作用而引起的睡眠障碍,这种摄入方式产生的睡眠障碍与酒精的滥用导致的耐受性、依赖性和戒断症状有关。任何引起入睡困难的情况,如心理生理性失眠、抑郁或不宁腿综合征都被认为是本病的易患因素,人格障碍也是构成发病的高危因素。可有家族发病倾向,但有无遗传原因或何种遗传方式至今未明,发病机制仍无明显的结论。

1.临床特点

(1)发病年龄以 40 岁以上人群多见,男女性别差异情况具体不详,总体患病率较低。

(2)患者的饮酒方式通常在上床入睡前 3～4 小时,常可有入睡困难的主诉而试图以饮酒帮助入睡,开始常能改善入睡状况,但持续饮酒一段时间后耐受性产生,对睡眠的诱导作用随之减少,同时,不易被察觉的部分或相对戒断期产生,可继发与酒精相关的睡眠维持问题,常主诉睡梦中突然醒来,出汗、头痛和口干,提示轻度脱水和戒断状态,如果突然停止饮酒,就会严重失眠,夜间频繁醒来,每次持续数分钟至数十分钟。有些患者可无明显的生理耐受或依赖而是对酒精明显的心理依赖为主,声称一旦继续每晚饮酒,就不会出现睡眠障碍。

(3)病程大都较为迁延,一些患者因饮酒量不断增加或其他镇静剂成瘾而带来危险性,特别是饮酒同时合用苯二氮䓬类而造成躯体损害,如果引起睡眠呼吸暂停综合征可能危及生命,少数还可进一步发展为慢性酒精中毒。

2.治疗

酒精依赖性睡眠障碍的治疗,原则上应首先针对酒精依赖的治疗,包括戒酒为主的各种手段,其次对睡眠等相关障碍有一些对症处理为主的治疗手段。

(1)戒酒治疗:对于酒精依赖的戒酒与慢性酒精中毒不同,一般不用递减法,而是采用一次性断酒,重症者可用与酒精有交叉依赖性的镇静助眠药,如苯二氮䓬类替代,然后再减少剂量,达到戒酒目的。国外也有采用戒酒硫治疗,但毒性反应和危险性较大,国内几乎无人采用。

(2)行为治疗:有人应用阿扑吗啡和催吐药依米丁进行厌恶治疗取得疗效,方法是皮下注射阿扑吗啡后,让患者闻酒味,引起恶心、呕吐,给患者饮酒,连续 10～30 次后,形成条件反射,对酒产生厌恶而戒酒。也有人采用电厌恶疗法治疗,原理相似。

(3)集体心理治疗:常用于戒酒者的康复治疗,通常由一位或两位集体心理治疗师主持,每周聚会一次,每次1.0～1.5小时,为期 4～5 个月,主要以指导、解释、分析和应对方法讨论为主。此外,国外还成立嗜酒者匿名互戒协会(AA)与集体心理治疗有异曲同工之妙。

(4)针对睡眠障碍的对症治疗:可适当使用像地西泮等苯二氮䓬类或其他新的助眠药,如唑吡坦、佐匹克隆等,但服药时间应与饮酒时间严格分开,饮酒后 3～4 小时内原则上不使用这些药物,且应严格控制助眠药服用的时间,不宜长期使用,以免引起新的依赖。

(十三)毒素引起的睡眠障碍

毒素引起的睡眠障碍是指在工业生产等特殊环境中接触如重金属或有机毒素(主要是指亲神经物质)引起中毒而产生的失眠或睡眠过度。这些物质通常包括汞、铅、砷、铜和各种有机化合物。经常使用有毒化学物质的工作人员和一些物质滥用患者(如胶水吸入等)更为危险,儿童也因可能摄入某些毒物或易受到含铅汽油的废气排放影响而成为易患因素。根据毒素的不同理化特性和特殊作用可出现许多不同的病理改变,但中枢神经系统的病理改变仅见于严重中毒病例,心、肝、肾的脂肪变性和骨髓抑制则较多见。

1.临床特点

(1)发病年龄可见于任何年龄人群,男女发病情况不详,患病率缺乏具体统计资料,但属少见。

(2)可表现为各种睡眠障碍,如入睡困难、易醒、嗜睡,伴明显的激越症状,情绪变得易激惹,行为增多,常有记忆丧失、心肺功能异常、胃肠道炎症引起恶心、呕吐和腹泻,肝、肾功能受损等表现,但严重程度和性质与中毒程度不同有关。

(3)病程的演进常根据中毒的严重程度、时间和是否有长期异常后果的发生而变化，严重病例可出现肾衰竭、昏迷甚至死亡。

2.治疗

治疗原则应首先强调脱离中毒环境，清除污染，各种毒素的解毒、促排泄，各种脏器损害和并发症的治疗和对症治疗。

(1)针对病因的治疗：根据不同的毒素的理化性质和中毒途径，积极采用各种不同的促排泄措施，口服中毒宜用催吐、洗胃和导泻来排除毒素的滞留，针对性地使用解毒剂，维持机体内环境的稳定，如铅中毒可选用二巯丁二钠 2～4 g/d 或依地酸钙钠 1～2 g/d，静脉滴注或静脉注射做解毒治疗，血液透析疗法也已用于临床，能帮助毒素的驱除；汞中毒可选用二巯丙磺酸钠、二巯丙醇、青霉胺、硫代硫酸钠或钙剂做驱汞治疗。有些毒素，如苯及其同系物等有机毒素尚无特效解毒剂。

(2)针对脏器损害和并发症的治疗：对心、肺、肝、肾和脑部的损害应采取积极的保护和治疗措施，如中毒性脑病应及时纠正脑缺氧，消除脑水肿，可采取脱水剂、糖皮质激素、利尿剂、能量合剂及高压氧治疗来帮助脑组织功能恢复，出现抽搐或精神异常，可选用苯二氮䓬类（主要是地西泮），巴比妥类及抗精神病药（如奋乃静、氟哌啶醇）等处理。

(3)针对睡眠障碍的治疗：药物治疗应采取短期治疗为主，以半衰期较短的苯二氮䓬类为主，同时可给予一些传统的中医中药治疗。

三、睡眠期的觉醒障碍

(一)意识模糊性觉醒

意识模糊性觉醒，或称为睡眠酩酊状态，是指睡眠觉醒过程中或紧随其后的意识模糊状态，通常发生在从夜眠第一阶段的深睡期中觉醒时。有些正常人不能从睡眠中很快清醒过来，要经历短暂的意识模糊阶段。任何加深睡眠和造成觉醒困难的因素都可能成为发病因素，主要包括：年轻人，睡眠剥夺恢复过程中，昼夜节律改变所致睡眠障碍，使用某些药物，代谢性、中毒性脑病及其他脑部疾病。意识模糊性觉醒常见于以深睡眠为特征的过度睡眠。在睡行症和睡惊症患者中，意识模糊性觉醒的发作尤其频繁。发生于家族性深度睡眠患者中的自发性意识模糊性觉醒似乎有明显的家族聚集性，但未见正式的遗传学研究报道。

1.临床特点

(1)在小于五岁的儿童中，反复发作的意识模糊性觉醒几乎普遍存在，而在年长的儿童中，它的患病率明显下降，成年人发病很少见，无性别差异。

(2)主要表现为不能由睡眠中迅速清醒过来，无论是自然醒转或是被叫醒，总要经历一个较长的意识模糊的过渡阶段，处于意识模糊性觉醒状态中的患者其时间和地点定向障碍；语速减慢、精神活动迟缓、反应迟钝；动作显得不协调；有严重的顺行性和逆行性遗忘；行为不当。这种意识模糊性行为可持续几分钟到几小时。强行唤醒，尤其是在夜眠的前 1/3 阶段，可诱发意识模糊性觉醒。

(3)伴随症状：意识模糊性觉醒的患者，夜里被唤醒时可出现不恰当行为。偶尔可造成人身伤害，处于该状态的患者被限制时可发生攻击行为。

2.药物治疗

白天及晚间睡前服用中枢神经兴奋剂（如哌甲酯），对多数患者有良好的效果。也可以采用于睡眠初醒时服一次药，其后让患者再睡半小时，患者常可自然醒转，也容易被叫醒，而不出现意识模糊阶段。

（二）睡行症

睡行症由一系列起始于睡眠前1/3阶段的NREM睡眠期复杂行为组成，以前称为梦游症，但现今的研究表明，症状系发生于从NREM睡眠后期醒转时，当时并没有做梦，因其名不符实而改称为睡行症。某些因素可以诱发睡行症，如白天过度疲劳、连续多日睡眠不足、感染发热、睡前服用安眠药、将熟睡的儿童抱起等。许多药物如水合氯醛、碳酸锂、氟奋乃静、奋乃静、地昔帕明等可加剧睡行症或导致睡行症的发生；发热或疾病所致睡眠剥夺可使睡行症的发作频率增加；阻塞性睡眠呼吸暂停综合征和其他严重干扰睡眠的疾病也与睡行症的发作有关；内部刺激（如膀胱充盈）或外部刺激（如噪声）也可诱发睡行症。睡行症的发生与遗传因素密切相关，可家族性发作。

1.临床特点

（1）可发生于个体学会行走后的任何时候，但首次发作多在4～8岁，在成人阶段发病者少见。普通人群发病率在1%～15%，且儿童较青少年和成人多见。无明显性别差异。

（2）症状表现：睡行症通常发生在初入睡的2～3小时内。患者可从床上坐起，并不下地，目光呆滞，做一些刻板而无目的的动作，如拿起毯子，移动身体等，持续数分钟（一般为2分钟）后自行躺下，继续入睡。偶有起床者，则多绕着房子走动，可进行一些复杂的动作，如大小便、穿衣、进食、开门、上街、开汽车等。可躲过视线或越过企图与其交谈的人，在受到限制时可有狂暴的冲动、逃跑或攻击行为。发作过程中可伴梦呓，整个行为显得刻板、僵硬。处于发作中的患者通常很难唤醒，强行唤醒时常出现精神错乱，事后常完全遗忘。如睡眠剥夺后，患者的活动可自行终止或者患者又回到床上躺下，继续睡觉而始终不曾惊醒。

（3）伴发症状：睡行症患者可有一些不恰当的行为，如向箱橱之类的物体内小便等，这类行为在儿童中尤为常见；患者可因跌倒而受伤；在企图逃跑或走到危险地段时可造成躯体损伤；行走到街上或穿出窗子的行为也并不少见。极少情况下，也曾报道过睡行症发作期间的杀人或自杀行为。企图唤醒患者的人可成为其暴力攻击的对象。患者睡行发作时通常不说话，不回答问话，但可有喃喃自语，或做出“哦”等回答。偶尔可见患者执行简单命令，如听从家人言语而上床睡觉。睡行症患者亦可伴发其他异态睡眠活动，如睡惊症等。由于患睡行症而逃避拜访朋友或参加夏令营的孩子可发生社交困难，造成社交孤立。

2.治疗

（1）药物治疗。①苯二氮䓬类，尤其是地西泮和阿普唑仑被用于睡行症的治疗，但它们对老年患者收效甚微。②泰巴氨酯，另一种苯二氮䓬类药，对老年患者有效。

（2）安全防范措施睡眠障碍。①应从床上、房间内移走任何危险性的物品。②如果可能，卧室应安排在底楼。③锁好窗子。④用厚窗帘遮住玻璃窗。⑤在卧室门上安装一个门铃或报警器。⑥旅行时住在旅馆的一楼。

（3）心理治疗：在年轻患者中疗效肯定，若合并药物治疗则效果更佳，但对老年患者无明显疗效。

（三）睡惊症

睡惊症又称夜惊症，以突然刺耳尖叫着或哭喊着从NREM睡眠中觉醒为特征，伴有强烈恐惧的自主神经症状和行为表现。发热、睡眠剥夺和中枢神经系统抑制剂可诱发睡惊症。儿童睡惊症可能与遗传因素及发育因素等有关。若睡眠时间不规则、过度疲劳、情绪紧张以及心理创伤等情况则可使发作变频。睡惊症的家族性发病现象较睡行症高,约 50%的该症患儿存在阳性家族史,一个家庭中可有几个睡惊症患者。

1.临床特点

(1)起病特点:睡惊症常于青春期前起病,以 4~7 岁儿童最多,青春期后渐趋停止,但也可发生于任何年龄。在成人,最易患病的年龄是 20~30 岁。睡惊症男性较女性多见,儿童的患病率接近 3%,成人则小于 1%。

(2)症状表现:睡惊症通常发生在上半夜刚入睡后 1~2 小时的 NREM 睡眠后期,患者突然从床上坐起,尖叫,显得十分恐惧、焦急,对外界刺激没有反应,同时有心动过速、呼吸急促、皮肤充血、出汗、瞳孔放大、皮肤电阻下降、肌张力增高等。发作时可伴有含糊的发声或排尿。一般持续 1~2 分钟时间后躺下继续睡觉。如果被唤醒则出现意识模糊和定向障碍。尽管有同时伴有短暂生动梦境或幻觉的报道,但绝大多数事后不能回忆发作时的情景。

(3)伴随症状:企图下床或挣扎可造成患者本人或他人受伤。对成人患者的精神评估提示睡惊症可能伴一定的心理问题,但儿童患者的心理问题发生率并不比一般人群高。无论是成人还是儿童,睡、惊症造成的社交困难将损害其人际关系。

2.药物治疗

(1)苯二氮䓬类:尤其是地西泮和阿普唑仑常被用于治疗睡惊症,但对老年患者疗效不佳。

(2)三环类抗抑郁药:对伴有非典型抑郁的老年患者,三环类抗抑郁药有一定的疗效,但这种作用可能是基于该药的抗抑郁作用。

3.心理治疗

尚无统计学的疗效评价,在非对照临床研究中对年轻患者有疗效,在配合药物治疗的情况下疗效更明显,但对老年患者无确定疗效。

四、与快速眼动睡眠相关的睡眠障碍

(一)梦魇

梦魇或称梦中焦虑发作,是指具有恐怖内容的梦,常使睡眠者由 REM 睡眠中惊醒,并出现强烈的焦虑与害怕。特定的人格特征似乎与频繁的梦魇发作有关,估计有 20%~40%的这类患者可诊断为分裂型人格障碍(最常见)、边缘型人格障碍、分裂样人格障碍或精神分裂症。其中超过 50%的患者并不符合精神病诊断,但往往具有上述障碍的某些特征。那些频繁做噩梦的人可能对于精神疾病具有易感性,尽管通常没有明显的创伤性经历,他们还是认为自己的童年艰难而复杂,青少年和壮年期的特征则是严重的人际关系不良。这些人往往异常外向,值得信赖,且常有艺术性或其他创造性倾向。各种不同的应激,特别是创伤性事件可增加梦魇的发生率,加剧其严重程度。梦魇可成为患者对创伤性事件反应的一种方式。药物(如左旋多巴及其相关药物,β 受体阻滞剂及其他抗高血压药,一些精神药物如硫利哒嗪、三环类抗抑郁药物、苯二氮䓬类等)及 REM 抑制剂的戒断也可导致或加剧梦魇的发生。某些精神疾病亦可出现梦魇,且往往是精神疾病发病的先兆,对无明显诱因下突然出现的频繁梦魇应予以高度警惕。有研究显示高频率的终身性梦魇具有家族性。

1.临床特点

(1)梦魇可发生于任何年龄,以 3~6 岁多见,半数始发于 10 岁以前,约 2/3 者在 20 岁以前发病，总体上讲随着年龄的增长渐趋停止。

(2)梦魇几乎总是一个长而复杂的梦，越到后来，内容越恐怖。这种长的梦样特征是临床上和睡惊症的主要鉴别点。REM 睡眠中惊醒。有时患者并不立即醒来，而是后来回忆起一个非常恐怖的梦，这种情况在梦魇中并不常见。恐怖或焦虑是梦魇的主要构成部分。恐怖的程度则有赖于患者的个体特征，因为对某一个人构成恐怖的内容对另一个人可能根本不构成干扰。

(3)讲话、尖叫、攻击或行走很少发生于梦魇，这也是它和睡惊症及 REM 睡眠行为障碍的鉴别点。

2.治疗

不一定要治疗。治疗与否取决于以下两个方面，其一患者是否要求治疗，再者是否是其他需要治疗的确诊疾病的一部分(如精神病)。实施治疗则有多种形式。

(1)认知心理治疗。①有助于完善患者人格，提高承受能力。②帮助患者认识到现在的情况与童年的情况有关。③对创伤性梦魇，帮助他们理解创伤并接受其为生命的一部分。

(2)行为治疗：可让患者用多种方式描述梦境，如画出来，然后医师对此加以讨论、解释，从而减少患者的恐惧感。

(3)药物治疗：一般不需要。若患者患有精神分裂症或其他相关情况，可使用抗精神病药物等精神药物。

(二)睡眠麻痹

睡眠麻痹又称睡瘫症，是指在睡眠起始阶段(睡前型)或于觉醒过程中一段时间内出现自主运动不能，可发生于夜间或早晨(睡后型)。不规律的睡眠习惯、睡眠剥夺和其他对睡眠及其觉醒过程规律的干扰情况都可增加患者的易感性。单次发作可发生于倒班期间或高速跨越“时区”时。对某些个体，精神应激、过度疲劳和仰卧的睡姿亦可成为易患因素。大多数病例是散发型，家族性睡眠麻痹呈 X-连锁显性遗传。发病机制可能是在控制 REM 睡眠正常运动麻痹的机制中发生了微结构改变或神经生化与神经免疫功能的异常。

1.临床特点

(1)睡眠麻痹最常见于青少年或青年时期，但亦有起病于童年、中年甚至老年的报道。散发型睡眠麻痹没有性别差异，但在家族型睡眠麻痹中，女性较男性更为多见。

(2)在睡眠麻痹过程中，尽管呼吸运动没有受影响，但肢体、躯干及头部的任何微小运动都是不可能的，同时亦无法发声或呼救。这种经历通常很可怕，尤其当患者觉察到呼吸困难时。发作过程中，患者的神志是清楚的。

(3)睡眠麻痹通常持续一分钟到几分钟，之后自行消失或在外界刺激下消失(尤其是另一个人对患者的碰触或移动等刺激)。很多患者注意到反复努力移动肢体或强有力的眼部运动可能有助于中断睡眠麻痹过程。

(4)睡眠麻痹要么以散发的形式见于其他方面都健康的个体，要么通过遗传以家族性形式成为发作性睡病典型四联征之一。散发型大多发生于觉醒过程中，而家族型和发作性睡病则更常见于睡眠起始阶段。

(5)本症可能出现的伴随症状：急性焦虑很普遍，因为患者意识清晰却不能移动躯体，因而感到十分担忧与害怕。可同时存在入睡前幻觉，且常是恐怖性的，更加重了患者的不适。有时可有梦样经历，尤其当患者处于瞌睡或浅睡眠状态时出现的睡眠麻痹发作。偶尔发作会导致慢性焦虑或抑郁。

(6)睡眠麻痹的病程随发作形式不同而变化。散发型病例可仅在有发病因素的情况下发生，而家族型的和发作性睡病相关的睡眠麻痹则倾向于向慢性病程发展，尽管其发作频率仍有赖于发病因素。

2.治疗

迄今为止，还没有发现睡眠麻痹的病理基础，无法明确病因，而且，睡眠麻痹多为散发型，发作频率较低，发作后没有明显的后遗效应，很少成为人们长期的不适主诉，故不一定需要特殊的治疗。去除诱发因素，包括养成规律的睡眠习惯将有助于减少睡眠麻痹的发生。现有的研究显示，助眠治疗对部分患者有效，也有人尝试用 5-HT 配体来治疗睡眠麻痹，效果尚不肯定。

(三)睡眠相关的阴茎勃起障碍

睡眠相关的阴茎勃起障碍是指在睡眠期不能维持足够性交大小或硬度的阴茎勃起。本质上所有能对血管、神经、神经递质和内分泌功能造成损害的疾病都是阴茎勃起障碍的潜在致病因素。泌尿生殖器的问题(如纤维性海绵体炎、阴茎异常勃起、静脉瘘、前列腺切除术等)常与睡眠相关阴茎勃起障碍有关。新的神经保留技术降低了前列腺手术所致阳痿的发生率。其他的手术，包括骨盆和脊柱手术也被认为是勃起障碍的原因。许多处方药亦能引起或加重阳痿。因为引起器质性阳痿的糖尿病、高血压、心脏病、酒中毒等疾病有一定的家族性，所以睡眠相关的阴茎勃起障碍相应的也有一定的家族性，但目前尚不能确定器质性阳痿是否是一种特异性的遗传疾病。

1.临床特点

(1)睡眠相关阴茎勃起障碍可发生于任何年龄。在有勃起障碍主诉的患者中，4～5 岁之后器质性阳痿所占比例明显上升。

(2)睡眠结构正常的情况下，睡眠相关阴茎勃起显著减少或缺如通常是器质性阳痿的结果。在某些患者，睡眠相关阴茎周径增加与硬度增加不相称，这种阴茎大小和硬度的分离是具有貌似正常的器质性阳痿的主要特征。

(3)器质性阳痿或有器质性基础的间歇性勃起不能可导致许多心理、社会和婚姻问题，这些问题对家庭的稳定性、患者的性别认同和一般的精神状态都将产生负面影响。阳痿可伴有焦虑和抑郁。

(4)器质性阳痿很少自愈，但并非所有的器质性阳痿都是永久性的，不可逆转的。有器质性因素的阳痿常因性生活中间歇性的勃起不能而造成心理并发症。

2.治疗

睡眠相关的阴茎勃起障碍是诊断器质性阳痿的一个重要生物学指标，故该病的治疗以明确病因、去除原发病为主。同时，鉴于该病可能带来的心理、社会和婚姻问题，积极的心理、家庭、社会支持也很重要。

(四)睡眠相关的疼痛性阴茎勃起

睡眠相关的疼痛性阴茎勃起是以勃起时阴茎疼痛为特征的一种疾病，典型的发作在 REM 睡眠期。病因与病理机制目前尚不清楚。

1.临床特点

(1)睡眠相关的疼痛性阴茎勃起可发生于任何年龄，但更多见于 40 岁以上的男性。这种疾病很少见，在有性和勃起问题的患者中所占比例不足 1%。

(2)有睡眠相关疼痛性阴茎勃起的患者主诉反复在阴茎部分或完全勃起时因疼痛而觉醒，且这种觉醒打断了正在进行的梦。持续的反复觉醒和睡眠损失可产生失眠、焦虑、易怒和过度睡眠。

(3)可能由于睡眠减少、REM 睡眠剥夺和对疾病的过分关注，患者白天可表现焦虑、紧张、易怒。令人吃惊的是清醒状态下与性相关的勃起并不疼痛。纤维性海绵体炎和包茎可存在，但很少与该病的发生有关。

(4)因为正常的睡眠相关阴茎肿胀的发生与 REM 睡眠相关，而痛性阴茎勃起所致反复觉醒可导致 REM 睡眠阻断和剥夺，由此产生的过度睡眠和失眠可很严重。

(5)该病似乎有随年龄增长逐渐加重的趋势，但客观的证据还很少。

2.治疗

Matthews 和 Crutchfield 报道普萘洛尔对该病有暂时疗效，若想进一步缓解症状则需增大剂量。Steiger 和 Benkert 发现 24 mg 的氯氮平可消除症状，且不抑制夜间的阴茎勃起。

(五)快动眼睡眠相关的窦性停搏

快动眼睡眠相关的窦性停搏是指其他方面均健康的个体于 REM 睡眠期间出现以窦性停搏为特征的心脏节律障碍，病因与病理机制目前尚不清楚。

1.临床特点

(1)目前只在年轻人中观察到快动眼睡眠相关的窦性停搏，但它也可能发生于其他年龄组。

(2)心电图监测显示睡眠期间的心搏停止可达 9 秒，且在 REM 睡眠期间反复发生。这些心搏停止时期与睡眠呼吸暂停和睡眠破坏无关。

(3)某些患者可诉日间模糊性胸痛、压榨感或发作性心悸。在突然觉醒的情况下，可有头晕、虚弱、视物模糊等。有些患者诉夜间走动时偶有晕厥。清醒时的心电图和血管造影通常完全正常。

(4)REM 睡眠相关窦性停搏有潜在的意识丧失和心脏停搏危险，还可影响患者的内在精神功能。作为一种预防措施，可给患者植入一个低频限制的心内起搏器。

2.治疗

目前尚无特异性的治疗方法，鉴于 REM 睡眠相关窦性停搏可能导致意识丧失和心脏停搏，故可预防性的植入一个低频限制的心内起搏器。

(六)快动眼睡眠相关行为障碍

快动眼睡眠相关行为障碍(RBD)是以间歇性丧失 REM 睡眠脑电图弛缓和出现与梦境相关的复杂运动为特征的疾病。约 60%的病例是自发性的，而年龄的增长是一个明显的发病因素。非自发性的病例与神经病学障碍，如老年性痴呆、蛛网膜下腔出血、缺血性脑血管病、橄榄体脑桥小脑变性、多发性硬化和脑干肿瘤等有关。该病和病理心理因素无关。偶有家族聚集性倾向，但证据尚不充分。

1.临床特点

(1)RBD 通常出现于 60 岁之后，但它也可起始于任何年龄(尤其是症状性的 RBD)。RBD 在男性中的患病率远高于女性。RBD 本身的患病率极低，很多情况下可能是其他异态睡眠的假象。

(2)在企图演示梦境内容的过程中，患者常可有拳打脚踢、跳跃、从床上跑下来等行为，这些行为通常和体验的梦境有关。往往在造成患者本人或同床者损伤之后才引起医学上的注意。偶尔，患者可因睡眠破坏而出现 RBD。因为 RBD 发生于 REM 睡眠，它的典型形式出现在睡眠开始 90 分钟之后。典型的暴力发作大约每周出现一次，但也可连续几个晚上每晚出现 4 次以上。急性的短暂形式的 RBD 发作可与酒精和镇静助眠药戒断所致的 REM 睡眠反弹同时存在。有报道三环类抗抑郁药和比哌立登也可导致 RBD。

(3)RBD 患者可有梦呓、尖叫、肢体弹跳等前驱病史，梦的内容可更生动、不快、暴力或充满与 RBD 发作行为一致的活动。当睡眠破坏达到一定的程度时，患者日间可表现嗜睡。对自己或同床者的伤害(撕裂伤、皮下血肿、骨折等)和对周围环境的破坏是主要的并发症。社会性后果，尤其是那些涉及与同床者关系的后果，可以很显著。

(4)自发性 RBD 通常发生于老年期，经过一段时间的进展(几个月到几年)之后可稳定下来。

2.药物治疗

(1)氯硝西泮：90%的病例有效，且很少引起耐受和滥用。有报道称第一周即可抑制 RBD 发作，通常在当天晚上即起效，但停药后立即复发。一般在睡前服用，有入睡困难、入睡不久即出现肢体弹跳或晨起过度镇静的患者可提前两小时服用。氯硝西泮的作用机制可能与它的 5-HT 活性有关。氯硝西泮可显著改善 RBD 临床症状，但对多导睡眠图无明显影响，说明该药可能优先作用于运动系统而不是 REM 弛缓过程。

(2)三环类抗抑郁药：有时有效，如地昔帕明可迅速而持久的缓解 RBD 症状，但它的可预见性效果较氯硝西泮小。

因为 REM 弛缓过程涉及复杂多样的神经网络，所以作用于这些神经系统的多种药物都可能有效，如多巴胺能和 5-HT 类药物。现已有关于色氨酸、卡比多巴和盐酸可乐定的报道。

3.环境保护措施

移走有潜在危险性的物品，在床边挂上帘子，地板上铺床垫，保护好窗子等措施都有助于减少 RBD 患者发作时的损害性后果，这对不能用药物治疗的患者尤其重要。

(王　宁)

第十三章 精神性疾病的护理

第一节　基本护理技能

一、治疗性护患关系的建立

人与人接触交往，彼此产生互动，通过沟通，双方在思想、情感与行为上相互交流，即形成了人际关系。护士在医院利用专业知识和技能，有目的、有计划地与患者接触沟通，所形成的关系称为治疗性护患人际关系，简称护患关系。护患关系的特征为护士对患者表达接纳、同情、支持和帮助，具有工作性、专业性和帮助性。在精神科领域，精神疾病患者因为疾病的原因，思维、情感、意志活动偏离正常，自知力缺乏，不能正确认识和评价自己，社会功能受损，尤其是人际交往的功能受损，因此建立良好的护患关系就更困难和更有必要。所以，如何建立好与患者的治疗性护患关系，并借此关系达到维持患者基本生理需求、减轻焦虑、增强自信与自尊、促进与他人沟通及自我开放、学习适应社会的行为模式的目的，是每一个精神科护士的入门基本功。

(一)建立治疗性护患关系的要求

1.正确认识精神病及精神病患者

(1)精神病是一种疾病，是由于各种原因所导致的一种脑功能紊乱，必须及早治疗。但在现实社会中存在着对精神病患者的歧视和偏见，有的被认为是“疯子”“花痴”，用“跳大神”或“冲喜”来对待；有的被认为是脾气怪，思想狭隘或好吃懒做等，影响了患者的治疗，导致病情迁延。

(2)精神疾病患者并不是大脑所有的功能异常，只是功能的一部分偏离正常，他们的行为是有目的、有意义的，是为了满足某种需要而表现的，特别是神经症患者，其自知力基本存在，社会功能良好，因此要学会同患者沟通，了解其真实的欲望和需求，帮助他解决问题。

(3)精神疾病患者的离奇怪异行为或荒诞不稽的表现是疾病的表现，就像躯体疾病所具有的相应症状和体征一样，无好坏之别，无对错之分，与人品道德无关，不能以常人的标准来评判。

(4)许多精神疾病患者不会主动求助，甚至回避和拒绝他人帮助，这就使得他们的疾病难以被发现和得到治疗，也使他们的生存处境更为困难，因此，要勇于关爱他们，为他们的康复和生活提供一个有利的空间。

2.了解、熟悉患者的情况

(1)一般情况:患者的姓名、年龄、性别、相貌、民族、籍贯、宗教信仰、文化程度、职业、兴趣爱好、个性特征、生活习惯、婚姻家庭情况、经济状况等。

(2)疾病情况:患者的精神症状、发病经过、诊断、治疗、护理要点、特殊注意事项等。

3.接触患者应具有的态度

(1)理解患者的感受,设身处地为患者着想:这是指护士要主动对患者的思想、感觉、心态、处境与需要进行观察,客观地加以判断,并将它表达出来,采取相应措施,为患者解决问题,简单地说就是同情理解患者,这是精神科护士最起码的职业道德要求。患者住院初期对周围环境感到陌生恐惧,住院中期药物不良反应使患者感到身体不适和焦虑,住院后期患者会为出院后的处境及所要面临的问题感到担忧,因此,护士良好的、支持性的、明确的态度可以减轻患者的恐惧和焦虑,帮助患者度过这些痛苦的时期。良好的护患治疗性关系也就从中得到发展和巩固。

(2)尊重患者的人格,维护患者的权益:精神疾病患者一方面有自卑心理,另一方面自尊心又特别强,比健康人更渴望被尊重、被重视、被关怀,因此在接触交往中,要特别注意尊重患者,以增强患者的自信心。了解他们的职业,通过个别交谈或座谈会征求患者的意见,及时改进和采纳患者提出的方案,使患者感到被重视;当患者主动协助护士时,要诚恳地说“谢谢你的帮助”;当需要患者配合协作时,要“请”字在先,以商量的口气向患者提出;当上班第一次见到患者时要问好;当患者的病态行为有所改变时,要及时予以肯定。进行治疗护理和有关检查时,视病情尽可能向患者介绍、说明,尊重患者的知情权,以求得患者合作。对患者的病史、隐私要予以保密,不可在闲聊时作为话题。总之,在与患者接触交往的过程中,要让患者感受到护士对他的尊重,这样患者才会尊重护士、信赖护士,护患治疗性关系才能够得到发展。

(3)持续性和一致性的态度:持续性是指患者在住院期内有相对固定的护士与其经常性地接触沟通,使其得到关心、支持、安慰。随着接触交往频率增加,护患治疗性关系将逐步得到发展,因此护士必须有意识地每天安排时间与责任床位的患者接触交谈。一致性是指护士对同一患者应前后一致或对不同患者要始终以一样的真诚态度接纳、对待;一致性还指病区内护士都要以一致性方式处理患者的问题,都要以接纳、真诚的态度对待患者。这将有利于建立或发展良好的治疗性关系。反之,则会影响治疗性关系,甚至破坏治疗性关系。

4.良好的自身素质

护理活动是在护患关系中实现的,其中护士起着主导作用。而护士的主导作用发挥程度是以护士对患者的影响力大小决定的。具有良好素质的护士对患者的影响力大,在患者心目中威信高,有利于护患关系的建立和发展。护士对患者的影响力,来自护士自身的言行、仪表、知识、技能给患者的感受而形成的。因此护士必须意识到自己的作用,努力完善“自我”。在日常护理工作中,护士精神饱满、情绪愉快、仪表整洁、谈吐文雅,会使患者感到愉快、舒适、亲切;护士行动敏捷利索,操作轻柔熟练,患者就会有安全感。

(二)建立治疗性护患关系的过程

治疗性护患关系的建立,从患者住院即已开始,整个过程可分为3个阶段,即初期、工作期、解除期,3个阶段既独立,又有重叠,贯穿于患者住院的整个过程。

1.初期

此阶段护士的主要任务如下。

(1)确立相互了解信任的工作基础。

(2)确定患者寻求医疗帮助的原因,对医院的期望。

(3)做好入院评估,制订护理计划。

开始时护患双方因为陌生都会有焦虑的感觉,成为关系建立的阻力。此时护士应主动给患者以关心的信息,如介绍环境、日程安排、病室规则、自己的角色与职责、其他与医疗有关的人员等,以争取患者的信任。精神病患者需反复进行说明,才能确切了解护士发出的信息。某些患者因为精神症状的原因,会对护士产生敌视、违拗或淡漠不理等行为表现,护士应根据情况选择适当的方法与患者沟通。在反复沟通的过程中,护士在不断观察评估患者,患者也在评估护士,他们会根据护士的言行举止来判断护士对自己的关心程度,可信任度,如果护士表现出较高的素质和工作能力,将会使患者感到安全可靠而愿意与之配合,从而奠定了护患关系的基础。了解患者住院的原因,要求解决的问题,对医院的期望,如果有些问题不能解决或患者对医院期望值过高,要有理有节地指出,并协商解决的办法。在入院评估中需要收集有关患者躯体、心理、社会文化及精神疾病方面的信息和资料,列出主要的护理问题,制订出相应的护理计划。

2.工作期

此阶段护士的主要任务是应用护理程序解决患者的各种身心问题。

(1)和患者一起订立治疗目标,制订达标协议。

(2)讨论患者潜在的需求和功能失调的原因。

(3)鼓励患者学习新的行为方式,贯彻自我护理。

随着患者对护士的认可和接受,患者会逐渐配合护士,依赖护士,遵循护士的建议,此时,护士要根据健康问题与患者共同订立治疗目标,可以先订立较易达成的目标,如每餐要坚持进食100 g以上;上午、下午各参加活动0.5小时等,达标协议是以帮助患者达到治疗目标为目的,护患双方都必须共同遵守的规范。协议的内容包括护患双方的责任,对彼此的期望,达到了目标应怎样奖赏,没有达到目标该怎样处理,会谈的方式(次数、时间、地点),协议终止的时间,机密性等,做成书面形式,双方签字以示负责。当护患之间已有了较深入的了解,患者对护理人员已感到非常的信任和安全时,就是问题的解决阶段。此时会谈内容应更广泛,制订的目标应更加深入,可和患者较深入地谈论他的行为、感觉、期望、挫折及困难,并一起讨论某些问题的处理方式及其住院的护理计划。护士要指出患者的能力和潜力,鼓励患者变得更加自信,同时提供健康保健知识。此阶段患者逐渐开始坚持以自己的方式做事,正在重新恢复身体和精神健康的自信。

3.解除期

此阶段护士的主要任务如下。

(1)建立分离事实,共同探讨分离的感觉。

(2)再次评估患者的健康状态和护理目标是否达到,制订出院计划。

当护患之间通过密切合作达到了预期目标,患者的各种症状得到了控制或改善,预备出院,护患治疗性关系即进入了解除阶段。这时应让患者接受分离的事实,护理措施也应有所改变,如减少会谈的次数,缩短会谈的时间;会谈的内容导向未来,让患者渐渐地适应分离。回顾治疗的进展和达成的目标,与患者讨论发病过程及其问题所在,提供健康教育和出院指导,指出将来若发生类似情况应如何处理、找谁帮助。可以试着让患者回家、返校,使其面对社会独立处理。遇到不能解决的问题可回医院,护士协助他解决,以保证护理工作的连续性。患者对终止关系常会产生分离焦虑,甚至出现退化、愤怒等不良的行为表现,对此护士不应采取回避的态度,而要与患者沟通,帮助患者看到护患关系期间的收获,使患者恢复对未来的希望,向着新的目标努力。

(三)治疗性护患关系的沟通

治疗性沟通是建立护患治疗性关系的重要手段,也是精神科护理工作中最重要的内容,表现形式就是护患间的切题会谈。切题会谈既包含语言性沟通,又包含了非语言性沟通,因其具有收集资料、满足患者需求、解决健康问题和促进健康的治疗作用,因而称为治疗性沟通。切题会谈一般分为4个阶段。

1.准备与计划阶段

此阶段主要是熟悉资料,准备环境,安排时间,确定目标。

2.开始交谈阶段

此阶段主要是给患者一个良好的首次印象,使患者愿意敞开心怀说出自己的想法。这时护士要注意以下几点。

(1)身体姿态表情要自然,姿态要稳重,语言要有修养,眼神要正视对方。

(2)有礼貌地称呼对方,作自我介绍。

(3)向患者说明本次交谈的目的和大约所需的时间。

(4)告诉患者在交谈的过程中希望他随时提问和澄清问题。当患者已了解交谈的意义,并且已无紧张情绪时可开始交谈。

3.引导交谈阶段

此阶段是治疗性沟通的重要部分,会谈成败的关键所在,也是护患治疗性关系能否形成和发展的关键所在,护士应运用技巧进行交谈。可采用以下技巧。

(1)提出问题:护士可提一些开放式的问题启发患者谈话,如:“你哪不舒服”“你在哪里”等。为使患者便于理解和回答,提问时应注意:①一次只提一个问题。②把问题说得简单清楚。③尽量少提“为什么”的问题以免患者回答不出,陷入僵局。④尽量少问用“是”或“不是”回答的封闭式问题。

(2)注意倾听:倾听是指全神贯注的听话方式,倾听是交流的基础,通过倾听了解患者的基本情况,存在的问题,对某些问题的想法及产生的根源,才能有针对性地为患者提供帮助。倾听能力在治疗性沟通中非常重要,以下一些方法可以帮助护士成为一个有效的倾听者:①专心致志地听。②不要打断对方谈话,不要因患者讲话不清或速度慢而分心。③不要急着做判断,仔细体会“弦外之音”,以了解对方要表达的真实内容。④及时做出反应,如时不时地点头,或说“是”“哦”等,表示对患者的谈话感兴趣,希望能继续说下去,然后针对诉说的内容对患者进行疏导、鼓励、帮助,使患者感到安慰和有知己感,以增加沟通的效果。

(3)核实自己的感觉:为核实你对所听、所见的理解与患者所想表达的意见是否一致,可采用以下方法进行核实。①重述:其一是把患者的话重复说一遍,要注意不加判断地重复重点及关键内容。如患者说“总有人骂我”,护士可以说:“有人骂你,是吗?”以促使患者重整自己的思绪,引导会谈继续进行。其二是护士将患者所说的话,用自己理解后的方式将重点重述一遍,表示护士了解患者所表达的事,如有误解可以获得澄清。②归纳:当交谈告一段落或一个主题结束时,将患者所述内容按事情的轻重或发生的先后顺序进行归纳,有助于找出患者问题的症结,还可以引导患者整理混乱的思绪,反省自己的问题。③澄清:帮助护士将一些模棱两可、含混不清的陈述弄清。澄清时,常用“我不了解你所说的意思,你是否告诉我……”“你的意思是不是……”等,大多数患者不会在乎多次重复的询问,躁狂症患者可能因烦躁而放弃沟通,应加以注意。

核实后,应注意留有一些停顿的时间,以便对方进行纠正、修正。核实技巧的适当运用有助于信任感的建立。

(4)引导话题延续：除了要善于倾听，护士还要适时地对话题做必要的引导。利用简短的字句加入沟通的过程，如“然后呢”“继续说下去”，使患者觉得护士对话题感兴趣，已参与其中。应注意，对患者不愿意交谈的问题切忌追问，否则会使谈话陷入僵局。对思维散漫的患者漫无边际的话题，要抓住机会引向预定目标。

(5)鼓励患者描述感受：患者描述自己的异常感受，可以协助了解患者的病情。精神病患者的幻觉、妄想往往与他周围的人和事有关，从这些问题的描述中可以找到问题的症结。也可通过描述感受发现某些危险行为的前兆，如自杀、外走等，以及早采取一些防范措施，述情困难的患者要高度专注领会，切勿表示不耐烦或敷衍，要以期待的目光鼓励患者慢慢说。

(6)鼓励患者做比较：鼓励患者比较其所遭受的经验异同之处，如问患者“你以前有没有类似的经验”或“这两种遭遇有什么不同”，如此不但提供护士感受患者的机会，也可使患者反省自己的经验。

(7)呈现事实：精神病患者常有幻觉症状，尤其是听幻觉，患者可能会说：“总统在和我说话”或“有人在哭”，针对患者的病态思维和感受要表示怀疑，让其知道此情况不可能存在，但态度要委婉，不必过分坚持与患者成对立的关系，可以回答：“我可以理解你真的听到有人在说话，但事实上没有。”有时患者会生气，觉得在欺骗他，会再问别的人，经过几次验证后，患者的病态思维会慢慢动摇。因此，护士不能为讨好患者而赞同患者的话。

(8)适当运用沉默：沉默可以给患者一个考虑的机会，使其能充分宣泄自己的情感，并调节沟通气氛，也给护士提供了观察时间。在对方焦虑时，对有些问题不愿答复，保持一段时间的沉默可以使对方感到你理解他的心情，真心听取他的意见。当患者谈及痛苦体验而哭泣时，劝慰的话反而使患者感到被同情而更加悲伤，这时，护士保持一段时间的沉默是十分必要的。

(9)与患者合作与分享：护士与患者以平等的关系来分析问题、分享经验，一个问题的解决，应由患者想出比较好的方法。护士应暗示患者“这是你的问题，你应自己作出决定”。当患者提出自己的建议后，护患双方再一起讨论，交换意见、经验，沟通思想，最后确定解决问题的方案。

(10)特殊情况下的沟通技巧：①对妄想患者，要启发其诉述，以便了解其病情，以听为主，对患者所述之事不进行否定或肯定，更不与其争辩，以避免患者的猜疑，甚至被牵入为妄想的对象，待病情好转时再帮助其认识。②对消极抑郁患者，护士要诱导患者诉说内心的痛苦，多安慰鼓励，启发患者回顾以往成功或快乐的事，并表示赞誉和敬重。③对缄默不语的患者，尽管他不言语，护士关切地静坐其身旁，患者亦会感到安慰和被重视。④对有攻击行为的患者，护士不能单独与患者共处一室，避免激惹性语言，不与患者争论，不要站在患者正面，以防患者突然冲动；若遇患者有冲动行为时，要以冷静的态度握住患者打人的手臂，并轻拍其肩，以温和而坚定的语言劝说患者，并暗示可控制局面。⑤对木僵患者，虽然患者看来对外界毫无反应，但意识是清楚的，因此，护士切忌在患者面前随意谈论病情，做任何治疗护理仍应事先向患者介绍清楚，获得患者的同意。⑥对异性患者，护士态度要自然、谨慎、稳重，避免患者把正常的关心误认为恋情，产生麻烦。

4.结束交谈阶段

顺利地结束交谈常为今后的交谈和护患治疗性关系的建立打下良好的基础，由于开始已说明所需要的时间，所以最好能在结束前事先提醒时间快到，不要提出新问题以便能按时结束。当交谈结束时，把交谈的内容小结并要求患者提出意见核实其准确性，并说些安慰鼓励的话，可以表示由于患者配合，交谈很成功，对制订护理计划很有帮助，并相约下次交谈的时间和内容。不可突然停止交谈，说走就走，更不可在交谈冷场之际，无缘无故离开，这会使患者感到不安，产生疑虑，影响下次交谈。

护士应培养自己能流畅而准确的记录能力。最好在交谈间歇时及时记录，以免补记时遗漏。应告诉患者记录是为了制订护理措施，隐私的内容会保密。

二、精神疾病的护理观察与记录

精神疾病的护理观察与记录是精神科护理的重要环节。护士严密观察病情，及时书写护理记录，目的是能及时掌握动态的病情变化，了解患者的需要，使护理活动有目标、有针对性，以便及时提供有效的护理服务。

(一)精神疾病的观察

1.观察的内容

(1)一般情况：患者的仪容、衣着、步态及个人卫生情况；生活自理的程度；睡眠、进食、排泄、月经情况等；接触主动或被动，交谈热情或冷淡，集体活动中合群或孤僻等；对住院及治疗护理的态度。

(2)精神症状：患者有无意识障碍，有无幻觉、妄想，病理性情感，意志活动情况，有无自杀、自伤、毁物、外走等病态行为，症状有无周期性变化，自知力如何等。

(3)躯体情况：患者的一般健康状况，如体温、脉搏、呼吸、血压等是否正常；有无躯体各系统(呼吸、循环、消化、内分泌)疾病或症状；有无外伤。

(4)治疗情况：患者对治疗的合作程度；治疗效果及药物的不良反应，有无药物过敏及其他不适感。

(5)心理状况：包括患者心理负担和心理需求，急需要解决的问题，以及心理护理的效果。

(6)社会功能：包括学习、工作、社会交往和日常生活能力。

2.观察的方法

精神疾病患者很多时候不会陈述病情或将自己的不适归为错误的认知，因此，护士一定要主动地、有意识地观察患者。如出现急腹症的患者，他可能会认为是吃了有毒的食物，或自己内脏烂掉了而出现的疼痛，也许不会告诉医务人员甚至回避接触；如焦虑的患者，护士要观察是疾病引起的还是药物引起的，要及时处理以免导致意外发生；有的患者常跟随护士，表情欲言又止，要考虑是否有难言之隐；不语不动、静卧于床的患者，除了要观察是否在进行病态体验外，还要观察是否发热或伴有其他身体不适。具体观察方法包括以下几点。

(1)直接观察：护士与患者直接接触，与其面对面地交谈或通过护理体检来了解患者的情况；护士从旁观察患者独处时、与人交往时、参加集体活动时的动态表现。护士通过直观患者的言语、表情、行为，从而获悉患者的心理需要、精神症状与躯体状况。

(2)间接观察：是从侧面观察患者独处或与人交往时的精神活动表现，如工娱治疗活动时，患者的注意力是否集中，平时与其他患者的接触以及探视与亲友、家属交往的态度和谈话内容。或借助患者所写的书面资料，如信件、日记、诗歌、绘画等了解患者的病情变化。对思维内容不肯暴露或不合作的患者，间接观察是十分重要手段。

护理观察时常用对比观察的方法。比如病情变化时，是疾病本身的变化还是药物不良反应导致患者的焦虑、抑郁。老年患者发生智能改变时，是痴呆的表现还是抑郁之表现。成功的观察还体现出科学的预见性，它包含着护理工作的重要含义，护理患者不等于照顾患者，一个护士经验丰富，多指此方面。例如，护士第二次巡视观察病室时发现原有的暗灯泡不见了，经查找知道患者是在两次巡视间隔期间将灯泡取了下来，用衣服包裹好放在床头柜内，并准备夜深时触电自杀。护士第二次巡视观察到环境的变化之后，经过推测分析，及时与患者沟通，预防一起自杀行为发生。

3.观察的要求

(1)观察要有客观性、计划性：护士在观察病情时，要将客观观察到的事实进行交班与记录，而不要随意加入自己的猜测，以免误导其他医务人员对患者病情的了解和掌握。护士工作繁忙，必须要有计划地进行观察，病区护士长在工作日程中，应选择最佳时间段(如患者进餐结束后)作为病房护士接触患者的时间，或每位护士依据自己工作的忙闲，有意识地安排时间去接触观察患者。执行治疗护理时也是很好的观察时机。

(2)观察要有针对性，分析可能发生的问题：对新入院患者及未确诊者要从一般情况、精神症状、心理状况、躯体情况等进行全面观察；开始治疗的患者要重点观察其治疗的效果和不良反应；疾病发展期的患者要重点观察其精神症状和心理状态；恢复期患者要重点观察症状消失的情况、自知力恢复的程度及对出院的态度。有心理问题者要重点观察其心理反应与需求；有行为问题者重点观察行为表现与心理状态。如消极患者症状突然好转，恢复期患者情绪突然低落，平时积极参加活动者突然不积极参加活动，平时爱说话者突然表现不爱说话，交谈中出现消极言语或在书写中出现消极内容的词句等，这些常常是情绪变化的重要线索，要严防自杀。

(3)观察要有整体性：一方面要对患者住院期间各方面的表现都进行观察(包括病态的、正常的)，以便对患者情况有一个全面、整体、动态的掌握，及时制订或修订适合患者需要的护理措施。另一方面要对病区内所有患者进行全面观察，掌握每个患者的主要特点。

(4)观察要在患者不知不觉中进行：观察患者要使患者感到是在轻松地谈心、活动，此时患者所表达或表现的情况较为真实。交谈时不要在患者面前做记录，这样易使患者感到紧张或反感而拒绝交流。观察患者时还要注意技巧，如有自杀意念的患者上厕所时，为防意外，护士要入内察看。此时，护士要关切地问“需要帮忙吗”“要手纸吗”等，让患者感到护士的关心，可避免让患者感到被监视、有不被信任的感觉。

护理观察病情时，还应分轻重缓急。一般情况下对新入院3～7天的患者，有自杀意图和行为，有伤人等暴力行为意图者，意识障碍者，严重生活不能自理或兴奋状态者，正在进行电休克、胰岛素休克等治疗或刚结束这些治疗的患者，老年及合并较严重躯体疾病和药物不良反应的患者，都为重点观察对象。从护理级别上，对一级护理患者的频度和深度也不同于二、三级护理患者。

精神科临床护理观察要适应上述范围的要求，应力图将观察工作转向主动性和能动性，不能是消极被动的或全凭感性认识的，时时将观察、思考和处理结合起来。充分发挥专科护理功能。在护理活动中每个护士都有同样的观察机遇，有些人善于将观察到的内容先行分解，用比较的方法，将已获得的知识结合个人或别人的经验，加以判断，并且慎重除外“可能……”“考虑……”之后作出结论。这一思考分析过程做得如何，可以显示护理技术水平高低。

护士之间的差异是较大的。结论一确定，随之处理措施迎刃而解。处理的内容包括很多，包括通知报告医师，填写记录并交班。通过沟通或任何操作给予患者心理或身体需要的帮助。督导患者配合治疗或自理护理，以及提供患者治疗性或安全性环境等方面。观察是为了发现问题，以便及时给予患者所需处理,处理可以解决观察中发现的问题,通过正确的思考分析,将临床护理工作有机地联系起来。从而保证护理工作基本任务得以完成,还由于逐渐外延并丰富护理内容,将发挥更大的作用。

(二)护理记录

护理记录是护理人员在护理活动中,通过对患者的观察、护理,并将患者动态的病情变化、心理活动及所采取的护理措施等,以文字的形式客观地反映在病历中。他能及时反映患者的健康状况、病情及护理过程,是医疗文件的一部分,也可作为科研的资料,医患有纠纷时,还要作为法律和收费的依据,必须认真如实的记录。

1.记录的方式与内容

护理记录的种类、方式多种,临床上采用何种记录方式与所在医疗机构的相关规定、护理角色功能及患者的情况有关。主要有以下几种。

(1)入院护理评估单:记录方式可有叙述性书写或表格式填写。记录内容包括一般资料、简要病史、精神症状、心理社会情况、日常生活与自理程度、护理体检、主要护理问题等。一般在入院 24 小时内完成。

(2)入院后护理记录:临床上称交班报告,记录患者的生命体征、主诉、入院时间、主要病情、治疗及护理要点,由当班完成,向下一班交班。

(3)住院护理评估单:临床上以表格式居多。其记录格式按护理程序、护理评估(病情)、护理诊断(问题)、护理目标与护理计划(措施)、护理评价(效果)。护士根据患者不断变化的病情,对患者进行每班、每天、每周或阶段性护理评估,列出护理诊断,制订护理措施,组织实施,定期评价。按日期、时间的程序记录。

(4)护理记录单:分一般护理记录单和特护记录单。一般护理记录单即护士纵向记录患者的病情和护理要点,新入院患者日夜 3 班均记录,连续 3 天,然后改为每周两次直到出院。特护记录单记录患者的生命体征、出入水量、实施的治疗护理、简要病情和护理要点,根据医嘱记录,按小时、班次记录,以表格居多,如:电抽搐患者生命体征监测每 0.5 小时一次,连续 3 小时。

(5)护理观察量表:是以量表方式作为观察病情、评定病情的一种护理记录方法。即把精神科患者在日常中的情绪、言行或精神症状的表现列项制成表格,并对各项目症状订出轻重程度的标准,分别给予 0、1、2、3、4 等级分。应用时,护士把观察到的情况按量表内项目要求与轻重的标准填写分数,从中可观察病情的演变和发展过程,这是精神科护理记录方法的发展和补充。目前临床常用的有"护士用住院患者观察量表(NOSIE)""精神病患者护理观察量表(NORS)"。当然也可以依据实际情况制作更为详细的量表来记录患者的病情变化。

(6)出院护理评估单:一般采用表格填写与叙述法相结合的记录法。内容如下。①健康教育评估:指患者通过接受入院、住院、出院的健康教育后,对良好生活习惯,精神卫生知识,疾病知识以及对自身疾病的认识如何。②出院指导评估:对患者进行服药、饮食、作息、社会适应能力锻炼、定期复查等具体指导的情况。③护理小结与效果评价:主要对患者住院期间护理程序实施的效果与存在问题,做总结记录。最后经护士长全面了解后作出评价记录。

(7)其他:如新入院护理病例讨论记录,阶段护理记录,假出院记录,返院护理记录,转出院护理记录,死亡护理记录等。

2.记录的要求

客观、真实、准确、及时、完整。特别注重护士接触患者过程中观察到的一些客观病情及所采取的护理措施的描述。尽可能把患者原话记录下来。及时、准确、具体、简明地记录所见所闻的事实状况。了解病史要全面，除了直接与患者了解外，还应于其亲属处了解有关患者的病症。书写项目齐全，字体端正、字迹清晰，表述准确、语句通顺，使阅读者一目了然。不可用刮、粘、涂等方法掩盖或去除原来的字迹。签全名及时间。

三、精神科的基础护理

精神科基础护理主要包括患者的入院、住院、出院的护理、安全护理、个人卫生日常生活护理、饮食护理、睡眠护理、药物依从性护理、测体温护理及探视护理等。其中特别重要的是，精神病患者由于幻觉、妄想的存在，没有自知力，而躯体无障碍，能自由活动，常常出现异常的行为表现，最严重的是自杀、伤人、毁物、外走，因此安全护理特别重要；精神病患者意志缺乏，对生活无要求，不关注自己，懒散，不知料理个人卫生，有的患者不能述情，不能正确表达自己的感受和要求，所以日常生活护理是精神科护士的主要基础护理工作之一。

(一)入院患者的护理

1.入院常识

(1)做好对生命体征的检查，应测量体温、脉搏、呼吸、血压并观察患者的意识情况。

(2)入院时须经过卫生处置，包括理发、淋浴、剪指甲及更衣。给予灭虱，有疥疮和皮肤传染病者应给予相应处理。

(3)意识不清、精神异常、语言不清、智力低下，具有自杀、自伤行为者，应向家属询问病情，力求资料全面。如果资料不全，可嘱其尽快回去收集资料。

(4)患者换下来的衣服应当交给患者家属带回，如果不带回则代存，收存时需当面点清，开一个收条并签名。

(5)注意危险物品的收缴工作应登记、收存，或令护送人员带回；贵重物品应登记、收存，或令护送人员带回；日用品给患者贴上标签。

2.新入院患者护理常规

(1)按分级护理，安排适当的病室及病床，并做好新入院患者的护理。

(2)在患者进入病房后，应注意患者的皮肤有无伤痕、口腔是否清洁、骶部有无压疮、臀部有无硬结，再次检查有无危险物品。

(3)患者入病房后测量身高、体重、脉搏、呼吸、血压、体温，对于不合作患者测体温时应当手持体温表不放，直至测完为止。如果有异常情况及时向医师报告。

(4)除了意识障碍的患者，应向患者进行卫生宣教，介绍医院情况，住院制度及其他住院患者。在与患者进行交谈的过程中，态度应和蔼，不能简单粗暴及歧视患者。

(5)执行医嘱，建立病历表格，按医师的医嘱填医嘱单，并通知膳食科。

(6)如果患者病情危急，护士应协助医师抢救患者，然后再办理上述手续。

(7)将上述处理经过记入护理记录及交班报告，重点交班。

(二)住院患者的护理

1.住院规则

(1)住院患者应当遵守医院的各项规章制度，接受医护人员的指导，并与医护人员密切配合，服从治疗管理，安心住院、休养。

(2)患者在入院时，按规定带洗漱用品或鞋袜，其他物品则一律不允许带入病室。

(3)住院患者的饮食应由患者的病情决定,如果患者在饮食上有特殊的需要可随时向医护人员提出,家属送来的饮食须经医师及护士同意后方可食用。

(4)如果患者有事需要请假外出,应由家属向医师申请,医师同意且家属签字后方可离开病室,并应在规定的时间内返回医院。

(5)住院患者应爱护医院的公共财物。如果损坏了公共财物,应照价赔偿。

(6)住院患者可对病房工作提出意见,帮助医师护士来改进病房的工作。

2.住院患者的护理常规

(1)患者在入院后测量体温、脉搏。在住院期间如果患者的体温升高,则按高热患者护理。

(2)在患者入院 3 天内留尿、便标本送检,每天询问大小便情况。如果患者 3 天无大便要遵医嘱给予口服通便药物或灌肠;如果患者 12 小时没有小便则向医师报告给予及时处理。

(3)患者服药时应有两人在场,一人发药,一人检查患者服药情况。严格查对,应熟记患者面貌,防止发错药或别人冒领,并督促患者服药。服药后一定要注意检查患者是否服下,防止患者藏药。

(4)注意对患者进行生活护理。要求患者按时作息,根据天气变化,督促患者注意增减衣服及夜间的保暖,防止受凉。经常注意给患者进行心理护理,要了解患者的心理状况。住院患者一律不能请假单独外出。

(5)除了专护、一级护理患者及有身体疾病、脑器质性疾病者,因特殊治疗需卧床休息处,应鼓励及督促患者参加各种文娱活动和集体活动。不要让患者独处,防止衰退,尤其是对恢复期的患者应组织其参加有利于今后出院的各种文娱活动,使其逐步适应即将面临的社会生活。

(6)患者在住院期间的信件及各种文字材料需经医师同意后,护士方可帮助患者寄出,不能交给患者邮寄,不能寄出的信件及材料应妥善保存,待患者出院时处置。

(7)护士应协助患者料理个人卫生,督促患者晨、晚间洗漱,帮助及督促患者洗澡更衣、剪指甲,督促其饭前洗手。活动困难生活不能自理者则由护士协助。

(8)对于兴奋跳动、不知进食、暴饮暴食者应重点观察其进食情况,如果患者两餐未进食,则给予鼻饲饮食。

(9)密切观察患者的睡眠状况,因为精神患者如果睡眠不好可以导致病情恶化。患者入睡困难时应当遵医嘱给予催眠药物,并详细交班及记录。患者在睡眠时不能蒙头睡觉,以防止发生意外。

(10)注意患者病情变化,经常巡视病房。至少每 15 分钟巡视一次病房,巡视病房的时间不能刻板固定,防止患者掌握规律,有机可乘。注意患者安全护理,防止各种意外发生。如果患者病情发生变化,应记入交班及护理记录。

(三)出院患者的护理

出院患者的护理应包括以下内容。

(1)责任护士认真向患者进行出院指导,并了解出院前患者有哪些方面问题和顾虑需要帮助解决,帮助患者在出院前保持稳定情绪,克服返回工作岗位或复学前的种种顾虑。

(2)向患者及家属作健康教育指导。交代出院所带药物用法,告知患者及其家属在家必须按时、按量坚持服药,特别是精神药物一定要安全保管,不能有任何疏忽,防止患者一次性服药过多而引起药物中毒带来的不良后果。

(3)服药量一定要根据病情而定,并随时咨询医师,在医师的指导下进行。家属一定要督促患者把药服下，防止患者藏药、吐药。指导患者掌握药物的不良反应和预防措施，时常与医师保持联系，定期复查，不适随诊。

(4)依照患者的不同病情制订不同的适应性社会及家庭的训练，引导患者规律的生活、休息和工作等。

(5)协助患者整理好用物，检查床单位，收回公物，将保存的患者的一切私物交还家属清点签收。

(6)做好床单位终末处理并登记，整理住院病历，做好各项记录。

(四)安全护理

患者由于受精神症状的支配，可出现自杀、冲动伤人、毁物等破坏性行为；无自知力，否认有病而拒绝住院与治疗，表现出冲动、反抗或外走，工作人员的疏忽与处事不冷静也可导致意外情况的发生。精神科危急意外情况贯穿于整个疾病过程，特别是新入院1周内，危及患者及他人的生命，也使治疗护理难以进行，因此，护士要有高度的安全意识，随时警惕不安全因素，谨防意外。

1.掌握病情，有针对性防范

护士要熟悉病史，了解患者的精神症状、发病经过、诊断、治疗、护理要点、注意事项，密切观察，对有自伤、自杀、冲动伤人、出走企图或行为的患者随时注视其动态，严重者必须安置于重病室内由护士24小时重点监护，一旦有意外征兆及时采取有效措施予以防范。

(1)防自杀：自杀是一种直接威胁患者生命安全的危险的行为。由于精神科是一个相对封闭的环境，这种意外事件的发生时常引起医疗争议(纠纷)，所以，防自杀成了精神科护理中的重中之重。①患者入院后要对他们的自杀风险进行评估。可通过了解病史、病情方式，也可进行量表评定。最好是两种方法结合起来，这样更全面。②在评估自杀风险的基础上，对自杀风险较高的患者实施密切的观察，必要时应进行24小时的隔离防护。与此同时，护理人员还应将情况告知患者家属，并向他们解释防范自杀的措施，以便于家属积极配合。③在实施严密观察与防范的同时，护理人员还应配合治疗，开展积极的心理护理，帮助患者从自杀的阴影中走出来。

还有一点应引起护理人员高度重视的是，精神障碍患者的自杀方式有时很奇特，防不胜防。例如，一男患者将头埋在盛满水的洗脸盆中“溺死”。因此，应加强病房的安全巡查，清理或收缴危险物品。在发现异常情况时要及时处理。

(2)防逃跑：由于自知力不全或完全丧失，一些患者不承认自己有病，拒绝住院；还有些患者因不习惯或不能适应封闭式的住院生活而不愿待在医院。这些患者可能会想方设法地逃离病房。所以，防外逃也就成为精神科护理工作的一项特殊任务。

在封闭式管理的病房，每天在交接班时一定要清点人数；带患者做检查或到室外活动时也要清点人数，并要严守各种通道，锁好门窗，保管好钥匙；患者在无家属陪伴时一定要有护理人员陪同。

(3)防冲动：精神障碍患者会因情绪或思维等方面的障碍而发生冲动言行，甚至伤人毁物。患者攻击的对象可能是其他患者、医务人员或其他人员。因此，护理人员应加强这方面的评估并做好预防措施，对有潜在暴力行为的患者给予重点防范，必要时实施约束或隔离。另外，应尽量避免与患者发生不必要的正面冲突，学会自我保护的策略和方法。对于患者之间存在的矛盾要及时发现、及时处理，制止冲突的升级。

2.与患者建立信赖关系，及时发现危险征兆

要尊重、关心、同情、理解患者，及时满足患者的合理需求，使患者感到护士可信赖。在此良

好的护患关系基础上患者会主动倾诉内心活动，亦易接受护士的劝慰。如流露出想自杀或有冲动伤人的征兆时，可及时制止，避免意外发生。

3.严格执行护理常规与工作制度

护士要严格执行各项护理常规和工作制度，如给药治疗护理、测体温护理、约束带应用护理、外出活动护理、患者洗澡时护理等常规以及交接班制度、岗位责任制度等。因为稍有疏忽将会给患者带来不良后果，甚至危及患者生命。

4.加强巡查严防意外

凡有患者活动的场所，都应安排护士看护，10～15 分钟巡视一次，重点患者不离视线，以便及时发现病情变化，防患于未然。上约束带的患者要注意保护，防止被其他患者伤害。在夜间、凌晨、午睡、开饭前、交接班等时段，病房工作人员较少的情况下，护士要特别加强巡视。厕所、走廊尽头，暗角、僻静处都应仔细察看，临床实践提示，此时此地极易发生意外。

5.加强安全管理

(1)保证环境安全：病房设施要安全，门窗有损坏及时修理。病区、办公室、治疗室、配餐室等场所应随时上锁。

(2)严格病室内危险物品管理：病区内危险物品严加管理。如药品、器械、玻璃制品、锐利物品、绳带、易燃物等要定点放置，并加锁保管。交接班时，均要清点实物，一旦缺少及时追查。若患者借用指甲钳、缝针时，需在护理人员看护下进行，并及时收回。

(3)加强安全检查：凡患者入院、会客、假出院返回、外出活动返回均需做好安全检查，防止危险物品带入病室。每天整理床铺时，查看患者有无暗藏药物、绳带、锐利物品等。经常对整个病区环境、床单元，有些患者的鞋、袜、衣袋等一切可能存放危险物品地方，进行安全检查。

6.安全常识教育

重视对患者及其家属进行有关安全常识的宣传和教育，引导他们理解和配合安全管理。

7.隔离保护

一旦发现患者有强烈的自杀企图、严重的暴力倾向，要根据相关法律条文采取隔离保护措施，暂时将患者隔离开来，以确保患者与其他人员的安全。

(五)日常生活护理

精神病患者往往有生活懒散、不知清洁，个人生活自理能力下降甚至丧失。护士应鼓励和协助患者料理好日常生活，女患者还要注意其月经情况，为诊疗提供参考。

1.口腔和皮肤护理

(1)督促、协助患者养成早、晚刷牙、漱口的卫生习惯。对危重、木僵、生活不能自理者，予以口腔护理。

(2)新患者入院，做好卫生处置并检查有无外伤、皮肤病、头虱、体虱等，并及时作处理。

(3)督促患者饭前便后洗手，每天梳头、洗脸、洗脚，女患者清洗会阴。定期给患者洗澡、理发、洗发、剃须、修剪指甲。生活自理困难者，由护士协助或代为料理，包括女性患者经期的卫生护理，使患者整洁舒适。

(4)卧床患者予以床上沐浴，定时翻身、按摩骨突部位皮肤，帮助肢体功能活动，保持床褥干燥、平整，做好防压疮护理。

2.排泄护理

(1)由于患者服用精神科药物容易出现便秘、排尿困难甚至尿潴留的情况，因此，须每天观察患者的排泄情况。对3天无大便者，可给予适宜的缓泻剂(如番泻叶泡水服)或清洁灌肠，以及时解决便秘的痛苦，并预防肠梗阻、肠麻痹的发生。平时鼓励患者多饮水，多食蔬菜、水果，多活动，以预防便秘。对排尿困难或尿潴留者，先诱导排尿，无效时可按医嘱导尿。

(2)对大小便不能自理者，如痴呆、慢性衰退等患者，要摸索其大小便规律，定时督促，伴护如厕或给便器，并进行耐心训练。尿湿衣裤时，及时更换，保持床褥的干燥、清洁。

3.衣着卫生及日常仪态护理

关心患者衣着，随季节变化及时督促和帮助患者增减衣服，以免中暑、感冒、冻伤等。帮助患者整理服饰，保持衣着干净，定期更衣，随脏随换，衣扣脱落及时缝钉。关心和帮助患者修饰仪表仪容，鼓励患者适当打扮自己，尤其是病情缓解、康复待出院患者、神经症患者。有条件专为患者设美容室、理发室，以满足患者爱美的需要，有利于患者增强自尊、自信，提高生活情趣。

(六)饮食护理

精神病患者在饮食上可出现各种情况。有的认为食物有毒，拒绝进食；有的自称有罪，不肯进食；有的不知饥饱，暴饮暴食、抢食甚至吞食异物，木僵患者因处于精神运动性抑制而不能进食；药物不良反应所致的吞咽困难也影响患者进食。精神病以药物治疗为主，若患者饮食情况差，进食少或不能进食，就不能耐受药物作用，致使治疗难以维持。药物不良反应所致的吞咽困难，暴饮暴食、抢食，均可导致噎食的发生。因此，护士要认真做好饮食护理，协助患者正常有序地进食，保证治疗的正常进行。

1.进餐前的安排

(1)进餐形式：一般采用集体用餐(分食制)方式，有利于调动患者进食情绪，有利于患者消除对饭菜的疑虑，有利于护理人员全面观察患者进餐情况。

(2)进餐安排：安排患者于固定餐桌，定位入座，使患者进餐厅后，目标清楚，各就各位，有秩序，亦便于工作人员及时发觉缺席者，及时寻找，做到不遗漏。进餐时分别设普通桌、特别饮食桌、重点照顾桌。①普通桌居多，供大多数合作或被动合作的患者就餐，给予普通饮食。②特别饮食桌供少数有躯体疾病或宗教信仰不同对饮食有特别要求的患者就餐。如：少盐、低脂、高蛋白、忌猪肉、素食、糖尿病、半流质饮食等。由专人看护，按医嘱、按病情、按特殊要求，准确无误地给适宜的饮食。③重点照顾桌是安排老年、吞咽困难、拒食、藏食、生活自理困难需喂食者，由专人照顾。④重症患者于重症室内床边进餐。

2.进餐时的护理

(1)在进餐过程中，护士分组负责观察，关心患者进餐情况，如进餐时秩序、进食量、进食速度。防止患者倒食、藏食；防范患者用餐具伤人或自伤。巡查有无遗漏或逃避进餐的患者，并时时提醒患者，细嚼慢咽，谨防呛食、窒息。

(2)对年老或药物反应严重、吞咽动作迟缓的患者，要给予软食或无牙饮食，酌情为患者剔去骨头。进餐时切勿催促，给予充分时间，必要时予以每口小量喂食。并由专人照顾，严防意外。

(3)对抢食、暴食患者，安排单独进餐，劝其放慢进食速度，以免狼吞虎咽发生喉头梗阻，并适当限制进食量，以防过饱发生急性胃扩张等意外。对欲吞食异物的患者要重点观察，必要时予以隔离。外出活动需专人看护，以防进食脏物、危险物品等。

(4)对拒食患者的护理需针对不同原因，想法使之进食，必要时给予鼻饲或静脉补液，作进食记录，重点交班。①有被害妄想、疑心饭菜有毒者，可让其任意挑选饭菜，或由他人先试尝，或与他人交换食物。适当满足要求，以解除疑虑，促使进食。②有罪恶妄想者，自认罪大恶极、低人一等，不配吃好的而拒绝进食，可将饭菜拌杂，使患者误认为是他人的残汤剩饭而促使进食。③有疑病妄想、牵连观念者，忧郁不欢、消极自杀、否认有病而不肯进食，应耐心劝导、解释、鼓励，亦可邀请其他患者协同劝说，这往往能促使患者进食。④对被幻听吸引而不肯进食的患者，可在其耳旁以较大声音劝导提醒，以干扰幻听而促使进食。⑤对阵发性行为紊乱、躁动不安而不肯进食的患者，应视具体情况，不受进餐时间的限制，待其病情发作过后较合作时，劝说或喂之进食。⑥木僵、紧张综合征的拒食患者，试予喂食，以补鼻饲之不足，或将饭菜置于床旁，有时患者会自行进食。⑦对伴有发热、内外科疾病的患者，因食欲不佳而不愿进食的，应耐心劝说，并尽力设法烹饪患者喜爱的饮食，使之进食。亦可允许家属送饭菜。

（七）睡眠护理

睡眠属于保护性抑制过程，睡眠的好坏预示着患者病情的好转、波动或加剧，有的患者伪装入睡，乘人不备寻隙自杀或外走。因此，要稳定患者情绪，巩固治疗效果，就要保证患者的睡眠。

1.创造良好的睡眠环境

（1）病室空气流通，温度适宜，光线柔和。床褥干燥、清洁、平整，使患者感觉舒适。

（2）保持环境安静，有兴奋躁动患者应安置于隔离室，并及时做安眠处理。工作人员做到说话轻、走路轻、操作轻，保持病室内安静。

（3）就寝时，可让患者听轻柔的催眠乐曲，有利安定情绪。

2.安排合理的作息制度

为患者制订合理的作息时间并督促执行，白天除了安排1～2小时午睡外，其他时间要组织患者参加适宜的工、娱、体活动，有利夜间正常睡眠。

3.促进患者养成有利睡眠的习惯

（1）睡前忌服引起兴奋的药物或饮料，餐后不过量饮茶水，临睡前要排尿，避免中途醒后，难以入睡。

（2）睡前避免参加激动、兴奋的娱乐活动和谈心活动。不看情节紧张的小说和影视片。

（3）睡前用暖水浸泡双脚或沐浴，以利减缓脑部血流量，促进睡眠。

（4）要取健康的睡眠姿势仰卧和侧卧，不蒙头盖面，不俯卧睡眠。

4.加强巡视严防意外

护士要深入病床边勤巡视，采取循序巡查与返回重复巡查相结合的方式进行，仔细观察患者睡眠情况，包括睡眠姿势、呼吸音，是否入睡等，要善于发现佯装入睡者，尤其对有自杀意念的患者做到心中有数，及时做好安眠处理，防止意外。

5.未入眠患者的护理

（1）体谅患者的痛苦与烦恼心情：对未入睡患者，护士要体谅其因失眠而痛苦与焦躁不安的心情，容忍由此引起的情绪波动和激惹，耐心听取其所述，予以精神安慰，帮助安定情绪，无效时按医嘱给予药物，帮助入眠。

（2）指导患者放松或转移注意力帮助入睡：放松法有甩手操、放松功、放松训练等，可使肌肉放松、精神放松、促进睡眠。转移方法，如有意识地翻阅无故事情节的理论书，引发疲倦。也可将头脑中思考的问题写在纸上，这会有一种心理放松感而有利入眠。

（3）分析失眠原因，对症处理：患者失眠的原因多种，如新入院者对医院环境陌生、不适应、害怕，也有患者对治疗反感或恐惧致失眠，要耐心劝慰、作保护性解释，使其有安全感；也有患者因病痛及身体各种不适而引起失眠，应及时帮助缓解疼痛，排除不适；也有因过多思考生活事件，如婚姻、工作、经济等导致焦虑、紧张而失眠，可让其倾诉烦恼，患者会感到轻松，同时进行心理辅导，鼓励其理智地搁一边，不再乱想；对主观性失眠者可在其入睡后用红笔在手臂上做记号，待醒后善意告知患者以证明确实睡着过，这可缓解患者对睡眠的焦虑担忧情绪。若睡前过分焦虑，也可用安慰剂暗示治疗；对抑郁症及幻觉、妄想症状严重的未入眠者，要及时按医嘱予以药物处理，加速帮助入睡，以免夜深人静，患者的抑郁情绪或幻觉、妄想症状加重而引发意外。

(八)药物依从性护理

药物治疗是精神疾病治疗的主要途径，而且要维持数年，拒绝服药或自行停药可导致疾病复发。精神病患者多数拒绝服药，在住院期间因为要服从管理而常常表现为藏药。

1.藏药的原因

(1)疾病因素，不承认自己有病或受幻觉妄想指使。

(2)害怕药物反应，特别是严重反应，如静坐不能、四肢痉挛、吞咽困难等会使患者感到异常难受和恐惧而拒绝服药。

(3)社会心理因素，有的患者认为药物会使记忆力减退，体态增胖，影响生育等，会给今后的学习、就业、恋爱和婚姻带来障碍。

2.藏药的护理

患者藏药多表现在住院初期，但某些患者从入院到出院都存在藏药行为。藏药的方式多种多样，多数患者藏于口腔内舌下、两颊或唇齿之间；部分患者在假装服下之时巧妙地将药滑入指缝、衣袖或口袋内，然后丢掉或转移到他们认为安全的地方；少数人将药物服下后即躲到僻静处，用手指刺激咽部引吐吐出。

患者的藏药行为不仅影响临床诊治效果，给患者带来损失，而且有可能引起医患纠纷，必须十分重视，要根据当时的环境、患者的表情及动作仔细加以观察，采取有效措施，杜绝藏药行为。

(1)培育护士的专业技能和职业操守：不但要善于发现藏药行为，还要有对患者负责的态度和慎独的精神，要履行检查藏药的义务，不能图省事而忽略。

(2)根据不同情况，引导患者服药：对因疾病因素导致藏药的患者，要通过解释说理使其觉悟到自己有病，需要治疗，必要时将服药好的患者当镜子来进行启发诱导。对因害怕药物反应而藏药的患者，一方面要向他们说明药物反应是药物见效的表现，轻的反应对身体无影响，如果反应重医师会及时处理，另一方面要主动关心患者，为他们解决实际困难，如静坐不能的患者要根据其爱好多与其交谈，以分散其注意力，双手抖动厉害的患者要协助其料理个人生活，吞咽困难的患者要更换流汁饮食等。对因社会心理因素导致藏药的患者，要向他们指出药物有消退过程，不会永远留在体内，等到疾病康复药量也会逐渐减少，他们会渐渐恢复正常的，同时要帮助他们解除对今后生活的顾虑，树立自信心。

(3)所有患者服药时都要看服吞下：对有藏药企图或行为的要严格检查，用压舌板检查口腔内舌上下、两颊，同时检查患者手掌、衣袖及药杯；对有引吐行为的患者服药后要在护士视线之内停留 10～15 分钟，以防吐药。

(九)测量体温护理

1.目的

观察监测患者生命体征，提供诊疗依据。

2.操作准备

患者处于安静清醒状态下，保持坐姿。测量前 30 分钟内不宜进食进水。

用物：体温测量盘内备消毒液容器（放置并消毒测温后的体温计用）和清洁干容器（放置清洁体温计）、容器内垫消毒纱布、带秒表的表、笔、记录本、消毒液、纱布。

3.操作要点

(1)检查体温计的完好性及水银柱是否在 35 ℃以下。

(2)测量方法：①口腔测量法。口表水银端斜放于舌下，闭口测量 3 分钟取出。由于精神科特殊的环境一般不用此方法测量。②腋下测量法。测量前应用干毛巾擦干腋下汗水，将体温计水银端置于腋窝深处紧贴皮肤，曲臂过胸，夹紧体温计，测量 10 分钟后取出。测量结果应加上 0.5 ℃。临床上多用此方法。③直肠测量法。将肛表用 20%肥皂液或油剂润滑后将水银端插入肛门 3～5 cm，测量 3 分钟取出。测量结果应减去 0.5 ℃。临床上很少用此法测量精神科患者。

(3)用浸有消毒液的纱布擦净使用过的体温计看度数。

4.安全护理要点

(1)测量前按患者实数清点体温计数目。

(2)测体温时，工作人员应集中注意力，发放和收集体温计时做到不遗漏患者。测量时患者均坐于自己的床位（或座位）上，每位被测量患者必须在工作人员视野之内，以防患者咬碎体温计吞服。

(3)测量后，立即清点体温计数目，发现缺少，及时追查同时报告护士长。

(4)新患者、严重消极患者、有吞食异物史的患者等需用腋表或电子体温计测量。

(5)有条件的最好先用电子体温计测量后再对疑似发热的患者用普通体温计复测，以减少意外的发生。

5.吞服体温计应急处理

请示医师，遵医嘱立即处理。

(1)可用奶或蛋清即刻服下，也可液状石蜡 60 mL，以阻止或减少水银吸收。

(2)给服大量韭菜等粗纤维食物，使水银被包裹，还能增加肠蠕动，促进水银排出。观察大便情况。

6.体温计的清洁消毒

(1)口表消毒法：先浸泡于 2 000 mg/L 有效氯溶液中，5 分钟后取出，用流水冲洗干净，甩下擦干后浸泡于第二道 2 000 mg/L 有效氯溶液中，3 分钟后取出，用冷开水冲洗干净用无菌纱布擦干备用（离心机每天用 2 000 mg/L 有效氯浸泡 50 分钟后取出，冲洗沥干。盛器、离心机每周总消毒一次）。

(2)肛表消毒法：将肛表用浸有 2 000 mg/L 有效氯纱布擦净，再按口表消毒法进行消毒。

（十）探视护理

重性精神病患者和急性发作型患者，一般收住在封闭式病房，与外界隔离。患者感到不自由，或不能接受精神病患者的角色，或思念亲人，牵挂工作等，常常表现出焦虑、抑郁、激越，影响患者安全和病室秩序，因此，要合理安排探视时间，以安定患者的情绪，巩固治疗效果。值得注意的是，有的患者借外出探视之机发生外走或外走后自杀。为防意外，探视工作中的护理应注意做到以下几点。

1.合理安排探视时间

新入院的患者因考虑到患者的疾病状态没有控制，对环境还不适应，以及身体对药物没有产生耐受，为防意外，最好入院一周后再行探视。其他患者可每天探视一次或隔天探视一次，视医院和患者情况而定。

2.专人负责

探视要有专职护士接待，有专项登记，登记内容包括患者姓名、探视者姓名及所属关系，登记本存留以便清点人数和备查。要将患者交给家属手上，家属不在身旁，不能放患者出去。态度要热情，尽量协助家属解决问题。

3.探视要求

探视要在规定的场所进行，未经医师许可，不可将患者放回家中；病情没有控制或有特殊企图的患者，要暂停探视；重症患者需到床旁探视者，接待人员应陪同在旁。患者探视结束时，需经安全检查方可进入病房。探视时间结束时，要认真清点人数并交班。

4.安全检查

探视者带给患者的物品须经仔细检查方可带入，凡影响患者安全的物品要拒绝收留，凡易变质腐败的食物应少收或不收，对拒收的物品要向家属作好解释，讲清道理。收留的物品应写上患者姓名交工娱护士保管。

5.健康教育

接待人员要根据患者情况利用探视的机会做好家属健康教育工作，其内容包括以下。

(1)向患者家属介绍患者住院情况，嘱咐他们在规定的探视时间里，要尽量来院探视，以减轻患者想家的焦虑情绪。

(2)探视时家属要照顾好患者，防止患者借机逃跑或伤人，探视完毕后，要将患者交给护士后方可离开。

(3)不要给患者带来精神刺激和创伤，患者家中发生的意外或重大事件，须经医师同意方可告诉患者，避免引起患者情绪波动。

(4)对迫切要求出院的患者要协助医护人员做好说服劝阻工作。

(十一)精神科约束带的应用与护理

保护性约束其实质就是限制患者的行为，以保障患者和他人的安全，防止公共财物受到损坏，保证治疗护理工作顺利进行。其作为行为治疗的一种方法，是精神科临床常用的护理手段。

1.适应证

(1)对新入院的患者有兴奋躁动、自伤、伤人及毁物的表现者。

(2)在治疗过程中突然出现兴奋躁动、伤人毁物、冲门外逃者。

(3)具有严重的自杀、自伤行为者。

(4)癫痫在发作的患者。

(5)拒绝治疗的如输液不合作者。

(6)其他特殊情况随时需要约束者。

2.约束带的使用规范

保护性约束是精神科治疗的辅助措施之一。使用约束带是为了暂时限制患者的活动，保护患者安全，防止发生意外，保证治疗顺利进行而采取的一项措施，但同时也存在一定风险性，故在认真执行保护性约束制度的基础上，进一步规范约束带使用。

(1)首先医师依据适应证开具临时医嘱——冲动行为干预治疗后方能执行对患者的约束。无医嘱情况下，护理人员不得擅自约束患者，如遇突发事件(冲动、自伤、伤人等)须采取紧急保护措施时，须在保护后的一小时内请医师按约束时间补开医嘱。

(2)约束患者要非常慎重,原则是要使用说服或药物控制兴奋。不管患者是否接受约束,都必须向患者耐心解释,说明约束的目的,以取得合作,消除患者的恐慌心理。

(3)约束患者采取的体位应四肢舒适平展、处于功能位。约束带的松紧度要适宜,约束带与皮肤之间容纳一指的间隙。

(4)被约束的患者必须安置在重症病室,重症病室护士须严密观察患者精神状况和约束部位皮肤的血运情况,调整松紧度,定时更换约束部位。

(5)患者被约束后要保证患者生理需要,进食、进水、大小便、生活护理要到位。

(6)每一次约束患者时间不超过 4 小时,及时解除约束并做好冲动行为干预治疗登记。若病情不稳定需要继续保护时,必须征求医师意见,医师开具医嘱后方能执行,并继续做好登记。

(7)保护性约束患者的交接班一定要在床边进行,包括保护带数量、松紧情况、皮肤情况、床单位情况及记录情况。

(8)护理人员执行保护后,必须认真、准确地填写"冲动行为干预治疗记录单"。

3.保护约束的实施

(1)保护性约束之前应做好患者及家属的解释工作。由于精神科的特殊性如铁窗的管理方式给患者及家属造成无形的压力,患者本身具有被害妄想等精神病性症状,入院时如果给予简单粗暴的约束就会加重患者的被害心理和敌意态度,患者家属对此也不理解和反感,以致给治疗和护理带来困难。因此在保护性约束之前与患者及家属的沟通工作显得尤为重要。作为医务工作者对患者实施保护性约束之前,就应该给患者及家属说明这不是一种惩罚,而是一种护理手段。通过保护性约束这一护理手段来保障患者及其他病友的安全,来保证更好的治疗。通过以上沟通后,能解除患者及家属心中的疑虑,并取得主动配合。

(2)保护性约束之中应加强巡视,做好生活护理。患者行保护性约束时应内放衬垫,松紧适宜,最少要有一个手指的空隙,并密切观察局部皮肤及血液循环情况,使肢体保持功能位置。对被约束的患者,精神科的注册护士需随时巡视视察,进行严格的床边交接班如约束的松紧情况、皮肤情况、保护带的数目及护理记录是否完整、正确等,防止脱落或被其他患者解开,造成患者冲动伤人、毁物或自缢等严重后果;对被约束患者要有专人负责,重点护理,定时为患者喂水、喂饭、喂药,保持口腔清洁、湿润,保持床铺及衣物清洁干燥,防止压疮发生;加强心理护理,满足患者的合理需求。

(3)解除保护性约束时必须遵医嘱执行。解除保护性约束时护理人员不能自作主张,必须经科主任或精神科医师同意后方可解除;解除时要仔细清点约束带的数目,以防遗漏。此时患者精神症状已有所好转,护理人员应针对保护性约束对患者两次进行必要的解释和沟通,强调保护性约束的原因,消除患者心中的疑虑,为下一步治疗护理打下良好的基础。

(4)注意事项上海和北京分别于 2002 年和 2007 年正式出台了《上海精神卫生条例》和《北京精神卫生条例》,它们是我国出台的地方性精神卫生法规。条例针对保护性约束指出:①一般情况下,应按精神科医师的医嘱实施保护性约束。②特殊情况下,应按精神科医师的口头医嘱实施保护性约束,精神科执业医师应在患者被约束以后的 6 小时之内,补充书面医嘱并在病程记录内记载和说明理由。③精神科执业医师每天至少要对被保护性约束的患者进行两次检查,并对是否要继续保护性约束进行一次评估。④精神科注册护士每 10 分钟至少应当巡查一次被保护性约束的患者。⑤患者被连续保护性约束达到 72 小时,应当由具有副主任医师以上职称的精神科执业医师对患者进行检查,并对是否继续采取保护性约束作出评估。⑥实施保护性约束的护理人员必须接受保护性约束技巧的专门训练。⑦老年患者住院期间为防止发生意外，可以不经医嘱，由病房护士长决定使用或解除保护性约束。

作为精神病专科医院，《上海精神卫生条例》和《北京精神卫生条例》给我们精神科临床实践提供了必要的法律依据，在现阶段可以参照实行。

保护性约束作为一种护理手段，是以保护患者、他人及公共财产的安全为目的。但是，在精神科临床实践中要持慎重态度，不要动辄用之。

（毕玉娟）

第二节　神经衰弱的护理

神经衰弱是由于脑神经活动长期持续性过度紧张，导致大脑的兴奋与抑制过程失调而产生的神经症，主要以脑和躯体功能衰弱为特征，主要特点是精神易兴奋和脑力易疲乏，以及紧张、烦恼、易激惹等情绪症状和肌肉紧张性疼痛、睡眠障碍等生理功能紊乱症状。症状不是继发于躯体或脑的疾病，也不是其他任何精神障碍的一部分。在我国15～19岁居民中，神经衰弱患病率为13.03％，占全部神经症的58.7％，居各类神经症之首。

一、病因与发病机制

（一）社会-心理因素

神经系统功能过度紧张，尤其长期心理冲突和精神创伤引起负性情感体验是常见原因，如生活节奏紊乱，过分劳累紧张，学习和工作不适应，家庭纠纷，婚姻、恋爱问题处理不当等。

（二）器质性病变

感染、中毒、颅脑创伤、营养不良、内分泌失调等。

（三）素质因素

巴甫洛夫认为，高级神经活动类型属于弱型和中间型的人，个性特征表现为孤僻、胆怯、敏感多疑、急躁、易紧张者容易得病。但没有人格缺陷的人，在强烈而持久的精神因素作用下，同样可以发病。

神经衰弱大多缓慢起病，症状呈慢性波动性，症状的消长常与心理冲突有关。具有易感素质的个体如果生活中应激事件多，疾病往往波动且病程迁延，难以彻底痊愈。

二、临床表现

（一）脑功能衰弱

脑功能衰弱的症状是神经衰弱的常见症状，包括精神易兴奋与易疲劳。

1.兴奋症状

感到精神易兴奋，表现为回忆和联想增多，对指向性思维感到费力，而缺乏指向的思维却很活跃，且控制不住，因难以控制而感到痛苦，伴有不快感，但没有言语运动增多。这种情况在入睡前较多，有时对声光很敏感。

2.衰弱症状

脑力易疲劳是神经衰弱患者的主要特征。患者无精打采，自感脑子迟钝，注意力不集中或不能持久，记忆差，脑力和体力均易疲劳，效率显著下降。有以下特点：①疲劳常伴有不良心境，休息不能缓解，但随着心境的恢复而消失；②疲劳常有情境性；③疲劳常有弥散性；④疲劳不伴有欲望与动机的减退；⑤以精神疲劳为主，不一定伴有躯体的疲劳。

（二）情绪症状

情绪症状主要表现为容易烦恼和易激惹等。其内容常与现实生活中的各种矛盾有关，感到困难重重，难以应付。可有焦虑或抑郁，但不占主导地位。这些情绪在健康人中也可见到，一般认为这些情绪症状必须具备下述3个特点才算病态：①患者感到痛苦而求助；②患者感到难以自控，遇事易激动，好发脾气，但事后又后悔，或伤感、落泪；③情绪的强度及持续时间与生活事件或处境不相称。约40%的患者在病程中出现短暂、轻度的抑郁情绪，但不持久，一般不产生自杀意念或企图。

（三）心理-生理症状

神经衰弱患者常常有大量的躯体不适症状，经各种检查找不到病理性改变的证据。

1.头痛

常为紧张性头痛，头痛多无固定部位，时间不定，痛时可耐受，偶然可伴恶心，但无呕吐。看书、学习时头痛加剧，如情绪松弛，或睡眠好，得到充分休息，头痛可明显减轻，有时头部有压迫或紧箍感。

2.睡眠障碍

睡眠障碍是患者主诉较多的症状，最常见的是入睡困难，患者感到疲乏、困倦，但上床后又觉兴奋，辗转难眠。另外是多梦、易醒，或自感睡眠浅。还有一些患者缺乏真实睡感，即睡醒后否认自己入睡过。

3.自主神经功能障碍

患者可出现心动过速、血压高或低、多汗、有时发冷、厌食、便秘和腹泻、尿频、月经不调、遗精、早泄或勃起功能障碍等。

4.继发性反应

继发性反应是病后继发性病理心理反应，由于患者的躯体症状和自主神经功能紊乱的影响，过分关注这些不适，而产生疑病，如心悸则怀疑是心脏病，胃肠不适则怀疑是胃癌，从而易烦恼焦虑不安，加重神经系统功能的负担，而使病程迁延，症状加剧，又反过来增加焦虑不安，以致成为恶性循环。

三、诊断标准

神经衰弱是一种功能障碍性病症，临床症状表现繁多，但要诊断本病，应具备以下5个特点。

（1）显著的衰弱或持久的疲劳症状：如经常感到精力不足，萎靡不振，不能用脑，记忆力减退，脑力迟钝，学习工作中注意力不能集中，工作效率显著减退，即使是充分休息也不能消除疲劳感。对全身进行检查，无躯体疾病，也无脑器质性病变。

（2）表现以下症状中的任何两项：①易兴奋又易疲劳；②情绪波动大，遇事容易激动，烦躁易怒，担心和紧张不安；③因情绪紧张引起紧张性头痛或肌肉疼痛；④睡眠障碍，表现为入睡困难、易惊醒、多梦。

(3)上述情况对学习、工作和社会交往造成不良影响。

(4)病程在 3 个月以上。

(5)排除其他神经症和精神病。

四、护理诊断

(一)睡眠型态紊乱

睡眠型态紊乱与焦虑有关。

(二)疲乏

疲乏与患者主诉疲乏无力有关。

(三)疼痛

疼痛与患者有躯体不适、疼痛的主诉有关。

(四)便秘或感知性便秘

便秘与自主神经功能紊乱有关。

(五)营养失调

营养低于机体需要量与食欲缺乏、消瘦有关。

(六)情境性自我贬低

情境性自我贬低与患者自觉做事效率减低、能力不足有关。

(七)保持健康能力改变

保持健康能力改变与个人适应能力差有关。

五、护理措施

(一)心理护理

患者对人际关系较为敏感,护理人员在与患者交往的过程中要以同情、尊重态度对待患者,与患者建立良好的护患关系。帮助患者认识自己的性格特点,面对现实,接受现实,采用顺其自然的态度。鼓励患者配合治疗,发挥主观能动性,帮助患者与他人建立良好和谐的人际关系,进而调节自己的不良情绪。改变患者的认知,鼓励患者诉说烦恼和苦闷,可用转移法宣泄自己的不良情绪,指导患者学习生物反馈方法进行放松训练。

(二)睡眠护理

住院治疗的神经衰弱患者绝大部分有睡眠障碍,且为睡眠问题而焦虑,护理人员应尽量给患者提供适当的睡眠环境,如安静、温湿度适宜的病室,不和其他精神运动性兴奋患者同一病室,指导患者进行睡前准备,如喝热牛奶,用热水泡脚,听轻音乐,睡前不做剧烈运动,忌饮浓茶、咖啡等。禁止患者白天卧床睡眠,鼓励患者日间参加力所能及的文娱活动及体育锻炼。

(三)对症护理

患者常有脑力及躯体疲劳的症状,应让患者注意劳逸结合,科学规律地安排日常活动,适当进行体力劳动并加强体育锻炼,保持良好的睡眠。当存在易兴奋症状时,要尽量创造安静环境,调节患者的不良心境。患者出现头痛时,首先让患者休息,保持良好睡眠,如不能缓解,可遵医嘱给予地西泮或抗抑郁药等服用。患者出现心动过速、血压改变、多汗、便秘或腹泻等躯体不适时,告诉患者随着神经衰弱症状的缓解,躯体不适可逐渐减轻,直至消失。

六、健康教育

(一)患者

介绍神经衰弱的病因、表现等相关知识，培养患者乐观豁达的情绪。帮助患者科学规律地安排生活，劳逸结合，加强体育锻炼。克服不健康的性格特点，正确对待各种困难和挫折，建立并维持健康的正性情绪。

(二)家属

向家属介绍疾病知识，取得家属和社会支持，消除各种不良因素的干扰，有利于患者的治疗和康复。协助患者建立良好的人际关系，帮助纠正患者的错误认知。

(毕玉娟)

第三节　恐惧症的护理

恐惧症是以恐惧症状为主要临床表现的神经症。患者对某种特定的客体、处境或与人交往时产生持续的和不合理的恐惧，并主动采取回避方式来解除。

一、病因与发病机制

遗传调查发现广场恐惧症患者的家属中有19%的人患有类似疾病，且女性亲属的患病率较男性亲属高2～3倍。恐惧症患者具有一定人格特征，如害羞、被动、信赖、焦虑等。生化研究约50%的社交恐惧症患者，在出现恐怖的同时有血浆肾上腺素含量的升高，惊恐发作则无。社会-心理因素精神分析理论认为成人单纯性恐惧症来源于儿童时期曾有过的体验，随着年龄的增长，一般至青春期消失，但当人体因疾病而变得软弱或被新的精神刺激所诱发，过去经历过的恐惧就可能再显出来。条件反射理论认为恐惧症是由于某些无害的事物或情境与令人害怕的刺激多次重叠出现，形成条件反射，成为患者恐怖的对象，促使患者采取某种行为去回避它。如果回避行为使患者的焦虑得到减轻或消除，便合成为一种强化因素，通过操作性条件反射，使这种行为本身固定下来，持续下去。

二、临床表现

恐惧症的中心症状是恐怖，并因恐怖引起剧烈焦虑甚至达到惊恐的程度。恐惧症的共同特征：①某种客体或情境常引起强烈的恐惧；②恐惧时常伴有明显的自主神经症状，如头晕、晕倒、心悸、心慌、战栗、出汗等；③对恐惧的客体和情境极力回避，因为要回避常影响正常的生活，愈是回避说明病情愈重；④患者知道这种恐惧是过分的或不必要的，但不能控制。常见的临床类型有以下3种。

(一)场所恐惧症

场所恐惧症又称广场恐惧症、旷野恐惧症、聚会恐惧症等，在恐惧症中最为常见，约60%。多起病于25岁左右，35岁左右为发病高峰，女性多于男性。患者看到周围都是人或空无一人时，会产生剧烈的恐怖，担心自己无法自控或晕倒，或出现濒死感或焦虑不安。有时候害怕较小的封闭空间，如害怕使用公共交通工具，如乘坐汽车、火车、地铁、飞机。害怕到人多拥挤的场所，如剧院、餐馆、菜市场、百货公司等；对高空、黑暗等产生恐怖，而不愿立足于高处，甚至不敢在高楼上居住，或不敢独自一人处于黑暗之中；害怕排队等候；害怕出远门等。严重的患者，可长年在家，不敢出门，甚至在家中也要人陪伴。有的患者在有人陪伴时恐惧症状有所减轻。

（二）社交恐惧症

社交恐惧症主要表现为在社交场合中出现恐怖，患者害怕出现在众人面前，在大庭广众面前害怕被别人注意，害怕会当众出丑，因此当着他人的面不敢讲话、不敢写字、不敢进食，不敢与人面对面就座，甚至不敢如厕，严重者可出现面红耳赤、出汗、心跳、心慌、震颤、呕吐、眩晕等。患者可因恐怖而回避朋友，与社会隔绝而仅与家人保持接触，甚至失去工作能力。

如果患者害怕与他人对视，或自认为眼睛的余光在窥视别人，因而惶恐不安者，则称为对视恐怖。如果患者害怕在与人相处时会面红或坚信自己有面红，则称为赤面恐怖。

（三）特定的恐惧症

或称特定的单纯恐惧症。表现为对以上两种类型以外的某些特殊物体、情境或活动的害怕。单纯恐惧症症状恒定，多只限于某一特殊对象，但部分患者在消除对某一物体的恐惧之后，又出现新的恐惧对象。多起始于童年，女性多见。

1.物体恐惧症

患者主要表现为对某些特定的物体如动物等产生恐怖，患者害怕的往往不是与这些物体接触，而是担心接触之后会产生可怕的后果，如害怕猫、老鼠、狗、鸟类或昆虫等小动物。在青春期前，对动物恐怖的男女患者比例相近，成人后则以女性为多。有些患者表现为对尖锐物体的恐怖，而不敢接触尖锐物体，害怕自己或别人会受到这些物体的伤害，也有的患者可表现为害怕见到血液等。

2.自然现象恐惧症

对打雷、闪电、波浪等恐惧。对雷雨恐怖者，不仅对雷雨觉得恐怖，而且对可能发生雷雨的阴天或湿度大的天气也可能感到强烈的不安。甚者为了解除焦虑主动离开这些地方，以回避雷雨发生。

以上各种恐惧症可单独出现，也可合并存在。

三、诊断标准

恐惧症是一种以过分和不合理地惧怕外界客体或处境为主的神经症。患者明知没有必要，但仍不能防止恐惧发作，恐惧发作时往往伴有显著的焦虑和自主神经症状。患者极力回避所害怕的客体或处境，或是带着畏惧去忍受。

（1）符合神经症的诊断标准。

（2）以恐惧为主，须符合以下 4 项：①对某些客体或处境有强烈恐惧，恐惧的程度与实际危险不相称。②发作时有焦虑和自主神经症状。③有反复或持续的回避行为。④知道恐惧过分、不合理，或不必要，但无法控制。

（3）对恐惧情景和事物的回避必须是或曾经是突出症状。

（4）排除焦虑症、精神分裂症、疑病症。

四、护理诊断

(一)社交障碍

社交障碍与社交恐怖有关。

(二)个人应对无效

个人应对无效与缺乏信心、无助感有关。

(三)精力困扰

精力困扰与过度紧张有关。

(四)有孤立的危险

有孤立的危险与社交恐怖有关。

(五)自尊紊乱

自尊紊乱与因恐惧症状而自卑有关。

(六)情境性自我贬低

情境性自我贬低与感觉自己无法控制局面有关。

五、护理措施

(一)心理护理

护士应以非评判性态度,认真倾听,多鼓励患者,及时肯定其进步。帮助患者认识其性格特点,认清各种负面想法,培养良好的个性。鼓励患者接触自己恐惧的事物和情景,根据患者的不同特点选用不同的方法。有的只是想象恐惧对象,有的真实面对,有的采用系统性脱敏方法,有的直接面对最高刺激,采取暴露疗法等。应鼓励患者主动反复练习,直至适应。患者接触恐惧对象时注意陪同,给予支持性心理护理。教会患者放松的方法,指导在面对恐惧对象和场合时,用放松方法对抗。鼓励患者参加文娱治疗,降低自我专注倾向,转移注意力。还可采用团体方式,让患者彼此讨论社交焦虑发病时情况及其带来的困扰,使患者知道自己的问题不是孤立的,并提供面对面与人交往的机会。

(二)观察

观察患者恐惧的类型、恐惧对象、恐惧发生时间,给予记录;观察患者睡眠情况、情绪变化,有无严重自主神经功能紊乱等,观察用药治疗后的不良反应。

(三)对症护理

患者出现恐惧情绪时,尽量安慰;欲晕厥时,可报告医师给予地西泮或普萘洛尔口服。对新入院患者,详细介绍住院环境和病友,消除其陌生感,尽快熟悉病房环境。患者产生焦虑时,应允许其来回走动,让其表达和倾诉。当患者为了避免紧张不安,产生回避行为时,护理人员要鼓励患者循序渐进接近恐惧对象,避免患者回避社会和社交而产生退缩行为。

六、健康教育

(一)患者

向患者介绍疾病的相关知识,教育患者认识自己错误的认识方式,改变不良性格特征。循序渐进地使自己暴露在恐惧的对象和环境中,正视恐惧的体验,不回避害怕的对象。遵医嘱使用药物辅助治疗。

(二)家属

帮助家属认识恐惧症特点,明确患者恐惧的对象。帮助家属采取正确态度对待患者,鼓励及陪同患者接触恐惧的场合及对象。

(毕玉娟)

第四节　焦虑症的护理

焦虑症是以焦虑、紧张的情绪障碍,伴有自主神经功能兴奋和过分警觉为特征的一种慢性焦虑障碍。焦虑并非由于实际的威胁所致,其紧张惊恐的程度与现实情况很不相称。焦虑症是一种普遍的心理障碍,发病于青壮年期,女性发病率比男性高 1 倍。临床分为广泛性焦虑障碍与惊恐障碍两种主要形式。

一、病因与发病机制

焦虑症的起因,不同学派的研究者有不同的意见,这些意见相互补充。

(一)遗传

已有资料支持遗传因素在焦虑障碍的发展中起一定作用,如 Kendler 等(1992 年)研究了 1 033对女性双生子,认为焦虑障碍有明显的遗传倾向,其遗传度约为 30%,且认为这不是家庭和环境因素的影响。但是某些研究表明,上述遗传倾向主要见于惊恐障碍,而在广泛性焦虑障碍患者中并不明显。

(二)生化因素

焦虑症患者有去甲肾上腺素能活动的增强,焦虑状态时,脑脊液中去甲肾上腺素的代谢产物增加。另外,许多主要影响中枢 5-羟色胺的药物对焦虑症状有效,表明 5-羟色胺参与了焦虑的发生,但确切机制尚不清楚。此外,苯二氮䓬类常用于治疗焦虑症取得良好效果,提示脑内苯二氮䓬受体异常可能为焦虑的生物学基础。

(三)心理因素

行为主义理论认为,焦虑是对某些环境刺激的恐惧而形成的一种条件反射。心理动力学理论认为,焦虑源于内在的心理冲突,是童年或少年期被压抑在潜意识中的冲突在成年后被激活,从而形成焦虑。焦虑症患者的病前性格大多为胆小怕事,自卑多疑,做事思前想后,犹豫不决,对新事物及新环境不能很快适应。在有生活压力事件或自然灾害发生的情况下,焦虑症患者比一般人更倾向于把模棱两可的,甚至是良性的事件解释成危机的先兆,从而出现焦虑症,压力事件还可使焦虑症状维持下去。

二、临床表现

焦虑症的具体症状包括以下特点,这些症状可以单独出现,也可以一起出现。

(1)身体紧张:焦虑症患者常常觉得自己不能放松,全身紧张。

(2)自主神经系统反应性过强。

(3)对未来无名的担心:担心自己的亲人、财产、健康等。

(4)过分机警:患者对周围环境充满警惕,影响了其他工作,甚至影响睡眠。

焦虑症有两种主要的临床形式,即惊恐障碍和广泛性焦虑。

(一)惊恐障碍

惊恐障碍又称急性焦虑症,据统计约占焦虑症的41.3%。发作的典型表现常是患者在日常活动中,突然出现强烈恐惧,对外界刺激易出现惊恐反应,常伴有睡眠障碍,如入睡困难、睡眠不稳、做噩梦、易惊醒。患者感到心悸,有濒死感,有胸闷、胸痛、气急、喉头堵塞窒息感,囚此惊叫、呼救或跑出室外。有的伴有显著自主神经症状,如过度换气、头晕、多汗、口干、面部潮红或苍白、震颤、手脚麻木、胃肠道不适等,也可有人格解体、现实解体等痛苦体验。

发作并不局限于任何特定的情况或某一类环境,发作无明显而固定的诱因,以致发作不可预测。发作突然,中止迅速,10分钟内达到高峰,一般持续5~20分钟,发作时意识清晰,事后能回忆发作的经过。此种发作虽历时较短暂,但不久又可突然再发,两次发作的间歇期,没有明显症状。大多数患者在间歇期因担心再次发病而紧张不安,并可出现一些自主神经活动亢进症状,称为预期性焦虑。在发作间歇期,多数患者因担心发作时得不到帮助,因此主动回避一些活动,如不愿单独出门、不愿到人多的场所、不愿乘车旅行等。惊恐发作患者也可有抑郁症状,有的有自杀倾向,需注意防范。

(二)广泛性焦虑症

广泛性焦虑症又称慢性焦虑症,是焦虑症最常见的表现形式。起病缓慢常无明显诱因,有显著的自主神经症状、肌肉紧张和运动性不安,患者难以忍受又无法解脱。

1.焦虑和烦恼

对未来可能发生的、难以预料的某种危险或不幸事件的经常担心是焦虑症的核心症状。患者常有恐慌的预感,终日心烦意乱,坐卧不宁,忧心忡忡,注意力难以集中,对日常生活中的事物失去兴趣,导致生活和工作受到严重影响。尽管知道这是一种主观的过虑,但患者不能控制使其颇为苦恼。

2.运动性不安

患者表现为搓手顿足、来回走动、不能静坐等,手指和面肌有轻微震颤,精神紧张时更为明显。患者可出现紧张性头痛,常表现为顶、枕区的紧压感。有的患者肌肉紧张和强直,特别在背部和肩部,经常感到疲乏。

3.自主神经功能兴奋

自主神经功能兴奋以交感神经系统活动过度为主,如心慌、心跳加速、胸闷、气急、头晕、多汗、面部潮红或苍白、口干、吞咽梗阻感、胃部不适、恶心、腹痛、腹胀、腹泻、尿频等。有的可出现勃起功能障碍、早泄、月经紊乱和性欲缺乏等性功能障碍。

4.过分警觉

过分警觉表现为惶恐、易惊吓、对声音过敏、注意力不集中、记忆力下降等。难以入睡和容易惊醒,同时可合并抑郁、疲劳、恐惧等症状。

三、诊断标准

(1)在过去6个月中的大多数时间里,对某些事件和活动过度担心。

(2)个体发现难以控制自己的担心。

(3)焦虑和担心与至少下面5个症状中的3个(或更多)相联系(有某些症状至少在过去6个

月中的大多数时间里出现，在儿童中只要一个症状就可以)：①坐立不安；②容易疲劳，难以集中注意力，心思一片空白；③易激惹；④肌肉紧张；⑤睡眠问题(入睡困难、睡眠不稳或不踏实)。

(4)焦虑和担心的内容不是其他神经症障碍的特征内容。

(5)焦虑、担心和躯体症状给个体的社交、工作和其他方面造成了有临床显著意义的困难。

(6)上述症状不是由于药物的生理作用或者躯体疾病所引起，也不仅仅是发生在情绪障碍、精神病性障碍或普遍发展障碍之中。

四、护理诊断

(一)焦虑

焦虑与担心再次发作有关。

(二)恐惧

恐惧与惊恐发作有关。

(三)精力困扰

精力困扰与精力状态改变有关。

(四)有孤立的危险

有孤立的危险与担心发作而采取回避方式有关。

(五)睡眠障碍

睡眠障碍与焦虑有关。

(六)有营养失调的危险

营养失调与焦虑、食欲差有关。

五、护理措施

(一)心理护理

建立良好的护患关系，在尊重、同情、关心患者的同时，又要保持沉着冷静的态度。帮助患者认识焦虑时的行为模式，护士要接受患者的病态行为，不进行限制和批评。鼓励患者用语言表达的方式疏泄情绪，表达焦虑感受。教会患者放松技巧，鼓励其多参加文娱治疗，转移注意力，减轻焦虑。

(二)观察

观察患者的面部表情、目光、语调、语气等，评估患者的焦虑程度、持续时间和躯体症状；观察用药后病情变化及睡眠情况；对伴自杀倾向的患者更要严密观察，防止意外。

(三)生活护理

改善环境对住院患者的不良影响，保持病室安静、整洁、舒适，避免光线、噪声等不良刺激，尽量排除其他患者的不良干扰。关注睡眠环境，必要时根据医嘱使用催眠药物。观察用药的情况及不良反应，及时报告医师给予处理。饮食障碍患者，要合理安排饮食，鼓励进食。

(四)对症护理

对焦虑患者应耐心倾听其痛苦和不安，可按医嘱给予抗焦虑药物；改善患者的焦虑情绪和睡眠，鼓励患者参加力所能及的文娱活动和体育锻炼。患者出现坐立不安、血压升高、心率增快、口干、头痛等症状时，要说明这些症状往往随着焦虑的控制而缓解，并配合生物反馈疗法减轻躯体不适。患者出现睡眠障碍时，注意保持生活规律，按时作息。避免导致患者情绪激惹的因素或话题，允许患者倾诉自己的情感，允许来回走动，发泄自己的情绪。

六、健康教育

（一）患者

介绍焦虑症的有关知识，寻找产生焦虑症的原因并避免，使患者明确躯体症状的产生原因，学会控制焦虑的技巧。积极参加各种活动，转移注意力。自信缺乏的患者要充分发挥自己的积极因素，提高自信。

（二）家属

介绍疾病相关知识，协助患者分析产生焦虑的原因。学会对患者支持的方法，主动督促患者参加各种社交活动。在焦虑发作时注意保护患者安全，并给予安慰。

（毕玉娟）

第五节　强迫症的护理

强迫症是一种以强迫症状及强迫行为为主要临床症状的神经症，其共同特点如下：①患者意识到这种强迫观念、意向和动作是不必要的，但不能靠主观意志加以控制。②患者为这些强迫症状所苦恼和不安。③患者可仅有强迫观念和强迫动作，或既有强迫观念又有强迫动作，强迫动作可认为是为了减轻焦虑不安而做出来的准仪式性活动。④患者自知力保持完好，求治心切。女性发病率略高，通常在青少年期发病，也有起病于儿童时期。一般而言，强迫症预后不良，部分患者能在 1 年内缓解。病情超过 1 年者通常呈持续波动的病程表现，可长达数年。

一、病因与发病机制

（一）遗传因素

该症有一定的家族遗传倾向。研究表明强迫症患者中 A 型血型较高，而 O 型血型较低。家系调查表明，强迫症患者的一级亲属中焦虑障碍发病危险率明显高于对照组，但患强迫症的危险率并不高于对照组。患者组父母的强迫症状危险率明显高于对照组父母，单卵双生子中的同病率高于双卵双生子。

（二）生化因素

有人认为强迫症患者 5-羟色胺能神经系统活动减弱导致强迫症产生，用增加 5-羟色胺生化递质的药物可治疗强迫症。

（三）器质性因素

现代脑影像学研究发现，强迫症患者可能存在涉及额叶和基底节的神经回路的异常。

（四）社会-心理因素

行为主义理论认为强迫症是一种对特定情境的习惯性反应，患者认为强迫行为和强迫性仪式动作可减轻焦虑，从而导致了重复的仪式行为的发生。生活事件和个体的人格特征（强迫型人格）在疾病的发生中也起了一定的作用。如工作环境的变化、处境困难、担心意外或家庭不和、性生活困难、怀孕、分娩造成的紧张等压力源的存在，可促发强迫症状。患者往往表现为墨守成规、优柔寡断、过分仔细、做事古板、苛求完美、力求准确的个性特征。但亦有部分患者没有强迫性格。

二、临床表现

(一)强迫观念

强迫观念多表现为同一意念的反复联想,患者明知多余,但欲罢不能,这些观念可以是毫无意义的。

1.强迫怀疑

患者对自己行为的正确性产生疑虑,虽然明知这种怀疑没有必要,但却无法摆脱。如患者离家后怀疑屋门是否锁好、煤气是否关闭、电灯是否熄灭。在此基础上,患者出现强迫行为,总是疑虑不安,常驱使自己反复查对才能放心,严重时可以影响工作及日常生活。

2.强迫性穷思竭虑

对于日常生活中的琐事或自然现象,明知毫无必要,但无休止地思索。如患者反复思考“天为什么会下雨”“先有鸡还是先有蛋”等,但更多的则是日常生活中遭遇某种事情后出现。

3.强迫联想

患者看到或在脑子里出现一个观念或一个词语时,便不由自主联想到另一观念或词语,而大多是对立性质的,此时叫强迫性对立思维。如看到“温暖”即想到“寒冷”,看见“安全”便想到“危险”,造成内心紧张。

4.强迫表象

患者头脑里反复出现生动的视觉体验(表象),常具有令人厌恶的性质,无法摆脱。

5.强迫回忆

患者对于经历过的事情,不由自主地反复显现于脑海中,虽然明知无任何实际意义,但却无法摆脱。

(二)强迫意向

在某些场合下,患者出现一种与当时情况相违背的念头,而且被这种意向纠缠。患者明知这是违背自己意愿的,但却无法控制其出现。如患者见到墙壁上的电插座,就产生“触摸”的冲动;站在高楼上,就有“跳下去”的冲动。但是患者决不采取行动,患者意识到这种冲动的不合理,事实上也不曾出现过这一动作,但冲动的反复出现却使患者焦虑不安、忧心忡忡,以致患者回避这些场合,损害社会功能。

(三)强迫行为

1.强迫性洗涤

因害怕不清洁而罹患某种传染病,患者接触某物后反复洗手,明知手已洗干净,无须再洗,但却无法控制。

2.强迫性检查

患者常常表现为核对数字是否有误,检查门、窗、煤气炉是否关好,如患者将门锁上后,担心未锁紧,用钥匙打开验证,每开一次都证明确实已锁牢,但仍不放心,如此反反复复数十次,患者甚感痛苦。

3.强迫性计数

强迫性计数是指与强迫联想有关的不可克制的计数。患者不自主地计数一些事物,如计数自己的脚步、路边楼房的玻璃窗、公路旁边的标志灯。患者自知无任何意义，但无法控制。

4.强迫性仪式动作

强迫性仪式动作是某种并无实际意义的程序固定的刻板的动作或行为，但患者欲罢不能。此种仪式性动作往往对患者有特殊的意义，象征着吉凶祸福，患者完成这种仪式从而使内心感到安慰。如一患者进门时先进二步，再退一步，表示能逢凶化吉；进门时要完成一套动作表示他孩子的病就能逢凶化吉，自己明知毫无意义，但如不做到则焦虑不安。

5.强迫性迟缓

临床少见，这些患者可能否认有任何强迫观念，缓慢的动机是努力使自己所做的一切都非常完美。由于以完美、精确、对称为目标，所以常常失败，因而增加时间。患者往往不感到焦虑。

三、诊断标准

(1)符合神经症的诊断标准，并以强迫症状为主，至少有下列 1 项：①以强迫思想为主，包括强迫观念、回忆或表象，强迫性对立观念、穷思竭虑、害怕丧失自控能力等。②以强迫行为(动作)为主，包括反复洗涤、核对、检查或询问等。③上述的混合形式。

(2)患者称强迫症状起源于自己内心，不是被别人或外界影响强加的。

(3)强迫症状反复出现，患者认为没有意义，并感到不快，甚至痛苦，因此试图抵抗，但不能奏效。

(4)社会功能受损。

(5)符合症状标准至少已 3 个月。

(6)排除其他精神障碍的继发性强迫症状，排除脑器质性疾病特别是基底节病变的继发性强迫症状。

四、护理诊断

(一)焦虑

焦虑与强迫症状有关。

(二)睡眠障碍

睡眠障碍与强迫观念有关。

(三)社交障碍

社交障碍与强迫症状所致活动受限有关。

(四)保持健康能力改变

保持健康能力改变与强迫行为有关。

(五)生活自理能力下降

生活自理能力下降与强迫行为有关。

(六)有皮肤完整性受损的危险

皮肤完整性受损与强迫行为有关。

五、护理措施

(一)心理护理

护士应与患者建立良好的护患关系，给予患者支持，使患者获得安全感和信任感，能主动与医护人员配合。在患者接受症状和相互信任的基础上,让患者参与护理计划的制订,使患者感到被关注和信任,减少焦虑情绪和无助感。帮助患者进行放松训练或进行生物反馈治疗,消除精神紧张及精神压力,转移注意力。用行为训练,如厌恶疗法等消除强迫行为及强迫思维。在患者的病情有所改善时,及时予以肯定和鼓励,让患者对疾病的康复抱有乐观的态度。

(二)生活护理

1.睡眠障碍

评估患者的睡眠状况并记录,做好交班。为患者创造良好的睡眠环境,维持病室的安静。白天督促患者多参加文娱活动,指导患者养成良好的睡眠习惯。必要时遵医嘱给予患者适量的催眠药物。

2.保持皮肤黏膜完整

每天详细评估患者洗涤处皮肤的情况,了解其损伤的程度,并做交班记录。洗涤时选择性质温和、刺激性小的肥皂,注意水温不能过热或过冷。临睡前,在皮肤上涂上护肤的营养霜或药膏。为患者制订每天的活动计划,督促患者多参加文娱活动,转移注意力。尽可能避免让患者在有水的地方停留过长的时间,以减少患者洗涤的次数和时间。对症状顽固者应适当限定其活动范围和施行必要的保护。

(三)安全护理

在疾病久治不愈、反复发作的情况下,患者可产生悲观厌世的情绪,严重者可出现自杀观念和行为。首先应与患者建立有效的沟通,了解患者的内心体验,及时、准确地掌握患者的情绪变化,并采取必要的防范措施。注意沟通技巧,避免使用中伤性的语言和使用粗暴的行为去制止患者的强迫动作和行为。以支持心理治疗为主,坚定患者的治疗信心。观察患者有无反常行为和语言,对有强烈自杀企图和行为的患者进行保护性约束时,要向患者讲清保护的目的,避免患者误解为是对他的惩罚而出现极端的行为反应。

六、健康教育

(一)患者

介绍强迫症的有关知识。教导患者采取顺应自然的态度,学习应付各种压力的积极方法和技巧。进行自我控制训练和放松训练,学会用合理的行为模式代替原有的不良行为模式,减少强迫症状和焦虑情绪。转移注意力,多关注日常生活、学习和工作,多参加体育锻炼。

(二)家属

帮助家属了解疾病知识和患者的心理状态,正确对待患者。教家属配合患者实施自我控制的强化技能,协助患者安排生活和工作。

(李识昆)

第六节 癔症的护理

一、疾病概述

癔症是指一类精神因素(如重大生活事件、内心冲突、情绪激动、暗示或自我暗示)作用于易病个体引起的精神障碍。主要表现为意识范围缩小，选择性遗忘或情感暴发等精神症状或各种各样的躯体症状，但不能查出相应的器质性损害。症状具有做作、夸大、富有情感色彩等特点，有时可由暗示而诱发或消除，有反复发作的倾向。

(一)临床表现

癔症的临床表现复杂、多样，主要表现为运动感觉功能障碍，提示患者可能存在某种神经系统或躯体疾病，但体格检查、神经系统检查都不能发现其内脏和神经系统有相应的损害。其症状和体征不符合神经系统解剖生理特征。症状在被发现时常常加重，患者对症状的焦虑增加时症状也趋于加重。

(二)临床分型

1.癔症性精神障碍(分离性障碍)

(1)癔症性意识障碍：表现为患者的意识范围缩小，时空感知局限，其言行多只反映精神创伤内容，而患者对外界其他事物反应迟钝。此种状态突然发生，历时数十分钟，然后自行终止，恢复后患者对发病经过通常不能完全回忆。

(2)情绪暴发：常在遭遇精神刺激时发作，患者哭喊吵闹、捶胸顿足，甚至撕毁衣服，撞墙，尽情发泄心中的愤懑，有人劝阻或围观时症状更为剧烈，此种状态历时数十分钟后自行缓解，患者事后部分遗忘。

(3)癔症性遗忘：并非由器质性因素引起的记忆缺失。患者单单遗忘了某一个阶段的经历或某一性质的事件，而那一段经历或事件对患者来说往往是创伤性的。

(4)癔症性漫游：此症发生在白天觉醒时，患者离开住所或工作单位，外出漫游。在漫游过程中患者能保持基本的自我料理，如饮食、保持个人卫生，并能进行简单的社会交往，如购票乘车。通过短暂而肤浅的接触看不出患者有明显的失常。此种漫游事先无任何目的和构想，开始和结束都是突然的，一般历时数小时至数天。患者清醒后对发病经过不能完全回忆。

(5)癔症性双重人格或多重人格：患者突然失去自己原来的身份，而以另一种身份进行日常活动。两种身份各自独立、互无联系、交替出现。

(6)癔症性假性痴呆：一种在精神刺激后突然出现的、非器质性因素引起的智力障碍。患者对于简单的问题给予错误的回答，给人以做作的印象。

2.癔症性躯体障碍(转换性障碍)

其主要指运动障碍和感觉障碍等转化性症状，也包括躯体、内脏障碍等躯体化症状。查体和神经系统检查以及实验室检查均不能发现相应的器质性损害，且神经症状也不符合神经解剖生理特点。

(1)运动障碍。①痉挛发作：受到精神刺激或暗示时发生，患者缓慢倒地，全身僵直或肢体抖动，或成角弓反张姿势。患者表情痛苦，眼角含泪，一般持续数十分钟。②局部肌肉的抽动或阵挛：表现为肢体的粗大颤动或某一群肌肉的抽动，症状可持续数分钟至数十分钟，或中间停顿片刻，不久又可持续。③肢体瘫痪：可表现为偏瘫、单瘫或截瘫，伴有肌张力增强。患者常固定某种姿势，被动运动时出现明显抵抗，病程久者出现失用性肌萎缩。④行走不能：患者坐、躺时双下肢正常，但不能站立行走，站立时若无人支撑则缓缓倒地。⑤缄默症、失音症：患者不用语言而用书写和手势与人交流，想说话但发不出声音，或者仅仅是发出嘶哑、含糊、细微的声音。患者声带正常，可正常咳嗽。

(2)感觉障碍：表现为感觉过敏、缺失、异常，视觉、听觉障碍等。

(三)辅助检查

(1)实验室检查:检查血常规、尿常规、大便常规、肝功能、肾功能,做胸部X线检查、B超、心电图、脑电图等。脑电图、心电图、CT(计算机断层扫描)、各种化验等检查的正常反而能支持癔症的诊断。

(2)神经系统检查:发现运动障碍。

(3)精神状态检查:发现情绪的反常等。

(4)心理测验:如明尼苏达多相个性调查和艾森克人格问卷。

(四)诊断要点

(1)符合癔症的诊断标准,有心理社会因素作为诱因。

(2)有躯体运动障碍,如肢体瘫痪、站立不能,或步行不能。

(3)有躯体感觉障碍,如失声、失明、耳聋、部分或全部皮肤的感觉丧失。

(4)临床表现为缺乏神经解剖生理基础。

(5)有癔症性遗忘、癔症性漫游、癔症性双重或多重人格、癔症性精神病或其他癔症形式。

(6)排除器质性疾病。

(五)治疗要点

1.心理治疗

根据患者的精神障碍的种类和严重程度、人格结构、生活状况、既往治疗情况等,可采用暗示治疗、催眠治疗、支持性心理疗法、解释性心理治疗、松弛疗法等。

2.药物治疗

药物治疗的效果在于改善情感症状,根据患者的具体情况选用抗抑郁药、抗焦虑药、抗精神病药、苯二氮䓬类药等。

3.预防干预

定期的宣传或讲座使患者了解相关的知识,改变不良心态,避免诱因,使患者能够及早发现病情和早期得到治疗。对患者出现的伴随症状给予及时、有效的控制也是预防癔症的方法之一。

二、护理评估

(一)评估主观资料

注意疾病发作与情感体验的关系,例如,患者对自身的症状过度关心,有意引起别人的同情和关心;注意发作的原因、频繁性、持续性、严重性以及症状特点;注意伴随症状,如焦虑、抑郁;注意患者的个性特征、既往史和社会支持系统等。

(二)评估客观资料

客观资料包括患者的一般状况、外表、思维、情感和行为表现,如哭笑无常、情绪失控和自主神经功能紊乱。

(三)评估相关因素

病理生理因素如生活自理能力下降、情感暴发、假性痴呆、定向障碍、失明、耳聋;评估可能导致自杀、自伤的因素,如痉挛发作、癔症性漫游、焦虑、抑郁。

三、护理诊断

患者有自杀、自伤的危险,有发生冲动行为的危险,营养不足,有定向障碍、言语沟通障碍,焦虑，生活自理能力下降或丧失。

四、护理问题

护理问题包括患者对疾病缺乏充分的认识，患者对治疗的合作程度、对医师的依赖程度、对治疗效果的期望值。

五、护理目标

对癔症患者最重要的护理目标是患者能够正确认识和对待所患疾病，分析患病的原因，学会合理宣泄情绪，以积极、有效的心理应对方式应对应激事件，这也是长期目标。护理目标具体包括：①症状减轻或消失。②患者能正确认识疾病表现，恰当地宣泄焦虑、抑郁的情绪，减轻痛苦。③患者基本的生理及心理需要得到满足，舒适感增加。④患者能运用有效的心理预防机制及应对技巧控制不良情绪，减轻不适感。⑤患者能与他人建立良好的人际关系。⑥患者能增强处理压力与冲突的能力。⑦患者能正确认识心理社会因素与疾病的关系。⑧家庭及社会支持程度逐步提高。⑨患者的社会功能基本恢复。

六、护理措施

(一)安全和生活护理

(1)给患者提供安静、舒适的环境，减少外界刺激。由于患者富有暗示性，不能将其同症状较多的患者安排在同一病房，以免增加新症状或使原有症状更加顽固。

(2)加强对患者的观察和关心(但不被患者意识到)。护理人员要加强对不安全因素和危险物品的管理，以便早期发现自杀、自伤或冲动行为的先兆，防患于未然。

(3)在癔症发作期应给患者耐心地喂饭，若患者一时不能进食可稍缓喂饭。对有躯体化症状的患者，护理人员应用暗示性言语引导其进食，或分散其注意力，避免其只注意自己存在的进食障碍等症状，而妨碍进食。护理人员在患者进食时，可用没有出现不良反应的事实鼓励其进食。

(4)护理人员对有自理缺陷的患者：①做好晨间和晚间护理、生活护理(如饮食、睡眠护理)。②对癔症性瘫痪或木僵的患者定时翻身，做好皮肤、口腔等护理，防止产生压疮，并按计划进行肢体功能训练。③以暗示性言语鼓励患者循序渐进地加强自主功能训练。

(5)护理人员应鼓励患者参加文体活动。以娱乐性游艺为主，在松弛的环境中，分散患者的注意力，避免其对疾病过分关注。

(6)护理人员应尊重患者，允许其保留自己的天地和注意尊重其隐私。

(二)心理护理

(1)建立良好的护患关系。护理人员与患者谈话时，态度和蔼，注意倾听，提问简明扼要，着重于当前问题给予简明的指导；鼓励患者回忆自己病情发作时的感受，接纳患者的焦虑和抑郁感受，教会患者应对发作的简易方法。

(2)护理人员每天定时接触患者，分析癔症症状和焦虑等恶劣心境的原因和危害，使患者认识到对自身病症的过度关心和忧虑无益于恢复健康。护理人员应用支持性言语帮助患者走出困境，并且辅助患者有效地应对困难。护理人员应反复强调患者的能力和优点，不注重其缺点和功能性障碍，帮助其列出可能解决问题的各种方案，当患者初步获得疗效时，应及时表扬。

(3)护理人员应选择适当的时机，结合检查的正常结果，使患者相信其障碍并非器质性病变所指致，积极配合治疗，并针对其以自我为中心的特点，加强心理疏导及教育。

(三)特殊护理

(1)护理人员在患者癔症发作时，不要流露出紧张、厌烦的情绪，或过分给予照顾，应将患者和家属隔离，避免多人围观。护理人员必须有条不紊地进行治疗护理，并使患者明白，发作不会危及生命，疾病一定能治愈。

(2)癔症相关的焦虑反应有时可表现为挑衅和敌意，护理人员必须对患者适当限制，并对可能的后果有预见性。例如，患者出现情感暴发或痉挛发作时，应把患者安置在单间，适当约束，防止碰伤。应尊重患者，允许其保留个人的空间，注意其隐私，必要时专人陪护。

(3)患者意识狭隘时，护理人员应加强生活护理和观察，防止其对其他患者的伤害，防止其冲动、走失等。护理人员应在患者不经意中强化其原来的身份，促使恢复自我定向。

(4)护理人员要严密观察患者的情绪反应，加强与患者的沟通，了解其心理变化，对患者的不合理要求应认真解释和说服。

(5)对癔症性失明、失聪等患者，护理人员应让其了解功能障碍是短暂的，通过检查证明无器质性损害。在暗示治疗见效时，应加强语言、听力、视力训练，让患者看到希望。

(6)护理人员应对患者当前的应对机制表示认同和支持，鼓励患者按可控制和可接受的方式表达焦虑、激动，允许自我发泄，但不要过分关注。

(7)护理人员对躯体化症状要排除器质性病变。要注意倾听，但避免对每一项主诉都提供照顾，症状消失时要及时鼓励患者。

(8)护理人员遵医嘱给予相应治疗药物，如抗焦虑药、抗抑郁药、抗精神病药，让患者了解药物治疗的作用和不良反应。

(9)在间歇期教会患者放松技术，与医师配合做好暗示治疗、行为治疗、生物反馈治疗等，使患者增强治疗信心，并要争取病友、家庭和社会的支持。

(四)康复护理

护理人员在康复期帮助患者认识和正确对待致病因素和疾病性质，掌握疾病康复途径。护理人员要强化疾病可以治愈的观念，教会患者正确应对创伤性体验和困难，恰当地处理人际关系，防止疾病复发；要使其明白长期居家或住院，逃避与社会接触不利于康复，但此时谈话应慎重，以免引起患者反感或误解，导致症状加重。

七、护理评价

评价患者的症状是否得到改善，不良的心理应对方式是否得到矫正，是否消除了心理应激的影响，是否提高了社会适应能力，对癔症的知识了解了多少等。

八、健康指导

(1)护理人员应使患者和家属对癔症发作有正确的认识，消除模糊观念引起的焦虑、抑郁，纠正错误观念。

(2)护理人员应使家属理解患者的痛苦和困境，既要关心和尊重患者，又不能过分迁就或强制。

(3)护理人员应协助患者合理安排工作、生活，教会家属帮助患者恢复社会功能。

(4)癔症患者家属应注意以下几点：①精神治疗是癔症患者的一种主要而有效的治疗方法，

在进行治疗时，患者的家属、朋友、邻居及同事能否积极配合，也是治疗成功与否的关键。②癔症患者的家属应注意听取医师的解释和劝说，了解癔症的性质及发生原因，知道这是一种大脑功能性疾病，是完全可以治愈的。③要改善对患者的态度，合理安排患者的生活及工作，调整环境，去除精神刺激。④在治疗过程中，家属应全面而客观地向医师介绍病史。⑤癔症发作时，实施各种治疗方案时，家属应放心地离开治疗现场，给治疗创造一个安静、宽松的环境。否则，家属的过分关注、紧张或惊慌情绪会影响患者，很可能又成为一个不良暗示因素，使症状加重，给治疗带来困难。经治疗后，某些症状得到好转时，家属应配合医师继续鼓励或暗示患者，使症状更好地缓解。⑥家属也应正确对待精神刺激，给患者讲解癔症的性质和转归，解除患者的紧张情绪，以获得更好的疗效。⑦协助患者合理安排工作，帮其解决生活中的实际困难，减少刺激原。

（李　蕊）

第七节　精神分裂症的护理

一、疾病概述

精神分裂症是最常见、最难描述、最难做出完整定义的重性精神病。1896 年，德国的克雷培林将其作为一个独立疾病“早发性痴呆”进行描述。1911 年，瑞士的布鲁勒对该病进行了细致的临床观察，指出该病的临床特点是精神分裂，包括联想障碍、情感淡漠、意志缺乏和继之而来的内向性，提出了“精神分裂”的概念。该病女性患病率高于男性，城市中的患病率高于农村，但无论是城市还是农村，精神分裂症的患病率均与家庭经济水平呈负相关。该病造成的直接花费和间接损失巨大，构成患者家庭及社会疾病负担的重要部分。在我国，精神分裂症的致残率达 56.4%，患者及其亲属的身心健康遭到严重损害。

精神分裂症是一组常见而病因尚未完全阐明的重性精神疾病。患者具有感知、思维、情感、行为等多方面的障碍，以精神活动脱离现实，与周围环境不协调为主要特征。患者一般无意识障碍和智力缺损，部分患者可出现认知功能损害。该病多起病于青壮年，常缓慢起病，病程迁延，有慢性化倾向和衰退的可能，而部分患者经治疗可保持痊愈或基本痊愈的状态。

（一）临床表现

1.早期症状

精神分裂症患者在发病初期、主要症状出现前，可出现一些非特异性症状。其表现多种多样，一般与起病类型有关，包括以下几个方面。

（1）类神经衰弱状态：表现为不明原因的头痛、失眠、多梦、易醒、做事丢三落四、注意力不集中、遗精、月经紊乱、倦怠乏力。患者虽有诸多不适，但无痛苦体验，且不主动就医。

（2）性格改变：一向温和、沉静的人突然变得蛮不讲理，为一点微不足道的小事就发脾气，或疑心重重，认为周围的人都跟自己过不去，见到有人讲话，就怀疑在议论自己，甚至把别人咳嗽也疑为针对自己，或出现对自己身体某个部位过分、不合理地关注。

（3）情绪反常：如无故发笑，对亲人和朋友变得淡漠，既不关心别人，又不理会别人对自己的关心，或无缘无故地紧张、焦虑、害怕。

(4)意志减退:例如,患者无明显原因而一反原有积极、热情、好学、上进的状态,工作者变得马虎,不负责任,甚至旷工,学生学习成绩下降,不专心听讲,不愿交作业,甚至逃学;或生活变得懒散,不修仪态,没有进取心,得过且过。

(5)零星出现难以理解的行为:患者一反往日热情、乐观的状态而沉默不语,动作迟疑,面无表情,或呆立、呆坐、呆视,独处,不爱交往,或对空叫骂,喃喃自语,或做些莫名其妙、令人费解的动作。

由于早期症状不具有特异性,出现频率较低,加之此时患者的其他方面基本保持正常,早期症状易被忽略。家属虽觉得患者有某些变化,但也多站在患者的角度去理解患者的症状。但早期症状对精神分裂症的早期诊断及早期治疗有重要意义,值得重视。

2.核心症状

精神分裂症的临床症状十分复杂和多样,不同类型、不同阶段的临床表现可有很大差别。患者具有特征性的思维和知觉障碍,情感、行为不协调,脱离现实环境,症状可分为阳性、阴性症状及认知功能障碍。

(1)阳性症状:主要指正常心理功能的偏移或扭曲;涉及感知、思维、情感和意志行为等多个方面,多在疾病的早期或急性发作期出现。常见的阳性症状如下。

知觉障碍:包括幻觉、错觉和感知综合障碍。①幻觉指没有现实刺激作用于感觉器官时出现的知觉体验,是一种虚幻的知觉。最常出现的知觉障碍是幻听。其内容可以是非言语性的,如机器轰鸣声、流水声、鸟叫声;也可以是言语性的,如在无客观刺激下,患者听见有人喊自己的名字,或听到某些人的秽语,或听到来自"天外"的神灵或外星人的讲话。有的患者还可以听到对自己进行评价、议论或发号施令的声音。幻听常影响患者的思维、情感和行为,可能出现与幻听对话,破口大骂,为之苦恼、不安或恐惧,并出现自杀及冲动毁物行为。少数患者还可出现幻视、幻嗅、幻味、幻触等。②正常人在光线暗的环境和恐惧、紧张、期待等心理状态下可产生错觉,但经验证后可纠正和消除。临床上多见错听和错视,如将一条绳索看成一条蛇。错觉还可见于其他精神障碍中,特别是有意识障碍的情况下。③感知综合障碍指患者对客观事物整体感知没有偏差,但对其个别属性的感知发生障碍。常见的有视物变形症,指感觉外界事物的形状、大小、体积发生变化,例如,患者看到母亲的脸变形,眼睛小如瓜子,鼻子大如鲜桃;空间知觉障碍,患者感到周围事物的距离发生改变;时间感知综合障碍,患者对时间的快慢出现不正确的感知;非真实感,患者感到周围事物和环境发生变化,变得不真实。

思维障碍:包括思维联想障碍、思维逻辑障碍和思维内容障碍。①思维联想障碍是精神分裂症的重要症状之一,主要表现在联想结构和联想自主性方面。联想结构障碍是指思维联系过程缺乏连贯性、目的性和逻辑性。其特点是患者在意识清楚时,思维活动联想松弛,内容散漫,缺乏主题,一个问题与另一个问题之间缺乏联系。患者说话东拉西扯,以至别人弄不懂他要传达什么信息(思维散漫)。严重时言语支离破碎,个别语句之间缺乏联系,甚至完全没有逻辑关系(思维破裂)。联想自主性障碍常伴有明显的不自主感,患者感到难以控制自己的思维,常做出妄想性判断,例如,认为自己的思想受外力的控制或操纵,主要表现有思维云集、思维中断、思维插入、思维被夺等。②思维逻辑障碍主要是指概念的形成及判断、推理方面的障碍,例如,如患者用一些很普通的词、句或动作表达某些特殊、只有患者自己明白的意义(病理性象征性思维)。某患者经常反穿衣服,以表示自己"表里合一、心地坦白"。有些患者还自创一些新的符号、图形、文字或语言并赋予特殊含义(词语新作)。③思维内容障碍主要表现为各种妄想。妄想是在病理基础上产生的歪曲信念，发生在意识清晰的情况下，是病态推理和判断的结果。据统计，最常出现的妄想有被害妄想、关系妄想、夸大妄想。其他常见的还有嫉妒妄想、非血统妄想、物理影响妄想、钟情妄想等。

情感障碍：精神分裂症患者可有焦虑、抑郁、易激惹等情感症状，尤其在疾病早期。但贯穿整个疾病过程的情感障碍特点是情感反应与环境不协调和情感的淡漠。疾病最早损害的是最细腻的情感，如对亲人的关怀和体贴。随着疾病发展，患者对周围事物的情感反应变得迟钝或平淡，对一切无动于衷，甚至对那些使人大悲大喜的事件也表现得心如止水。患者还可表现为矛盾意向、情感倒错。表情倒错，当提及悲伤的事时哈哈大笑，提及高兴的事时则痛哭流涕，有时对轻微小事则产生暴发性的情感反应。

意志行为障碍：最常见的症状是意志的下降或衰退，表现为主动性差，行为被动退缩，对生活毫无所求，如不主动与人来往，无故旷课或旷工。严重的患者懒于料理日常生活，长时间不梳洗，不换衣服，日益孤僻离群，脱离现实。有的患者表现为意向倒错，吃一些不能吃的东西，如肥皂、昆虫，或伤害自己的身体。有的患者可对一种事物产生对立的意向，表现为缄默、违拗。有的患者可表现为运动或行为障碍。此外，患者的自杀行为值得高度注意。据报道，约 50%的精神分裂症患者存有自杀观念，15%的患者出现自杀行为。其原因主要是抑郁情绪、幻觉和妄想等精神症状的影响。

(2)阴性症状：指正常的心理功能缺失所表现的各种障碍，可表现为以下几个方面。①思维贫乏：患者言语减少，谈话内容空洞，应答反应时间延长等。②情感平淡或淡漠：患者对周围事物的情感反应变得迟钝或平淡，表情变化减少，最早涉及的是最细腻的情感，如对朋友、同事的关心、同情，对亲人的体贴。随着疾病发展，患者的情感体验日益贫乏，面部完全没有表情变化，对周围的人或自己漠不关心，丧失对周围环境的情感联系。③意志活动减退：可表现在很多方面，如不修边幅，不注意个人卫生，不能坚持正常的工作或学习，精力缺乏，社交活动减少或完全停止，与家人或朋友保持亲密的能力丧失。

(3)认知功能障碍：早在 1919 年就有学者描述了精神分裂症患者的认知功能障碍，但直到近几年人们才开始关注该障碍在康复过程的重要作用。据统计，有 85%左右的精神分裂症患者有认知功能障碍的表现，可具体表现为注意警觉障碍、记忆障碍、抽象思维障碍、信息整合障碍、运动协调障碍。

(二)临床类型

精神分裂症根据其临床表现出的主导症状分型。在疾病的早期，往往很难明确分型，当疾病发展到一定阶段，其主导症状便逐渐明朗化，便于分型。精神分裂症的不同亚型有其特有的发病形式、临床特点、病程经过、治疗反应、预后，对临床有一定的指导意义。临床上常见的类型如下。

1.偏执型

偏执型又称妄想型，是精神分裂症最常见的一个类型。发病年龄多在 25～35 岁，起病缓慢或亚急性起病，其临床表现以相对稳定的妄想为主，关系妄想和被害妄想多见，其次为夸大、自罪、影响、钟情和嫉妒妄想等。妄想可单独存在，也可伴有以幻听为主的幻觉。幻觉妄想症状长期持续。情感障碍表面上可不明显，智力通常不受影响。患者的注意力和意志往往增强，被害妄想者的这种特点最显著，他们警惕、多疑且敏感。在幻觉妄想影响下，患者开始保持沉默，冷静地观察周围的情况，之后疑惑心情逐渐加重，可发生反抗，如反复向有关单位控诉或请求保护，严重时甚至发生伤人或杀人。患者也可能感到已成为“众矢之的”，自己已无力反抗，不得已采取消极的自伤或自杀行为。因而此型患者容易引起社会治安问题。病程经过缓慢,发病数年后,在相当长时期内尚能保持工作能力,较少出现显著的人格改变和衰退。如能及时治疗,多数患者的疗效较好。患者若隐瞒自己的表现,往往不易早期发现,以致诊断困难。

2.紧张型

紧张型多在青春期或中年起病,起病较急,病程多呈发作性。以紧张性木僵或紧张性兴奋为主要表现,两种状态并存或单独发生,也可交替出现。典型表现是患者出现紧张综合征。该型近年来在临床上有减少趋势,预后较好。

(1)紧张性木僵:以运动抑制为突出表现。轻者动作缓慢,少语少动,或长时间保持某一个姿势不动。重者终日卧床,不动不食,缄默不语,对外界刺激不起反应,唾液、大小便滞留。两眼睁大或紧闭,四肢呈强直状,对被动运动有抵抗,稍轻者可能有蜡样屈曲、不自主服从、模仿动作和言语、重复动作等。意识无障碍,即使有严重的运动抑制,患者也能感知周围的事物,病后均可回忆。紧张性木僵一般持续数天至数周。木僵状态可在夜间缓解或转入兴奋。

(2)紧张性兴奋:以运动兴奋为突出表现。患者行为冲动,言语刻板,联想散漫,情感波动显著,可持续数天至数周,病情可自发缓解,或转入木僵状态。

3.青春型

青春型多在青春期(15～25岁)发病,起病较急,病情进展快,一般2周内达到高峰。症状以精神活动活跃且杂乱、多变为主。情感改变为突出表现,患者的情感肤浅、变化莫测,表情做作,行为幼稚、奇特,患者好扮鬼脸,常有冲动行为。患者可表现出本能活动亢进,尤其是性欲亢进,如言语低级、下流,当众手淫、裸体。患者可有意向倒错,如吃脏东西。患者可出现幻觉、妄想,但多是片段而零乱的,内容荒谬,与患者的幼稚行为相一致。因此,临床上这些患者看起来愚蠢和孩子气,常常不合时宜地扮怪相和傻笑,自我专注,幻觉、妄想支离破碎,而不像偏执型患者那样系统。此型病程发展较快,症状显著,虽可缓解,但易再发,预后欠佳。

4.单纯型

单纯型多在青少年期起病,经过缓慢,持续发展。早期多表现类似神经衰弱的症状,如有疲劳感、失眠、记忆减退、工作效率下降,但求医心情不迫切,即使求医也容易被疏忽或误诊。疾病初期常不引起重视,患者甚至会被误认为“不求上进”“性格不够开朗”或“受到打击后意志消沉”等,经过一段时间后病情发展明显才引人注意。该型以精神活动逐渐减退为主要表现。患者出现日益加重的孤僻,行为被动,情感淡漠,失去对亲友的亲近感;懒散,甚至连日常生活都懒于自理;丧失兴趣,社交活动贫乏,生活毫无目的;学习或工作效率逐渐下降。患者一般无幻觉和妄想,虽有也是片段的或一过性的。此型自动缓解者较少,治疗效果和预后差。

5.其他类型

(1)未分化型:此型患者的症状符合精神分裂症的诊断标准,但症状复杂,同时存在各型的精神症状,无法归到上述分型中的任何一个类别,故将其放到未分化型中,此型患者在临床并不少见。

(2)残留型:在发展期的急性症状缓解后,患者尚残留片段、不显著的幻觉和妄想,或有某些轻微症状,但并不严重,仍可进行日常劳动。

(3)衰退型:病期时间已久,患者思维极度贫乏或破裂,情感淡漠,意志缺乏,行为幼稚,病情固定,波动少。

此外,英国学者Crom提出了精神分裂症阳性症状和阴性症状的概念。阳性症状指精神活动异常或亢进，包括有幻觉、妄想、行为冲动紊乱、情感不稳定且与环境不协调等，也称为Ⅰ型精神分裂症；阴性症状指精神功能减弱或缺乏，如思维贫乏、情感淡漠、意志活动减退、社会隔离、反应迟钝等，也称为Ⅱ型精神分裂症。研究发现两者在临床症状、对抗精神病药物的反应、预后、生物学基础上都有不同之处，按此法分型，将生物学和症状学结合在一起，有利于临床治疗药物的选择。

（三）辅助检查

精神分裂症一般没有客观的检查依据（除器质性所致精神障碍外），因此，实验室血常规、大小便常规及生化检查一般无阳性结果。神经系统检查结果一般正常。精神状况检查可有幻觉、妄想、行为冲动紊乱、思维贫乏、意志活动减退、社会隔离、反应迟钝、情感不稳定、淡漠且与环境不协调等。脑电图、脑涨落图、心理测验可有异常发现。CT 和 MRI（磁共振成像）检查发现30%～40%精神分裂症患者有脑室扩大或其他脑结构异常，以前额角扩大最为常见。

（四）诊断要点

在遗传生物学、生物化学等实验室检查尚未发现有特异性变化以前，精神分裂症的诊断主要依据全面可靠的病史、临床特点，即建立在临床观察和描述性精神病理学的基础上。目前国内常根据《中国精神障碍分类与诊断标准（第 3 版）》（CCMD-3）的标准进行诊断。具体诊断标准如下。

1.症状学标准

至少有以下两项症状，并非继发于意识障碍、智能障碍、情感高涨或低落，单纯型分裂症另规定。①反复出现言语性幻听。②有明显的思维松弛、思维破裂，言语不连贯，思维贫乏或思维内容贫乏。③思想被插入、被撤走、被播散，思维中断，有强制性思维。④有被动、被控制、被洞悉体验。⑤有原发性妄想（包括妄想知觉、妄想心境）或其他荒谬的妄想。⑥出现思维逻辑倒错、病理性象征性思维或语词新作。⑦情感倒错或出现明显的情感淡漠。⑧出现紧张症、怪异行为或愚蠢行为。⑨有明显的意志减退或缺乏。

2.严重程度标准

有自知力障碍，社会功能严重受损或无法进行有效交谈。

3.病程标准

（1）符合症状学标准和严重程度标准至少已持续 1 个月，单纯型另有规定。

（2）若同时符合精神分裂症和双相情感障碍的症状标准，当情感症状减轻到不能满足双相情感障碍标准时，精神分裂症状需继续满足精神分裂症的症状标准至少 2 周，方可诊断为精神分裂症。

4.排除标准

排除器质性精神障碍、精神活性物质所致精神障碍和非成瘾物质所致精神障碍。尚未缓解的分裂症患者，若又罹患本项中前两类疾病，应并列诊断。

（五）治疗要点

在精神分裂症的治疗中，抗精神病药物起着重要作用。支持性心理治疗是改善患者的社会生活环境以及提高患者社会适应能力的康复措施，亦十分重要。一般在急性阶段，以药物治疗为主。在慢性阶段，康复措施对预防复发和提高患者的社会适应能力有十分重要的作用。

1.治疗总原则

（1）目前虽无法根治精神分裂症，但治疗能减轻或缓解病症，并减少其他疾病的患病率及死亡率。治疗目标是降低复发的频率、该病的严重性及心理社会性不良后果，并增强发作间歇期的心理社会功能。

(2)识别精神分裂症的促发或延续因素，提倡早期发现，早期治疗。应用恰当的药物，进行心理治疗和心理社会康复。后者的目的在于减少应激事件，使患者主动配合治疗。

(3)确定药物及其他治疗，制定全面的全程综合性治疗计划。

(4)努力取得患者及其家属的配合，增强执行治疗计划的依从性。

(5)精神科医师除直接治疗患者，还常作为合作伙伴或指导者，以团队工作的方式与其他人员根据患者的需要，最大限度地改善患者的社会功能和提高患者的生活质量。

(6)以适合患者及其家属的方式提供健康教育，并应贯穿整个治疗过程。

2.精神分裂症各期治疗原则

(1)前驱期：一旦明确分裂症的前驱症状，应立即治疗。药物可用于前驱期、先兆发作，或急性发病的防治以及间歇期症状的改善。

(2)急性期：①尽力减轻和缓解急性症状，重建或恢复患者的社会功能。②尽早使用抗精神病药。经典抗精神病药及利培酮、奥氮平应作为一线药。如存在不依从情况，可用肌内注射或静脉给药。③其他药在一种抗精神病药疗效不佳时可并用，如卡马西平、丙戊酸盐、苯二氮䓬类，可改用氯氮平等二线药物。④药物治疗无效，有紧张症或禁忌证时，电休克治疗(ECT)可作为后备手段。

(3)恢复期：①减少对患者的应激，改善症状，降低复发的可能性，增强患者适应社区生活的能力。如一种抗精神病药已使病情缓解，应续用相同量6个月，再考虑减量维持治疗。②注重心理治疗的支持作用。③避免过度逼迫患者完成高水平职业工作或实现社会功能，这样可增加复发风险。

(4)康复期：①保证患者维持和改善功能水平及生活质量，使前驱期症状或逐渐出现的分裂性症状得到有效控制，继续监测，治疗不良反应。②一旦出现早期症状，应及时干预。③抗精神病药的长期治疗计划应针对药物不良反应与复发风险加以权衡。初发患者经1年维持治疗，可尝试停药；多次反复发作者维持治疗至少5年甚至终身。

3.治疗方法

(1)抗精神病药物治疗：能有效地控制急性和慢性精神症状，提高精神分裂症的临床缓解率；在防止精神衰退治疗中常发挥出积极作用。

(2)电抽搐治疗：对紧张性兴奋、木僵、躁动、伤人、自伤和消极情绪严重者的疗效显著。症状控制后该治疗方法应配合精神药物治疗。

(3)胰岛素昏迷治疗：对妄想型和青春型精神分裂症疗效较好。由于治疗方法复杂，需要专门设施和受过训练的人员监护，治疗期长，该方法几乎已被更方便、安全的抗精神病药物取代。

(4)精神治疗：是指广义的精神治疗，纯精神分析治疗不适用于精神分裂症。精神治疗作为一种辅助治疗有利于提高和巩固疗效，适用于妄想型和精神因素明显的恢复期患者，行为治疗有利于慢性期患者的管理与康复。

(5)精神外科治疗：是一种破坏性治疗措施，在应用其他方法久治无效后使用，是对危及社会和周围人安全的慢性难治患者最后的治疗手段。

二、护理评估

在对精神分裂症患者进行护理评估时需注意：要关心和了解患者的需求，不必注重精神分裂症的分型，因为分型与护理计划的制定关系不大；要重视患者的家属、同事、朋友提供的资料，因为许多患者对本身所患疾病缺乏自知力，很难正确反映病史；对患者心理状况、社会功能评估时，可通过与患者的直接交谈从语言、表情、行为中获得直接的资料，或可从患者的书信、日记、绘画中了解情况，临床上还常借助一些评估量表来测定。

(一)健康史

(1)个人史：患者是否足月顺产，母亲在孕期及分娩期有无异常，患者的成长及智力情况如何，有无酗酒史，生活能否自理等。

(2)现病史：此次发病的时间、表现，发病有无诱因、对学习或工作的影响程度，患者的就医经过、饮食、睡眠，患者是否服用安眠剂等，有无自杀、自伤、冲动、出走。

(3)既往史：包括患者过去是否发病、第一次发病的时间和表现、治疗经过、效果如何、是否坚持服药、病后的社会交往能力等。

(4)家族史：家族成员中是否有精神疾病患者。

(二)生理功能

(1)患者的生命体征是否正常。

(2)患者的饮食、营养状况如何，有无营养失调。

(3)患者睡眠情况如何，有无入睡困难、早醒、多梦等情况。

(4)患者的大小便情况如何，有无便秘、尿潴留等情况。

(5)患者有无躯体外伤。

(6)患者个人卫生是否良好，衣着是否整洁。

(7)患者是否自理日常生活。

(三)心理功能

(1)病前个性特点：①患者病前性格特点如何，是内向型还是外向型。②患者的兴趣爱好有哪些，患者的学习、工作、生活能力如何。

(2)病前生活事件：患者在近期(6 个月内)有无重大生活事件发生，如至亲的死亡、工作变化、失业、离婚，患者有什么样的反应。

(3)应付悲伤/压力：患者是如何应对挫折和压力的，具体的应付方式是什么，效果如何。

(4)对住院的态度：患者对住院、治疗的合作程度，是否配合治疗和检查，对护理人员的态度怎样。

(四)社会功能

(1)社会交往能力：①患者病前的社会交往能力如何，是否善于与人交往。②患者病前对于社会活动是否积极、回避等。

(2)人际关系：患者的人际关系如何，有无特别亲密或异常的关系，包括家属、男/女朋友、同事、同学等。

(3)支持系统：患者的社会支持系统怎样，患病后同事、同学、家属与患者的关系有无改变，家属对患者的关心程度、照顾的方式，婚姻状况有无改变等。

(4)经济状况：患者的经济收入如何，患者对医疗费用支出的态度如何。

(五)精神状况

(1)自知力:患者是否承认自己有病,是否有治疗的要求。

(2)思维:①患者有无思维联想障碍,如思维破裂、思维散漫、思维贫乏。②患者有无思维逻辑障碍,如词语新作、逻辑倒错。③患者有无思维内容障碍,如妄想及其内容、程度、频率、持续时间。

(3)情感情绪:患者的情感反应如何,有无情感淡漠、情感迟钝,情感反应与周围环境是否相符等。

(4)意志行为:①患者的意志是否减退,行为是否被动、退缩。②患者的行为与周围环境是否适宜,有无意向倒错。③患者是否出现违拗、空气枕头等现象。

(5)认知:患者有无幻觉、错觉,幻觉的表现形式、内容、程度、频率、持续时间等。

(6)人格的完整性:患者有无人格改变、人格衰退、人格解体等的表现。

(六)药物不良反应

患者有无锥体外系反应、自主神经系统反应、药物过敏史等。

三、护理诊断

(1)营养失调:营养低于机体需要量,与幻觉、妄想、极度兴奋、躁动、消耗量过大及摄入量不足有关。

(2)睡眠型态紊乱:如入睡困难、早醒、多梦,与妄想、幻听、兴奋、环境陌生、不适应、睡眠规律紊乱等有关。

(3)躯体移动障碍:与疾病症状及药物所致不良反应有关。

(4)感知改变:与疾病症状及药物所致不良反应有关。

(5)思维过程改变:与思维内容障碍(妄想)、思维逻辑障碍、思维联想障碍等有关。

(6)自我形象紊乱:与疾病症状有关。

(7)不合作:与幻听、妄想、自知力缺乏、对药物的不良反应产生恐惧、违拗等有关。

(8)角色紊乱:与疾病症状及药物不良反应有关。

(9)生活自理缺陷:与药物不良反应所致运动及行为障碍、精神障碍、精神衰退导致的生活懒散有关。

(10)有冲动、暴力行为的危险:对自己或对他人有冲动、暴力行为的危险,与命令性幻听、评论性幻听、被害妄想、嫉妒妄想、被控制妄想、精神运动性兴奋、缺乏自知力等有关。

四、护理问题

(1)语言沟通障碍:与精神障碍及药物不良反应有关。

(2)个人应对无效:与疾病症状及药物不良反应有关。

(3)功能障碍性悲哀:与精神疾病及药物不良反应有关。

(4)自我防护能力改变:与精神疾病及药物不良反应有关。

(5)社交孤立:与精神疾病及认知改变有关。

(6)医护合作问题:与药物不良反应(如急性肌张力障碍、直立性低血压)有关。

五、护理目标

(1)患者能用他人可以理解的语言或非语言方式与人沟通,并表达自己的感受。

(2)患者的精神症状逐步得到控制,日常生活不被精神症状所困扰,能最大限度地完成社会功能。

(3)患者在住院期间不发生冲动伤人、毁物的现象,能控制攻击行为。

(4)患者能学会控制自己情绪的方法,能用恰当的方法发泄自己的愤怒,适当表达自己的需要及欲望。

(5)患者按时按要求进食,患者体重不得低于标准体重的10%。

(6)患者能说出应对失眠的几种方法,患者的睡眠得到改善,能按时入睡,睡眠时间保持在每天7~8小时。

(7)患者的身体清洁无异味,患者在一定程度上生活自理。

(8)患者愿意配合治疗和护理,主动服药。患者能描述不配合治疗的不良后果。

(9)患者及其家属对疾病的知识有所了解。

六、护理措施

在护理措施的实施过程中,建立良好的护患关系,是极为重要且不容易实施的措施。因为多数患者对疾病没有自知力,不认为自己有病,所以拒绝治疗。甚至某些患者将护理人员涉入其精神症状之中,如被害妄想患者,可能认为护理人员也与他人串通加害他(她),因而对护理人员采取敌视态度甚至伤害护理人员。所以,护理人员应掌握与不同患者接触的技巧,与患者建立良好的护患关系。

(一)生活护理

患者受妄想幻觉内容的支配,拒绝进食;木僵、精神衰退的患者不能料理生活,营养失调;睡眠障碍是各型精神分裂症各阶段的常见症状;抗精神病药物的不良反应也可导致患者生活料理困难,因此做好分裂症患者的生活护理是非常必要的。

1.保证营养供给

精神分裂症患者因进食自理缺陷,往往有营养失调。所以保证患者正常进食,以纠正或防止营养失调,是护理工作面临的常见问题。护理人员应首先了解患者不进食的原因,针对不同原因采取不同的方法,保证患者正常进食。①被害妄想患者害怕食物中有毒而不敢进食,幻听的患者受命令性幻听的支配不愿进食,护理人员应耐心解释、说服,可让患者自己到配餐间参与备餐或现场示范食物无毒后督促其进食,或鼓励其与他病友集体进食。②对坚持不进食者应给予鼻饲或输液。③对兴奋、行为紊乱而不知进食的患者,护理人员宜让其单独进食或喂食,以免干扰其他患者进食。④对木僵患者及服用抗精神病药出现锥体外系反应者,护理人员宜准备半流质或容易消化的食物,协助患者进食,并密切观察,以防止吞咽困难导致噎食。⑤护理人员注意评估患者进食后的情况,有无腹胀等,记录患者的进食量,每周给患者称一次体重。

2.保证充足的睡眠

睡眠障碍是精神分裂症患者初发、复发早期常见的症状之一,护理人员应持续评估患者的睡眠情况,如入睡时间、睡眠质量、觉醒时间、醒后能否继续入睡,了解患者睡眠紊乱的原因。①提供良好的睡眠条件,保持环境安静,温度适宜,避免强光刺激。②新入院患者因环境陌生而入睡困难，护理人员应在病房多陪伴患者，直至其入睡。③防止睡眠规律倒置，鼓励患者白天尽量多参加集体活动，保证夜间的睡眠质量。④指导患者使用一些促进睡眠的方法，如深呼吸、放松术。⑤对严重的睡眠障碍患者，经诱导无效，可遵医嘱运用镇静催眠药物辅助睡眠，用药后注意患者睡眠的改善情况，做好记录与交班。

3.卫生护理

对生活懒散、木僵等生活不能自理或不完全自理的患者，护理人员应做好卫生护理、生活料理或督促其自理。①对木僵患者应做好口腔护理、二便护理、皮肤护理，做好女患者经期的护理。②保持患者的呼吸道通畅，把卧床患者的头偏向一侧。③对生活懒散者应教会其日常生活的技巧，训练其生活自理能力，如穿衣、叠被、洗脸、刷牙，应循序渐进地训练，不能操之过急，对患者的点滴进步应及时表扬、鼓励。

4.躯体状况观察

精神分裂症患者一般很少注意身体方面的疾病，即使有病也不求医，所以护理人员应该经常注意患者的身体状况，及时给予帮助。护理人员宜记录患者服抗精神病药的反应，预防可能出现藏药、拒绝服药的情况发生。在患者服药初期护理人员应特别注意患者是否有药物过敏或嗜睡反应，同时还应预防直立性低血压，告诉患者（或家属）改变体位宜缓慢。

（二）心理护理

1.与患者建立良好的护患关系

精神分裂症患者意识清晰，智能良好，无自知力，不安心住院，对护理人员有抵触情绪。护理人员只有与患者建立良好的护患关系，取得患者的信任，才能深入了解病情，顺利完成观察和护理工作。护理人员应主动接触、关心、尊重、接纳患者，温和、冷静、坦诚地对待患者，适当满足其合理要求。

2.正确运用沟通技巧

（1）护理人员应耐心倾听患者的诉说，鼓励患者说出对疾病和有关症状的认识及感受，鼓励其用语言而非冲动行为表达感受，并做出行为约定，承诺今后用其他方式表达愤怒和激动情绪。

（2）护理人员在倾听时应对每一条诉说做出适当限制，不要与患者争论有关妄想的内容，而是适当提出自己的不同感受，仅在适当时机（如幻觉减少或妄想动摇时），才对其病态体验提出合理解释，并随时注意其反应。

（3）与患者交谈时，态度要亲切、温和，语言具体、简单、明确，对思维贫乏的患者，护理人员不要提出过多要求，给患者足够的时间回答问题，不训斥、不责备、不讽刺患者。

（4）护理人员应避免一再追问妄想内容的细节，以免强化其病理联想，使症状更加顽固。

（三）社会功能方面的护理

患者由于意志减退、情感淡漠，多有社会功能缺损或衰退，包括角色紊乱，个人生活自理能力下降或丧失，生活懒散，人际交往能力受损，孤僻，退缩，处于社会隔离状态等。对此，护理人员应鼓励患者参加集体活动，减轻不良刺激因素对患者的影响；安排合理的文娱活动，转移其注意力，缓解其恶劣情绪；当患者情绪稳定后，可与患者共同制定生活技能训练和社交技巧训练计划，鼓励患者自理。对于极度懒散的患者，护理人员还可进行行为治疗，通过社会技能训练、工作康复、娱乐活动等手段，培养良好的生活习惯，促进生活、劳动技能的恢复，延缓精神衰退的进展。

(四)特殊护理

1.提供良好病房环境、合理安置患者

(1)护理人员要严格执行病区安全管理与检查制度,注意门窗、钥匙的安全管理。

(2)护理人员要将易激惹与兴奋躁动的患者分开居住与活动。

(3)护理人员要将妄想明显、症状活跃、情绪不稳等的患者与木僵、痴呆等行为迟缓的患者分开安置。

(4)护理人员应避免让有自杀、自伤行为的患者单独居住,可将其安置在重症病房,由专人看护,一旦有意外发生,应及时处理。

2.加强巡视、了解病情

(1)护理人员要及时发现自杀、自伤、冲动或出走行为的先兆。

(2)护理人员要掌握住院患者自杀、自伤、不合作、冲动、出走行为等发生的规律。

(3)护理人员要对有明显危险的患者应严加防范,将其活动应控制在工作人员视线范围内,并认真交接。

3.冲动行为的处理

(1)预防患者冲动行为的发生是非常重要的。护理人员要做好病房的安全管理工作,提供安静、舒适的环境。患者应在护理人员的视线下活动。

(2)护理人员对患者的过激言行不进行辩论,但不轻易迁就。

(3)护理人员在日常沟通、治疗、护理等需与患者发生身体接触时应谨慎,必要时应有他人陪同。

(4)患者一旦出现冲动行为,护理人员应保持冷静、沉着、敏捷,必要时患者信任的护理人员对患者口头限制,并配合药物控制。

(5)患者如有暴力行为,可酌情隔离或保护性约束患者,约束时要向患者说明,并注意约束部位的血液循环,保证患者基本的生理需要,执行保护性约束护理常规。

(6)病情缓解后及时解除隔离或约束,护理人员要向患者讲解冲动的危害性和进行隔离或约束的必要性。

(7)护理人员要对患者做好冲动后心理疏导,让患者讲述冲动原因和经过,和患者共同评价冲动前、后的感觉,让患者说出自己的感受,给予理解和帮助,以便进一步制定防范措施。

(8)护理人员要注意妥善处理遭受冲动损害者。

4.自杀自伤或受伤的处理

(1)患者因幻觉妄想、冲动或怪异行为等,易自杀、自伤或与他人起冲突,护理人员应注意保护患者的人身安全。

(2)对有严重自杀、自伤倾向的患者应禁止其单独活动与外出、在危险场所逗留,外出时应严格执行陪伴制度,必要时设专人护理。

(3)一旦患者发生自杀、自伤或受伤等意外,护理人员应立即隔离患者,与医师合作实施有效的抢救措施。

(4)对自杀、自伤后的患者,护理人员要做好自杀、自伤后心理护理,了解其心理变化,以便进一步制定针对性防范措施。

5.出走的护理

对有出走危险的患者,入院时护理人员就应注意热情接待,做好入院介绍。患者出走时,护理人员要立即报告，组织力量及时寻找并通知家属。对出走后回归的患者，护理人员要做好回归后心理护理，并了解出走经过，以便进一步制定防范措施，严禁其单独外出。

6.妄想与幻觉的护理

妄想与幻觉是精神分裂症的常见症状，可同时出现，也可单独出现。患者对妄想和幻觉的内容坚信不疑。妄想和幻觉可支配患者的思维、情感、行为，特别是"命令性幻听"，患者认为这些"命令"无法抗拒而必须执行，因而产生出走及危害社会、伤害自己和他人的行为，给患者的安全和病区的管理带来很大的困难。护理人员必须根据妄想和幻觉的内容特点及疾病的不同阶段进行护理。

妄想是精神分裂症患者最常见的思维障碍。在妄想内容的影响下，患者出现自杀、伤人、毁物、拒食、拒药等情况，需根据妄想的内容，有针对性地护理。①对有被害妄想者，护理人员应耐心劝导，如其拒食可安排集体进餐；如其对同病房患者有伤害嫌疑，及时将患者安置在不同病房，如护理人员也被牵连进其妄想内容，护理人员不要过多地解释，注意安全，必要时进行调整。②对有关系妄想者，护理人员在与其接触时，语言应谨慎，避免在患者看不到却听得到的地方轻声细语、发出笑声或谈论其病情，以免加重病情。③疑病妄想的患者认为自己患了不治之症，并有许多身体不适的主诉，护理人员要耐心解释，必要时配合医师给予暗示治疗。④自罪妄想的患者认为自己罪大恶极，死有余辜，情绪低落，以致拒绝进食，或捡拾饭菜，或无休止地劳动以求赎罪。护理人员应根据这些特点进行护理，可劝其进食或将饭菜搅拌在一起，使患者误认为是剩饭剩菜，起到诱导进食的效果。对无休止地劳动的患者应限制其劳动强度和时间，督促其休息，避免过度劳累。注意规范患者的行为，对患者的怪异言行不辩论、不训斥，但也不轻易迁就。

对有幻觉的患者，护理人员首先要注意观察其表情、言语、情绪和行为；掌握患者幻觉出现的次数、规律性、内容和时间，根据患者对幻觉所持的态度合理安置病房。①对幻觉出现频繁，并受幻觉支配而产生冲动、伤人、毁物、自伤者，应将其安置在重症监护室，由专门的护理人员护理，以密切观察病情变化，防止意外发生。②护理人员对幻觉出现频繁，影响日常生活的患者，应给予帮助，保证其基本需求。如果患者愿意诉说幻觉的内容，护理人员应认真倾听，给予同情和安慰，使患者感受到理解、关心和信任。③护理人员对因幻觉造成焦虑不安的患者，应主动询问，提供帮助；根据幻觉的内容，改变环境，设法诱导，缓解症状。④护理人员对因幻嗅、幻味而拒食的患者，应耐心解释，并可采取集体进餐的方法，以消除患者的疑虑。⑤有幻触、幻嗅的患者可嗅到病房有异常气味，感到床铺、身上穿的衣服有虫子爬，护理人员可及时为其改善居住条件，更换衣服、被褥。⑥幻觉有时在安静状态或睡眠前出现，可根据患者的特长组织参加文娱治疗活动，以分散患者的注意力；为患者创造良好的睡眠环境，缩短其入睡过程，保证足够的睡眠时间。

当患者对妄想、幻觉的信念开始动摇时，要抓紧时间和患者谈话，分析病情，引导患者进一步认识病态表现，促进自知力的恢复。

7.不合作患者的护理

(1)护理人员要主动关心、体贴、照顾患者，使患者感到自己是被重视、被接纳的。

(2)护理人员要选择适当的时机向患者宣传有关知识，帮助患者了解自己的疾病，向患者说明不配合治疗会带来的严重后果。

(3)护理人员要严格执行操作规程，发药速度宜慢，注意力高度集中，发药到手，看服到口，服后检查口腔、舌下、颊部及水杯，确保药物到胃，但要注意采取适当的方式，要尊重患者。

(4)给服药的患者提供透明塑料杯、温开水，这样便于观察。

(5)护理人员一旦发现藏药患者要书面、口头交班,让全体护理人员在发药时重点观察这些患者。

(6)对一贯假服药者,每次服药提前或最后单独进行,便于仔细检查,同时可避免其他患者学习其假服药方式。

(7)护理人员要防止个别患者跑到洗手间用特殊催吐法将尚未溶解的药丸吐出,可观察患者10～20分钟。

(8)对拒绝服药的患者,护理人员应耐心劝导,必要时采取注射方式或使用长效制剂。

(9)对药物反应明显的患者护理人员要及时给予处置,以消除患者的不适,提高其对药物的依从性。

(10)护理人员应鼓励患者表达接受治疗时的感受和想法。

8.对意志减退、退缩淡漠的患者

(1)护理人员要教会患者日常生活的基本技巧,开展针对性行为治疗。

(2)护理人员对受到挑衅或攻击时不能采取有效措施保护自己的患者,应加以保护。

(3)护理人员帮助患者制定和实施提高生活自理能力的训练计划,循序渐进,鼓励其参与文娱治疗和体育锻炼。

9.对情感障碍的患者

淡漠是患者的主要情感特点,所以护理人员很难接近患者,与患者有情感上的沟通。护理人员必须坚持以真诚、友善的态度接纳患者,让患者感到他所处的环境是安全的和值得信赖的。护理人员可用语言的或非语言的方式来表达对患者的关注,如鼓励患者说出感受,或利用治疗性触摸,甚至静坐在患者身旁陪伴他。上述方法都有利于帮助患者走出自己的情感困境,改善情感障碍。

10.对木僵患者

护理人员对木僵患者要给予生活护理;维持水、电解质、能量代谢平衡,必要时给予鼻饲;做好预防并发症的护理,如保持呼吸道通畅,做好口腔护理,取头偏向一侧卧位,做好二便护理,预防压疮;必要时遵医嘱配合医师做ECT(发射型计算机断层成像),注意观察治疗作用与不良反应。

11.用药护理

护理人员遵医嘱给各种药物,严格执行“三查八对”用药治疗制度,密切观察患者用药后的效果和不良反应,一旦出现异常情况,马上与医师联系并果断处理。

七、护理评价

(1)患者的精神症状缓解的情况,是否出现伤人、自伤、毁物等行为。

(2)患者的自知力恢复情况如何。

(3)患者有无意外事件和并发症的发生。

(4)患者最基本的生理需要是否得到满足。

(5)患者是否配合治疗护理,并参加文娱活动。

(6)患者的生活技能、语言沟通及其他社会交往技能的恢复情况如何。

(7)患者的个人应对能力与自我防护能力是否获得改善。

(8)患者对疾病的看法和对治疗的态度是否改变。

(9)患者及其家属对疾病的知识是否有所了解。

八、健康指导

精神分裂症是一种迁延性、预后大多不良的精神疾病，且有反复发作的倾向，复发次数越多，其功能损害和人格改变愈严重，最终导致精神衰退和人格瓦解，对患者及其家庭和社会造成很大的损失。精神分裂症患者在症状基本消失后，仍需较长时间的药物维持治疗和接受心理方面的治疗和训练。有效地控制症状复发，使其社会功能和行为得到最大限度的调整和恢复，是精神分裂症患者系统治疗的一个重要步骤。但患者及家属对维持治疗的依从性较差，可能不了解疾病的特点，不能耐受药物的不良反应，也可能对疾病的治疗失去信心，最终导致疾病加重。因此，对恢复期患者及其家属做好疾病知识的宣传和教育，是精神科护理人员的重要工作之一。

(1)护理人员要教会患者和家属有关精神分裂症的基本知识，让患者和家属知道精神分裂症是容易复发的精神疾病，使其认识到疾病复发的危害，认识药物维持治疗、心理治疗对预防疾病复发及防止疾病恶化的重要性。

(2)护理人员要让患者及家属知道有关精神药物的知识，对药物的作用、不良反应有所了解，告诉患者服用药物应维持的年限及服用中的注意事项；教育患者按时复诊，在医师指导下服药，不擅自增加或减少药量或停药；使患者及家属能识别药物不良反应的表现，并能采取适当的应急措施。

(3)护理人员要教育患者及家属能识别疾病复发的早期征兆，若出现睡眠障碍、情绪不稳、生活不自理、懒散、不能正常完成社会功能，应及时到医院就诊。

(4)护理人员要教育患者正确对待和处理生活中发生的各种事件，适应并正确处理与自己有关的社会矛盾，引导患者扩大接触面，克服自卑心理，树立坚强的意志，与外界保持良好的人际关系。

(5)护理人员要教育患者保持良好生活习惯，让其保持有规律的生活，保证充足的睡眠，进行适度的娱乐活动、适当的体力劳动，合理用脑。

(6)护理人员要教会患者和家属应对各种危机(如自杀、自伤、冲动)的方法。

(毕玉娟)

第八节　抑郁障碍的护理

抑郁障碍的诊断并非依靠实验室及各项器械检查，主要依靠患者的临床症状表现，但很多情况下，患者的病情比较复杂，不是单靠医师的几次接触就可以完全掌握及明确诊断，而这时就要通过各方面全面的观察，才能做出明确的诊断，而护士与患者接触最多，可以通过日常的言语、行为、表情的观察及时发现病情的变化，掌握病情的演变，而同时将这些观察到的情况，以文字的形式客观的反映在病史中，就能为诊断提供重要的依据，也能作为法律依据。由此可见，密切观察病情，及时掌握病情变化，同时及时写好护理记录是护理工作中的重要内容。

一、护理观察的内容

(一)一般情况

患者的仪表,个人卫生情况,生活自理能力,睡眠,进食,二便情况,女患者月经情况,与周围接触交谈的态度,参加病室的文娱活动的情况。

(二)精神症状

患者的情绪低落的程度,有无焦虑,有无伴随躯体化症状,有无消极自杀倾向,症状有无波动,有无转躁倾向。

(三)躯体情况

患者的生命体征是否正常,有无躯体疾病,意识情况、定向情况有否异常,有无外伤、骨折。

(四)治疗情况

患者对治疗的合作情况,用药后有无各种不良反应,改良电抽搐治疗后的恢复情况等。

(五)心理需求的情况

患者目前的心理负担,心理需求,急需解决的问题,以及心理护理的效果等。

(六)对病房环境安全的观察

例如,患者的床单位、病室有无安全隐患等。

二、观察的方法

(一)直接观察

从与患者的交流中了解患者的思维内容,直接与患者面对面的交流,通过患者的言语、表情、动作及行为了解患者的思维内容及心理状况,适合意识清晰合作的患者。

(二)间接观察

从患者的表情、行为中观察病情,或是从侧面观察患者与其他人交往时的精神活动,与平时接触的家属交往时的谈话内容、表现态度,平时参加文娱活动时画的绘画,写的文字、信件、日记、绘画,都是间接观察法中可以参考的事物并刻意从中了解患者的病情变化。一般适合于思维内容不肯暴露或者不合作的患者。

(三)躯体疾病的观察

抑郁障碍的患者如果处在严重抑郁,或者木僵状态,对各种反应都会很迟钝,敏感度下降,对自身不适,也很难准确描述,这时一些躯体疾病的体征和自身反应都会很不明显,所以更要认真观察,一旦患者有不适主诉,要给予足够的重视,不可将患者的不适主诉认为是精神症状的表现。

三、护理记录的内容

(一)填写护理病历首页

新患者入院后要按照护理病历首页的要求,逐项填写,不得漏项。要写明入室时间、仪表、入室方式及住院次数等。

(二)进行入院评估

患者入院 2 小时内进行入院评估,提出护理问题和护理诊断,24 小时完成护理病史及补充护理计划。

(三)新患者住院前3天的记录

患者的精神状态、躯体情况、生活自理情况、饮食及睡眠情况，参加病室内集体活动的情况等。

(四)护理措施

针对护理问题、医嘱和护理计划，正确、及时实施身心护理和健康教育。

(五)病情变化记录

患者的症状可能会随时变化，均应随时记录。生命体征情况，每天大小便情况均需记录在体温单上，女患者的月经起止日期也需记录。突然出现的病情变化，如自伤、自杀、逃跑行为，抑郁突然转躁，木僵突然兴奋，均应详细记录过程及处理经过，以上内容还应选择重要的记入护士交班本。

(六)假出院护理记录

记录患者目前精神状态，何人来院办理手续，假出院带药情况等。

(七)假出院返院记录

包括返院时间，何人陪同，假出院在外的表现，返院时患者的接触情况。

(八)转室和转院记录

记录转室和转院的原因，目前主要的病情，转往何处等。

(九)转入记录

记录患者入室的时间，转入原因，入室时精神状态，入室方式等。

(十)出院护理记录

包括出院小结、出院指导、效果评价，对患者在住院期间的护理全过程作全面总结，与预期目标相对照，找出存在的问题和成功经验。

四、护理记录的要求

护理记录要具体全面真实的进行记录，书写护理记录要求字迹清晰，工整，并保持表格整洁，应使用蓝黑或者碳素墨水书写，表达准确，语句通顺，标点正确，不漏项，必须逐条填写全眉栏项目，署名处要签全名，出现错别字时，不得采用刮、贴涂等方法掩盖，应用原色双线划在错别字上，将正确的写在右侧，并签名。计量资料要按照国家规定的统一标准，护理记录要求真实、准确、客观的反映患者的症状表现和病情变化，记录时要尽量引用患者的原话，避免使用医学术语，措辞简明、清楚，语句要通顺精炼。

五、抑郁障碍病房管理与分级护理

(一)病房管理

抑郁障碍的患者，因为情绪低落，伴有自罪自责，容易出现自杀、自伤等意外情况，危及生命。因此，抑郁障碍病房的安全管理是病区管理工作中最重要的一环，不仅关系到患者的康复，而且与患者的生命安全直接相关，如何保证患者的安全并为之提供一个积极有效的治疗环境，促进其疾病的康复及社会功能的恢复，是一项重要的工作。

1.病房环境的安全管理

抑郁障碍病房的环境除了美观舒适，适合患者住院需要外安全性也是需要重点考虑的，患者周围的环境必须安全无害，使患者无可趁之机，比如病区内无钉子、拉绳等危险物品，门窗使用防爆玻璃，窗户使用特殊开法，病房的门上设有观察窗，以便随时观察患者情况。暖气应隐蔽式加防护罩，饮水机、洗澡水保持恒温，防止患者烫伤，病室设施如门窗、门锁、护栏等，要安全、牢固、实用，损坏要及时维修，修理工具不能遗留在病房内，各种医疗器械、餐具、清扫用具用毕应放在指定安放地点。

2.危险品的管理

危险品是指会损害患者健康、可被患者利用作为自杀、自伤的物品，如刀、剪、镜子、玻璃制品、绳带类、火柴、打火机等物品。

病房内的危险品必须严格统一管理，妥善放置，严防患者私自窃取，病房内必要的公用危险品，比如剪刀、指甲钳、体温计、保护带等，必须定量、定点放置，班班点清并交班。患者如要使用剪刀、针线等危险品，应在护士的监护下使用。

患者入院后，接诊护士应仔细检查危险品，如发现，应交还给家属或者登记保管。住院期间患者不能随便进入治疗室、办公室等，防止患者擅自取得危险品或者药品。住院期间患者请假外出或会客结束返回病房，应仔细检查危险品，防止流入。

Ⅰ级病室及Ⅰ级患者每天进行安全检查，Ⅱ级病室及Ⅱ级患者每周至少进行安全大检查1次。

3.患者的安全管理

对于Ⅰ级和Ⅱ级患者，要求他们在住院期间要遵守病区的规章制度和作息时间，配合医护人员的各项治疗和护理。患者外出检查时，需有护士陪伴，严密观察患者的行为。设法满足患者的合理要求，以利于患者安心住院。

4.患者家属的安全管理

对患者家属，尤其是初次住院患者的家属，要做好宣教工作，告知探望时不可带危险品入室，危险品不可交给患者，同时对家属带来的物品应该仔细检查，确认无危险品后才能交给患者保管。

(二)病房分级护理

1.Ⅰ级护理

(1)护理指征：严重抑郁的患者，伴有木僵、拒食、自伤、自杀等情况，或者伴有严重躯体疾病及生活不能自理的患者。

(2)护理要求：患者应安置于Ⅰ级病室内，24小时专人护理，密切观察，及时发现危机征兆，进行应急处理。严密观察病情，加强巡视，发现病情变化，及时汇报医师，采取有效措施。对随时会发生的自伤自杀行为者，可采取约束保护，必要时请家属陪护。督促、协助患者做好个人卫生料理，确保患者仪表整洁。对卧床患者，做好预防褥疮护理工作。做好患者的饮食、治疗及各种检查前的宣教工作和相应的护理。保持床单位的清洁、平整、干燥。日夜三班作病情记录及交班。

(3)管理与活动范围：实施封闭式管理，患者的一切物品由工作人员管理，患者以在一级病室内活动为主，外出必须工作人员陪伴。

2.Ⅱ级护理

(1)护理指征：凡抑郁症状不影响病区秩序，未见严重消极患者；伴有一般躯体疾病，生活能自理的患者；一级患者经过治疗，病情好转但仍需要观察。

(2)护理要求：安置在二级病室内，按二级患者巡视要求进行巡视并做好记录。密切观察病情及治疗后的反应，做好安全护理。保持床单位清洁、平整、干燥。视病情督促和协助生活料理，确保患者仪表整洁。做好检查、治疗、特殊饮食的指导工作。同情、关心、尊重、理解患者，对不同情况开展针对性心理护理和健康宣教。组织患者开展各项集体活动，鼓励患者参加各项工娱治疗活动。

(3)管理与活动范围：实施半开放管理为主，患者的个人生活用品可自行管理，可在病区内自由活动，患者在工作人员陪护下可参加各种户外活动，患者经医师同意可在家属陪护下，在规定时间内返家休假。

3.Ⅲ级护理

(1)护理指征：症状缓解、病情稳定、康复待出院的患者。

(2)护理要求：安置在一般病室内。注意观察病情，掌握患者的病情及心理活动。正确执行医嘱，落实各项护理措施。加强心理护理，康复指导及出院宣教。针对不同情况进行康复教育。鼓励患者参加各种有针对性的工娱治疗活动，促进社会功能的恢复。

(3)管理与活动范围：实施开放管理，一切物品可自行管理，在规定时间内，患者可独自外出病区散步、活动、购物、通电话等，在办理手续后，每周可自行回家探亲访友，进行社交活动。

六、抑郁障碍特殊症状护理

(一)掌握病情，预防患者自杀、自伤

情绪低落的患者常有自杀的意念及企图，护理人员必须了解病情，掌握既往有无自伤、自杀的行为、方式和程度，患者自杀行为往往在人少时，如节假日、夜班及厕所内，护理人员对此要特别注意观察、加强巡视，不允许患者蒙头睡觉，以便观察病情，另外抑郁症患者睡眠不好，清晨容易早醒，同时清晨又是抑郁情绪最严重的时候，故在清晨时最容易发生自杀行为，应当加强巡回护理。在抑郁障碍患者病情缓解时更不能放松警惕往往很多患者在疾病缓解期易出现症状波动，极易出现消极自杀行为。对于严重消极的患者，要做好对病室危险品的管理工作，杜绝不安全因素。在发药时，对消极严重患者要仔细检查口腔，防止患者私藏药物，并蓄积大量吞服，在给患者量体温时，也要严防患者咬、吞体温表。而抑郁障碍的患者在外出检查治疗时，也需有护理人员陪同以防意外。

(二)创造良好的住院环境

抑郁障碍的患者的住院环境应该是明亮、阳光充足的，整个病区色彩宜明快鲜艳，患者不宜单独居住，应多人居住，患者的床位要安排在护士最容易观察到的位置上，而患者周围的环境，应该仔细检查布置，避免出现有危险品。对严重抑郁的患者，建议由专人陪护以防意外。

(三)建立良好的治疗性关系

护理人员应该运用沟通技巧，以及疏导、倾听、支持、鼓励等方法，与抑郁障碍的患者建立良好的治疗性关系，诱导患者说出自己内心的痛苦，了解他们的内心想法，让患者体会到护理人员能感受他们的痛苦感受，觉得自己不是无法被人理解这对治疗也会起到积极效果，同时给以积极的鼓励，做好心理护理工作，帮助患者增强战胜疾病的信心和勇气。对言语较少，甚至不语的抑郁障碍患者，护理人员要以非语言或者简单中性、缓慢的语气表达对他们的关心支持，通过这些慢慢引导患者注意外界。对病情严重思维迟缓者应耐心运用治疗性沟通技巧，鼓励患者表达自己的思想、情感，允许哭泣，并注意尊重患者的隐私权。

(四)加强基础护理

抑郁障碍患者因为情绪低落,会出现少言懒动,生活料理能力差,木僵患者更是生活完全不能自理,护理人员就要帮助和协助患者进行个人生活料理,定期理发、协助沐浴,督促料理个人卫生,对木僵的患者进行口腔护理。仪表清洁整齐,可以使患者精神振作,有助康复。很多抑郁障碍的患者都有进食及睡眠障碍,护理人员就需要加强饮食护理,督促患者饮水,以保证日常的饮水量,对食欲缺乏者,鼓励集体就餐,少量多餐,可变换饮食花样,选择患者平时喜欢吃的食品,或者富含营养含粗纤维易消化的食品,如果患者进食缓慢,不可催促,以免发生噎食,对于拒食的患者给予静脉补液或者鼻饲。对睡眠差的患者,教会患者应对失眠及早醒的方法,培养自行按时睡眠的习惯,可鼓励白天多参加活动,晚上入睡前热水泡脚,或者洗澡,喝些热牛奶,监督不要喝咖啡、浓茶、可乐等兴奋性饮料,如果仍长时间无法入睡,及时通知医师药物处理。

(五)鼓励患者参加各项活动

适度的运动有益于抑郁障碍的恢复,应该了解患者的兴趣爱好,鼓励参与易完成、有趣味的活动,引导患者关注周围及外界的事情,帮助患者与病友交往,这样可以分散患者的注意力,解除苦闷情绪,更多的注意外界事物,对于他们的工作成果要给予肯定或者表扬,帮助他们恢复自信。

七、抑郁障碍意外事件的护理

(一)自缢患者的护理

1.及时解除呼吸道梗阻

发现患者自缢后,切记不要惊慌失措,应该马上帮助解脱自缢的绳套,及时解除呼吸道梗阻。如果患者是悬挂自缢,应立即用自己的头顶、背或双手向上抬举、脱套,解除其颈部受压状态,要注意保护患者,防止坠地摔伤,若患者在低处勒缢,应立即剪断绳索,脱开缢套。

2.就地抢救

将患者仰卧在地上或者硬板床上,松解领扣、腰带,颈部伸直,托起下颌,用舌钳拉出舌头,以防舌头后坠阻塞呼吸道,立即进行口对口人工呼吸,胸外心脏按压术,直至自主呼吸恢复再搬移患者。

3.及时报告医师

及时报告医师,同时及时给氧,备好各种抢救药品及抢救措施。按照医师医嘱快速执行。若心跳停止,立即给予静脉肾上腺素、利多卡因及呼吸中枢兴奋剂,如尼可刹米、洛贝林等。

4.及时测量生命体征

及时测量体温、脉搏、呼吸、血压等生命体征,密切观察患者的意识情况、瞳孔变化。

5.稳定患者情绪

患者复苏后,使其卧床休息,安慰患者,稳定其情绪。

6.防止继发感染

如果患者有感染迹象,可选用适当的抗生素,并进行细菌学检查和药敏试验,根据结果选择有效的抗生素。

7.详细记录

详细观察和记录现场情况及病情变化和抢救处理经过。

(二)触电患者的护理

1.迅速切断电源

发现患者触电后要迅速切断电源,使患者脱离电源,若不能关闭电源,可穿上胶鞋,用绝缘体套住触电患者,牵拉患者脱离电源,也可用非导电体如木棍等挑开电源,切不可直接接触带电人体。

2.保持呼吸道通畅

脱离电源后,若患者意识清晰,生命体征正常,应让其就地平卧休息,松开衣服,抬起下颌,保持呼吸道通畅,之后卧床12～24小时,给予观察。

3.心肺复苏

呼吸心跳停止者,应立即给予心肺复苏,有条件的给予加压给氧,若患者出现室颤或者心搏停止,应同时不间断的口对口人工呼吸和胸外按压术,经胸外按压1分钟后心脏搏动仍未恢复的,应肾上腺素做心内注射。人工呼吸应至少进行4小时或直到恢复自主呼吸,人工呼吸、胸外按压应不间断进行,直至复苏有效指征出现或者医师宣布临床死亡。

4.维持血压稳定

复苏后必须维持血压稳定,及时观察血压的变化,纠正酸碱平衡失调,如有局部烧伤应予清创,严重者转烧伤科做进一步的处理。

5.脱水治疗

有颅内压增高表现或者复苏后有缺氧表现的,应给予脱水治疗,给予甘露醇、高渗葡萄糖等静脉快速滴注或者推注,给予吸氧、ATP、辅酶A等药物改善脑营养代谢。

6.严密观察病情变化

严密观察病情变化,防止苏醒后患者下床走动引起继发性休克或者心衰。

(三)服毒患者的护理

1.在排除腐蚀性毒物中毒或者其他禁忌证之后,采取以下措施

(1)催吐:如患者服毒后意识清醒,可采用催吐法,患者先喝300～500 mL的清水,然后用筷子、压舌板、手指刺激咽后壁或舌根诱发呕吐,直至确认毒物全部吐出为止。要向患者讲明利害关系,争取患者配合。中毒原因不明时,要尽量诱导患者说出服毒过程,以便确定抢救方案。

(2)洗胃:服毒者无论意识是否清晰,均应洗胃,要根据服毒种类、性质选择洗胃溶液。在不清楚何种液体之前,可用清水或者微温水,每次注入300～500 mL洗胃液,很快从胃内吸出,反复进行,直至洗出的液体澄清,嗅之无味为止。对服用大量精神病药物和镇静安眠药中毒者,可用1∶5 000高锰酸钾溶液洗胃,有条件者可用洗胃机洗胃,对精神病药物中毒者进行洗胃不要受6小时的限制,对超过6小时者也应给予洗胃。洗胃要彻底。

(3)导泻:洗胃后要使用泻药导泻,以使停留在肠内的毒物尽快排出,常用硫酸镁或者硫酸钠20～30 g,稀释后由胃管灌入,以促进毒物排泄。

(4)其他:服用腐蚀性毒物者禁忌洗胃,可用牛奶、鸡蛋清等沉淀毒物,保护胃黏膜,并给予补液或者大量饮水利尿,加速排出毒物。

2.避免直立性低血压

嘱患者卧床休息,去枕平卧,尽量减少搬动头部,以避免直立性低血压,昏迷者按昏迷护理常规护理,有自杀企图者,应专人护理。

3.观察呼吸情况

氧气吸入并保持呼吸道通畅。

4.观察水、电解质平衡情况

按医嘱合理安排输液顺序及速度，注意观察心肺情况，及时测量生命体征。

5.及时吸痰及口腔分泌物，做好皮肤护理

口腔有分泌物或痰液时，随时抽吸，防止舌后坠，取下活动义齿，注意保温，做好皮肤及会阴的护理，定时翻身，预防褥疮。

6.及时给予镇静抗痉挛药物

烦躁不安或者痉挛者，按医嘱及时给予镇静抗惊厥药物并加床档防坠床，或适当保护性约束。

7.留取检验标本

及时留取大小便、呕吐物、分泌物送检。

8.记录出入量

记录患者24小时出入量。

9.密切观察病情变化

注意呼吸衰竭、循环衰竭、急性肺水肿、脑水肿，以及急性肾衰竭的发生。

10.低血压的处理

应先补充血容量，若补充足够血容量后血压仍不回升，可先用升压药，如多巴胺、间羟胺、去甲肾上腺素等静脉滴注，氯丙嗪中毒时禁用肾上腺素。

11.保肝

应用大量维生素C保护肝脏及解毒。

12.防止反跳现象

症状缓解后仍需密切观察2～3天，以防止反跳现象。

(四)吞服异物患者的护理

1.稳定患者情绪，及时报告医师

劝慰患者，稳定其情绪，争取患者的合作，同时报告医师，采取抢救措施。

2.服用多纤维食物

若吞服的锐利物品表面比较光滑，可让患者服用大量多纤维食物如韭菜、芹菜等，直至异物排出体外。

3.及时X线检查

对金属类异物，首先要进行X线检查，确定异物所在的位置，并反复进行追踪复查。

4.促进异物排出

给予缓泻剂，以促进异物排出，患者大便应接在便盆里，要认真检查每次的排泄物是否有异物排出，并保留异物标本，详细记录交班。

5.密切观察患者情况

包括生命体征、主诉及表情，检查有无内出血及黑便，患者是否有痉挛、疼痛，警惕异物可能损伤胃肠道黏膜，如发现内出血症状要及时报告医师并加强护理，给予相应的处理，必要时送外科手术取出异物。

（卢怀云）

第九节　双相情感障碍的护理

一、护理评估

对双相情感障碍患者进行评估时，除了从现病史、既往史、个人发育史、家族史等方面进行评估外，还应从生理功能、心理功能和社会功能等多方面去了解和评估患者的病前个性特点、病前生活事件、应对挫折和压力的行为方式和效果；了解患者所面临的困境和出现的问题，对治疗的态度；还应对患者的家庭、生活环境、可利用的社会支持系统等情况进行全面分析，特别是对患者的危险行为（如自杀、伤人）要重点评估。对患者的精神状况进行评估时，除了要进行详细的精神检查外，还可以使用心理测量工具来评估躁狂、抑郁、焦虑等情绪的严重程度，可使用汉密尔顿抑郁量表、汉密尔顿焦虑量表等。

（一）躁狂发作的护理评估

1.健康史

（1）个人史：患者的母亲在孕期是否正常，患者是否足月顺产，患者的成长及发育情况、学习及智力状况等如何。

（2）既往史：患者以往健康状况如何，患者有无慢性病史，患病的经过、诊断及治疗效果如何。

（3）疾病史：患者以往精神障碍病史，患病的经过、诊断及治疗效果如何。

（4）家族史：患者家族中有无患精神疾病的亲属，与患者的密切程度、具体发病情况如何。

（5）生活习惯：患者的饮食量、进餐次数、进餐时间如何，有无特殊的饮食嗜好；患者生活自理能力如何，患者能否自行洗漱、进餐、整理个人卫生、按时起居等。

2.生理功能方面

了解患者的意识状态、生命体征；患者的睡眠情况，有无入睡困难、早醒、多梦、睡眠减少等情况；患者的二便情况，有无便秘、尿潴留等情况；患者的营养状况，有无营养失调、食欲旺盛等情况；患者有无躯体外伤；患者的个人卫生情况；患者是否有穿奇装异服的情况。

3.心理功能方面

（1）病前个性特点：患者病前个性特点如何，兴趣爱好有哪些，学习、工作、生活能力如何。

（2）病前生活事件：患者在近期（6个月内）有无重大生活事件发生，如至亲死亡、工作变化、离婚。

（3）应付悲伤/压力：患者是如何应对挫折和压力的，具体的应付方式是什么，效果如何。

（4）对住院的态度：患者对住院、治疗的合作程度，是否配合治疗和检查，对护理人员的态度怎样。

4.社会功能方面

（1）社会参与能力：患者病前的社会参与情况如何，如积极、独处、退缩。

（2）人际关系：患者的人际关系如何，有无特别亲密或异常的关系，包括家属、男/女朋友、同事、同学等。

（3）支持系统：患者的社会支持系统怎样，患病后同事、同学、家属与患者的关系有无改变，家属对患者的关心程度、照顾的方式，婚姻状况有无改变。

5.精神状况

对患者的情感、认知及行为反应等方面进行全面评估。

(1)情感情绪：患者有无情绪高涨、易激惹、兴奋、情绪不稳等表现。

(2)认知：患者有无幻觉、错觉、注意力随境转移，患者思维障碍的表现形式怎样。

(3)行为与活动：患者有无冲动；患者的行为与周围环境是否适切；患者的语言有无增多、夸大，患者是否好提意见；患者的活动有无增多，患者是否精力充沛、爱管闲事、行为鲁莽、有冒险性等情况；患者是否兴趣广泛而无定性。

(4)自知力：患者是否承认自己有病，是否有治疗的要求。

6.药物不良反应

患者有无手震颤、恶心、呕吐、运动失调等表现，有无药物过敏史。

(二)抑郁发作的护理评估

1.健康史

与躁狂发作的护理评估相同。

2.生理功能方面

了解患者的意识状态、生命体征；患者的睡眠情况，有无入睡困难、早醒、多梦、醒后难于入睡等情况；患者的二便情况，有无便秘、尿潴留等情况；患者的营养状况，有无营养失调、食欲减退等情况；患者有无躯体外伤；患者的个人卫生情况，患者的衣着是否整洁，生活是否自理。

3.心理功能方面

与躁狂发作的护理评估相同。

4.社会功能方面

与躁狂发作的护理评估相同。

5.精神状况

对患者的情感、认知及行为反应等方面进行全面评估。

(1)情感的情绪：患者有无情绪不稳、情绪低落、焦虑、抑郁、无助感、无用感、罪恶感、沮丧，尤其是有无自杀意念。

(2)认知：患者有无认知范围变小，过分注意自己，忽视外界环境的情况；患者有无幻觉、错觉；患者思维障碍的表现形式怎样，如缓慢、自责、自罪。

(3)行为与活动：患者有无自伤、自杀、哭泣等行为反应；患者的行为与周围环境是否适切；患者有无语言活动减少、不食、不动、抑郁性木僵的表现。

(4)自知力：患者是否承认自己有病，是否有治疗的要求。

6.药物不良反应

患者有无直立性低血压、头晕、排尿困难及药物过敏史。

二、护理诊断/问题

(一)常用护理诊断/问题

1.躁狂发作的护理诊断

(1)有暴力行为的危险：与情感控制力下降、激惹状态、挑衅滋事、意识障碍所致谵妄和错乱等有关。

(2)有外走的危险:与情绪控制力下降、缺乏自知力有关。

(3)营养失调:营养摄入低于机体需要量,与极度兴奋、活动过多、消耗增加、摄入不足等有关。

(4)睡眠型态紊乱:入睡困难、睡眠需求减少,与精神运动性兴奋有关。

(5)思维过程障碍:与躁狂所致的思维联想过程和思维内容障碍有关。

(6)个人应对不良:与好管闲事、情绪不稳定、易激惹有关。

(7)自知力不全或缺乏:与疾病所致精神症状有关。

2.抑郁发作的护理诊断

(1)有自伤(自杀)的危险:与抑郁、悲观情绪、自责和自罪观念、自我评价低、无价值感等有关。

(2)焦虑:与情绪抑郁、无价值感、罪恶感、内疚、自责、疑病等因素有关。

(3)营养失调:营养摄入低于机体需要量,与抑郁所致食欲下降,自罪、木僵状态等所致摄入量不足有关。

(4)睡眠型态紊乱:早醒、入睡困难,与情绪低落等因素有关。

(5)思维过程障碍:与认知障碍、思维联想受抑制有关。

(6)个人应对无效:与情绪抑郁、无助感、精力不足、疑病等因素有关。

(7)自知力不全或缺乏:与精神疾病症状有关。

(8)自我防护能力改变:与精神运动抑制、行为反应迟缓有关。

(二)其他护理诊断/问题

1.躁狂发作的护理诊断

(1)生活自理能力下降:与极度兴奋有关。

(2)便秘:与生活起居无规律、饮水量不足等有关。

(3)感知改变:与躁狂的感知改变有关。

(4)不合作:与自知力缺乏有关。

(5)社交障碍:与极度兴奋、易激惹有关。

(6)医护合作性问题。①药物不良反应:包括恶心、呕吐、疲乏、思睡、共济失调、震颤等。②电痉挛治疗的并发症:包括骨折、脱臼、误吸、呼吸暂停等。

2.抑郁发作的护理诊断

(1)生活自理能力下降(缺失):与精神运动迟滞、兴趣降低、无力照顾自己有关。

(2)便秘与尿潴留:与日常活动减少、胃肠蠕动减慢、药物不良反应有关。

(3)情境性自我贬低:与抑郁情绪、自我评价过低、无价值感等有关。

(4)不合作:与自知力缺乏有关。

(5)社交孤立:与抑郁和悲观情绪、社会行为不被接受、社会价值不被接受等有关。

(6)绝望:与严重的抑郁情绪、认知功能障碍等有关。

(7)医护合作性问题。①药物不良反应:包括口干、恶心、视物模糊、步态不稳、运动失调、震颤、体重增加等。②电痉挛治疗的并发症:包括骨折、脱臼、误吸、呼吸暂停等。

三、护理目标

(一)躁狂发作的护理目标

(1)患者的生活起居有规律,饮水充足,便秘缓解或消失,睡眠恢复正常。

(2)患者过多的活动量减少，机体消耗与营养供给达到基本平衡。

(3)患者的情绪高涨、思维奔逸等症状得到基本控制。

(4)在护理人员的帮助下，患者能控制自己的情绪，学会用恰当的方式表达愤怒，不发生伤害他人或自杀的行为。

(5)建立良好的护患关系并协助患者建立良好的人际关系。

(6)患者了解躁狂发作的相关知识，能恰当地表达自己的需求。

(7)在护理人员的协助下，患者的生活自理能力显著改善。

(二)抑郁发作的护理目标

(1)患者摄入营养均衡的食物，体重未下降。

(2)患者在不服用药物时，每晚有6～8小时的睡眠时间，对睡眠有自我满足。

(3)尽早发现便秘与尿潴留的征兆，患者对腹胀、粪便干结、排尿困难等不适能及时诉说。

(4)患者的抑郁情绪得到缓解，患者对治疗有信心。

(5)患者在住院期间不伤害自己。

(6)患者能用语言表达对于自我、过去和未来的正向观点，出院前自我评价增强。

(7)患者能自理个人日常生活，能保持床单位的清洁。

(8)患者愿意并适当与他人交往。

(9)患者能叙述与疾病相关的知识，用适当的方式宣泄内心的抑郁与愤怒，恰当地表达个人需要，有适当的应对方式。

四、护理措施

双相情感障碍患者都是独特的个体，尽管他们的医学诊断相同、护理诊断也可能相同，但是每一个患者的护理措施不尽相同。为了更有效地帮助患者，护理措施必须遵循个体化的原则。以下介绍的内容虽有普遍意义，但选用时应考虑患者的个体特点。

(一)躁狂发作的护理措施

1.生活护理

躁狂患者因过度忙碌于自认为伟大的事情，而忽视了最基本的生理需要，因此补充水分和营养、加强个人卫生、保证充分休息是非常必要的。

(1)病房环境：护理人员应提供安静的病房环境，室内物品力求简单，注意室内物品颜色淡雅，可帮助患者安定情绪；让冲动或易激惹的患者分开活动与居住。

(2)维持足够的营养和水分：因为躁狂患者活动多、话多，体力消耗大，容易造成水分和营养的不足。所以护理人员应提供患者喜欢吃且高热量、高营养、易消化的食物，定时、定量地提供水分和水果，保证患者水、电解质的平衡。躁狂患者进餐时最好在单独房间，以防止周围环境、人群对患者的影响。患者如果处于极度兴奋状态，护理人员可在数人协助或保护下对患者耐心喂食。护理人员应选择合适的时机向患者讲解饮食无规律、无节制的危害，引导患者自行控制过度活动和正常进食、饮水。

(3)睡眠护理：护理人员应提供良好睡眠环境；减少患者日间卧床时间；在患者睡前为其提供热牛奶，让其用热水泡脚；教会患者2～3种应对失眠和早醒的方法，如深呼吸、听轻音乐；遵医嘱给予药物，在药物的帮助下，保证患者足够的睡眠。

(4)个人仪表与服饰：护理人员应指导患者料理个人卫生和保持服饰整洁，婉转地指正患者异常的打扮和修饰，耐心教育患者，使其服饰符合个人的身份和年龄。

2.患者的特殊护理

躁狂发作者往往有用不完的精力，加上活动增多，急躁不安，易出现破坏行为，不仅使自身体力衰竭，还可伤害到别人或周围的物品，因此做好安全的护理，引导患者朝建设性方向消耗过剩的精力是护理人员很重要的工作。

(1)护理人员应教育患者自觉遵守和执行安全管理和检查制度。门窗、门锁有损坏，需要及时修理。凡是有患者活动的场所都应有护理人员看护。护理人员要对患者及其家属进行安全知识的宣传和教育。

(2)护理人员态度和蔼，不用刺激性的语言，对患者的过激言论不辩论，但不轻易迁就，对其打抱不平的行为必须婉言谢绝。在沟通、治疗和护理中，护理人员与患者发生躯体接触时应谨慎，必要时要有他人陪同。

(3)护理人员应教给患者控制和发泄情绪的技巧，如焦虑时从 1 数到 10，冲动时可做操、跑步、撕纸片等。

(4)护理人员可根据患者的病情及医院场地设施等，安排既需要体能又不需要竞争的活动项目，如健身运动、跑步；引导患者参与他喜爱的活动，如打球、唱歌、跳舞、小手工制作、参与病房卫生的打扫；也可鼓励患者把自己的生活经历写或画出来，这类静态活动既减少了活动量，又可表达感受。护理人员对患者完成的每一项活动应及时予以鼓励和肯定，以增强患者的自尊心和自信心，使过剩的精力得以释放，避免破坏性事件的发生。

(5)护理人员要预防患者的兴奋冲动行为。部分躁狂症患者以愤怒、易激惹、有敌意为特征，动辄暴跳如雷、怒不可遏，甚至可出现破坏和攻击行为。护理人员需及时了解每个患者既往发生兴奋冲动行为的原因，评估这些原因是否仍然存在；或是否有新的诱发因素出现，设法消除或减少这些因素。此外，护理人员还需善于早期发现冲动行为的先兆，如情绪激动、挑剔、质问、无理要求增多、有意违背正常秩序、出现辱骂性语言、动作多而快，以便及时采取预防措施，设法稳定患者的情绪，避免冲动行为的发生。对处在疾病急性阶段的患者，护理人员应尽可能地满足其大部分要求；对于不合理、无法满足的要求也应尽量避免采用简单、直接的方式拒绝，以避免激惹患者。护理人员应鼓励患者以可控制和可接受的方式表达与宣泄激动和愤怒的情绪。当确定患者有明显的冲动行为先兆时，护理人员应立刻按照冲动行为的防范措施处理。一旦患者出现兴奋冲动行为，护理人员应将患者安置在安静的隔离房间，加强巡视，做好交接，禁止单人活动，必要时将患者约束于床，认真执行保护性约束护理常规；对周围人群做好有针对性的防范措施，对于易受冲动行为损害的人(如抑郁、木僵、痴呆患者)加以保护；妥善处理受冲动损害的患者。

(6)解除隔离或约束后，护理人员应解释进行隔离或约束的必要性，鼓励患者评价约束前后的感觉，并做出行为约定，让其承诺用其他方式表达内心的冲动。

3.心理护理

护理人员应帮助患者正确认识自我，正确评价自己的能力，协助患者了解挑衅滋事、操纵行为、破坏行为给社会交往带来的不良影响。护理人员应为患者创造条件和机会，让其学习社交技巧，使患者建立新型的人际关系，学会关心其他患者，助人为乐。

4.药物疗效的观察及护理

护理人员应遵医嘱给予药物治疗，保证药物治疗的顺利实施。在用药的过程中，护理人员应密切观察患者的合作性、对药物的耐受性，注意观察药物的疗效与不良反应。护理人员应教育患者坚持服用药物，说明服药的重要性和必要性，强化其服药意识。护理人员应对药物不良反应密切观察，特别是对服用锂盐的患者，应注意血锂浓度的监测；早期发现不良反应，教会患者及家属识别不良反应的早期征象；鼓励患者多喝一些淡盐水，增加钠的摄入，这样有利于肾脏对锂的排泄。

(二)抑郁发作的护理措施

1.生活护理

护理人员应满足患者的生理需求。

(1)热情接待新患者：护理人员应主动向新患者介绍病房的护理人员和生活环境，消除其陌生感；以亲切、友善的态度关心患者，耐心帮助患者，使患者产生安全感和信任感。

(2)病房环境：病房光线明亮，空气流通，整洁舒适，色彩明快，可改善患者的情绪，增强生活信心。

(3)日常生活护理：护理人员应协助患者制定每天的生活作息表，鼓励患者在自己的能力范围内独立完成每天的洗漱及服饰整理等。抑郁患者经常诉说疲劳、无力，对最基本的穿衣、叠被也感到吃力，整日卧床，生活懒散。护理人员应改变患者的消极态度，与患者共同制定计划并协助其完成，绝对不能包办代替。护理人员在患者取得进步时应及时给予肯定，如“你做得很好”“你的进步真大”，通过语言和表情给患者支持，帮助患者逐步树立起生活的信心。护理人员应对木僵患者必须做好基本的生活护理，包括皮肤护理、口腔护理、大小便护理等，防止出现并发症。

(4)保证营养的供给：抑郁常导致食欲缺乏，自责、自罪常导致拒食，因此患者常常营养不良及消瘦。护理人员必须了解患者不愿进食或拒绝进食的原因，可根据不同情况，制定出相应的对策，以保证患者的营养摄入。护理人员应选择患者平时较喜欢的食物，可陪伴患者用餐或让其少食多餐。若患者自罪，认为进食是浪费，护理人员可让患者从事一些为别人服务的活动，而后进餐，或将饭菜搅拌在一起，让其认为是剩饭以促进患者接受食物。若患者坚持不肯进食，则必须采取另外的措施，如喂食、鼻饲、静脉输液。

(5)解除便秘：食物应富含纤维素，护理人员应鼓励患者饮水，多活动，若患者仍便秘，可给予缓泻剂或灌肠。

(6)改善睡眠：抑郁患者最值得关注的睡眠障碍为早醒，比平时至少提前 1 小时醒来，提前 2 小时以上醒来称为严重早醒。早醒会加剧患者的情绪低落，早醒时患者的情绪为一天中最悲观、抑郁，此时自杀的发生率最高。因此保证患者的睡眠是非常重要的。护理人员应鼓励并陪伴患者白天参加多次、短暂的文娱活动；让患者晚上入睡前喝热牛奶、用热水泡脚、用热水洗澡、不会客、不谈病情等，创造安静的睡眠环境；对入睡困难和半夜醒来不能再入睡者，可报告医师，遵医嘱使用镇静催眠药物，帮助患者入睡，以减轻患者的紧张和焦虑；还可以教患者一些自我放松的方法，如深呼吸、肌肉的放松活动；清晨应加强护理巡视，对早醒者应予以安抚，使其延长睡眠时间，或者督促患者起床，并做一些活动，避免患者陷入极度悲观失望之中。

2.患者的特殊护理

自杀观念和行为是抑郁症患者最严重的情况，可出现在疾病的发展期，也可出现在早期和好转期。

(1)早期识别自杀的先兆：护理人员应通过患者的情感变化、行为、语言和书写的内容等，早期辨认自杀的意图及可能采取的方式，及时采取有效的措施，防止意外发生。

(2)病房设施安全：护理人员应加强安全检查，谨慎地安排患者生活的环境，使其不具有自伤的工具；严加管理危险品，要定位、加锁、做好交接班；患者入院后、会客后、出院返回后，均需做好安全检查，严防危险品进入病房；每天整理床铺时注意检查。

(3)重点防护：护理人员应把有自杀、自伤危险的患者安置于重点房间，加强巡视，禁止其单独活动，禁止其在危险场所停留，其外出一定有人陪同。

(4)一旦出现自杀、自伤等危险，护理人员应立即隔离患者，与医师合作进行抢救。

(5)对自杀后患者护理人员应做好心理护理，了解其心理变化，便于制定针对性防范措施。

(6)对有罪恶妄想等思维障碍的患者，护理人员应在适当时机，对其病态提出合理解释，并注意其反应。

3.心理护理

(1)护理人员相对固定：尽可能固定一位护理人员照顾患者，以建立信任感，从一对一的人际关系开始。避免竞争性活动。护理人员应为患者创造机会，改善患者被动、消极的交往方式，让患者掌握交往技巧，建立正常的人际关系，主动在病房与病友和工作人员相处。

(2)建立良好的护患关系：护理人员在照顾抑郁患者时，首先要具备温和、接受的态度，要有耐心和信心。抑郁患者往往情绪低落，对任何事物都失去兴趣，甚至有自责、自罪感，意志活动减退等症状，因此护理人员在与患者相处时会备感困难，甚至可能会为自己的无效交流而感到无能为力、沮丧、害怕、生气。护理人员要以平常心态接受患者，必须有耐心并相信患者有可能改变这些行为。

由于抑郁患者消极、被动，不愿意说话，沉默，呆坐，护理人员很难与其交流。护理人员应注意应用沟通技巧：①热情接待新患者，主动介绍病房的护理人员和生活环境，消除其陌生感。②以亲切、友善的态度关心患者，耐心帮助患者，使患者产生安全感和信任感。③加强心理疏导，每天同患者谈话不少于2次，每次不少于10分钟，即使患者不说话，也要陪他一会儿。④说话尽量用具体、形象的词语，但应避免使用生硬的语言，更要避免使用训斥性的语言，以免加重患者的自卑感。⑤鼓励患者抒发感受，专心倾听患者的述说。患者往往因思维迟钝而言语减少、语速缓慢，应允许患者有足够的反应和思考的时间，并耐心倾听，使患者感到护理人员在关心和理解他(她)。不要表现出不耐烦、不关心，甚至嫌弃的表情和行为。鼓励患者的情绪表达，分担患者的痛苦；也不要过分认同患者的悲观感受，避免强化患者的抑郁情绪。⑥交谈中应选择患者感兴趣的或较为关心的话题，鼓励和引导他们回忆以往愉快的经历和体验，用讨论的方式抒发和激励他们对美好生活的向往。对患者的生活自理或某些功能的恢复，给予肯定和支持，促进患者认识到“知足者常乐”的道理。⑦对缄默不语的患者，护理人员常只能静静地陪伴，以非语言的方式(如眼神、手势、轻轻地抚摸)或简单、缓慢的语言表达对患者的关怀和支持，通过这些活动慢慢引导患者注意外界，逐渐表达其感受。非语言沟通技巧可起到意想不到的安抚作用。

(3)增加正性的思考：抑郁症患者常不自觉地对自己或事物保持否定的看法(负性思考)，认为“自己不如别人”“生活没有希望”等，护理人员必须协助患者确认这些属于负性思考，然后设法打断这种负性循环，使患者从负性情绪中摆脱出来。护理人员可同患者共同回顾他的优点、长处和成就，取代其负性思考，增加患者对自身或外界的正向认识，培养正性的认知方式；根据患者的兴趣爱好，鼓励其参与有益的活动，使其从负性情绪中解脱出来，使其认识到自己存在的价值；教会患者放松的方法；引导患者多关注周围及外界的事物。对患者的进步及时表扬。

(4)建立新的应对技巧：护理人员要训练患者学习新的心理应对方式。在护理过程中，护理人员应积极地为患者营造人际交往机会，帮助患者改善以往消极、被动的交往方式，逐步建立积极、健康的人际交往方式，增强社交技巧，逐步建立交往能力。另外，护理人员还应改善患者处处需要别人关照和协助的心理，并通过学习和行为矫正训练的方式，改变患者的病态应对方式，让患者建立新的应对技巧，为患者今后重新融入社会、独立处理各种事务创造良好基础。

(5)运用正性的感染力：抑郁患者具有一定的“感染力”，要防止抑郁患者之间的交往，护理人员应以饱满的精神去感染患者。

4.保证有效的药物治疗及观察药物不良反应

护理人员应确保患者每次将药物全部服下，对发现有藏药、吐药意图的患者，应用合适的方法检查其口腔和药杯，注意观察服药患者的行为。治疗药物的不良反应是患者不能坚持服药的原因，护理人员应将常见的不良反应告诉患者，让其有心理准备，应采取适当措施最大限度地降低药物的不良反应对患者造成的影响。

五、护理评价

对双相情感障碍患者的护理评价应从以下方面进行。

(1)患者的基本生理需要(如营养、水分、排泄和卫生)是否得到满足，患者是否能自行料理日常生活。

(2)患者的睡眠是否改善，是否能在30分钟内入睡。

(3)患者异常的情绪反应是否得到改善。

(4)患者是否发生了冲动、伤人、自伤、自杀等意外行为，是否造成自身、他人或周围物品的损害。

(5)患者是否学会控制和疏泄自己高涨或抑郁的情绪。

(6)患者的自知力恢复情况如何，是否能认识和分析自己的病态行为，对自己的行为负责。

(7)患者是否了解疾病的相关知识，能否正确面对今后的生活、学习和工作。

(8)患者能否正确评价自我，对新的应对方式的接受能力如何，人际交往方式、沟通交流能力是否得到改善。

(9)患者家属是否对疾病的相关知识及如何应对疾病有所了解，是否掌握一定的照顾患者的方法。

六、健康指导

指导应针对患者、配偶、其他亲密的家庭成员和其他照顾患者的人员，注意改善患者与家属的关系及减少家庭环境对疾病的影响，促进康复。

(一)疾病知识教育

护理人员应简单介绍疾病的可能病因、临床表现及目前的主要诊疗方法，帮助患者及家属正确对待疾病，增强信心，配合治疗和护理。

(二)自我病情监测

自我病情监测主要是各种情感症状、情绪变化和药物不良反应的监测。护理人员应对患者及家属进行相关知识的宣传教育，使他们了解疾病的表现、治疗药物、不良反应的观察及处理，教患者及家属如何识别疾病复发的早期征象。早期征象一旦出现，提示有病情复发的可能，患者应及时就医。

(三)心理调适指导

护理人员应适时运用良好的治疗性护患关系与沟通技巧，帮助患者确认其异常的思维、情感和行为表现。随着病情的好转，护理人员应选择适当的时机让患者了解自己的病态，从主观上调整情感和行为，克服性格弱点，正确评价自我，保持乐观的心态、良好的情绪，正确面对未来。

(四)用药与随访指导

护理人员应对患者强调坚持服药的重要性，一定在医师的指导下用药，不擅自增量或减药。对恢复期的患者，护理人员应明确告知维持用药对巩固疗效、减少复发的意义，并了解患者不能坚持服药的原因，与患者一起寻找解决的办法，讲解药物不良反应的表现及处理措施；叮嘱维持治疗期间的患者定期去门诊复查。

(五)家属方面

护理人员应指导患者的家属学习疾病的有关知识和预防疾病复发的常识；教会家属为患者创造良好的家庭环境及锻炼患者的生活和工作能力；指导家属学会识别、判断疾病症状的方法；使家属督促和协助患者按时服药，了解定期复查的重要性；指导家属由专人负责帮助患者管理好药物。

(六)预防疾病的复发

护理人员应对患者及其家属进行关于疾病症状、病程和治疗的教育；指导患者养成良好的生活习惯(如睡眠规律化)；找出并避免复发的触发因素(如睡眠剥夺、物质滥用)；明确复发早期的主观征象(如感到被驱使、睡眠差)及意外的行动计划；加强用药重要性的教育(依从性教育)；指导患者对不良反应应保持警惕以及采取积极的措施。

(卢怀云)

第十节　品行障碍的护理

品行障碍是以显著而持久、重复出现的行为模式为特点，这些行为模式通常具有社交紊乱、攻击或对抗的色彩。这些行为模式迥异于儿童常见的幼稚性调皮捣蛋或青春期的反抗行为，严重背离人们对与该年龄相称的社会性预期。孤立的反社会或者犯罪行为模式才是真正的问题所在。国内调查发现患病率为1.45%～7.35%，男女之比为9∶1，患病高峰年龄为13岁。可能由生物学因素、家庭因素和社会环境因素相互作用引起。

一、临床表现

临床形式表现多样，但主要有下列几点。

(一)反社会性行为

反社会性行为是指一些不符合道德规范及社会准则的行为。表现为偷窃钱物、勒索或抢劫他人钱财；强迫与别人发生性关系，或有猥亵行为；对他人故意进行躯体虐待或伤害；故意纵火；经常撒谎、逃学、离家出走，不顾父母的禁令而经常在外过夜；参与社会上的犯罪团伙，一起从事犯罪行为等。

(二)攻击性行为

攻击性行为表现为对他人或财产的攻击,如经常挑起或参与斗殴,采用打骂、折磨、骚扰及长期威胁等手段欺负他人;虐待弱小、残疾人和动物;故意破坏他人或公共财物等。

(三)对立违抗性行为

对立违抗性行为是指对成人,尤其是对家长的要求或规定不服从、违抗。表现为不是为了逃避惩罚而经常说谎,暴怒或好发脾气,喜欢怨恨和责怪他人、好记仇或心存报复,与成人争吵、与父母或老师对抗,故意干扰别人,违反校规或集体纪律,不接受批评等。

(四)合并问题

患者常合并多动、情绪抑郁或焦虑、情绪不稳或易激惹,也可伴有发育障碍,如语言表达和接受能力差、阅读困难、运动不协调、智商偏低等。品行障碍患儿一般以自我为中心,喜欢招人注意,好指责或支配别人,为自己的错误辩护,自私,缺乏同情心。

二、诊断要点

ICD-10 关于品行障碍的常见分类以及诊断要点如下。

(一)局限于家庭的品行障碍

本诊断要求患儿在家庭环境以外没有显著的品行紊乱,家庭以外的社会交往也在正常范围内,大多由患儿与某一位或几位核心家庭成员的关系恶化而引起。

(二)未社会化的品行障碍

与同伴玩不到一块是本障碍与社会化的品行障碍的关键区别,这个区别比所有其他区别都更重要。与同伴关系不良主要表现为被其他儿童孤立和排斥,或不受欢迎;在同龄人中缺乏亲密朋友,也不能与同龄人保持持久、交心和相互的关系;与成人的关系倾向于不和谐、敌意和怨恨。

(三)社会化的品行障碍

鉴别本障碍的关键特征是患儿与其他同龄人有着持久良好的友谊。与有权威的成人关系常常不好,但与其他人却可有良好的关系,情绪紊乱通常很轻。

(四)对立违抗性障碍

本型品行障碍特别见于 9 岁或 10 岁以下的儿童。定义为具有显著的违抗、不服从和挑衅行为,但没有更严重的触犯法律或他人权利的社会紊乱性或攻击性活动。

三、护理评估

(一)健康史

询问患儿既往的健康状况,有无较正常儿童易于罹患某些疾病。

(二)生理功能

与同龄孩子比较,躯体发育指标如身高、体重有无异常;有无躯体畸形和功能障碍;有无饮食障碍;有无营养失调及睡眠障碍;有无受伤的危险(跌倒,摔伤);有无容易感染等生理功能下降。

(三)心理功能

1.情绪状态

有无焦虑、抑郁、恐惧、情绪不稳、易激惹或淡漠迟钝等异常情绪,有无自卑心理。

2.认知功能

有无注意力、记忆和智能方面的障碍。

3.行为活动

患儿的主要异常行为有哪些，严重程度如何，哪些是最需要解决的行为问题。

(四)社会功能

1.生活自理能力

有无穿衣、吃饭、洗澡，大小便不能自理等。

2.环境的适应能力

学习能力，有无现存或潜在的学习困难；语言能力，有无言语沟通困难；自我控制与自我保护能力，有无现存或潜在的自我控制力、自我防卫能力下降；社交活动，有无人际交往障碍，是否合群。

(五)其他

有无家庭养育方式不当、父母不称职、家长对疾病有无不正确的认知；有无现存的或潜在的家庭矛盾和危机；家庭能否实施既定的治疗方案；是否伴随有多动障碍、违拗障碍、情绪障碍及发育障碍。

四、护理诊断/问题

(一)社会交往障碍

社会交往障碍与反社会性行为、攻击性行为、对立违抗性行为有关。

(二)语言沟通障碍

语言沟通障碍与疾病所致行为与社会要求不相一致、不被社会所接受有关。

(三)个人应对无效

个人应对无效与社会交往障碍、语言沟通障碍有关。

(四)有暴力行为的危险

有暴力行为与社会交往障碍、语言沟通障碍、反社会性行为、攻击性行为、对立违抗性行为等有关。

(五)自我概念紊乱

自我概念紊乱与疾病所致多动、情绪抑郁或焦虑、情绪不稳或易激惹等有关。

(六)知识缺乏

缺乏心理方面的相关知识有关。

(七)焦虑、恐惧

焦虑、恐惧与个人行为不能自主控制，又不能被社会所接受和理解有关。

(八)父母角色冲突

父母角色冲突与语言沟通障碍、反社会性行为、攻击性行为、对立违抗性行为有关。

(九)执行治疗方案无效

执行治疗方案无效与疾病所致遵医行为缺陷、不能按医嘱准确执行方案有关。

(十)生活自理能力缺陷

生活自理能力缺陷与疾病所致生活自理能力下降有关。

(十一)睡眠型态紊乱

睡眠型态紊乱与疾病所致情绪抑郁、焦虑、情绪不稳或易激惹有关。

五、护理目标

(1)行为更符合道德规范和社会准则。

(2)情绪稳定,破坏性、攻击性行为减少。

(3)患儿的社交能力、学习能力、人际关系得到改善。

(4)患儿的家庭关系得到改善。

六、护理措施

(一)生活、安全及生理方面的护理

培养良好的生活规律,从日常生活小事中培养患儿遵纪守法的习惯。

(二)心理护理

以耐心、关爱、同情、包容的态度与患儿建立良好的护患关系,取得患儿的信任和合作。讲解疾病的性质,使患儿对自己的病态行为有正确的认识。以支持、肯定和给予希望的语言与患儿交流,使患儿树立起战胜疾病的信心。

(三)行为矫正训练

主要有行为治疗和认知行为治疗两种方式。可采用个别治疗和小组治疗的形式,小组治疗的环境对患儿学会适当的社交技能更为有效。最好是家长、老师及医护人员在一起讨论,制定认识统一的治疗方案,切忌在患儿面前表现出不同的意见和争执。进行行为矫正技术应注意以下几点。

(1)将精力集中在处理主要问题上。

(2)行为指令要明确而不含糊,使患儿易于理解和执行。

(3)父母、照料者和老师要统一规则。

(4)奖罚结合:奖励的东西最好不是钱物,而是患儿喜欢而又无害的活动。较常用的阳性强化方式是周末推迟就寝时间,适当延长玩耍时间或给予一个选择就餐方式的机会。典型的阴性强化是关在房子里或不准看电视。

(5)对攻击行为不明显的患儿可以应用忽视技术,对患儿的病态行为不表现出情感反应,使患儿感觉得不到注意而减少负性强化。

(四)认知疗法

对冲动性行为有效,要点包括让患儿学习如何去解决问题;学会预先估计自己的行为所带来的后果,克制自己的冲动行为;识别自己的行为是否恰当,选择恰当的行为应对方式。

(五)督促服药

对需要服药者,应让家长和患儿理解药物治疗的好处和可能的不良反应,消除他们的顾虑,配合医师治疗;告知家长应经常与医师保持联系,定期接受咨询。

七、护理评价

(1)患儿的饮食、睡眠等生理状况是否改善。

(2)患儿伴随的病态症状是否控制,如注意缺陷、多动障碍、抑郁、焦虑、情绪不稳等。

(3)患儿不良行为是否改善,反社会行为、冲动行为、对立违拗行为是否减少或消除。

(4)患儿社会功能是否有改善,包括社会交往能力、学习能力、社会适应能力、与周围环境的

接触、伙伴关系等。

(5)家庭功能是否改善,家庭参与、配合的程度是否提高,家庭态度和教养方式是否变得合理,家属对疾病的性质是否有正确理解等。

八、健康指导

包括对父母的训练和对老师的训练,提高家长的识别和处理能力,正确认识疾病和协调家庭关系,老师应协助家长观察患儿表现,强化其在家庭中所取得的成绩,提高识别和处理问题的能力。强化不导致品性障碍的保护因素,消除不利于品行障碍恢复的因素,如增强患儿的社交能力,减少患儿的应激,避免负性强化,限制看与暴力、物质滥用、性行为有关的电视和杂志等。

九、预后及预防

影响预后的因素很多,如智商、家庭状况,随访研究显示少数患儿预后较好,多数预后不良,如辍学率高、就业率低、社会经济地位低等,部分患儿的行为问题持续到成年期,致使成年期在就职、婚姻、人际关系等方面出现困难,其中约半数发展为成年期违法犯罪或人格障碍。

在预防方面,首先是在家庭养育管教上,提高父母的文化教育素质,以改善和加强儿童、少年的家庭教育。双亲要善于教育和引导,使孩子得以顺利地逐渐地完善社会化过程,使孩子学会社会规范、行为准则,树立正确的是非和道德观念,学会正确处理个人与他人、个人与家庭和社会的关系,把孩子培养成一个有益于社会的人。

(李万洋)

第十一节　抽动障碍的护理

抽动障碍是一种起病于儿童时期,以抽动为主要临床表现的神经精神性疾病,为一组原因未明的运动障碍,主要表现为不自主的、反复的、快速的、无目的的一个部位或多部位肌肉运动性抽动或发声性抽动,并可伴有多动、注意力不集中、强迫性动作和/或其他精神行为症状。抽动障碍的抽动症状可以时轻时重,呈波浪式进展,间或静止一段时间。新的抽动症状可以代替旧的抽动症状,或在原有抽动症状的基础上出现新的抽动症状。

抽动障碍的病因尚不明确,其发病是遗传、生物、心理和环境等因素相互作用的综合结果。症状较轻者无须特殊治疗,症状影响了学习、生活和社交活动的患儿需及时治疗,采用药物与心理调适相结合的综合治疗方法。抽动障碍经常共病注意缺陷多动障碍、强迫障碍、睡眠障碍、情绪障碍等心理行为障碍,给病情带来一定的复杂性,同时也给临床治疗带来一定的难度。

一、临床表现

主要表现为运动抽动或发声抽动,包括简单或复杂性抽动两种形式。简单的运动抽动表现为眨眼、耸鼻、张口、歪嘴、耸肩、转肩、摇头或斜颈;复杂的运动抽动如蹦跳、跑跳和拍打自己等动作。简单的发声抽动表现为类似咳嗽、清嗓、咳嗽、嗤鼻或犬吠的声音,或“啊”“呀”等单调的声音;复杂的发声抽动表现为重复语言、模仿语言、秽语等。抽动可发生在单一部位或多个部位,有的抽动症状可从一种形式转变为另一种形式。

抽动症状的特点是不随意、突发、快速、重复和非节律性。若患者有意控制可以在短时间内不发生，但却不能较长时间地控制自己不发生抽动症状。患者在遭遇不良心理因素、情绪紧张、躯体疾病或其他应激情况下发作较频繁，睡眠时症状减轻或消失。

二、临床类型

(一)短暂性抽动障碍

短暂性抽动障碍为最常见类型。主要表现为简单的运动抽动症状，多首发于头面部。少数表现为简单的发声抽动症状，也可见多个部位的复杂运动抽动。抽动症状每天多次出现，持续2周以上，病程1年以内，部分患者可能发展为慢性抽动障碍或发声与多种运动联合抽动障碍。

(二)慢性运动或发声抽动障碍

多数患者表现为简单或复杂的运动抽动，少数患者表现为简单或复杂的发声抽动，但不会同时存在运动抽动和发声抽动。抽动部位除头面部、颈部和肩部肌群外，也常发生在上下肢或躯干肌群。某些患者的运动抽动和发声抽动交替出现。抽动可能每天发生，也可断续出现，发作间隙期不超过2个月。慢性抽动障碍病程1年以上。

(三)发声与多种运动联合抽动障碍

发声与多种运动联合抽动障碍又称 Tourette 综合征，是以进行性发展的多部位运动抽动和发声抽动为特征的抽动障碍，部分患者伴有模仿言语、模仿动作，或强迫、攻击、情绪障碍，及注意缺陷等行为障碍，起病于童年。一般首发症状为简单运动抽动，以面部肌肉的抽动最多，少数患者的首发症状为简单的发声抽动。随病程进展，抽动的部位增多，逐渐累及到肩部、颈部、四肢或躯干等部位，表现形式也由简单抽动发展为复杂抽动，由单一运动抽动或发声抽动发展成两者兼有，发生频度不断增加，约30%出现秽语症或猥亵行为。多数患者每天都有抽动发生，少数呈间断性，但发作间隙期不超过2个月。病程持续迁延，对患者的社会功能影响很大。

三、其他症状及共病

部分患者伴有重复语言、重复动作、模仿语言和模仿动作。患者中30%～60%共病强迫障碍，30%～50%共病注意缺陷多动障碍，还有与心境障碍或其他焦虑障碍共病者。

四、实验室及其他检查

(一)颅脑 CT 检查

大多数抽动障碍患者的颅脑 CT 检查无异常发现，仅在少部分患者显示有孤立的不重要的脑结构改变，包括脑室轻度扩大、外侧裂明显加深、蛛网膜囊肿、透明隔间腔和大脑皮层轻度萎缩等。

(二)颅脑磁共振检查

抽动障碍患者的脑内皮质-纹状体-丘脑-皮质环路功能存在异常，功能磁共振成像研究发现环路内腹侧纹状体、额前皮质、壳核、皮质辅助运动区等部位激活异常。

(三)单光子发射型计算机断层扫描

显示抽动障碍患者的基底神经节、额叶、颞叶、枕叶等部位存在局限性血流灌注减低区。

五、诊断要点

抽动障碍诊断标准主要涉及3个诊断系统，包括CCMD-3、ICD-10和DSM-Ⅴ。目前国内外多数学者倾向采用DSM-Ⅴ中抽动障碍诊断标准作为本病的诊断标准。其实，DSM-Ⅴ诊断标准与ICD-10和CCMD-3中所涉及的诊断标准条目类同。目前我国学者倾向于采用CCMD-3或DSM-Ⅴ诊断标准作为抽动障碍诊断标准。

(一)CCMD-3关于抽动障碍的诊断标准

1.短暂性抽动障碍

(1)有单个或多个运动抽动或发声抽动，常表现为眨眼、扮鬼脸或头部抽动等简单抽动。

(2)抽动天天发生，1天多次，至少已持续2周，但不超过12个月。某些患者的抽动只有单次发作，另一些可在数月内交替发作。

(3)18岁前起病，以4～7岁儿童最常见。

(4)不是由于Tourette综合征、风湿性舞蹈病、药物或神经系统其他疾病所致。

2.慢性运动性或发声性抽动障碍

(1)不自主运动抽动或发声，可以不同时存在，常1天发生多次，可每天或间断出现。

(2)在1年中没有持续2个月以上的缓解期。

(3)18岁前起病，至少已持续1年。

(4)不是由于Tourette综合征、风湿性舞蹈病、药物或神经系统其他疾病所致。

3.Tourette综合征

(1)起病于18岁之前。

(2)表现为多种运动抽动和一种或多种发声抽动，运动和发声抽动同时存在。

(3)抽动1天内发生多次，可每天发生或间断出现，病程持续1年以上，但1年之内症状持续缓解期不超过2个月。

(4)日常生活和社会功能明显受损，患者感到十分痛苦和烦恼。

(5)排除小舞蹈症、药物或神经系统其他疾病所致。

(二)DSM-Ⅴ关于抽动障碍的诊断标准

1.短暂性抽动障碍

(1)一种或多种运动性抽动和/或发声性抽动。

(2)自从首发抽动以来，抽动的病程少于1年。

(3)18岁以前起病。

(4)抽动症状不是由某些药物(如可卡因)或内科疾病(如亨廷顿舞蹈病或病毒感染后脑炎)所致。

(5)不符合慢性运动性或发声性抽动障碍或Tourette综合征的诊断标准。

2.慢性运动性或发声性抽动障碍

(1)一种或多种运动性抽动或发声性抽动，但在病程中仅有一种抽动形式出现。

(2)自从首发抽动以来，抽动的频率可以增多和减少，病程在1年以上。

(3)18岁以前起病。

(4)抽动症状不是由某些药物(如可卡因)或内科疾病(如亨廷顿舞蹈病或病毒感染后脑炎)所致。

(5)不符合 Tourette 综合征的诊断标准。

3.Tourette 综合征

(1)具有多种运动性抽动及一种或多种发声性抽动,而不必在同一时间出现。

(2)自从首发抽动以来,抽动的频率可以增多和减少,病程在 1 年以上。

(3)18 岁以前起病。

(4)抽动症状不是由某些药物(如可卡因)或内科疾病(如亨廷顿舞蹈病或病毒感染后脑炎)所致。

六、临床护理

(一)病情观察

抽动障碍患儿大多数以运动性抽动为首发症状,其中以眨眼最多,家长对此病缺乏认识,以为是不良习惯而加以训斥,或者错误就诊于眼科,因而延误诊断与治疗。护士要认真观察抽动障碍患者抽动发作的部位、形式、频率、强度、复杂性及干扰程度等,并做详细记录,以作为临床诊断和疗效观察的依据。充分了解引起抽动症状加重或减轻的因素,同时要注意观察有无发作先兆或诱因。

(二)用药护理

抽动障碍患儿常需服用硫必利、氟哌啶醇、可乐定、阿立哌唑等药物治疗,应向患儿及家长主动介绍药物的名称、用药时间、方法、剂量,药物的作用,注意事项及可能出现的不良反应。指导家长给患儿按时、按量服药,防止少服、漏服和多服;并告诉家长不要随便换药或改变剂量,需要调整用药时一定要在医师指导下进行;要求家长注意观察用药期间可能出现的不良反应及告知处理方法,减轻患儿及家长对药物治疗的顾虑及产生不良反应时的恐惧心理。如果出现不良反应,轻者不需要特殊处理,临床观察即可;重者应在医师的指导下减少药物剂量或更换药物品种,并进行必要的相关处理。

(三)生活护理

1.日常生活

应合理地安排好抽动障碍患儿的日常生活,做到生活有一定的规律性,如每天的作息时间相对比较固定等。要保证患儿有充足的睡眠时间,避免过度疲劳、紧张或兴奋激动等。患儿的饮食可以和正常儿童一样,但最好给予富于营养易于消化的食物,多食清淡含维生素高的蔬菜和水果,不食辛辣、刺激性食物,勿暴饮暴食。保持良好的生活习惯,注意头发不宜过长,衣领不可过高过硬。

当然,有部分抽动障碍患儿可因抽动给其生活带来不便,如头颈部抽动可影响患儿的进食;四肢抽动可影响患儿穿衣;膈肌的抽动可引起呕吐;膀胱肌肉抽动可引起尿频;还有的患儿出现频繁的强迫性咬唇、咬嘴、咬牙等症状,造成躯体感染。对于这部分患儿,在生活上必须给予照顾,如喂饭、协助穿衣、协助大小便等。

此外,抽动障碍患儿可以按时进行常见传染病的疫苗预防接种;如果因患其他方面的疾病万一需要手术时,也可以采用各种麻醉方法实施外科手术。

2.居室环境

抽动障碍患儿的居室环境除了要注意开窗通风、湿度、温度以外,最重要的是要求环境安静,减少噪声。噪声是一种公害,频率高低不一、振动节律不齐、难听的声音被称为噪声。过强的噪声会打乱人的大脑皮层兴奋与抑制的平衡，影响神经系统正常的生理功能，有害于健康。长期生活在较强噪声环境里，可使人感觉疲倦、不安、情绪紧张、睡眠不好。严重时则出现头晕、头痛、记忆力减退。抽动障碍患儿存在着中枢神经系统功能紊乱，如噪声长期干扰，必将加重病情或诱发抽动。所以，当儿童患有抽动障碍后，要保证居室安静，尽量减少噪声，如空调、冰箱、洗衣机等要离患儿居室远些；不要大声放摇滚乐、打击乐，可适当放些古典乐、小夜曲等缓慢、柔和的音乐。使患儿生活在一个相对安静的环境中，将有利于疾病的康复。

3.管教

对抽动障碍患儿的管教，应当像普通小孩一样去正常管教，不要娇惯。管教方式应该是耐心地说服教育，不要打骂或体罚。家长不要担心患儿有病就不敢管，否则，最后患儿的病治好了，却留下一身坏毛病，如不懂礼貌、任性、脾气暴躁、打骂父母等。关于游戏活动，不要让患儿玩电子游戏机或者电脑游戏，禁止看一些惊险、恐怖的影片或电视节目，对于武打片要少看甚至不看，以避免精神过度紧张而诱发抽动症状加重。对于秽语患儿，要正确引导使用文明语言。

4.上学

由于抽动障碍患儿的智力一般不受影响，故可以正常上学，但要注意患儿的学习负担不要过重，家长更不要对患儿提一些不切实际的要求，比如要求各门功课达到多少分以上，更不要过分强求患儿课外学习。患儿通常可以参加学校组织的各种活动，如春游、参观和课外文娱活动等。患儿也可以参加体育活动，至于参加哪种体育活动，可以根据患儿的年龄特点及兴趣选择，但要注意运动不要过量，有一定危险的活动应有人在旁边照看。但是，当患儿抽动发作特别频繁、用药不能控制或同时伴发比较严重的行为问题时，就需暂时停学一段时间，待临床症状明显减轻或基本控制后，再继续上学。

(四)心理护理

抽动障碍患儿虽然没有生命危险，但可能影响患儿的心理健康，影响患儿与家长、老师、同学及朋友的交流；长大成人后还可能影响社会交往，产生自卑，失去自信。因此，抽动障碍患儿的心理护理十分重要。首先应向抽动障碍患儿家长、老师和同学进行本病的特点、性质的解释与宣教工作，争取全社会对本病的了解及对患儿的理解和宽容。尤其是家长更要主动配合医师治疗，对患儿出现的抽动症状不给予特别注意或提醒，努力造就患儿良好的性格，保持一个稳定的情绪。

医护人员应对抽动障碍患儿进行精神安慰与正面引导，建立良好的护患关系，以友好的方式去主动接触患儿，主动与患儿交谈，语言和蔼，多使用表扬和鼓励的语言；耐心地了解患儿的心理活动，决不可表现出不耐烦和焦虑。当患儿发脾气时，不要激惹他(她)，更不能训斥，而要耐心劝导、讲道理，以理服人。尽可能不谈及患儿不愉快的事情，用医护人员的爱心、耐心和同情心去关心体贴患儿，使患儿对我们充满着信任感。此外，在与患儿接触和交谈过程中，要树立医护人员的威信，为患儿办事认真求实，说一不二，答应的事一定办到。对年长患儿还要辅以奖励的正强化方法，以增强患儿的自知力，从而达到治疗之目的。

在心理护理中另一不可缺少的环节是争取家庭和社会配合，以保证患儿的情绪稳定性。家长应给患儿以耐心和关怀，平时要多关心照顾，合理安排生活。当患儿犯错误时，不能辱骂，殴打或大声吵闹，要细心开导，耐心说服，以使患儿的情绪平稳顺从。要与学校老师取得联系，让老师多给以正面引导，让同学们多给予帮助，其目的在于不要让同学或周围人对患儿有歧视，让患儿觉得到处都是温馨和安全的环境，让患儿感到生活中有快乐感，从而消除自卑心理，降低心理防御水平，有利于缓解抽动症状。

对于学习有可能的患儿，应给与主动帮助，不可训斥，以免加大精神压力。家长要正确评估患儿的能力，创造轻松愉快的学习环境，促进儿童健康成长，提高生活质量。

七、健康指导

（一）家长

就家长而言，当小孩患抽动障碍被确诊后，家长要尽量保持平静的心态，与医师做好配合对患儿进行治疗。虽然此病治疗较麻烦，但大部分预后良好，特别不要在患儿面前讲此病的难治性，更不要不时在患儿面前过多提及或过分关注其所表现的症状。患儿所表现的抽动症状为病理情况，并非患儿品质问题或坏习惯，家长不要认为是小孩故意捣乱，进而责骂甚至殴打。要知道，患儿对症状无控制能力，责骂或殴打会加重精神负担，可能使病情加重或反复，还将造成父母之间、父母和小孩之间的矛盾。另外，夫妻吵架、激烈动画片及电影、紧张惊险的小说等均对儿童不利，家长要尽量避免此类因素对患儿的影响。个别患儿有自残及伤害他人行为，家长要把利器、木棒等放在适当位置，不让孩子容易拿到。另外，也不要认为小孩有病就过分溺爱、顺从，以免促使患儿养成任性、固执、暴躁或不合群等不良性格。

家长要配合医师对患儿进行必要的治疗，认为没有治疗的必要，待青春期自愈的观点是不对的，特别是伴有行为异常的患儿更应积极干预治疗。如由于注意力不集中及无目的的活动太多，造成学习困难，长此以往必将影响学业，即使青春期抽动停止，但学习成绩下降，行为讨厌，也必将受到周围人们太多的批评，使儿童幼小天真的心灵受到伤害，形成自卑心理，对成年后进入社会不利。所以，当小孩患抽动障碍后，家长应积极主动地配合医师对患儿进行早期治疗，虽然短期内给家长及患儿带来一些麻烦，但对患儿以后的学习及身心健康是有好处的。此外，对抽动障碍的治疗不要频繁更换医师，因为本病是一种病程长易于反复的疾病，在治疗期间，要克服急于求成的心理，配合医师寻找一种合适的药物和剂量。抽动障碍虽然有通用的治疗方法，但不是对每例患者都有效，医师也各有自己的治疗经验和体会，当一种方法疗效不佳时，要酌情及时调整治疗方法，直至病情得到控制。在临床上可以见到一些家长见患儿服几次药效果不明显后，就认为这位医师治法不好，赶紧换一位医师，屡次换医师对每一位医师来说，都是第一次治疗该患儿，摸不准剂量及方法，对患儿非常不利。更有甚者，有的家长让患儿同时服用好几位医师的药，多种神经阻滞剂同时服用，这样不仅对患儿的治疗不利，而且还可能带来较多的不良作用。

（二）患儿

在小孩患有抽动障碍的家庭里，抽动障碍患儿像所有其他小孩一样，首先要了解他们自己及周围的世界。正是家庭给了他们对疾病的最初认识，也使得患儿的自我约束、自知力、自信及自尊等得到提高。抽动障碍多起病于学龄前期或学龄期儿童，这个年龄组的儿童，具备了一定的思考判断能力，家长要把此病适当地告诉儿童。当患儿知道自己的疾病后，可以充分调动主观能动性，对疾病的康复是有好处的。

为了促进病情的康复，建议儿童要做到：①树立战胜疾病的信心，了解自己的病是有可能治好的，积极主动地配合家长和医师的治疗。②了解自己的不可控制症状是因疾病而致，就像头痛时捂头一样自然，同学们是可以理解的，不要自己看不起自己。主动和同学交往，以增进友谊。③当影响学习使成绩下降时，要知道是暂时的，通过加倍努力后会追上或超过别人的。④避免情绪波动。平时少看电视，不玩游戏机，不看恐怖影视片。与同学和睦相处，不打架斗殴。

(三)社会

抽动障碍被确定诊断后,如何让患者本人及其家人、师长和朋友了解并接受抽动障碍比任何治疗方式都重要,而社会开明到可以完全接纳抽动障碍患者尤为重要。尽量帮助家长开始适应他们这种变化了的家庭生活,接纳家长的愤怒和倾听他们诉说的犯罪感,使他们从日益增加的失望、愤怒、犯罪感的循环中解脱出来。对患儿的学习能力和神经心理问题进行评估,当发现有异常后,要及时与家长取得沟通,作出相应的矫正对策。帮助家长关注患儿的全面发展,包括自尊、自信,以及自我保护能力,积极参与活动的能力,离开家庭结交朋友的能力。还应该考虑对抽动障碍患儿的同胞兄弟或姊妹提供帮助。如果患儿的同胞抽动症状比较轻,可能容易被人们所忽视,但他们常常担心其症状会同他们的兄弟或姐妹一样变得严重。对于未患抽动障碍的同胞常常担心他们将来有可能会患该病,内心总是充满着恐惧感。因此,在提供任何家庭帮助的同时,也应为患儿的同胞提供教育和支持。

八、预后及预防

抽动障碍多数起病于学龄前期或学龄期,症状时轻时重,有的自发缓解。若共病强迫障碍、心境障碍等,对患者的日常生活、学业和社会适应能力影响较大。短暂性抽动障碍预后良好;慢性运动或发声抽动的病程迁延,多数在青春期缓解;发声与多种运动联合抽动障碍在青春后期症状减轻或消失,少数患者的症状可能持续到成年期。

抽动障碍的预防比其治疗更为重要,包括避免或减少致病因素、诱发因素等的发生,加强患儿日常生活管理及心理健康教育,防止抽动障碍症状加重或复发等。另外,家庭因素也不容忽视,应注重改善家庭环境与促进心理调适能力。减少外界致病因素或诱发因素,积极治疗抽动症状,改善家庭环境与促进心理调适能力,抽动障碍患儿行为问题与家庭精神环境相互作用、相互影响,帮助家庭成员提高对本病的认识,建立和谐宽松良好的家庭氛围,对减轻抽动障碍患儿的抽动症状和行为问题,缓解患儿的心理负担十分必要。加强对父母的心理健康教育,减轻学习压力、改善生活方式、避免症状加重,提高患儿应对应激的能力,加强心理健康教育与防止症状加重或复发,鼓励患儿建立战胜疾病的信心,保持积极向上的心态,加强社会交往,促进社会功能康复

(卢怀云)

第十二节 注意缺陷多动障碍的护理

注意缺陷多动障碍又称多动症,以在需要认知参与的活动中难以保持注意力的集中,缺乏对冲动行为的控制以及不分场合的多动为核心临床表现的神经发育性障碍。由于诊断标准不统一和诊断工具的差异,该障碍的患病率在各个国家和地区之间差异比较大,一般报告为3%～5%,近半数4岁以前起病,男性多于女性。

一、临床表现

(一)注意障碍

注意障碍是此病的最主要症状,表现出与其年龄不相称的注意力不集中,容易因外界刺激而

分心，做事往往有始无终，或不断从一种活动转向另一种活动。活动中不注意规矩和细节，交谈时心不在焉，做事丢三落四，经常遗失随身物品，忘记日常的生活安排。

(二)活动过度

活动过度是此病的突出症状，表现为与儿童年龄或所处场合不相称的活动过多、小动作过多和语言过多，不能较长时间静坐，常常在座位上扭来扭去。手常闲不住，凡是能碰到的东西都要碰一下，因喜欢招惹别人，常与同学争吵或打架。缺乏控制力，做事不计后果，在危险场所行事鲁莽，无视社会规范，如强行打断或加入别人的活动，因而不受欢迎。情绪常不稳定，易发脾气。

(三)冲动控制能力差

冲动控制能力差是此病的第三大主要症状，表现为耐力差，不能等待，遇事容易冲动，在集体活动或比赛中不能遵守游戏规则，不能静等按顺序轮流进行活动或游戏，总是插队抢先，被老师认为是不守纪律或不遵守规则，经常干扰别人的活动，往往与同伴发生冲突，不受人欢迎，平时行动鲁莽，在采取行动前缺乏思考、不顾后果、凭一时兴趣或冲动行事，而造成不良后果。

(四)其他表现

学习困难、品行不佳、社交受阻、情绪调节不良。

二、诊断要点

ICD-10的诊断标准比美国DSM-Ⅳ偏严格，ICD-10要求在注意缺陷以及多动、冲动各项领域均需要具备至少一定数量的症状，而现行DSM系统则要求在注意缺陷或多动、冲动领域至少分别具有6条以上症状。因此，ICD-10多动性障碍不能再进一步分类为临床亚型，而根据现行DSM系统，则可进一步划分为注意缺陷为主型、多动冲动为主型或混合型3类，国内更为普遍地接受后者的观念。但两者均强调引人注目的注意缺陷或行为多动与冲动至少持续6个月以上。

(一)ICD-10关于多动性障碍的症状学诊断标准

1.注意障碍

下列注意缺陷的症状至少具有6条，持续时间至少6个月，达到适应不良的程度，并且患儿的发育水平不一致。

(1)常常不能仔细地注意细节，或在做功课或其他活动中出现漫不经心的错误。

(2)在完成任务或做游戏时常常无法保持注意。

(3)别人对他(她)讲话时，常常显得没注意听。

(4)常常无法遵守指令，无法完成功课、日常或工作中的义务。

(5)组织任务或活动的能力常常受损。

(6)常常回避或极其厌恶需要保持精神努力的任务，如家庭作业。

(7)常常丢失某种物品，如笔、玩具等。

(8)常易被外界刺激吸引过去。

(9)在日常活动中常常忘记事情。

2.多动

下列多动症状至少有3条，至少持续6个月。

(1)双手或双脚常常不安稳，或坐着时动来动去。

(2)在课堂上或其他要求保持坐位的场合离开位子。

(3)常常在不适当的场合奔跑或登高爬梯。

(4)游戏时常常不适当的喧哗,或难以安静地参与集体活动。

(5)表现出持久的运动过分,社会环境或别人的要求都无法改变。

3.冲动性

下列冲动性症状至少具备两条,持续时间至少 6 个月。

(1)常在提问未完时,抢先说出答案。

(2)在游戏或有组织的场合常不能排队按顺序等候。

(3)经常打扰或干涉他人。

(4)常说话过多,不能对社会规则作出恰当的反应。

(二)DSM-Ⅳ关于注意缺陷多动障碍的症状学诊断标准

DSM-Ⅳ关于注意缺陷多动障碍的症状学诊断标准只需满足注意缺陷或多动冲动症状的任何一类症状就可以。

1.注意缺陷

必须具备至少 6 项症状,且持续 6 个月以上,并且显著影响适应或与发育水平不一致。

(1)粗心大意。

(2)难以在活动过程中保持注意力。

(3)不留心听讲。

(4)做事不能坚持。

(5)做事缺乏组织性。

(6)遗漏重要物件。

(7)容易分心。

(8)日常生活中比较健忘。

(9)逃避或讨厌需要集中注意力才能完成的任务。

2.多动或冲动症状

必须具备至少 6 项症状,持续 6 个月以上,并且显著影响适应或与发育水平不一致。

(1)在座位上扭来扭去或手脚动个不停。

(2)不能安心坐下。

(3)过于活跃地奔跑或攀爬。

(4)不能安静地游戏或做事。

(5)忙忙碌碌,就像装了马达。

(6)言语过多。

(7)回答问题时;不假思索地脱口而出。

(8)不能按序排队。

(9)插嘴,打扰他人。

三、护理评估

(一)生理方面

患儿的身体状况。

(二)活动方式

将患儿与同年龄、同性别、同智龄的儿童比较,他的活动是否增多;观察患儿在什么环境中活动多，活动的性质是否具有危险性等。

（三）注意力评估

注意力是否集中，是否主动注意减弱，被动注意增强而易受外界刺激分心，上课时是否能专心听讲、完成作业，有无学习困难，学习成绩是否很差。

（四）情绪状态

有无情绪不稳、冲动、激惹或反应迟钝、平淡；或情感脆弱，情绪极易波动。

（五）交往状况

在无智力障碍的情况下与同龄儿童的交往情况及相处关系，能否有耐心好好和同学游戏，并遵守游戏规则。

四、护理诊断/问题

（一）社会交往障碍

社会交往障碍与注意障碍、活动过度、冲动控制能力差有关。

（二）语言沟通障碍

语言沟通障碍与注意障碍、冲动控制能力不够有关。

（三）个人应对无效

个人应对无效与注意障碍、冲动控制能力差有关。

（四）有暴力行为的危险

有暴力行为与冲动控制能力差有关。

（五）生活自理缺陷

生活自理缺陷与注意缺陷、社交受阻、情绪调节不良有关。

（六）父母角色冲突

父母角色冲突与疾病所致个人角色缺失有关。

（七）执行治疗方案无效

执行治疗方案无效与疾病所致维护个人健康能力，遵医行为降低有关。

五、护理目标

（1）患儿在上课学习时能集中注意力，学习能力逐步改善，遵守纪律。

（2）患儿在一些特殊的缺陷方面建立起自信。

（3）患儿在社会交往中掌握一些技巧，社交能力逐步改善。

（4）能有效减少或避免患儿攻击行为。

（5）患儿的个人生活自理能力逐步改善。

（6）患儿的家庭功能改善。

（7）患儿父母的角色冲突减轻或消除。

六、护理措施

（1）制定合理的作息时间，培养良好的生活规律，保证充足的睡眠，从每件小事培养患儿专心的习惯。

（2）组织患儿参加一些需要精力的活动同时强调注意安全，如登山、打球、跑步等，以发泄患儿多余的精力。

(3)督促患儿按时服药,观察药物疗效与不良反应。

(4)经常了解患儿的心理状态,了解有无心理应激或烦躁,帮助患儿有效的应付心理压力。

(5)家长教育:向家长讲解有关疾病知识;教育家长面对现实,要意识到在培养、教育、管理上要花更多精力和时间,不要过高要求孩子。与家长一起帮助患儿消除可能有的心理压力与烦恼。要求家长平时要密切保持与老师的联系,随时了解患儿在学校的情况,家长、老师、同学、医护人员共同合作来帮助孩子。

七、护理评价

(1)患儿注意缺陷是否改善,听课、做作业等时是否能集中注意力。

(2)患儿异常活动水平是否改善,行为多动是否明显减少或消失。

(3)患儿社会功能是否改善,如社会交往、适应能力及同伴关系是否改善,攻击冲动等不良行为是否改善。

(4)患儿的不良情绪如焦虑、恐惧、发脾气等是否减少或消除。

(5)患儿家庭功能是否增强,家庭参与、配合培训的程度是否提高,家庭养育态度和方式是否合理,家属认识和处理疾病的能力是否加强。

八、健康指导

(一)对疾病认知的指导

改变家长和老师把患儿当成是不服管教的坏孩子这一错误认识,教育他们用赞扬、鼓励的正性强化方式代替单纯的惩罚教育。

(二)干预措施指导

让家长学会如何解决家庭问题,学会如何与患儿相处,如何共同制定明确的奖惩协定,如何使用阳性强化方式鼓励患儿的良好行为,如何使用惩罚方式消除患儿的不良行为等。

1.确定训练目标

训练目标要从患儿实际出发,简单明了,循序渐进,不要拿他们与正常孩子比较,挫伤患儿的自尊心。

2.增加交流沟通

家长应给患儿解释的机会,让患儿把不满和意见都讲出来,然后一起分析讨论,对的加以肯定,错的加以纠正,使孩子懂得事情可以通过沟通而获得解决,使患儿体会到民主、平等、被重视的感觉,这样有利于改善患儿与家长的关系,减少对立,配合治疗。

3.合理安排时间

多动症儿童做事没有头绪,父母每天要帮助孩子安排游戏、活动和学习的内容,合理分配好时间,使孩子意识到每天该做的事一件也不能少。患儿精力旺盛,可适当安排郊游、跑步、踢球等安全而又消耗体力的活动,给患儿过多的精力以发泄的渠道。

4.培养学习兴趣

对学习困难者,要积极鼓励、耐心辅导,消除其自卑情绪,培养学习兴趣,切忌讽刺挖苦与歧视贬低,树立患儿的自信心。对任何一点进步都要及时表扬鼓励,以求保持。

5.注意言传身教

家长要加强自身修养,身教重于言教。凡要求孩子做到的,家长首先要做到;家长不要将自己的不良情绪发泄到孩子身上;不能单纯依靠药物治疗或老师和医师的教育来对待孩子;家庭成员之间要融洽相处而不要相互指责,为患儿提供一个有利于疾病康复的环境。

6.沟通

建立家长、老师和医护人员治疗联盟互相沟通信息,共同商量制定解决问题的办法。

(三)学校教育

应使学校教师了解疾病的性质,学会观察评估患儿的病态表现,了解针对这类患儿的教育训练方法,避免歧视、体罚或其他粗暴的教育方法,恰当运用表扬和鼓励方式提高患儿的自信心和自觉性,通过语言或中断活动等方式否定患儿的不良行为,课程安排要考虑到给予患儿充分的活动时间。

九、预后及预防

随着多种治疗方法的应用,儿童多动的预后是较乐观的。此病的发展与预后受家族遗传因数、个体自身因素和环境等多方面影响,包括智力水平高低、不良的家庭与社会心理因素、父母精神状况等,以及是否合并品行障碍或对立违抗性障碍、认知功能损害、学习困难、各种情绪障碍等。一般来说,有严重注意障碍、智商偏低、学习困难、品行障碍者预后差,早期发现并早期干预者预后较好。

做好婚前检查、孕期保健,监测遗传疾病、做好围生期保健、避免围生期并发症、防治和尽早治疗中枢神经系统疾病是预防的重要措施。

(周致今)

第十三节 应激相关障碍的护理

一、疾病概述

应激相关障碍是一组主要由心理社会因素引起异常心理反应所致的精神障碍,曾称为反应性和心因性精神障碍。常见的应激相关障碍有急性应激障碍、创伤后应激障碍和适应障碍。应激相关障碍的共同特点如下:①心理社会因素是发病的直接原因。②临床症状表现与心理社会因素的内容有关。③病程、预后与精神因素的消除有关。④病因大多为剧烈或持久的精神创伤因素,如战争、亲人突然死亡、经历重大灾害事故、失恋。⑤教育程度、智力水平、生活态度和信念等因素可构成易感素质,例如,同样是亲人亡故,对于个性开朗、沉着的人来讲,其情感体验不会达到精神障碍的程度,而对个性怯懦、固执、敏感多疑、情绪不稳定、感情用事的人则可能引起精神障碍。此病一般预后良好,无人格方面的缺陷。

(一)临床类型及表现

1.急性应激障碍

急性应激障碍是由突然而来且异乎寻常的强烈应激生活事件或持续的困境所引起的一过性

精神障碍。对于急性应激障碍的了解，不仅要观察其临床表现和疾病过程，还要分析发病的主要有关因素，以便采取有效的防治措施。该病发作急骤，经及时治疗，预后良好，精神状态可完全恢复正常。该病可发于任何年龄，但多见于青年。男、女患者的数量接近，性别上无明显差异。该病患者一般在遭受超强应激性生活事件后几分钟出现症状，不同的患者的临床表现有较大的差异，但大体分为以下几类。

(1)以意识障碍为主的表现：患者多表现为定向力障碍、注意狭隘、言语缺乏条理、动作杂乱、对周围的事物感知迟钝，可有人格解体，偶见冲动行为，有的可出现片段的心因性幻觉。患者事后常对发病情况部分遗忘。

(2)以伴有情感迟钝的精神运动性抑制为主的表现：患者目光呆滞，表情茫然，情感迟钝，行为退缩，少语，少动，甚至出现麻木、对外界刺激毫无反应的木僵状态。此型历时较短，一般不超过 1 周。有的可转入兴奋状态。

(3)以伴有强烈恐惧体验的精神运动性兴奋为主的表现：患者表现为激越兴奋、活动过多，有冲动、毁物行为。

(4)部分患者可伴有严重的情绪障碍，如焦虑、抑郁；也可同时伴有自主神经症状，如大汗、心悸、面色苍白。

2.创伤后应激障碍

创伤后应激障碍是指突发性、威胁性或灾难性生活事件导致的个体延迟出现和长期持续存在的精神障碍，预后不好，可能有脑损害等。创伤后应激障碍的核心症状有 3 组，即闯入性症状、回避症状和警觉性升高症状。具体表现如下。

(1)闯入性症状：表现为无法控制地以各种形式重新回忆创伤经历和体验。这种反复体验性症状使患者痛苦不堪，患者难以控制症状的发生时间和次数，而症状会引发个体强烈的痛苦感觉，就像再次经历创伤事件一样。闯入性症状主要有以下 3 种形式。①短暂“重演”性发作，即在无任何因素或相关物的影响下，创伤情景经常出现在患者的联想和记忆中，或使患者出现错觉、幻觉，仿佛又完全置身创伤性事件发生时的情景，于是患者重新表现出事件发生时所伴发的各种强烈情感反应和明显的生理反应(如心跳、出汗、面色苍白)，持续的时间可从数秒钟到几天不等。此种短暂“重演”性发作的现象称为“闪回”。②患者暴露于与创伤性事件相关联或类似的事件、情景时，出现强烈的痛苦情感或生理反应。例如，事件发生的周年纪念日、相近的天气及场景因素都可能促发患者的心理与生理反应。③闯入性症状还会在睡眠状态中以梦魇的形式出现，表现为患者梦中反复重现创伤性事件或做噩梦。

(2)回避症状：患者回避与创伤性事件有关的刺激，对一般事物的反应显得麻木，反映了患者试图在生理和情感上远离创伤。主要表现如下。①回避表现：患者回避谈及与创伤有关的话题，回避可能勾起恐惧，或不能回忆(遗忘)创伤性经历的某些重要方面。②麻木表现：患者整体上给人以木然、淡然的感觉。表现为对周围环境的一般刺激反应迟钝，很少参加活动或没有兴趣参加；情感淡漠，与他人疏远，有脱离他人或觉得他人很陌生的感受；难以体验和表达细腻的情感(如无法表达爱恋)；对未来失去憧憬，如很少考虑或计划未来的学习、工作或婚姻等。

(3)警觉性升高的症状：表现为自发性的高度警觉状态，反映患者长时间处于对创伤事件的“战斗”或“逃跑”状态。警觉性过高的症状在创伤暴露后的第一个月最为普遍，具体表现如下。①难以入睡或易醒。②易产生惊跳反应，如遇到一些类似的场面或轻微的感觉刺激表现出容易受惊吓，出现惊恐反应，如紧张、恐惧、心慌、面色苍白、出冷汗；或表现为易激惹。③难以集中注意力。

(4)临床表现随年龄的不同有所差异。年龄愈大,患者重现创伤体验和易激惹症状越明显。成人大多主诉与创伤有关的噩梦、梦魇;儿童因为大脑功能发育尚不成熟等,常常无法清楚地叙述噩梦的内容,仅表现为从梦中惊醒、在梦中尖叫或主诉头痛、胃肠不适等。

(5)症状通常在创伤后延迟出现,即患者经过一段无明显症状的间歇期才发病。间歇期为数天至数月,甚至长达半年以上。症状一旦出现,则可持续数月至数年。大多数患者可自愈或治愈,少数患者由于病前人格缺陷或有神经症病史而预后不良,迁延不愈或转化为持久的人格改变、社会功能缺损。

3.适应障碍

适应障碍是因长期存在应激原或处境困难,加上患者有一定的人格缺陷,产生以烦恼、抑郁等情感障碍为主,同时有适应不良的行为障碍或生理功能障碍,并使社会功能受损的一种慢性心因性障碍。该病是对某一种明显的生活变化或应激性生活事件所表现的不适反应,是一种短期的和轻度的烦恼状态和情绪失调,常影响到社会功能,但不出现精神病性症状。患者中男女两性无明显差异;任何年龄都可发病,但是多见于成年人。该病的临床症状主要表现为情感障碍,或出现不良行为、生理功能障碍而影响生活。成年人多表现为抑郁症状,青少年多表现为品行障碍,儿童则多表现为退缩现象,如尿床、幼稚语言。根据临床症状的不同,可分为以下几种类型。

(1)以焦虑、抑郁等情感障碍为主的抑郁型和焦虑型。①抑郁型适应障碍:是成人中最常见的适应障碍表现,主要表现为无望感、哭泣、心境低落等,但此型比抑郁症轻。②焦虑型适应障碍:以惶惑、不知所措、紧张不安、注意力难以集中、胆小、害怕和易激惹为主要表现,还可伴有心慌和震颤等躯体症状。③混合型适应障碍:表现为抑郁和焦虑的综合症状。

(2)以适应不良行为为主的品行障碍型和行为退缩型。①品行障碍型适应障碍:表现为对他人利益的侵犯、不遵守社会准则和规章、违反社会公德,如逃学、说谎、打架斗殴、毁坏公物。②行为退缩型适应障碍:主要表现为孤僻离群、不注意卫生、生活无规律、尿床、幼稚言语、吸吮手指等。

(3)以上类型均可出现生理功能障碍,如睡眠不好、食欲缺乏、头痛、疲乏、胃肠不适,同时可因适应不良的行为而影响到日常活动,导致社会功能受损。

患者的临床表现可以某一类型为主,也可以混合出现,如情感障碍合并品行障碍出现。部分患者表现为不典型的适应障碍,如社会退缩,但不伴焦虑、抑郁心境;或社会功能减退。患者通常在应激性事件或生活改变发生后 1 个月内起病。病程一般不超过 6 个月。随着刺激消除或者经过调整形成了新的适应,精神障碍也随之缓解。

(二)辅助检查

根据病史特点诊断该病并不困难,但是创伤应激患者的症状有个体差异,而且共病的存在可影响诊断和治疗。所以应该详细询问患者的病史,进行必要的实验室及体格检查,除需要血常规、尿常规等常规检查外,还应进行脑电图检查以排除其他共症疾病,另外心理测试量表也对诊断也有一定帮助。

(三)诊断要点

1.诊断标准

目前,ICD-10、CCMD-3、DSM-Ⅳ,都有创伤后应激障碍的诊断分类,虽然有所区别,但均能正确诊断该病。目前临床上一般用 ICD-10。

2.鉴别诊断

(1)创伤应激障碍：与急性应激障碍的区别主要在于起病时间与病程。急性应激障碍在应激事件后迅速发病，病程短，不超过一个月，症状方面闯入性创伤体验与回避行为少见，分离症状多见。

(2)焦虑症：患者往往对自己的健康过分忧虑，躯体主诉较多，甚至有疑病倾向，而无明确的精神创伤，也无与创伤性事件相关联的闯入性回忆和对特定主题和场景的回避。

(3)适应障碍：常发生于经历程度较轻，但较持久的精神应激事件后，这些事情往往与生活的变迁（如迁居、移民）有关。青少年常见的应激原是父母不和或离婚、迁居异地、学习环境改变；成年人常见的应激原是婚姻中的冲突、经济问题、残疾子女的出生；老年人常见的应激原是退休、社会地位变迁及丧失子女。适应障碍的表现形式多样，主要以情绪障碍为主。

(四)治疗要点

应激相关障碍的治疗原则是保护个体，充分评估，尽快减轻情绪反应，帮助患者更有效地处理应激事件产生的遗留问题，恢复心理和生理健康，避免更大的伤害。主要治疗方法为心理治疗与药物治疗相结合。治疗的关键在于尽可能去除精神因素或脱离引起精神创伤的环境，转移或消除应激原。

1.心理治疗

该病是由强烈的应激性生活事件引起的，因此心理治疗是主要治疗手段。根据患者病情的特点，选用指导性咨询、支持性心理治疗、精神分析治疗、认知行为治疗等方法。通过疏泄、解释、支持、鼓励、指导等手段，帮助患者摆脱痛苦，认识疾病，面对现实，配合治疗，提高适应能力。对急性应激障碍的患者在能接触的情况下，建立良好的医患关系，与患者促膝交谈。帮助患者有力地应付这些心理应激，发挥个人的缓冲作用，避免过大的创伤。给患者最好的社会支持，尽快缓解其应激反应。调动患者的主观能动性，让其树立战胜疾病的信心，促进康复，重新恢复正常社会生活。对于创伤后应激障碍的患者应主要采取危机干预的原则和技术，侧重于提供支持，帮助患者接受所面临的不幸与自身的反应，鼓励患者面对事件表达与创伤事件相伴随的情感。帮助患者认识其所具有的应对资源，并学习新的应对方式，并注意动员患者家属及其他社会关系的力量，强化社会支持。而对于适应障碍的患者则主要帮助其解决应激性问题，也可以让其发泄一下情绪，对于青少年的行为问题除了要进行家庭治疗外，还要让其定期进行心理咨询，并给予鼓励，促进恢复。

2.药物治疗

对于精神症状明显的患者，需要用药物治疗进行对症处理，为心理治疗打好基础。对焦虑、恐惧不安者，可使用抗焦虑药；对抑郁症状突出者，可选用丙米嗪、阿米替林或选择性五羟色胺再摄取抑制剂等抗抑郁药；对有妄想、幻觉，兴奋躁动者可短期应用抗精神病药。症状消失后患者可继续服药数周再停药。

3.环境治疗

应尽可能让患者离开或调整引起发病的环境，消除创伤性体验，这对整个治疗有积极的作用。另外对患者康复后的生活和工作方面的指导和安排应适当改变，必要时让患者调换岗位，改善人际关系，建立新的生活规律等。根据患者的具体情况，协同有关方面进行安排，这对预防复发有良好作用。

4.其他治疗

对于严重抑郁，有自杀、自伤行为，或明显冲动，有伤人、毁物行为的患者，可采用电抽搐治疗，以迅速控制症状，保证患者和周围人的安全。对于木僵、抑郁等进食较差的患者，可给予补充营养等支持疗法。

二、护理评估

对应激相关障碍患者的护理评估主要包括心理、生理、社会行为、应激原等方面的内容，尤其要注意有无危及生命和安全的行为，如自杀、自伤、拒食、拒水、冲动、伤人。对应激原、应对方式、人格特征的评估有助于选择针对性的护理措施。

(一)应激原评估

应评估应激原的发生原因、种类、强度、持续时间、发生频率，应激原与患者的切身利益关系是否密切、与疾病发生的关系等。

(二)精神状况和行为方式评估

(1)评估精神状况：包括感知觉症状，如有无幻觉、妄想；情感状态，如有无抑郁、焦虑、恐惧、淡漠；意识状态。

(2)评估行为方式：有无现存或潜在的冲动、伤人、自杀、自伤等行为；有无退缩和品行障碍行为。

(三)生理功能评估

评估躯体的一般情况和各器官的功能水平，营养、饮食、睡眠和排泄等情况。

(四)心理应对方式和认知评估

评估患者平时对压力事件的处理方式、处理压力事件所需的时间、对应激事件的认识、对该病的态度。

(五)社会功能评估

评估患者的人际交往功能、日常生活能力、职业功能、社会角色等；评估患者社会支持的来源、强度、性质和数量，以及患者家属对该病的认识情况、对患者所持的态度。

三、护理诊断

(1)创伤后综合征：与下列因素有关，包括发生的事件超出一般人承受的范围，遭受躯体和心理的虐待，经历多人死亡的意外事故，被强暴，面临战争，目击断肢、暴力死亡或其他恐惧事件，感受到对自己或所爱者的严重威胁和伤害等。

(2)急性意识障碍：与强烈的应激刺激、应对机制不良有关。

(3)强暴创伤综合征：与被强暴所致的恐惧、焦虑等有关。

(4)迁居应激综合征：与居住环境改变有关。

(5)有自杀、自伤的危险：与应激事件引起的焦虑、抑郁情绪有关。

(6)有暴力行为的危险：与应激事件引起的兴奋状态、冲动行为有关。

(7)有受伤的危险：与意识范围狭窄、兴奋躁动、行为紊乱有关。

(8)个人应对无效：与应激持续存在有关。

(9)焦虑：与长期面对应激事件、主观感觉不安、无法停止担心有关。

(10)恐惧：与经历强烈的应激、反复出现闯入症状有关。

(11)思维过程改变：与应激引起的对周围环境认知的不正确有关。

四、护理问题

(1)有营养失调的危险：与生活不能自理有关。

(2)睡眠型态紊乱：与应激事件导致的情绪不稳、主观感觉不安、无法停止担心、环境改变、精神运动性兴奋有关。

(3)自理能力下降：与应激事件导致行为紊乱或行为退缩有关。

(4)社交能力受损：与应激事件引起的行为障碍有关。

(5)无效性角色行为：与家庭冲突、应激、不实际的角色期望、支持系统不足有关。

(6)感知改变：与应激引起的认知改变有关。

五、护理目标

(1)患者能够自理生活，未出现营养不良。

(2)患者的情绪良好，生活有规律。

(3)患者未出现自伤行为、自杀行为、暴力行为，未受到伤害。

(4)患者对环境改变的应激能力有所增强。

(5)患者的社交能力大大增强。

(6)患者对该病知识的了解有所增强，并能适当地调整自己的情绪。

六、护理措施

应激相关障碍的护理包括生理、心理和社会功能等多方面的综合护理措施。应激原不同、患者表现不同，因此对不同类型的患者的护理各有所侧重。对急性应激障碍发作期的患者，护理的重点在于保障患者的安全、满足患者的基本生理需要及稳定患者的情绪；对缓解期患者主要在于增强其应对能力。对创伤后应激障碍患者的护理在疾病早期主要保障患者的安全，以消除情绪障碍为主；后期则以帮助其建立有效的应对机制为主。对适应障碍患者的护理主要在于帮助患者提高对应激的应对能力。

(一)生理护理

1.维持营养、水和电解质的平衡

应激相关障碍患者常常由于抑郁情绪不思进食，或者处于木僵、退缩状态而拒绝进食，导致患者的营养状况较差。因此保证患者的正常食物摄入量，维持营养、水和电解质的平衡是生理护理中的一项重要工作。护理人员可先了解患者的饮食习惯，尽量满足其口味，以提高其食欲；或安排患者与其他患者一起进餐，或采用少食多餐的方式，也同样可以取得提高其食欲的效果。对抑郁、退缩或木僵状态患者，必要时需专人耐心劝导并喂饭。如上述方法均未奏效，可按医嘱行鼻饲或静脉补液，以保证患者的进食量。

2.改善睡眠

睡眠障碍是应激相关障碍患者比较常见的症状，合并抑郁或焦虑情绪的患者的睡眠障碍更为突出。因此，改善患者的睡眠是一项重要的护理工作。

3.协助患者料理个人生活

木僵或退缩状态的应激相关障碍患者常丧失料理自己日常生活的能力，甚至穿衣、如厕都无法进行。因此，护理人员要对患者的生活料理提供帮助。对于终日卧床、完全不能自理个人生活的患者，护理人员需要做好各项基础护理，包括口腔护理、皮肤护理、二便护理、会阴护理等，以保证患者的各项基本生理需要得到满足，避免发生长期卧床所致的并发症，如褥疮、口腔溃疡。当患者的病情开始缓解，意志行为逐步增强时，应鼓励患者自行料理个人卫生。

(二)脱离应激原

应激相关障碍的病因较为明确，均为应激事件，因此对于应激相关障碍患者，首要的护理措施是帮助患者尽快消除精神因素或脱离引起精神创伤的环境，包括对患者康复后生活或工作方面的指导或安排、必要时调换工作岗位、改善人际关系、建立新的生活规律等，以转移或消除应激原，最大限度地避免进一步的刺激。同时提供安静、宽敞、温度适宜、色彩淡雅、陈设简单、安全的环境，减少各种不良环境因素对患者的刺激和干扰。由于应激相关障碍患者富有暗示性，不宜将此类疾病的患者安排在同一房间，以免增加新症状或使原有症状更顽固。通过脱离应激原、减弱不良刺激的作用，可消除患者的创伤性体验，加速症状缓解。

(三)安全护理

急性应激障碍患者常由于意识障碍、精神运动性兴奋、精神运动性抑制等症状而跌倒、出走、伤人、自伤等。而创伤后应激障碍患者和适应障碍患者常常因情绪低落而自杀、自伤。因此对于以上患者需严加观察和护理，防止各种安全问题发生。具体措施如下。

(1)护理人员应评估患者意识障碍的程度，评估自杀、自伤、暴力行为的危险度。

(2)护理人员应密切观察患者的各种表现，注意有无自杀、自伤、暴力行为的征兆出现；一旦发现患者有明显的自杀、自伤、暴力行为征兆时，应立即采取措施，保证患者及周围人员的安全。

(3)护理人员应提供安全、舒适的环境，将患者安置于易观察的房间，并保证房间内设施安全、光线明亮、整洁舒适、空气流通；对各种危险物品(如刀、剪、绳索、药物、玻璃)需妥善保管；定期进行安全检查，发现危险物品或安全隐患要及时处理，杜绝不安全因素。

(4)对有自杀危险的患者，护理人员应加强沟通，掌握其病情、心理活动的变化，并利用各种机会，运用沟通技巧，鼓励患者表达思想、情感，争取动摇或消除患者的自杀意念。将患者的活动范围控制在护理人员的视线内，避免患者独处，必要时设专人护理。在夜间、清晨、节假日等容易发生自杀的时段，护理人员更要严加防范。

(5)当患者出现严重的精神运动性兴奋，导致行为紊乱、冲动时，护理人员应给予适当的保护性约束，以保证患者的安全。

(6)护理人员应对意识障碍患者加强观察和护理，限制其活动范围，防止其走失、跌伤或受其他患者的伤害。

(四)心理护理

1.建立良好的护患关系

良好的护患关系是实施心理护理的基础。护理人员如果不能与应激相关障碍患者建立良好的沟通与合作关系，则难以实施心理干预技术，从而难以达到干预的最佳效果。与患者建立良好护患关系的措施如下。

(1)护理人员应主动接触患者，以真诚、友善的态度关怀、体谅、尊重患者；接纳患者的病态行为，不加批评和指责；关注患者。

(2)护理人员应耐心倾听，不催促患者回答或打断谈话。

(3)护理人员应在对患者进行护理操作前应耐心解释，以取得患者的合作，减少刺激；运用非语言沟通技巧(如静静陪伴、抚触),以传达关心和帮助。

2.给予支持性心理护理

护理人员应对急性期患者给予支持性心理护理,这可使患者的情感得到释放,使其情绪尽快稳定,避免因回避和否认而进一步加重损害。具体方法包括以下几点。

(1)护理人员应保持与患者的密切接触,每天定时或在治疗护理中与患者交谈。

(2)护理人员应鼓励患者倾诉疾病发作时的感受。

(3)护理人员应对患者当前的应对机制表示认同、理解和支持,强调患者对应激事件的感受完全是正常的反应。

(4)护理人员应对患者的症状进行解释,帮助患者认识疾病的性质,以解除患者的思想顾虑,帮助患者树立战胜疾病的信心;对疾病的发生、发展情况进行适当的讲解,帮助患者分析疾病症状和导致不良心境的原因,使患者认识到恶劣心境有害于身心健康;帮助患者分析病因和如何对待这些病因,如何处理这些应激原;鼓励、指导患者正确对待客观现实。

(5)护理人员应通过鼓励患者用言语描述、联想、回忆、表达及重新体验创伤性经历,以达到让患者宣泄的目的;讨论创伤性事件,减少患者可能存在的消极的自我评价;鼓励患者按可控制和可接受的方式表达焦虑、激动,允许自我发泄,但不过分关注。

(6)护理人员应强化疾病可以治愈的观念,鼓励患者重返工作岗位。

(7)护理人员应鼓励患者参加活动,根据患者承受能力,安排适当的活动,让患者多与他人交往,以分散其对创伤体验的注意力,减轻孤独感,减少回避他人、环境的行为。

3.帮助患者纠正负性认知

积极的、建设性的思维方式可以用来改变患者对问题的看法并减轻应激与焦虑水平。当患者情绪稳定时,心理护理可进一步加深。护理人员应采取认知疗法帮助患者分析和了解自己的心理状态,认识与情绪抑郁和适应障碍有关的心理因素,纠正自己的负性认知,并建立积极的应对策略;在激发患者生活兴趣和热情的同时,增强患者克服挫折和困难的决心和毅力。

(1)护理人员应帮助患者找到自己的负性认知,通过提问、指导患者想象或角色扮演来探寻负性认知,并要求患者归纳出其中一般规律,找出认知上的错误。

(2)护理人员应告诉患者其想法是如何导致不良情绪反应和行为表现的。

(3)护理人员应指导患者通过现实的检验,发现自己的负性认知是不符合实际的,并找出认知歪曲与负性情感的关系,从而矫正这些认知障碍。

(4)暴露疗法:暴露可以通过想象实现,有条件的话也可以让患者真正进入某种情境,例如,在车祸后重新乘车或驾驶车辆,让患者面对与创伤有关的特定的情境、人、物体、记忆、情绪。反复的暴露可使患者认识到他/她所害怕和回避的场所已经不再危险,以帮助患者面对痛苦的记忆和感受,控制情绪,理性处事,正视现实,最大限度地消除不合理理念。

4.帮助患者学习应对技能

(1)护理人员应教会患者管理焦虑的方法,以更好地应对应激。主要的方法有放松训练(系统的肌肉放松)、呼吸训练(学习缓慢的腹式呼吸)、正性思维(用积极的想法替代消极的想法)、自信训练(学会表达感受和意见)、思维阻断法(默念“停”来消除令人痛苦的想法)。

(2)护理人员应帮助患者学习解决问题的方法,处理压力情景;通过对应激情景的模拟等方法,帮助患者学会应激处理的各种积极、有效的方法,如选择性地忽视、选择性地重视、改变原有的价值系统、改变原有的满足方式、降低自己的期望值及转移刺激。

5.家庭干预

(1)护理人员应帮助患者的家属学习有关疾病的知识,使患者的家属有正确的认识。

(2)护理人员应帮助患者的家属理解患者的痛苦和困境,做到既要关心和尊重患者,又不过分迁就或强制患者。

(3)护理人员应指导家属协助患者合理安排工作、生活,恰当处理与患者的关系。

(五)药物护理

护理人员应遵医嘱给予相应治疗药物,如抗焦虑药、抗抑郁药、抗精神病药,帮助患者了解和自行观察药物的作用和不良反应,以便及时地发现不良反应,予以处理,减轻患者的痛苦。

七、护理评价

(1)患者是否发生自伤、自杀、伤人行为,是否发生跌伤、走失。

(2)患者的生理需要是否得到满足。

(3)患者能否正确认识和应对应激事件。

(4)患者是否学会调整和控制情绪,适应能力是否改善。

(5)患者对该疾病的认知度如何。

八、健康指导

护理人员应帮助患者认识和正确对待致病因素和疾病,克服个性缺陷,掌握康复途径,从而提高自我康复能力。护理人员应使患者对严重应激障碍和适应障碍发作有正确的认识,消除模糊观念引起的焦虑、抑郁。护理人员应协助患者合理安排工作、生活,恰当处理与他人的关系,正确帮助患者恢复社会功能。

(卢怀云)

第十四章

心理护理

第一节　临床心理护理的要素

一、析取心理护理的基本要素

心理护理其实是个相对于具体患者心理问题解决的动态化运行过程，一旦某患者的心理危机得以化解，针对其所运行的心理护理便可随之减缓、终止。如同随着危重患者的转危为安、日渐康复，针对其制定的“一级护理”计划亦可终止，改为“二级护理”“三级护理”。

尽管影响心理护理效应的因素很多，涉及护士之外的其他医务工作者、患者亲属、其他患者、环境等，但具体运行一次心理护理的决定性因素只有护士（实施者）、患者（接受者）、护士掌握的心理护理知识和技能、患者已显现的心理危机 4 个，可将其界定为“心理护理的基本要素”（图 14-1），以区别于其他影响心理护理但不决定其运行的一些因素。

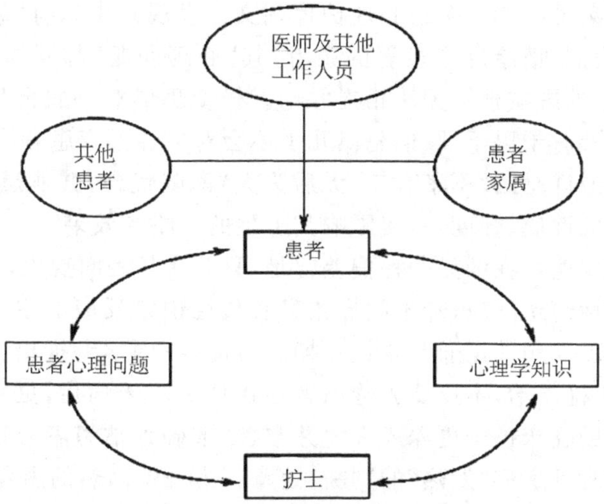

图 14-1　心理护理的基本要素

析取其基本要素的意义在于，可帮助护士增强其实施心理护理的可操作性，减少其盲目性，从根本上改变既往很多护士实施心理护理时的“蜻蜓点水”，难以真正解决重点患者问题的窘境。再以分级的基础护理为例，针对危重患者因不能自行翻身存在压疮隐患等护理问题，需通过为其实施压疮预防等措施加以防范；而针对有自主活动能力的一般患者，则无需像对危重患者那样预防压疮。显而易见，针对以上两类患者易受压部位的皮肤护理，前者需要护士投入更多的时间和精力，二者的差异恰恰是护士把有限的精力集中于重点患者的重要保证。同理，心理护理也有其重点对象，也需要护士聚焦于有明显或潜在心理危机患者的心理干预。

二、解读心理护理基本要素的作用

确定心理护理的运行受制其基本要素后，还有必要逐一解读每个要素如何在心理护理运行中“各司其职”且相辅相成，以帮助护士在心理护理实践中熟练掌握、灵活运用。

（一）掌握专业化理论和技术是科学实施心理护理的指南

基于“心理护理是依据心理学原理在护理领域发挥独特作用的一种方法”，必须以心理护理的专业化理论和技能为其实践的指南，以体现方法的科学性和实效性。长期以来，我国的心理护理持续于低水平徘徊，与广大护士未系统掌握专业化理论和技术有很大关联。

实践表明，仅凭满腔热情而缺乏令人信服的专业化指南，心理护理很容易陷入泛泛的经验之谈，其实施效果大多不尽如人意，甚至还可能无意中给患者身心造成负性影响，以致心理护理的科学性、效用性被质疑。

（二）准确评估患者心理状况是选择恰当干预对策的前提

紧扣前述心理护理的分级和分类，即需根据患者各自的实际心理状况，为其选择恰当的心理护理对策。患者的实际心理状况，可能是适宜的，也可能是轻中度偏差，也可能是严重失衡或危机。通常需要为其选择干预对策的，显然是经评估显示严重心理失衡或危机的患者。

不少临床护士曾因未弄清心理护理的内涵，而致患者的心理评估存在盲点，甚至不了解什么性质、强度的负性情绪反应对哪一类患者具有特别的威胁。患者心理评估的泛化结论，并不能给护士为患者实施心理干预提供有价值依据。如某校曾组织本科护生查阅、分析我国 1991－1995 年间 5 种公开发行护理学杂志的 300 余篇心理护理列文。发现其中患有“急性心肌梗死”“药物过敏”“男性不育”等不同病症、情绪反应显著的患者，其“心理问题”却同样被冠以“恐惧”等词汇。很显然，恐惧对几类患者的影响根本无法相提并论。极度恐惧对心肌梗死患者或许是致命性威胁，一旦被护士觉察，需及时予以干预；但恐惧几乎不会对男性不育患者构成危险，且男性不育患者心理反应的典型特征或许是因“不孝有三，无后为大”深陷忧虑，并非恐惧。由此可推断，能否准确评估患者心理反应的性质、强度，直接影响其干预的策略和效果。

评估患者心理反应普遍存在的另一种偏差曾是，只关注其表面现象，未深究其主导因素。即只了解患者存在某种负性情绪反应，却不问导致患者负性情绪反应的主要原因，据此形成“对症不对因”的心理护理对策，干预效用通常难达预期。对此，我国学者提出：“患者心理问题的准确评估，如同临床疾病的正确诊治，不仅要弄清患者存在什么临床病症，更需弄清引起其病症的主要病因。”我国学者为帮助临床护士更深入理解并掌握“准确评估患者心理问题”的重要环节，列举了护士最熟悉的临床常见病症“发热”的判断、处置：“为一位高热的患者实施医护处置，除据其热型、程度，还需知其病因，才可能为其恰当选用‘方到病除’的降温措施。如局部深度脓肿所致感染性发热，采用切开排脓的措施或许比药物、冷敷等降温的疗效更好。”

简言之，患者心理状况的准确评估，可类比临床疾病的正确诊治，必须综合判断三个评估环节的结果(患者主要心理反应的性质、强度、个体原因),才可能为患者选择既对症又对因的干预策略,达成良好的预期目标。

需要指出的是,既往的患者心理评估,大多关注其负性情绪反应等问题,常忽略患者自身兼具的积极心理特征、正性情感体验(如患者因成功应对伤病的“益处发现”),以致未能据此采用积极心理学策略为患者提供更有益其身心的干预对策。近几年,“创伤后成长”等反映患者积极心理特征的评估工具已被引入护理领域,将有助于临床护士更全面、更准确地评估患者的心理状况,选择更恰当、更有效的干预对策。

(三)赢得患者的密切合作是有效实施心理护理的基础

针对这个命题假设,我国学者曾设计“开展心理护理最大的困难是什么?心理护理的效果取决于哪个因素?”的单选题先后交由上万护士作答,不少护士首选“患者的合作”作为答案,即认为开展心理护理及其效果在相当程度上与患者的合作有关。但与此同时,一些护士却不了解:赢得患者密切合作、调动患者主动配合的积极性之主动权在自己一方。

有些护士以为,只要掌握了心理护理的专业知识和技能,能准确评估患者的心理状况、及时甄别重点患者的心理危机,即可以其心理护理实施者的专业化角色为患者提供有效干预。一些护士对心理护理的理解并未随其深入发展而不断更新,尤其对狭义概念的心理护理似乎不甚了解,如一味把患者作为其实施心理护理的被动接受者,并不真正了解患者的主观能动性是最终解决问题的关键所在。未将“维护患者的尊严及隐私权、尊重患者的主观意愿和个人习惯、与患者互动需以‘共同参与模式’为主体形式”等要点纳入其赢得患者信任及合作的基本守则,若遇患者的合作欠当也很少反思其自身有否较大改进空间。

其实,心理护理与心理咨询的共同之处在于,其发挥效应的前提是患者(来访者)有解决自身问题的较迫切需求。否则仅凭专业人员的一腔热情而患者缺乏解决自身问题的内驱力,常常事倍功半,难以达成心理护理的良效。而且,患者即使有解决问题的需求,也并非随意将其内心情感暴露于他人,他们通常更愿意向与其建立信任关系、给予其安全感的专业人士求助。

因此,护士在与患者的互动过程中,需以其职业化角色行为获取患者的信任、建立护患间稳定发展的信任关系,为其实施心理护理时赢得患者的密切合作、达成心理护理的良好预期做好铺垫。

(四)护士的积极职业心态是确保心理护理良性运转的关键

此指为患者提供心理护理的护士自身必须保持其良好身心状态,能注重凡事多替患者着想,能经常自省其举手投足是否体现对患者身心状态的积极影响等。而时常处于紧张工作状态、每天面对患者负性情绪反应的护士,其保持身心平衡的要诀便是恰当的职业认知评价。但护士毕竟与天底下所有普通个体一样,均是具有“七情六欲”的血肉之躯,欲在其特定职业环境中持续地保持平和心态,则需要其良好的职业心理素质作为支撑。

护士的积极职业心态,是一种以职业为背景的特定情感,不应是一种直觉的情绪反应,不应是个人的某种狭隘情感,而应是一种合乎理智、具有深刻社会意义的情感活动。正如美国医学家刘易斯·托马斯谈及医务工作者职业情感时所指:“习惯死亡是可怕的!倘若连一颗心脏的骤停——这样巨大的事实都唤不起情感的颤动,这说明什么呢?麻木与迟钝岂不是比昏迷更可怕的植物心态?在所有医疗事故中,同情心的死亡乃最恐怖的一种。”

俗话“面由心生”,指一个人内心长期形成的一些东西会影响其神态表情,亦如法国浪漫主义作家雨果所说:“人的面孔常常反映其内心世界”。因此,护士的积极职业心态可具体地体现为:职业微笑,真诚关切患者的病痛,甚至能为患者忍辱负重等。设想一个不认同护士职业的个体,动辄因工作压力而身心失衡致职业情感倦怠，或许很难做到在与患者互动时绽放其职业微笑，更难以发自内心地给予患者真诚的关爱。

我国学者提出“护士的积极职业心态，是最本质、最基础的心理护理”之观点，正是反思我国心理护理现状所获结论。心理护理与其他护理方式相比，尚未建立相应的客观评价标准。具备积极职业心态的护士，才会努力学习掌握心理护理的职业知识和技能，深入研究患者的心理评估和干预对策，以真诚关切赢得患者的尊重和信赖，自觉地要求自身的言谈举止有益于患者身心，持之以恒地为患者提供心理支持。

总之，心理护理的运行需以护士的积极职业心态作为其要素之本、要素之源。为患者实施心理护理的过程中，护士的职业心态越积极，其主动性和创造力等内在潜力就越能得以充分调动，其给予患者心理健康促进的效用就越高。

（卢怀云）

第二节　临床心理护理的相关技术

借鉴英国学者尼克尔斯（Nichols）主编的《临床心理护理指南》中相关论点，结合我国的临床心理护理背景和需求，形成较具普适性、可操作性强、易为广大临床护士熟悉并掌握的干预策略，简介信息支持、情感支持、心理咨询与心理治疗的相关技术。

一、信息支持

有学者认为，心理护理的核心功能，是监测患者的心理状态。包括评估患者的信息水平及其对信息的反应，然后酌情向其提供信息。

获得良好信息支持的患者及其亲属，因获得适宜身心状态对医护人员充满感激；但也常见未获得重要事件信息支持的患者群体及其亲属成日焦躁不安地期待医护人员与其做较充分信息沟通。

雷诺兹（Reynolds）等曾采访67位癌症晚期患者，发现91％的患者希望得到有关诊断的详细信息，92％的患者想得到症状的有关信息，88％的患者想了解其预后信息，97％的患者希望得到治疗和不良反应的相关信息。因此，重视患者和伤者的生活质量，须将信息沟通的心理护理作为核心责任。

其实，患者或其家属的信息匮乏还是耗费医护人员时间的潜在因素，特别是信息缺乏所致患者对其症状、身体不适或疼痛的错误认识，可致患者反复地向医护人员问询。而高效信息，则可节省心理护理的时间和资源。

（一）提供“专业化”信息的关键

这些信息主要包括：①适当的地点、时间；②患者已做好接收信息的准备，且处于适当的情绪状态；③患者真正希望获得信息。

（二）提供信息支持的要点

1.保证信息完整无缺

传递方的信息与接受方的信息常常不对等，即使护士已向患者或家属传递某些信息和建议，但并不意味其已领会、并准确地记住护士的信息和建议。因此，为保证信息的完整无缺，医护人员必须接受信息交互过程的考验，如寻求保证、摒弃存在危险暗示的信息等。

2.保证信息正确可靠

信息传递不是一劳永逸的，有人把提供信息类比“创伤护理中医护人员常需回到患者身边为其更换敷料”。提供信息支持，也需医护人员常回到患者身边，检查传递给他的信息有否发生变化，为避免所提供“信息”已偏离原始版本，需要检查并重新加强。认为“一旦患者受过知识宣教，其所接受信息将是稳定可靠的”想法乃错误判断。

(三)提供信息支持的核心描述

通过提供信息照护患者，是实施心理护理的重要平台。因为个体的心理状态和心理反应受其知识、信仰及随之发生的对知识渴望的强烈影响。

借助信息支持的心理护理真正目标，是向患者提供信息，并使其保持在一定水平：①促使患者产生符合现实的期望值；②减少患者因“不了解信息”产生的恐惧、压力和疑惑；③引导患者有效地参与治疗和自护。

(四)提供信息需贯穿情感支持

高效率的心理干预者简介核心信息后，会鼓励患者表达其对刚接受信息的反应。患者的反应包括其对信息的即时想法和感知，但其情感反应更重要，因患者的情感反应等因素可能决定其如何应对信息及其记忆信息的准确程度。

(五)提供信息的实践技术

遵循以下核心原则，提供信息即能顺利地进行。

1.营造氛围

提供信息很注重营造“更强调干预者与患者之间的沟通及信息提供、互相支持”的氛围。

2.监督运作

提供信息需确定承担组织信息支持任务的人员，并督导其运作过程中有否根据患者的需要和能力给予其足够信息，并保持其良好状态。

3.保持水平

保证患者熟悉信息的水平在其基本理解和现实的期望水平。选取目标旨在保持患者的信息水平为允许范围：①基本理解；②现实的期望；③可促进高依从性患者的理解。

4.专业操作

利用专业技巧为患者提供信息支持的干预。制定信息支持的任务，应像静脉穿刺等技术一样专业；但作为支持性活动，一定要人性化，即告知患者提供的信息会有正确、错误。提供信息者应接受信息支持等干预方法的训练，以便专业地使用相关技巧。

5.相互合作

相互合作指医护成员间及医护与患者之间对信息提供的合作性，需保证小组中各成员都明确每个患者的照护计划并及时更新。

二、情感支持

情感支持指帮助患者度过一段他们可能会经历许多不同情感的时期，如应对恐惧和焦虑、平息愤怒、应对损失和悲伤，它涉及患者在经历困苦期间给予其情感支持。简言之，情感支持旨在帮助患者感到更舒适，体验基本照护关系的行为；并不直接关注患者解决问题或摆脱烦人的情感反应，而是促进情感过程。

(一)情感支持的目标大纲

为患者实施心理护理，态度与实践同等重要。即若无心理护理将护士带入与患者的互动中(护患互动要求护士实践一种或多种心理护理技巧)，就不会引发护士积极、广博的态度。早期、短暂的情感护理干预措施，可揭示患者即时信息的需要，可随之对其进行可靠的心理状态监测或给予信息，可很好地暗示患者对情感护理的需要。伤患者群情感支持的目标大纲如表 14-1 所示。

表 14-1　伤患者群的情感支持

项目	具体措施
目标	支持和帮助那些由疾病、损伤或残疾引起情绪反应的患者
技巧	营造安全的环境允许其表达情感
	帮助放松情绪，超越压抑和羞怯，自由地表达情感
	友好地探索和讨论情感反应
	交流理解并接受
	通过尊重和认可个人情感以提供支持
态度	能轻松应对并尊重个人的情感，不要阻止其流泪以及宣泄悲伤、焦虑和愤怒

(二)情感支持的有益假设

“情感支持是给予伤患者群心理护理的核心部分”的观点，基于以下有益假设。

1.情感支持包括帮助患者度过其正常的情感过程

严重疾病或损伤可触发个体产生各种情感反应，其中许多反应属于正常的情感过程，且将随时间发展而消退。但若决定为患者提供完善的心理护理，则需强调整体性，即与患者保持较亲近距离，以免任由患者独自应对其情感反应。另一重要预防性因素，即有时患者的“正常情感过程”会延长继而使其丧失应对能力，如可“延迟”的悲伤过程。为患者提供情感支持，护士需更好地了解患者在情感反应中所处位置，及其是否需要治疗等进一步帮助。

2.情感支持有助于患者康复

被给予情感表达机会的患者及其亲属大都很赞同该假设，因情感表达对其所处情境的作用，与支持和陪伴相联系。他们倾向于更好地应对自身的状况，减少悲伤，并常能更快地酌情应对疾病或损伤所致改变，有助其达成康复。

3.情感支持有利于整体健康

情感支持被视为协助患者调整、坚持治疗所做的投入，可在很大程度上保护患者。就此假设，保罗·马丁(Paul Martin)很生动地表述了压力和忧郁对人们整体健康的不利影响，以及情感支持可帮助人们减压、排忧。

4.情感支持简单易行

情感支持应向所有严重伤患者群及其亲属提供；情感支持并非治疗性心理干预，无特殊要求，是使正常情感更容易表达、可调节身心状况的一种干预及支持和关怀的形式。当某患者变得非常沮丧或已发生心理紊乱并挣扎着寻求帮助时，即预示其需要已超越情感支持的心理护理范围。

（三）实施情感支持的注意事项

实施情感支持的注意事项是指情感支持实施者所需的个人情感发展注意事项。护士的个人情感发展到一定水平，才能更多地与患者感同身受，为患者实施有效的情感支持。具体注意事项如下。

1.情感反应的自我了解

医护人员理解人的情感功能，对他人的情感反应较敏感，可使其更容易处理人与人之间的情感。有学者指出，对情感反应小心谨慎、表露情感就会不舒服、挣扎着要抑制自身情感的人，很难为患者提供情感支持。

2.实施情感支持的要点

(1)态度：指对情感和情感加工过程持有积极态度，此被视为人类功能显著、本质的部分。不仅个人的感情和情感受重视，人们向适当对象表达情感的能力，也被视为有利健康的成熟功能。

(2)意识：指伴随着个人对自己的感觉和情感反应的意识，即不紧张、不羞涩、无禁忌地向他人恰当表达自己感觉和情感的能力。

(3)理解：情感反应被视为人们（遭遇伤患者群）应对生活事件所有反应的正常部分，是人们心理活动的重要过程，而并非必须与之抗衡的"侵扰性行为"。

(4)自我意识：指人们对个体化情感类型及"问题点"的意识——即容易被每个人所明确、接受和表达的个人感情和情感。

3.对他人情感表达的反应

指人们通常对他人的正常情感表达更多地做出积极反应。如当患者表露其情感时，多体现其接受现状的如下反应：①不惧怕，没必要逃避；②不必立即平静情绪；③不认为患者的情感反应需要被转移或"处置"、并以微笑替代；④无负罪、责备或失败感；⑤不必鼓励患者压抑其反应；⑥不必为避免激起自身反应而避之不及。

欲使患者接受情感支持，需营造一种从容、接受、支持、分享性的氛围，即予以患者即刻舒适的关注，营造安全环境并帮助患者放松其情感，医护人员可与其开诚布公、轻松地强调并谈论患者的特殊情感。

（四）情感支持的具体实施

1.开始情感支持——鼓励

确定情感支持是针对真正需要得到的患者及家属，其总是以鼓励开始，且只有卷入其中的人意识到有此需要并接受鼓励时才能继续。

2.营造安全情境并允许情感表达

理想的情感支持情境应为医护人员经思考、计划和关怀而设置，必须由实施者负责并设计，使之一次次促成患者的有益体验。此外，实施者还需考虑"针对局促不安的患者、介入干扰患者流畅表达的不和谐场合"的具体做法如下：①选择合适的环境，如可谈论隐私、小的、舒适的场所，不会响起电话铃声，门上有"使用中"的标志等，一个让患者感觉安全，不受监察和打扰的理想环境；②限制参与者：参与会谈的理想状态，应只有医护人员和患者，尽可能限制患者的配偶或家人、其他观察者；③缩小社交隔阂，其最好标志，是减少护士与患者间的表面社会距离和身体障碍，间隔以护士觉得合适时可拉起患者的一只手为宜，以温和目光面对全神贯注于医护人员的患者，尽早建立熟悉、以称呼名字的形式谈话等；④明确、自然地接受个人情感而得以安全的交流，回应患者必须传达以下信息：不约束其想谈论的事情，如患者流露的担心、懊悔、愤怒、悲伤、消极的想法和眼泪等个人情感，能在此情境中适当且被接纳，避免其感到“情感受阻”或不被倾听，即他们感觉在此交谈是安全、自愿的。

3.倾听并易化情感过程

情感支持即易化患者情感的确认和表达，目的是帮助其情感过程和加工。凡以随和心态接受及尊重患者情感的需求，加之尊重、支持和合作的体验，可促进护患关系深入，调动患者参与沟通。

4.回馈（理解、接受、移情地交流）

具有良好“共情”能力的护士，可准确判断他人的感觉，在其激起情感的状态下可与他人有相似体验。有时护士并未被患者直接告知某些情感，但护士可以其直觉获得；有时源自其仔细倾听后产生的情感共鸣，即以“相同情感模式”与其有基础情感体验者作出的反应。若患者了解护士的共情，可助其保持安全感并维持交流关系的深度，常可鼓励护患继续对话。

5.给予支持

情感支持所包含的技巧，是对寻求情感支持的患者提供热情相助的基础混合物；在某些方式中，支持是效果而非行为，指一种排遣孤立、从烦恼的情感压力或情形中获得释放的感觉。如患者说“谈话后，我有种意想不到的放松感，这种感觉一直伴随着我。”

6.结束情感支持的会谈

最好会谈一开始就让患者注意其时间有限。多数情况下，“结束情感支持的会谈”完全没有问题，自然地像一次常见的会面。如果氛围轻松，护士可在会谈后简单核实患者的感觉，随即与之道别；也可同时另行安排便于进一步接触的方式。有时，随着患者讲述其沮丧或烦恼之事，会谈氛围可能随其情绪改变。此况下，护士需立刻用仅有的几分钟将其带回，尽可能给患者留下结束的印象。如可与患者核实：会谈留给他们的感觉及其对接踵而至事情的感觉。

三、心理咨询与心理治疗的相关技术

鉴于并非所有患者的心理问题都适合由护士借助心理咨询及心理治疗的相关技术实施心理护理而其解决问题，此处仅介绍护士能用于心理护理实施、可操作的心理咨询与心理治疗的相关技术。

（一）解释技术

个体幼年的心理创伤是其成年心理问题的原因，神经科学的研究表明，创伤记忆带着强烈的负性情绪片段，潴留、阻滞在杏仁核内，不能正常地上传到负责记忆整合的海马并进一步上传到皮质。因而它会如同一个“深藏在体内的脓肿”，不断地影响着个体。解释技术就是帮助患者将心理问题的原因从潜意识中上升到意识层面，通过护士的分析，让患者以一个全新、更全面的视觉重新思考自己的心理问题，加深了解自身异常行为、思想和情绪等心理状态，理解心理问题的症结所在，产生领悟，促进变化，缓解或消除症状。

（二）ABCDE 技术

ABCDE 技术源于埃利斯（A.Ellis）的 ABCDE 情绪管理理论。A（activating events）指诱发性事件；B（beliefs）指个体在遇到诱发事件后相应而生的信念，即他对该事件的思维、看法、解释和评价；C（consequences）指特定情景下，个体的情绪及行为的结果；D（disputing）指与不合理的信念辩论；E（effects）指经过辩论和疏通产生的积极信念、行为和情绪。埃利斯（A.E llis）认为：情绪不是由某一诱发性事件本身所引起，而是由经历了这一事件的个体对事件的解释和评价所引起，即不是A引起C，而是B引起C。因此要与不合理的信念(B)辩论(D)，借助辩论，转变不合理的信念，获得合理信念、积极情绪和行为(E)。

(三)放松技术

此指通过放松身体，达到心理放松的各种技术，主要有深呼吸放松、想象放松和肌肉放松技术，该技术是行为疗法中使用最广的技术。患者通过训练有意识地控制自身的心理生理活动，使肌肉放松、心情轻松，从而缓解焦虑和紧张。此法简便易行、实用有效，较少受时间、地点和经费等条件限制。

1.深呼吸放松技术

深呼吸指腹式呼吸，即人们婴幼儿时期使用的腹式呼吸。具体程序及指导语如下。①保持坐姿，身体向后靠并挺直，松开束腰的皮带或衣物，将双掌轻轻放在肚脐上，要求五指并拢，掌心向肚脐方向。②现在，把肺想象成一个气球，将这个气球充满气。先用鼻子慢慢地吸足一口气，直到感到气球已全部胀起，保持此状态两秒钟。当给气球充气时，应看到手朝离开身体的方向移动，此向外的运动可帮助检查是否已将空气送达肺的底部。③用嘴巴慢慢、轻轻地吐气，观察手向靠近身体的方向移动。反复多做几次，以掌握腹式呼吸，并达到腹式呼吸的深度要求。④学会控制呼吸的速度。个体可在呼吸时数数，“1，2，3，4……”，要求自己慢慢、均匀地数数，用4个节拍吸气，再用4个节拍吐气。如此循环。

每次连续做4～10分钟甚至更长。经常做深呼吸对放松身心、缓解焦虑大有好处。还可闭上眼睛做，如果闭着眼睛，做深呼吸的同时进行一些想象，效果会更好。

当个体在坐姿下熟练地运用深呼吸技术后，可进一步增加操作难度，尝试在不同姿势下运用，看可否躺或站着运用；可尝试在不同情境下使用，除安静的环境，还可在看电视、洗脸、走路时做，更具挑战性的做法，是尝试在别人在场受干扰的情况练习。若在各种复杂场合都能运用自如，感到焦虑恐惧时，其运用就更得心应手，更具效用。

2.想象放松技术

想象放松技术主要指通过想象一些广阔、宁静、舒缓的画面或场景，达到放松身心的目的。想象的画面或场景可以是大海(包括海上慢慢地日出或海潮涨落)、滑雪(慢慢、潇洒地从山顶沿平缓的山坡向下滑落)、躺在平静湖面的小舟里飘荡等。总之，一切能让心灵平静愉悦的美好场景。具体程序如下：①想象躺在一片绿色的草地上，软绵绵的，阵阵清香扑面。蓝蓝的天空没有一丝云彩。潺潺小溪从身边缓缓流过，叫不出名的野花争相开放。远处一头母牛带着小牛仔散步，身边孩子们尽情地嬉戏玩耍。一只蛐蛐在地里蹦来蹦去，还有树上的鸟儿不停地歌唱。很放松、很舒适、很温暖、很惬意。②用心去听远处瀑布泻下的声音；深吸一口气，手中有玫瑰散发的幽香；认真去体会，自己忽而飘浮在安静的湖面，忽而又深入葱郁的山谷；用心去感觉，身体变得很轻很轻，轻得几乎能在空中飘浮。很放松、很舒适、很温暖、很惬意。③优美、舒缓的音乐，犹如股股清泉涌入心田，顿时，心情变得豁然开朗，身体也得到了最大、最好的放松。④走在烟雨中的江南水乡，雾蒙蒙，雨蒙蒙。古老的拱桥下，停着一艘船，手撑雨伞站在船头悠然地看着两边的垂柳，听着远处古寺钟声，心情愉悦。⑤经过一番长途跋涉，来到一片绿洲，看到一片青草地，泉水汩汩地流淌着，仰面躺下，看着蓝天白云，呼吸着芬芳的空气，思绪渐渐平静，慢慢进入温馨的梦乡。

平时多练习和使用此法，掌握几个能使自己放松的画面或场景。

3.肌肉放松技术

此法相对上述两种较复杂也难些，但常用。其最主要原理是先让个体感受肌肉紧张再让其体验松弛。没有紧张感就很难真正体会松弛感，所以先紧张后放松能使个体更充分地享受放松的效果。具体程序如下。

头部肌肉放松：皱紧眉头，保持10秒，然后放松。闭紧双眼，保持10秒，然后放松。皱起鼻子和脸颊部肌肉，保持10秒，然后放松。用舌头抵住上腭，使舌头前部紧张，保持10秒后放松。

颈部肌肉放松：头用力下弯，努力使下巴抵达胸部，保持10秒，然后放松。

肩部肌肉放松：双臂平放体侧，尽量提升双肩向上，保持10秒，然后放松。

臂部肌肉放松：双手掌心向上平放在坐椅扶手上，握紧拳头，使双手及前臂肌肉保持紧张10秒，然后放松。张开双臂做扩胸状，体会臂部的紧张感10秒，然后放松。

胸部肌肉放松：双肩向前收，使胸部四周的肌肉紧张，保持10秒，然后放松。

背部肌肉放松：双肩用力往后扩，体会背部肌肉紧张，保持10秒，然后放松。向后用力弯曲背部，努力使胸部弓起，挤压背部肌肉10秒，然后放松。

腹部肌肉放松：尽量收紧腹部，好像腹部被打了一拳，自己在收腹躲避，保持收腹10秒，然后放松。

臀部肌肉放松：夹紧臀部肌肉，收紧肛门，使之保持紧张10秒，然后放松。

腿部肌肉放松：绷紧双腿，伸直上抬，好像两膝盖间夹着一枚硬币，保持10秒，然后放松。双脚向前绷紧，体会小腿部的紧张，保持10秒，然后放松。双脚向膝盖方向用力弯曲，保持10秒，然后放松。

脚趾肌肉放松：脚趾慢慢向下弯曲，仿佛用力抓地，保持10秒，然后放松。脚趾慢慢向上弯曲，而脚和脚踝不动，保持紧张10秒，然后放松。

连续完成以上从头到脚10部分的肌肉放松，努力体会肌肉紧张后的舒适、松弛感觉，如热、酸、软等感觉。每次可用15～20秒体会放松感。

需要注意的是，最好平时就多加练习和运用放松方法，若平时能熟练掌握，经常使用，遇到焦虑恐惧时就会运用自如。反之，若平时知而不用，临场救急不一定有好的效果。

(四)系统脱敏技术

系统脱敏技术指通过循序渐进的过程逐步消除焦虑、恐惧状态及其他不适反应的行为治疗技术，源于实验性神经症的动物研究，由美国精神病学家沃尔普(J.Wolpe)创立和发展。其基本原理是交互抑制，其主导思想是让一个引起微弱焦虑、恐惧的刺激，重复暴露在个体面前，同时个体以放松对抗，使该刺激逐渐失去引发焦虑、紧张的作用。系统脱敏技术常用于治疗个体对特定的事件、人、物体或泛化对象的恐惧和焦虑。

1.具体做法

系统脱敏通过一系列步骤，按照刺激强度由弱到强，由小到大，逐渐训练心理承受能力、忍耐力，增强适应力，最后达到对真实体验不产生“过敏”反应和身心的正常状态。系统脱敏主要步骤包括：确定靶事件、判定不适程度、设计不适层次表、放松训练和系统脱敏。

确定靶事件：找出使患者感到恐惧或焦虑的事件或情境，如王某的靶事件即被打骂。

判定不适程度：用主观不适单位(subjective units of disturbance，SUD)衡量恐惧或焦虑的等级。一般选0～5 SUD或0～10 SUD或0～100 SUD。

设计不适层次表：将患者报告的恐惧或焦虑事件(物体、情景)按等级程度由小到大的顺序排列，并赋予主观不适感。

放松训练：即学会上述肌肉放松技术，以达到全身肌肉能迅速进入松弛状态为合格。一般可在治疗开始前，先行一段时间的放松训练。首先，护士指导患者学会肌肉放松，掌握系统地紧张并松弛躯体的每组主要的肌肉群，使之达到并保持比先前更松弛的状态。最初可让患者在护士的引导和监督下训练，然后要求患者坚持每天反复练习，特别是睡前等自由时间，尽早熟练掌握肌肉放松技术。

脱敏技术：此处简介以下两种。①想象脱敏：选择较安静的环境，让患者舒适地闭目躺或坐下，进入充分放松状态。然后护士口头向患者描述等级列表所列举事件，由患者对事件做出想象，并评价当时对该事件的恐惧等级，嘱咐患者放松，再次评价患者对该事件的恐惧等级，重复此过程，直至对该事件的恐惧等级明显下降后，再对下一等级的诱发恐惧事件进行同样的脱敏训练。通常每次训练的时间 30 分钟，每次涉及的等级事件以患者能接受为宜，一般为 1～3 个。每次训练结束后，让患者做一次完全的放松体验，然后讨论效果及指定下次的计划。②现实脱敏：也称接触脱敏法。毕竟仅凭想象焦虑、恐惧事件不能达到充分脱敏的目的，必须是现实的接触过程。但其接触过程需建立在前面练习的基础上，否则不能掌握放松技术将严重影响脱敏效果。

实施现实脱敏类似想象脱敏过程，也由患者与护士共同设计出不适层次表，然后依照从低到高的层次，开始逐步训练。初期训练过程中要严格贯彻由护士陪同训练，以便及时给予患者自信并督促其继续；每次实施完成后要有个短暂的自我放松过程。开始的训练难度不宜过大，项目尽可能以简单为宜，主要让患者熟悉在自然环境中同样能保持自我放松的状态。

每次训练完成后都要耐心地与患者做出总结，逐项分析各个等级层次的恐惧值有否下降，让患者积极地说出感受到恐惧第一时间的内心想法，使其通过表述能面对、正视恐惧。该表述过程在现实脱敏中非常重要，患者敢于描述恐惧状态，也就接近敢于理智地审视其恐惧状态，只要帮助患者重新在该层面获得理智，患者就更容易在现实层面实现自我放松，收到更好的脱敏效果。该技术要求护士在其过程中除引导患者，还要做悉心的听众和记录者。

2.注意事项

(1)系统脱敏与认知领悟相结合：系统脱敏的关键是确定引起过激反应(焦虑、恐惧和紧张等)的事件(物体、情景)。但有时较容易看到的过激反应事件并不一定是真正引发患者心理障碍的原因，故应找到真正的致病原因，结合认知领悟，标本兼治。例如，典型案例 2 中的王某，恐惧做错事被人打骂只是表面现象，若不理解其恐惧的真正原因是他年幼时母亲的教育方式所致心理创伤(不合理思维——做错事就会挨打骂)，系统脱敏的效果即不会太理想，系统脱敏与认知领悟相结合将取得更好疗效。

(2)充分放松：此也是系统脱敏能否成功的关键因素，因系统脱敏的基本原理是交互抑制，没有肌肉的充分放松就不能很好抑制焦虑、紧张和恐惧。故系统脱敏前，患者需不断练习全身肌肉放松，达到系统脱敏时能自如放松。

(五)快速眼动技术

快速眼动技术也称眼动脱敏与再加工(EMDR)技术，指通过一边让患者沉浸在过去的创伤情境记忆里，一边眼动，以消除源自创伤的某些心理和生理症状，并将创伤情结消蚀和连接融入新的认知体系，促使认知重建的技术。该技术由美国心理学家弗朗辛·珊皮诺(Francine Shapiro)创立，其理论假设是：人总会遭遇各种不幸的事，但人也有一种内在能力削弱或消除不幸事件所致冲击，从中学习使自己成长。弗朗辛·珊皮诺认为 EMDR 不仅能缓解焦虑，还能引出积极情绪，唤起自觉，转变信念，改变行为，故 EMDR 能降低焦虑和创伤性记忆所致痛苦。具体方法如下。

1.心理诊断

与患者建立真诚、互相信任的治疗关系，了解患者的个人信息、心理痛苦等资料，包括创伤性事件带给患者的痛苦和意义。评估 EMDR 对患者的合适性，向患者介绍 EMDR 治疗的性质和过程；让患者理解其在创伤发生时亲自体验和感受到的情景、声音、味道、思想、感觉、情感等并未被“适当处理”，而被“凝结”和“滞留”在其大脑中，以致事件发生后，那些情景和感觉不断地干扰和破坏他的心理状态，使之痛苦。EMDR 可帮助和激活他大脑的信息处理系统，重新对创伤体验和感受行适应性处理，使症状减轻或消失。使用 EMDR 者应能提出一个最具代表的事件加以处理，即找出靶事件；而无需将患者的每个体验和感受都设为目标。

2.治疗准备

治疗准备主要包括确定护士与患者的位置和示范眼动过程。一般护士坐在患者右方，间距约60 cm，椅子成 45 度角。要求患者双目平视，护士用并拢的食指和中指在患者视线内有规律地斜上斜下、左右、上下或画圈运动，一般以斜上斜下运动最好，频率约每秒运动一次，要求患者始终注视着护士的手指，头部不动，眼球随其手指移动。护士与患者之间的距离、手指运动间距及频率可做相应调整，让患者感到合适为宜。

3.创伤评估

创伤评估包括以下四方面。

(1)确定视觉印象：患者选择其想处理的一个特定记忆(事件)，并选定与该事件有关、最使患者感觉痛苦的视觉印象。

(2)评估主观不适感：护士与患者一起讨论和评估其主观不适感水平，即与事件有关的闯入性印象、思绪、情绪、声音、感觉和闪回等所致患者心理痛苦的程度，分为 0～11 级。用主观不适感单位(subjective units of discomfort，SUD)衡量，即 0～11 SUD。

(3)评估认知准确性程度(validity of cognition，VOC)：首先，护士与患者讨论和评估发生某事件使患者产生了哪些负性信念；随之，护士需为患者找到与其负性信念相反的信念(正性信念)，并让患者确定对正性信念的认知准确性，即相信其正性信念，程度分为 1～7 级。

(4)评估躯体感觉：护士协助患者确定其大脑中闪回创伤事件时，躯体不适的部位。

4.眼动脱敏

眼动：让患者集中注意于视觉印象和甄别出的主观不适感、负性信念及伴随的躯体感觉，同时在护士的手指带动下做眼球运动 10～20 次。

放松：让患者闭目休息，完全放松，排除头脑中的各种杂念。时间 2～3 分钟。

评估：护士提示患者体验恐惧，重新评估 SUD。若 SUD 分值较高，则以“目前状态”重复做上述眼球运动。其负性状态会在其眼动过程中逐渐淡化或消失。眼球运动的次数需根据痛苦缓解的程度定。如 SUD 降至 1～2 级，可进入下一步。

导入：在护士引导下使患者想象一个美好场景，伴随愉快情绪，带着正性信念做眼球运动。眼球运动次数需据其对正性信念的相信程度定。如 VOC 升至 7 级，可进入下一步。

5.认知重建

护士与患者一起讨论其主要痛苦体验、诱发痛苦体验的视觉印象和负性信念等，促使患者领悟其事件、创伤、创伤性反应的表现和意义、创伤所致负性信念、适应性应对方式，帮助患者重新建构负性信念，以发展出适应的应对方式。

6.身体扫描

护士让患者闭目“检查”身体各部位的感受(如头胀、胸闷、肩痛和背痛等),注意还有否其他身体紧张或不适感。因情绪的痛苦往往以躯体不适的形式表现,只有当创伤性记忆出现在患者意识中,且患者并不出现情绪和躯体的紧张不适时,治疗才完成。如患者报告有身体不适,可针对其不适继续进行眼动处理,直到躯体不适感减轻或消失。

7.疗效评价

护士与患者一起讨论双方在整个治疗过程的内容、体验、收获和遗留的问题,可再一次评估SUD、VOC和躯体感觉,重点在于强化患者在治疗中所获效果和影响。

8.治疗总结

告诉患者治疗将结束,解答患者的疑问,并告诉患者此后若有与该事件、视觉印象有关的任何领悟、想法、记忆或梦境等,都可将其记录,作为与护士进一步讨论的材料,然后共同制订下一步目标和治疗计划并结束本次治疗。

(卢怀云)

第三节　临床心理护理的实施

临床心理护理的实施虽需依其不同层级水平,对实施者的专业化程度具有相应要求,但总体上与心理治疗或心理咨询的最大区别,在于其可由所有取得护士执业证书的临床护士参与。而掌握催眠疗法、精神分析法、厌恶疗法等较复杂的心理治疗或心理咨询专门技术,则有较高的专业化资质要求,并非持有医师执照者即可操作。

临床心理护理的实施,有一定的操作流程,其核心成分是评估和干预,且二者呈动态交替。此处的评估,可涵盖护理程序五环节中的“评估、诊断和评价”;而护理程序5环节中的“计划和实施”,则可视为干预的准备与运行。

一、临床心理护理的实施流程与评估

(一)评估贯穿于临床心理护理的实施流程

1.评估“循环往复”于心理护理的实施流程

评估始终伴随着心理护理的实施,发生在护士与护理对象的人际互动过程中。患者的言谈举止可折射其心理反应,亦可随时被与之互动的护士尽收眼底。患者的心理活动常常起伏多变,如一位择期手术的患者,入院时自认其手术风险不大,评估其心理反应适度;但随着手术日期临近、患者道听途说了夸大手术风险的传言,负性情绪反应便油然而至,再评估很可能提示患者有过度焦虑或恐惧,需要为其实施实时的心理危机干预。既往事件表明,择期手术患者术前发生极度恐惧却未被甄别、未得及时有效干预而意外丧命者并非偶然。

2.评估“由浅入深”于心理护理的实施流程

评估不宜仅限于患者的外在行为状态、主观体验,更需注重剖析患者身心失衡的主要影响因素,由表及里地评估患者心理现象的实质。一则可避免心理护理实施的盲目投入:通常需经初级评估了解患者的心理状态,区分状态适宜或存在问题的患者,后一类患者常需及时跟进其问题的

性质、强度及其影响因素等深入评估。二则可避免表面现象掩盖的危机:同样是负性情绪反应强烈,患者若为外倾性人格特质,常可通过言行及时宣泄其心理压力,较能接受专业人员指导而达成适宜身心状态;患者若为内倾性人格特质,则看似外表平静内心却跌宕起伏,独自深陷痛楚无法自拔,甚至因一念之差导致轻生。

3.评估"以人为本"于心理护理的实施流程

评估的时机、方式、内容等均需考虑患者的身心维护及其可接受程度,适时地予以最恰当的评估。如以评估的时机、方式为例,有研究表明,"早期的心理评估及危机干预有助于意外创伤者较快达成身心适宜状态;他评量表更容易为意外创伤者接受,可避免其创伤早期的再次心理创伤,是意外创伤者早期心理评估的首选适宜方式"。再以同为自评量表的题项内容为例,新近研究证实,"创伤后成长评定量表"作为体现积极心理学理念的工具性成果,可综合反映伤者创伤后心理的正性发展水平;该量表与焦虑、抑郁等负性情绪量表相比,明显具有引导意外创伤者积极心理体验的作用;其测评过程本身,即有助意外创伤者调动自身潜能,助其重新适应自我,乐观面对现实生活。此外,实施心理干预后的再评估,则在于了解患者接受干预后的心理变化,酌情为其调整方案。

(二)临床心理评估的实施原则

评估贯穿于心理护理的实施流程,还需遵循以下原则。

1.综合评估原则

心理评估需综合多种渠道所获患者信息,才能较准确评估患者的心理状态、识别其心理危机及影响因素。不少临床护士对临床心理评估的存在误解,以为使用心理量表才是科学、客观的心理评估。其实心理量表也有其主观性和局限性,特别是自评量表所测结果很可能因为患者不愿合作而产生偏倚。结合多种评估方式所得结果,更能体现量表与其他方式相互弥补的评估价值。毕竟心理评估的方法各有侧重,如以观察法评估患者的表情动作,以访谈法了解患者的情感体验及心路历程,以量表/问卷法较侧重评估患者的某种情绪反应及其影响因素等。故实施心理评估主张同时或交替使用2～3种评估方法。

2.动态实时原则

心理评估需针对"患者的心理活动随疾病变化或遭遇各种重大生活事件而波动、任何阶段都可能发生心理失衡或危机"等特点,必须强化"动态、实时"评估的意识,实施全程、动态的评估。即使初次评估为身心适宜的患者,并非其日后不再发生心理危机。对患者实施动态评估,可随时甄别患者的心理危机,指导护士及时采取干预对策,在最短时间内帮助患者有效应对、化解其心理危机,挽救其生命,避免其家庭悲剧。

3.循序渐进原则

临床心理评估可借鉴疾病诊疗路径,以先简后繁的方式,循序渐进地展开。如诊断心血管疾病,通常先查心电图,心电图检查报告异常者,才需跟进其24小时动态心电监测、多普勒彩色超声心动图、冠状动脉造影等较复杂的诊疗手段。临床心理评估,一般先确定患者是否处于威胁其身心的负性情绪状态,若其评估结果显示其重度负性情绪反应,再进一步评估、剖析其严重负性心理反应的主要原因,可指导护士为患者采用对症、对因的心理干预措施。若患者经初步心理评估显示其身心状态适宜,则暂且无需做深入的评估。遵循该原则,还可确保护士把有限的心理干预资源用于最急需化解心理危机的患者。

(三)临床心理评估的评判标准

评估患者的心理状况,通常可借助以下标准。

1.主观经验标准

根据被评估者的主观感受和评估者的主观经验进行评估。评估者根据以往的实践经验,结合被评估者的心理状态和行为表现来评估心理异常与否。如被评估者自己感到有不明原因的焦虑、抑郁、恐惧等,且难以控制摆脱,也被视为心理异常。此类运用经验标准,以观察、访谈等方法判断患者的心理状况虽简捷实用,但存在主观性强、科学性差的缺陷。

2.社会适应标准

以社会常模为标准评价某人的心理状况,以适应社会与否区分为正常或异常。此标准以整个社会群体为参照对象,但因其受制于社会状况、国家、地域、民族风俗、文化等背景,需考虑我国多民族所致标准的相对性。

3.病因症状标准

以临床症状和明显病因判断患者的心理状况,如应对突发事件所致血压急剧增高,高度紧张引发头痛、胃肠痉挛等;冠心病患者的疾病发生、发展,常与其 A 型人格密切相关。尽管应用医学检查寻找异常心理症状的生物性原因、作出诊断,被认为更科学且有说服力,但目前依此标准的检出率很低。在病理心理学范围内,目前除 1/10 左右的精神疾病患者的原因较清楚,大多异常心理尚无法依医学标准作出诊断,故此标准的应用十分有限。

4.统计分析标准

此标准源于心理测量,指对人的心理实施标准化测量后,经统计分析,根据结果是否在一定范围内区分正常与异常。此法较客观,且量化的测量结果可进行比较和数学统计处理,但有些心理活动无法测出或并无规律可循,且心理测评没有"金标准",故此标准用于心理评估,有很大局限性。

二、临床心理护理的实施流程与干预

干预既需以评估为前提,又需接受评估的检验。缺乏科学评估的干预易使心理护理陷入泛化、主观、低效;而未聚焦问题解决的干预则会使心理护理的实施流于形式,丧失其应有价值。因此,干预及其效用是心理护理实施的最关键所在,在此主要论及干预的基本原则与危机干预的要点。

(一)干预的基本原则

实施心理护理,既要遵循干预对象的共性规律,又要兼顾干预对象的个体差异,但针对任何护理对象的干预,如同疾病治疗既需针对疾病症状,又需针对疾病原因,不外乎遵循以下两个原则。

1.对症干预

对症干预即针对患者心理反应的性质、强度实施的干预,指干预需依据患者心理反应的性质、强度区分等级,决定为其问题解决所需投入的人力、时间和方式等。例如,对发生严重抑郁或产生强烈自杀意念的患者,需即刻为其施以综合性个性化干预措施外,必须有专人陪伴其身旁,防止其情绪冲动发生意外。必要时协助或转介患者接受专业化的心理咨询或心理治疗等。对仅现轻、中度心理偏差的患者,护士可酌情与患者较深入交流,倾听其诉说,鼓励其宣泄,引导患者在自身条件下获得适宜身心状态等。此外,还需随时掌握所有患者疾病过程遭遇"突发事件"对其身心状态的影响，如病情突变或恶化等多种因素可引发原本处于身心适宜状态的患者的严重心理危机。

2.对因干预

对因干预即针对患者心理反应的主体原因实施干预，指干预需依据患者心理危机的主要影响因素，因人而异地施以相应对策。例如，两位接受乳腺癌根治术的患者术后同样表现得情绪低沉、沉默不语，其主体原因可能因人而异。一位年轻患者因其已婚未育而对日后的夫妻相处等家庭生活充满担忧，甚至丧失与癌症抗衡的信心；另一位年长患者则因其长期在家中扮演贤妻良母的重要角色而使其家人较多地依赖她的照料，术后躺在病榻上的她为不能照顾家人而深深自责。此时护士若能深入了解两位患者不良情绪状态的主要影响因素，所实施干预措施才能行之有效，才可能从根本上帮助患者达成其自身条件下的身心适宜状态。如针对前者，护士可尝试与患者的配偶沟通，告知其此时他的态度是患者术后恢复的重要精神支柱；鼓励患者表达其对配偶的情感依赖等，促成二人之间充分的情感交流，或许有助于患者重燃其对未来生活的希望。针对后者，则可提示患者，眼下最重要的是为早日回到家中而"养精蓄锐"，创口愈合、体力恢复后，她仍然可以回归其家庭的重要角色。

可见，走进患者的内心世界体察、剖析其心理危机的个体原因，才能为患者实施针对性强、效用高的心理干预对策。

(二)危机干预的要点

以下简介危机干预的要点，供护士在为患者，尤其是为发生心理危机的患者实施心理护理时借鉴。

1.核心概念

以下两个概念略有不同，但有时也混用。

危机干预：着重于对紧急问题的即刻反应及通过使用个人、社会、环境、精神甚至物质资源解决紧急问题，尤其注意威胁生命的问题。危机干预包括询问创伤应激详情，但不仅局限于此。危机干预与心理治疗有联系但不等于心理治疗。

心理危机干预：指针对处于心理危机状态的个人及时给予适当的心理援助，使之尽快摆脱困难。心理危机干预的过程是由危机工作者——护士、警察、社会工作者、医师、心理治疗师、咨询师或牧师完成的。

2.心理危机的界定与识别

心理危机的界定与识别主要包括以下三个方面。

(1)心理危机的界定：危机是一种认识，即当事人认为某一事件或境遇是个人的资源和应付机制所无法解决的困难。除非及时缓解，否则危机会导致情感、认知和行为方面的功能失调。如个体突然遭受严重灾难、重大生活事件或精神压力，使其生活状况发生明显变化，尤其是出现了以其已有的生活条件和经验难以克服的困难，致使当事人陷于痛苦、不安状态，常伴有绝望、麻木不仁、焦虑，以及自主神经症状和行为障碍。

(2)心理危机的识别：确定某人是否有对创伤生活事件的易感性、是否有应变能力(心理、社会、文化和物质的)的过程。识别心理危机的要点：①确定危机的严重程度；②确定求助者目前的情绪状态——求助者情绪能动性或无能动性的水平；③确定可变通的应对方式、应付机制、支持系统，或对求助者切实可行的其他资源；④确定求助者致死的水平(对自我或对他人的伤害危险性)。

(3)心理危机的正常应对：指每个人对严重事件都会有所反应，但不同个体对同一性质事件的反应强度及持续时间不同。一般正常的应对过程可分为三阶段。①立即反应阶段：当事者表现麻木、否认或不相信；②完全反应阶段：当事者感到激动、焦虑、痛苦和愤怒，也可有罪恶感、退缩或抑郁；③消除阶段：当事者接受事实并为将来做好计划。危机过程持续不会太久，如人们对亲友突然死亡的居丧反应一般在6个月内消失。

3.心理危机干预的主要目的

(1)防止过激行为，如自杀、自伤或攻击行为等。

(2)促进交流与沟通，鼓励当事者充分表达自己的思想和情感，鼓励其自信心和正确的自我评价，提供适当建议，促使问题解决。

(3)提供适当医疗帮助，处理昏厥、情感休克或激惹状态。

4.心理危机干预的原则

心理危机干预的原则主要强调四方面：①迅速确定要干预的问题，强调以当下的问题为主，并立即采取相应措施；②必须有当事者的家人或朋友参加危机干预；③鼓励当事者自信，不要让其产生依赖心理；④把心理危机作为心理问题处理，而不要作为疾病进行处理。

5.心理危机干预的模式

主要包括以下三种。

(1)平衡模式：该模式的目的在于帮助人们重新获得发生危机前的平衡状态。该模式多用于危机的起始期，最适合早期干预，针对人们丧失自控能力、分不清解决问题的方向且不能做出适当选择等状态，主要焦点是稳定当事人的情绪。

(2)认识模式：该模式的基本原则是，通过改变思维方式，帮助人们获得对自己生活中危机的认识。该模式最适用于危机趋于稳定、回到接近危机前平衡状态的求助者。通过练习和实践新的自我说服，使之认知更积极、更肯定，直至否定性和懦弱的自言自语消失。

(3)心理社会转变模式：该模式最适用于危机发生后已处于稳定状态的求助者，其目的在于与求助者合作，以测定与危机相关的内外困境，助其选择替代当前行为、态度、利用环境资源的方法，获得自我控制。

6.护士在心理危机干预中的作用

心理护理与心理辅导、心理咨询、心理治疗同属心理援助范畴，护士在心理危机干预中的作用不可或缺，无可替代。主要包括：①临床护士是心理危机干预最重要的心理援助力量，如急诊或ICU护士为灾难事件伤者守护生命的同时，也是为其实施心理危机干预的最重要人力资源；②临床护士具有实施心理危机干预的职业优势，如护士与意外创伤者接触最密切，可较快赢得伤者的信任，便于把握伤者心理援助的最佳契机；③临床护士已具备的专业知识和心理护理技能是其实施心理危机干预的有利条件，可助其在诸多环节、相当程度上化解灾难事件伤者的重度心理危机。

当临床医师专注于救治伤者时，心理专业人员匮乏或心理工作者无医学知识难以作为时，护士以其近距离接触伤者的职业角色，最便于感受、觉察、干预伤者的心理危机。如一位汶川地震所致创伤的女性伤者，曾因其大腿深部创口的剧烈疼痛而吵闹不止、寻死觅活。一位有医学常识的护士上前与其沟通，问伤者："有否想过，这么深的创口如果不疼会怎么样？会不会更糟？"(暗示伤者应庆幸没有因伤截瘫，其创伤预后良好。)，仅此一句话，即让伤者破涕为笑，轻松化解该伤者的危机。而此时，仅有心理学背景而无医学专业知识的心理干预志愿者面对此况，或许无法做出如此恰当的处理。

(卢怀云)

第四节　临床心理护理的应用研究

临床心理护理的应用研究，指借鉴心理学的原理和方法，积极探索可便于我国广大护士用于临床的规范化、可操作性强的心理护理模式。包括研究并提供给护士主导护患关系的方法和技巧，帮助护士调控患者间、患者与家属间关系的有效对策；研制区别于精神疾病患者临床诊断、客观评定且适用于心理护理对象的一系列测评工具；研究并建立心理护理效果的科学评价体系；研究并提供护理对象心理危机的干预措施及伤患者群身心康复的有效对策等。以下简介几则我国学者所做临床心理护理应用研究的探索，为日后更深入地开展研究抛砖引玉。

一、非精神科住院患者常见负性情绪原因问卷和常模的研制

此处简介护理学硕士研究生所做心理护理课题研究的部分应用性探索，该研究的部分成果已发布于 2010 年版的《护理心理学》（“十一五”国家规划教材）。

（一）研究背景

随着人们身心健康的内涵及需求迅速增长，患者心理状态对其疾病发生、发展、转归和预后全过程的影响已更多地受到广大临床护士的重视，越来越多的临床护士开始关注住院患者心理状态的评估与干预，且逐步意识到只有对患者心理问题的影响因素进行深入分析，才可能明确其深层的主要原因，才可能“有的放矢”地优选出“标本兼治”的个性化心理护理对策，帮助患者在其自身的条件下保持可趋向良好态势的适宜身心状态。

患者心理评估与干预的内容虽已列入临床护理工作常规，但临床护士较关注患者的负性情绪反应，很少深入分析患者负性情绪反应的主要影响因素，以致患者的心理评估与干预陷于泛陈化，流于形式化，缺乏个性化；针对性及有效性均不尽如人意。

研究者综合分析国内专业期刊 170 余篇文献发现，其涉及“住院患者心理问题的影响因素”近百种，很难为他人了解患者产生心理问题的主要原因提供可借鉴、清晰的分析思路；加之 10 多年前大多临床护士缺乏较系统心理学知识或相应评估工具，易使患者心理状态及其影响因素的评估产生误差，也难以真正为其临床干预提供可靠依据。

（二）研究目的

为指导临床护士从几个主要路径快速、清晰地分析患者产生心理问题的可能原因，并为制定心理干预对策提供依据，本研究系统归纳导致患者产生心理问题的影响因素，提炼出一个分析框架，以期建立一个可供广大临床护士使用、有效可信、操作便捷的患者心理失衡影响因素的分析工具，以协同和指导临床护士在评估患者心理时能便捷地从若干个路径去分析、确定其产生负性情绪的主要原因，进而为选择和实施针对性强、效用高的心理干预对策提供依据。

（三）研究内容

（1）确立非精神科住院患者常见负性情绪的原因问卷的构成要素。

（2）确定问卷的功能。

（3）调查问卷的结果分析和信效度分析。

（4）形成上海地区“非精神科住院患者常见负性情绪的原因问卷”常模。

(四)研究成果

(1)确定了非精神科住院患者常见负性情绪原因问卷的构成要素:触类旁通临床疾病诊断的科学路径,以临床护理实践的问题解决为切入点,系统归纳导致患者产生负性情绪的原因,提炼其分析框架,初步确立非精神科住院患者常见负性情绪的原因问卷的构成要素;确认了非精神科住院患者常见负性情绪的四大原因模块,即疾病认知、就医环境、社会支持和人格特征。

(2)修订、完善了《非精神科住院患者常见负性情绪的原因问卷》:该问卷由 4 个因子、(17+45)个项目组成;具有较好的分辨力,可将不同负性情绪的患者与情绪反应适度的患者加以区别;问卷的信度和效度较好,可作为护士评定住院患者心理失衡影响因素的分析工具,具有简便易行、操作性及甄别性较强等特点。

(3)工具性成果形式可为后续深入研究提供依据:《问卷》既适用于患者住院初始阶段心理问题影响因素的检测,也适用于动态了解患者住院各阶段心理状态及影响因素的变化。该问卷还可进一步验证护士以观察法、访谈法等所获得患者心理反应影响因素的结果,减少护士自行评估的主观性、盲目性,确保临床护士在有限的时间内“有的放矢”地对患者进行重点干预,为选择和实施针对性、有效的心理危机干预策略提供依据。

二、临床患者心理干预模式及其实验研究

此处简介护理学硕士研究生所做心理护理课题研究的部分应用性探索。

(一)研究背景

随着社会现代化进程的加速,社会心理因素所致人类身心健康问题日渐严重,越来越多的非精神疾病患者遭遇疾病过程中较大心理压力,寻求心理干预或心理支持的需求快速增长。帮助人们采取积极有效的方法缓解其所面临的各种压力,关注患者心理健康并酌情实施心理干预,帮助患者保持疾病状态下的相对身心平衡,已成为当今医护工作者责无旁贷的分内重任。本课题针对研究背景的具体思考如下。

(1)基于国内外临床心理干预研究现状差异的思考:主要分析、比较了国外与我国的相关研究现状。

国外临床心理干预研究现状:发达国家的民众重视心理健康且主动寻求心理支持的积极性较高,其临床心理干预启动较早,已广泛开展以心理干预的实用性和有效性为重心的临床研究,并在以下方面形成其优势:①广泛的理论基础;②充足的人力资源;③明确的干预对象;④有效心理干预的常用措施。

我国临床心理干预研究现状:近年来虽已取得明显进步,但较之国际先进水平尚存在较大差距,主要存在以下不足:①理论借鉴与实际运作不到位;②实施干预的人力资源相对不足(护理人力资源呈相对弱势、护士学历结构呈明显弱势);③干预的对象不够明确;④干预措施缺乏针对性。

(2)基于建立符合国情的心理干预模式的思考:主要提出“积极探索和尽快建立符合国情的心理干预模式、满足国民身心健康需求的根本举措”的若干分析与思考。①我国临床心理干预的需求迅速增长;②我国临床心理干预的方法有待创新;③理论体系与应用模式亟待扩充。

一直以来,如何将心理学经典理论与护理学临床实践相结合,摸索更多适合国情的临床患者心理干预模式,指导广大临床护士为患者实施有效的心理干预等,已成为深深困扰我国心理护理实践的瓶颈问题,也是学者们竞相关注的研究热点和难点,更是令大多初出茅庐的学子们不敢轻

易触碰的“烫手山芋”。

2.研究目的

本研究与前期已开展非精神科住院患者心理状态及其常见原因的课题研究相呼应，借鉴心理学的认知功能、应对方式以及心理治疗技术，应用并验证前期研究的工具性成果，以外科手术患者及其心理问题为具体研究对象，尝试开展临床心理干预的实验研究并初步构建临床患者心理问题的干预模式。旨在为丰富和发展我国临床心理干预模式提供依据，为临床护士实施心理干预提供有价值的借鉴。

(三)研究思路

本课题作为系列研究立项“临床患者心理状态评估与干预专家系统”的终末环节，既是对前期研究成果的运用和验证，也是整个系列研究中分量最重、难度最大的关键环节，故研究思路事关整个研究能否达成总体目标，尤为重要。

1.构建干预模式基本框架

广泛查阅国内外研究现状为参照，充分借鉴与护理领域的临床心理干预密切相关的心理学、护理学理论，初步构建“临床患者心理干预模式”的基本框架。

2.验证干预效果

以外科手术患者为主要研究对象，结合使用“非精神科住院患者心理评定量表”等测评手段；分阶段实施实验对照研究，并深入分析典型临床个案；比较控制条件下接受不同干预方式患者的心理状况；再就其实验研究结果加以分析、讨论，从中总结、提炼出若干便于护士掌握和操作的心理干预对策，为后续研究和发展做一些有益的铺垫。

(四)研究成果

1.初步建立临床心理干预模式

该模式适用于心理护理领域，既针对患者常见负性情绪状态实施干预，更强调针对患者常见负性情绪的原因施以有的放矢的干预，经临床试验研究证实，该模式及其措施对降低手术患者术前各种负性情绪作用明显。

界定了模式的操作性定义：临床心理干预模式，即护理领域中经常遇到、需由护士独立完成、针对患者心理危机的干预策略和主要路径；需区别于心理治疗、心理咨询范畴的危机干预；需符合国情、充分体现专业特点的可操作性较强的临床心理干预模式。

明晰了模式的主要环节：基于前期研究，提出建立模式的 4 个主要环节。①甄别性评估：以科学简便的评估手段及时甄别出有较严重心理问题的患者个体；②动态性评估：患者心理反应的性质、程度及原因分析；③重点实施针对性干预对策：针对患者心理反应等级的干预，及针对患者心理反应原因的干预；④效用性评估：随时把握实施干预的效用及与患者心理的变化趋势，为后续实施干预提供依据。

拟定了干预的具体内容：以心理干预模式为指导，明确实施心理干预的切入点和重点，拟出可供临床护士参考、简便易行的具体干预措施如下。①以甄别性评估确定主要干预对象。基于本课题前期研究所得“某个特定阶段，仅少部分住院患者存在一些需要护士实施针对性干预的心理问题或潜在危机”等结论，本研究提出“以甄别性评估确定主要干预对象”之建议，可促使临床心理干预更具有指向性，确保护士投入更多的精力和时间去帮助少数有严重危机、难以自行成功应对的患者，可产生较显著提升临床心理干预效用的直接影响。②把握心理干预的主要切入点。既对症又对因地为患者实施心理干预，有助于提高患者应对疾病应激、消极情绪的承受能力，其要点如下。a.确定患者心理问题的原因；b.保持患者心理状态的平衡；c.提高患者的应对效能，其具体运作过程中护士应注重把握以下3个环节，即评价患者的应对策略及应对效果，无需刻意要求患者将其应对的重心转移至问题解决，再次评价患者的应对效果。③提出心理干预的对策及操作注意点。a.建立信任的护患关系，准确评估；b.针对患者心理问题的主要原因实施干预，包括：错误疾病认知的干预，提高患者的社会支持，消除就医环境中的不良刺激，针对患者应对方式的干预，针对患者焦虑、抑郁等不良心理状态的干预。

2.较充分论证了前期的研究结论及工具性成果

本课题对手术患者实施心理干预的临床试验研究，确认了“原因应对与状态调控并举的干预对策”对手术患者的显著效用；与前期课题“非精神科住院患者心理评定量表及常模的研制”“非精神科住院患者常见负性情绪原因问卷和常模的研制”相呼应，初步构成了针对手术患者“评估→分析→干预→再评估”的较完整临床心理护理路径，取得了预期成果。若将本研究进一步拓展和延伸，加强结果中重点部分如疾病认知过程等方面的深入研究，该成果有望为广大临床护士科学、高效地实施临床心理护理提供可借鉴路径与模式，进而提高我国临床心理护理的可操作性和针对性。

三、意外创伤者早期心理他评量表及常模的研制

此处简介护理学硕士研究生所做心理护理课题研究的部分应用性探索，该研究的工具性成果已发布于2010年版的《护理心理学》。

(一)研究背景

创伤所致身心障碍者常因伤后未恢复完好的身心状态、社会功能，难以维系自身的日常生活秩序和质量，还可给其家庭、社会造成重负，已成为创伤者本人及其家庭，乃至社会的一大隐忧。意外创伤人群的心理康复研究，日益受到广大学者的关注和各国政府的重视。

综述近几年国内外针对创伤应激心理反应的评估工具研制，大多量表无法直接反映意外创伤者的心理反应特征，难以鉴别伤者较为突出、亟待化解的心理危机，其特点如下：①偏重心理问题性质的确定，未区分其严重程度，难以及时鉴别有严重心理危机、急需干预的伤者；②多数量表的适用范围为正常人群或其他非意外创伤者，其条目大多不适用于评价创伤早期伤者的心理反应；③自陈式量表大多难以如实、有效地评估特定情境下意外创伤者的早期心理状况；④未见到便捷、适用于意外创伤者早期的他评工具。

意外创伤者早期心理反应的主要特点：①伤者常处于情绪休克状态，或创伤致其认知、思维水平受限，影响其准确表达感受和心理状况；②伤者可能采取自我保护的心理防御机制，歪曲或掩饰主观报告；③创伤应激所致强烈情绪反应可降低伤者自评的可靠性(受制于其愤怒、敌对或抑郁)，严重创伤者更难以配合临床心理自评的操作。此时针对其采用自评的结果易受质疑，精神障碍诊断工具也不适用于短暂性心理适应障碍的意外创伤者。

因此，意外创伤者的早期心理评估，更适宜选用可供医护人员简捷操作的他评工具，既确保其可行性和实效性，也为其制订心理干预方案提供可靠依据。

(二)研究目的

针对意外创伤常导致伤者认知、情绪、行为等方面的异常反应，可能引发心理疾病或延缓康复进程，甚至导致心理疾病、永久性身心残障等特点，研制适合我国临床护士知识结构、适用于意外创伤者早期心理特点的他评量表；探索、分析意外创伤者早期心理反应的特点及其相关影响因

素;根据全体受测伤者评定结果的平均水平,建立该量表的区域性常模,用于意外创伤者早期的心理状态评估;尝试以工具性研究成果辅佐"意外创伤者早期心理评估与干预"的针对性和有效性,为临床一线护士指导伤者有效应对创伤危机、达成较完好身心修复提供参照。以期更好地展现心理评估和干预对促进意外创伤者身心康复进程中的独特效用,也为系列课题"构建意外创伤致残者早期心理康复模式"提供依据。

(三)研究设计(部分)

1.界定操作性定义

此环节关系整个课题研究的方向及其结果,非常重要。

意外创伤事件:本课题将"意外创伤"界定为"外来、不可预见、突发、非本意、非疾病引起,并以创伤事件为直接,且单独的原因致身体受到伤害的客观事件"。

早期:本研究拟将"早期"限定为"从伤者脱离生命危险、意识清醒时开始,到其进入伤残躯体功能复健初期"的时间段,主要包括伤者急性期、治疗的早期阶段"。

但需考虑"早期"的时间段很难界定,意外创伤严重程度不同的伤者的救治时段不一。

他评:他评指由熟悉的人为其操作心理测评。"被试者熟悉人"可指对被试者情况知之甚多的人,也指在不同情境下都能观察被试者的人。本研究将"他评"界定为由医护人员对意外创伤者实施心理状态评定。

2.量表的初步形成

简要介绍以下两部分内容。

量表条目池的形成:检索国内外大量文献,借鉴心理学相关理论,考虑到他评工具的特点及创伤早期的人群特征,选择国际上较权威、经过信效度检验、已译成中文版本的心理健康相关他评量表,主要涉及焦虑自评量表(SAS)、医院焦虑抑郁量表(HAD)、症状自评量表(SCL-90)、护士用住院患者观察量表(NOSIE)。从中抽取与本研究相关的分量表或条目,构成意外创伤早期心理他评量表的初稿,并结合访谈、临床观察,着重搜集上述相关量表中反映个体认知、情绪、行为三方面的条目,形成 28 个条目的他评量表初稿。

专家咨询:先后就量表初稿进行了两轮共 19 位专家咨询,专家权威度 Cr=0.80。一般认为 Cr≥0.70 为可接受信度,提示此次函询内容的专家权威程度较高,咨询结果可信。本研究酌情采纳了专家的部分意见,并根据专家评分情况对数据进行统计分析(主要以变异系数为筛选依据,一般认为变异系数≥0.25,则专家对该指标的分歧较大),剔除变异系数大于 0.25 的条目(即专家对此项目看法差别较大的项目)13 个。

(四)研究成果及意义(部分)

1.形成意外创伤早期心理他评量表

该量表由焦虑、抑郁、退缩行为 3 个纬度 18 个项目组成,具有较好的信度和效度。

他评量表可弥补既往研究的缺项,针对创伤早期应激状态下患者可能存在认知思维障碍、自我防卫不当等有碍自我测评的影响因素,由医护人员对其实施心理评估,可保证评估结果的相对客观性和一定预测性;同时经临床试用,显示此他评量表易懂、使用简单、方便、耗费时间少,只需根据平时工作中的细心观察及与伤者交谈,即可顺利实施评估。

2.初步建立他评量表的上海地区常模

根据标准化样组的施测结果,全部以意外创伤者为研究样本,初步建立意外创伤早期心理他评量表的上海地区常模,制定了心理异常的划界值,可避免以健康人群样本建立量表常模造成的评估结果偏倚；可为临床护士提供简便易行、操作性及甄别性较强的意外创伤者早期心理评估工具。

3.研究实践的启示

经使用自行研制的“意外创伤者早期心理他评量表”实施伤者心理评估的临床实践，更深刻地体会本研究对伤者的重要意义，并在与伤者近距离互动中获得些许启示如下。

“意外创伤者早期心理他评量表”的应用价值：①早期的心理评估、干预有益于伤者身心康复，研究者在与伤者近距离接触或较深入交流中，深切感受到伤者早期对医护人员予以心理支持的渴求；②他评是伤者早期心理评估的首选适宜方式，本课题研制的他评量表以其题项精要、避免伤者的“二次创伤”等特点，更易在临床实施，明显比 SCL-90 等题项过多的自评量表更容易为意外创伤者接受。

伤者早期心理评估实践的启示：本课题将所研制“意外创伤者早期心理评估量表”应用于意外创伤者早期心理状态评估的同时，也提出了可为后续研究提供参考的伤者早期心理反应的主要影响因素和思考。主要包括五个方面：①关注伤者心理反应的影响因素，有助于实施针对性心理干预；②注重伤者的情感及信息支持，可助其寻求社会支持；③挖掘伤者的自身潜力，以激发其主观能动性；④鼓励病友“现身说法”，可促进伤者的控制感；⑤运用“向下社会比较”，易引发伤者的“成长”体验。

（卢怀云）

第十五章 心理卫生

第一节 概 述

一、心理卫生的概念

心理卫生也称心理健康，它是研究探讨促进人的心理健康的一门科学。《新编大英百科全书》中注明："心理卫生就是用以维护心理健康和改进心理健康的种种措施。"由此，我国许多学者把心理卫生定义为以积极、有效的心理活动，平稳、正常的心理状态，对当前和发展着的社会和自然环境，以及自我内在环境具有良好的适应功能。我们可从以下三个方面去理解。

首先，没有心理疾病。心理疾病又称精神疾病，是心理活动的异常表现，没有心理疾病是心理健康的基本要求，因为心理疾病状态下人无法正常地发挥心理活动的功能，对日常生活和工作有明显的影响，心理疾病无疑是心理不健康的表现。

其次，对不良心理活动能够及时而有效地调节。人生活在复杂的社会中，矛盾冲突、压力打击随处可见，没有人能够事事顺心，时时愉快，在各种生活事件中产生消极心理是在所难免的。心理健康的人并不是永远都处于良好的心理状态下，他在生活中也会烦恼，也会痛苦，有这样或那样的心理困境，出现这些问题时，心理健康的人能及时发现，并能采取合适的方法和手段调节心理活动，使之尽快恢复到正常的活动状态中。在充满竞争的现代社会中，能够很好地调整心态是保持心理健康的一个重要要求。

第三，保持积极、平稳的心理状态，使心理活动正常地发挥功能。在社会生活中充分发挥身心潜能，这是心理健康的理想状态，它包括在各种社会条件下保持平稳、正常的心理状态，不论顺境还是逆境，不论成功还是失败，不论自己处于社会的哪一个位置，心理健康的人都尽可能地心平气和、愉快满意地对待现实，较少产生心理困惑。另外，这种理想状态还包括对社会的良好适应，比如能够胜任工作和学习，能通过自己的努力获得一定的事业成就与社会认可，能与周围各种人保持融洽的人际关系，勇于承担责任，善于解决面临的各种社会问题等。

二、心理卫生的意义和任务

(一)心理卫生的意义

1981 年，联合国大会通过了关于《2000 年人人享有卫生保健的全球战略》的决议。根据这个决议，世界卫生组织制订了第七个总体工作规划，规定了卫生科学和卫生技术的七项内容，其中之一就是"维护和促进心理卫生。"心理卫生问题越来越受到全世界的专家和各阶层人士的关注。心理卫生的意义表现在以下几方面。

1.心理健康才能适应现代瞬息万变的环境

在现代社会，新生事物层出不穷，那么如何适应这应接不暇的新知识、新技术，提高自身的生存质量，这就要有健康的心理，才能提高承受各种压力的能力，才能从容不迫地面对生活。

2.心理健康才能正确地对待成功与失败

无论在学习上还是生活中，都难免遇到成功与失败，如果缺少心理健康，不可避免地会对一些事物作出错误的判断。成功时，过分沉湎于胜利的喜悦，看不到前面的征程，这样，必定会止步不前，半途而废；失败时，只会品尝着挫折的痛苦，认识不到失败乃成功之母，必定导致精神忧郁、萎靡、一蹶不振。所谓"胜不骄，败不馁"正是心理健康的结果。

3.心理健康才能与人为善，和谐相处

现代社会单靠自己的力量很难在某项事业上获得成功。只有靠集体的智慧和力量才能有可能攀登事业的高峰。因此，现代人极其注意建立良好、和谐的人际关系。心理健康的人，一般心胸豁达，情绪稳定，对同学和朋友热情、体贴，乐于助人。因此，能够建立起好的人际关系，能够把自己的力量融入集体的力量之中，团结合作，取得成功。

4.心理健康才能有效地抵制疾病，战胜疾病

现代医学证明，有很多疾病与人的心理健康与否密切相关。例如，消化性溃疡病受心理因素影响很大，长久的抑郁、过分的悲伤等，可使胃液减少，影响消化。而激动、紧张、焦虑等，又可使胃酸分泌持续增加，促发胃溃疡。心理健康的人一般表现为有战胜疾病的信心，能够面对现实，放松自己，勇敢乐观地对待疾病，热爱生命，热爱生活，因此，能够提高生存的能力和生命的价值。

(二)心理卫生的任务

1.研究并揭示导致心理疾病的原因及其规律

人的心理健康受到诸多因素的影响。可综合归纳为心理的、生物的、社会的等几方面。任何一种心理疾病，都是上述三方面因素综合作用的结果。其中，为我们所关注的焦点是心理因素。就个体而言，善于自我心理调节，提高心理承受能力，是保证心理健康的基础，也是维护自身心理健康的最有效的途径。

2.针对影响心理健康的原因，探索诊断、治疗和预防心理疾病的方法与手段

遵循现代精神医学有关综合防治的原则和模式，具体研究各种因素对于心理疾病的作用方式和规律，提出相应对策。例如，不同的个体、不同的年龄阶段、不同的生活环境，其心理问题的产生也不相同，因此，具体问题具体分析是研究心理卫生的一项基本原则。心理卫生学研究的重点是个体在适应社会、发展自己的过程中所遇到的心理问题。

此外，如何进行有效的早期治疗，改进精神病院的各种设施，缩短治疗时间，提高治愈率，防止症状复发等一系列问题，都需要心理卫生学予以深入细致的研究。

3.研究、探索改善和提高人们心理健康水平的途径和规律，加强心理健康教育

心理卫生必须把目标指向一般人。他们虽没有明显的心理疾病，但心理健康水平仍有待提高。只有提高整体心理健康水平，才能进一步提高生活质量，提高个体自身素质，体验生活中多层次的幸福感。在这方面，可以做的工作很多，如通过电视、广播、书籍、报刊等媒介宣传普及心理卫生知识，引起社会对心理卫生的重视，纠正大众对心理疾病的各种错误认识；通过专门的心

理咨询解决个人的心理困扰；通过企业、机关、学校等部门的专门机构或群众团体开展各种旨在提高群体心理健康水平的活动。

4.提高专业队伍的素质

训练心理咨询与辅导人员，提高专业队伍的素质，使全社会成员的心理健康得到良好的保护。心理卫生是一项涉及范围极广的工作，需要心理学、医学、生物学、社会学等多种学科共同合作，这是完成上述各项任务的基本保障。

三、心理卫生运动简史

(一)世界心理卫生运动简史

心理卫生虽然是在近代才受到人们关注，但其思想渊源却相当悠久，早在两千多年前，古希腊医师希波克拉底就提出了心理卫生概念。我国的《黄帝内经》中已强调“圣人不治已病治未病。”表明人们早已认识到健康与社会和谐及心理平衡的依存关系。

直到19世纪前，人们对心理(精神)疾病还没有正确、科学的认识。许多有精神疾病的患者常在人格上、行为上受到非人道的管束和虐待。1792年比纳尔医师提出要使精神病患者得到康复，除了不受束缚外，他们应该从事有益的劳动。这是从如何认识精神病和给患者以人道主义待遇开始的当代心理卫生运动的起点。

1908年美国的一位大学生比尔斯以自己患精神病后又恢复健康的亲身体验所著的《一颗失而复得的心》又一次使心理卫生运动得以迅速发展。他使人们了解到当时精神病患者被当作疯子，在近乎监狱的精神病院中所遭受的非人的待遇，最终结束了这样的“看护”和“管理”。这次心理卫生运动迅速得到医师、心理学家、精神病学家及社会各界的广泛支持。并于1908年5月成立了世界第一个心理卫生协会，协会宗旨有五项：保持心理健康；防治心理疾病；提高精神病患者的待遇；普及关于心理疾病的正确认识；与心理卫生有关的机构合作。

此后，心理卫生运动迅速推广，于1930年在华盛顿成立了国际心理卫生委员会。其宗旨是“完全从事于慈善的、科学的、文艺的、教育的活动。尤其关心世界各国人民心理健康的保持和增进对心理疾病、心理缺陷的研究、治疗和预防以及全世界人类幸福的增进。”

当今心理卫生的含义已不再局限于对精神病的三级预防与治疗。其着眼点已转向健康人群的心理保健，转向社会人口的心理健康。认识到只有从个体生命萌发之始就打好基础，才能逐步培养健康的心理和完善的人格。才能从根本上预防精神疾病、心身疾病、变态人格和心理行为适应不良的发生。世界心理卫生联合会出版的《国际心理卫生展望》中提出的任务也强调：“在生物学、心理学、医学、教育学和社会学等最广泛的方面，使居民的心理健康达到尽可能高的水平。”

在21世纪70年代，心理健康由于受到预防医学的重视，再次在美国兴起。因为调查表明，求医患者中60%声称有躯体不适但又无躯体疾病体征。他们往往具有某些情感障碍(焦虑、苦恼等)，在接受心理治疗后，90%缓解了症状，且医药费大大减少。

与此同时，世界各国的心理卫生工作也有了新的发展，许多国家都设有精神卫生中心、心理咨询机构等组织。心理卫生工作受人本主义心理学的影响，不仅只集中在个体的心理不健康方面，工作内容也不仅限于提高个体适应能力，还扩展到关心个体健康方面。全面提高人的心理素质，充分发挥人的潜能与创造性，塑造完美的个性已成为当今世界卫生运动的新目标与发展趋势。

(二)中国心理卫生运动概况

我国在国际心理卫生运动日趋发展的影响下,于 1936 年在南京正式成立了“中国心理卫生协会”,翌年抗日战争爆发,全国处于非常状态,致使心理卫生工作被迫停止。其后,由于种种原因,直到 1979 年冬,在天津召开的中国心理学会第三届年会上,许多与会代表提出重建中国心理卫生协会的倡议,经积极筹备,1985 年在山东泰安市举行了成立大会。以后各省、直辖市、自治区的心理卫生协会及心理咨询机构也相继成立。广大心理学工作者,特别是心理卫生工作者积极开展心理卫生的宣传、普及与服务工作。各级心理卫生协会通过召开学术讨论、举办培训班、编辑学术刊物等形式,宣传心理卫生知识,推动心理卫生学的研究。心理卫生方面的知识及研究成果不仅在心理学综合刊物上得以发表,而且在教育杂志上也大量刊登。近年来,《心理卫生》《临床心理学》《心理辅导》《心理与健康》《心理医师》等杂志相继问世。关于大中小学心理卫生方面的专著也陆续出版。心理卫生组织的建立,心理卫生与咨询、辅导人员的培训,心理卫生方面的著作与文章的大量发表,充分表明了中国心理卫生运动进入了一个蓬勃发展的时期。

(谢颂世)

第二节 儿童期心理卫生

儿童期是生理和心理变化最大的阶段,细分为婴儿期(0～3 岁)、幼儿期(3～6、7 岁)、童年期(6、7～11、12 岁)。有些研究者把少年期(11、12～14、15 岁)也归在儿童期,因为少年期和青年早期(15、16～18 岁)是出现心理问题最明显的时期。

儿童期是心理发展的重要阶段,也是人格形成的关键时期,心理学的各个流派都非常重视儿童期的心理卫生工作,做好这一时期的心理卫生工作,可以起到事半功倍的效果。而如今的研究表明,心理卫生工作应该从胎儿期,甚至妊娠早期开始。

一、儿童期的生理心理特点

(一)胎儿期

现代医学表明,早在胎儿期,个体尚未出生之前,已经开始了与外部环境的互动。根据现有的研究结果,胎儿早在两个月的时候就开始有了皮肤的感觉;三个月时,会吮吸自己的手指及碰到自己的手臂和脐带;四个月时,胎儿开始有了听力;五个月时,胎儿已经能够记住一些声音,并可以开始建立安全感;六个月时,开始出现嗅觉;七个月时,视觉开始发育,并开始具备了发声的功能;八个月时,可以通过味觉来感受苦与甜,并可以感受到母亲的情绪变化,并作出不同的反应。

(二)婴儿期(0～3 岁)

人类是唯一一个还没有成熟便出生的物种。新生儿的脑重约是成人脑重的 1/3,到 3 岁时相当于成人脑重的 2/3(有的研究认为是 3/4)。相应地,神经元和神经突触的数量也在快速发展,在 1 岁以内,从生理上婴儿主要学会的是抚摸、抓握、翻身、坐、爬、立、走、形成各种条件反射和协调的随意运动,而各种人类特有的功能也在这一时期渐渐发展出来,最明显的就是独立行走和言语的产生。这两个能力曾经是从猿到人转变过程中的两个质的飞跃,以及人类产生的标志,可是在人类出生之后的第一个年头里，婴儿已经开始一步步地发展出了这种能力。婴儿的发展过程让我们看到人类生命的神奇。独立行走能力的产生，使婴儿的生活范围扩大，他们开始出现了最初的游戏活动。对言语的理解和应用，使得婴儿对周围环境的理解更深一步，他们可以理解成人的言语，并能够用言语与成人交流。在最初与外界环境接触的过程中，独立行走和语言的运用，对于婴儿心理的发展起着重大的影响作用。从心理上，婴儿会感受到自主感，开始能把自己和周围的环境区分开来，随着自己走路、自己吃饭、自己拿东西这些行为的逐渐增多，婴儿渐渐有了自我意识，开始能够区分“你”和“我”。而这种自主感对于婴儿的个体化，以及今后独立自主能力的培养起到了相当关键的作用。

根据客体关系理论，从出生到2个月，婴儿处于自闭阶段，在这一阶段，新生儿与外界几乎是没有接触，绝大多数时间都处在睡眠状态，其心理退缩近似于子宫内的隔绝状态。这段时期，提供了婴儿从母体内到母体外生活的一个过渡阶段。从神经生理的角度来看，新生儿还没有区分自己和外部世界的能力。

2～6个月，婴儿处于共生阶段，在这一阶段婴儿开始建立了对于能够满足它的需要的客体(照料者)的朦胧觉察。从神经生理上，记忆、认知以及运动协调的功能也开始发展。这些能力的产生使得婴儿能够记住并回忆它的早期经验，比如被亲吻、被喂养、被拥抱，在这些经验中，他们开始意识到有一个不同于自己的客体存在。这个客体可以随时满足它的需要：在它饿的时候，乳房就会出现；当它想看到妈妈的时候，妈妈就会出现在眼前。这个时候，婴儿所能够体验到的是一种全能感。当然，未必每次他/她饥饿的时候，乳房都会出现，于是婴儿的早期经验里，便有了好的乳房和坏的乳房的划分。这一区分有利于自体和客体的划分。在这个时期，婴儿开始建立了与母亲(或者起到母亲作用的照料者)之间的强烈依恋。表现为婴儿对父母一天24小时都必须在身边的需要。

6～24个月，婴儿进入了分离——个体化阶段。在这个阶段，随着婴儿神经生理的发展，他们开始能够看到更多的不同于母亲和其他照料者的外界物体，表现出对这些物体的好奇，并开始通过爬行或者蹒跚学步开始独立地探索它所感兴趣的领域。可是在这个阶段，他们又不能够完全独立起来，所以有过养育经验的父母可能都会有这样的经验，就是孩子在独立探索的过程中，会一步几回头地检查母亲是不是在不远处。当它确定母亲在看着它的时候，就会放心地继续玩耍。可是当母亲不在的时候，它可能会哇哇大哭，哭声传递出强烈的恐惧和无助。在依恋理论中，把身后的母亲比喻为安全基地，似乎她是一个婴儿可以随时回去充电、歇脚的地方。可是最重要的是，她是一个可以给婴儿提供安全感的地方。然而婴儿似乎意识不到这个安全基地的重要性，他/她为自己可以独立地去感知和探索世界的能力所陶醉，沉浸在一种无上的全能感中。这种全能感便是成人的自信心的雏形。这段时期的婴儿，表现出独立性和依赖性的并存。许多父母会发现，这个时期孩子开始会说“不”，通过言语和行为的方式。也就是说，不同于共生阶段的甜蜜与和谐，婴儿开始与自己的父母闹别扭，而此期的孩子无论是从行为上、还是从情绪上开始表现出多变性，令家长难以掌控。伴随着闹别扭的不断出现，孩子渐渐发展出一些同理心，即老百姓通常说的“通人性”。他们开始学会察言观色，在感受到母亲生气的时候，表现出小心翼翼，不再大哭大闹等非常合乎情境的行为反应。这种同理心的建立，虽然只是一个小小的萌芽，但对于其今后的人生中，与人建立良好的关系至关重要。

24～36个月，这个阶段婴儿开始出现了明确的自我意识，并且能够意识到客体的恒久性。这个恒久性与共生期婴儿对客体片面的感知是相对的。共生期的婴儿在不能及时得到乳房的时候，会体验到坏乳房，在能够及时得到乳房的时候会体验到好乳房。它会把这两个乳房体验为两个完全不同的客体。而此期的婴儿能够意识到，不管母亲在与不在，母亲的形象都是固定的。对于母亲，它开始有了完整的觉知，即意识到了母亲虽然会提供给自己各种各样的情感和生理的满足，但也会缺席，而这个可以提供满足的母亲和那个会缺席的母亲是同一个人。随着这种认知的出现，婴儿开始建立一种情感客体的恒常性，即母亲暂时不在，可是母亲的爱还在，母亲还是爱我的，她会回来看我。从依恋理论来看，在这一时期，婴儿可以忍受并理解母亲暂时的缺席，不会因为母亲的缺席，而认为母亲再也不会回来，因此而体验到严重的丧失感和强烈的愤怒。也就是说，这种情感客体的恒常性的建立，也增强了个体处理分离所产生的负性情绪的能力。

(三)幼儿期(3～6、7 岁)

这段时期，个体身体继续发育、大脑也继续发育，到 7 岁时脑重接近成人。在生理发育的基础上，幼儿能够较好地控制自己的身体和动作，能够学习和掌握一些基本的技能，动作总体上是协调和灵活的，比如，穿衣服、系鞋带、围围巾等。

在认知上，幼儿的感知觉迅速发展，能够有意识地进行感知和观察，但不持久，容易转移，记忆带有直观形象性和无意性。其思维形式以形象思维为主，到 5、6 岁，学龄前期的时候，开始出现逻辑思维。由于对外界充满了好奇，加上语言能力的迅速发展，这个时期的儿童特别喜欢问问题。

与婴儿期相似，幼儿期的情感同样是非常易变的。而且在情感的强度和深刻性上，此期儿童的情感非常强烈，而且容易受到外界环境的影响，比如一个孩子笑，其他孩子也会跟着笑，一个孩子大吵大闹，其他孩子也会效仿。在社会情感上，儿童在此期开始出现道德感，并且开始有了判断是非的能力。

意志行为方面，其活动的目的性逐渐增长，能够遵守一定的规则，比如开始学会听老师和家长的话，但是自觉性和自制力仍较差。其主导的活动是游戏，相对于婴儿期的游戏来说，幼儿期的游戏更有目的性、游戏的复杂性和内容均有明显提高。

这个时期，游戏应该是儿童主要的生活内容。俗话说："玩儿是孩子的天性。""会玩儿的孩子才会学习。"从心理学的角度来看，游戏对于儿童起到如下作用：在游戏中，幼儿的注意力、观察力、判断力、想象力都会得到激发和促进；在游戏中，要运用各种感官以及躯体各个部分地协调，可以训练幼儿的感知能力；可以发展儿童的想象力和创造性；通过计划、实施、实现自己的想法，并从中获得乐趣，儿童可以形成积极的自我形象：我是可爱的，我是有能力的、我是受大家欢迎的；同时可以形成积极的人生态度：生活是美好的、与人交往是快乐的；在游戏中，通过与其他儿童的互动，可以发展社交能力、遵守游戏规则的能力，为将来步入社会遵守社会规范打下基础。除此之外，游戏的过程中还锻炼了儿童的体能发展，增强其体力和免疫力，有利于他们的身体健康。

在婴儿期的基础上，此期儿童的自我意识进一步发展，开始有了自己的主见，并且能够区分自己是男孩还是女孩，开始有了性别认同。

(四)童年期(6、7～11、12 岁)

这个时期也成为学龄期。上文提到，人类是唯一一个在还没有成熟的情况下出生的物种。发育到此期，除了生殖系统的发育还没有成熟以外，其他器官已经接近成人。脑重在 12 岁左右已经进一步接近成人或达到成人的水平，大脑皮质的兴奋和抑制过程都在发展，行为自控管理能力增强。

此期是感觉、知觉、记忆、注意等认知功能发展最快的一个时期。言语功能进一步发展，不仅口语日渐发达，能说的词汇量越来越多，并且开始掌握书面语；感知的敏锐性提高；有意注意发展，注意的稳定性提高；无意记忆向有意记忆发展，有意记忆成为记忆的主要方式；意义记忆开始发展，越来越多地取代机械记忆；抽象记忆的发展速度逐渐超过形象记忆的发展速度；逻辑思维进一步发展。

此期儿童的情绪依然是强烈、易变、外露的。对外界的好奇心依然很强。

儿童的个性在此期得到全面发展，自我意识进一步发展，开始能够描述自己是一个什么样的人，能够概括自己的心理特征。开始出现自我评价，并且表现为自我评价的独立性不断增强、自我评价的批判性不断提高、自我评价的广泛性不断扩展，自我评价的稳定性逐渐增长。与此同时，儿童的社会意识迅速增长，道德观念逐步形成。性格的可塑性比较大，模仿性很强。

这个时期，儿童与父母的亲子关系进一步发展，同时随着与学校环境接触的增多开始发展伙伴关系。同伴关系是儿童学习和发展社会技能的主要途径，在发展同伴关系的同时逐渐形成对他人观点的敏感性，掌握同伴交往的规则，学习适应良好的行为，学会建立和发展父母之外的亲密关系。同伴关系影响到儿童对学校的态度，进而会影响到他们对学习的态度。与同伴的交往过程还有助于发展自我观念和形成自我价值感，有助于获得群体归属感和文化认同感，有助于提高心理健康水平。

说到这里，有一句话一定要强调的是，有些家长认为自己可以在家里教会孩子很多学校里老师讲的知识，因此在孩子不想去上学的时候，干脆就不让孩子去了。这绝对是一个决策上的失误。因为，一定要记住，学校不仅仅是个学知识的环境，更是一个学会做人的环境，学习如何与人交往的环境，孩子与父母的关系永远不能取代同伴关系。

二、儿童期的心理问题及处理方式

(一)感觉统合失调

感觉统合的概念最早由美国南加州大学的 Jean Aryes 博士提出(1969 年)，它是指大脑将从身体各器官(眼、耳、鼻、舌、口、皮肤等)传来的感觉信息进行加工和综合处理的过程。只有经过感觉统合，人类才能完成那些复杂而高级的认知活动，包括注意力、记忆力、言语能力、组织能力以及逻辑思维能力等。

感觉统合失调是指儿童大脑对人体各种感觉器官传来的感觉不能很好地进行分析和综合整理，造成整个身体不能和谐有效地运作。其发病率为 10%～30%，国内外的报道结果相似。

1.感觉统合失调的临床表现

(1)前庭平衡功能失常：表现为多动不安，常有头晕或跌倒的感觉，平衡能力差，容易摔倒，外出游玩或玩球类游戏时，常迷失方向。动作笨，容易绊倒，玩跳绳、踢球或扔球游戏时，经常发生困难，左右混淆。

(2)视感觉不良：表现为无法流利地阅读，经常多字或少字。写字时偏旁部首颠倒，甚至不认识字。做题时经常抄错或遗漏，比如把 56 写成 65。

(3)听感觉不良：表现为对别人说的话听而不见，经常忘记老师和家长交代的事情，做事丢三落四。有重听或语音分辨不清的现象。

(4)动作协调不良：表现为不会自己穿衣服、扣扣子、系鞋带、用筷子、写字、画画。或者即使学会了，也要比同龄儿童慢许多。分辨不出相似的物品，不会做拼图游戏。

(5)除上述表现之外，感觉统合失调的儿童还表现为不喜欢碰触、抚摸，拒绝理发、洗头洗脸。意外碰伤自己不能觉察，害怕乘电梯，不喜欢玩秋千、压板、旋转的玩具和木马。

在学习上表现为，注意力不集中，上课不专心，爱做小动作。他们比一般孩子更难带，很难与别人相处，不能考虑别人的需要。

有些孩子还表现为说话晚，言语表达困难。

2.发病原因

关于感觉统合失调的原因，目前尚不能作出明确的解释。目前的研究提示该病的发病原因与多种因素有关，既有孕期危险因素，如妊娠高血压疾病，也有家庭环境等心理社会因素。

(1)先天因素：早产、出生时低体重、新生儿窒息、高胆红素血症、母孕期的妊娠高血压疾病、先兆流产等疾病等。

(2)心理社会因素：都市化的生活导致的活动范围狭窄，活动内容局限；生活中家长对于孩子的过度保护，限制了孩子独立活动的能力和范围；从卫生的角度考虑，不让孩子玩沙、玩土，限制了孩子触觉的发展；过早地使用学步车，限制了儿童前庭功能的发展。

3.治疗

目前，对于感觉统合失调的孩子，尚无有效的药物治疗方法，其治疗主要着眼于以下两个方面。

(1)预防：在此提出预防，是因为有学者认为预防是最好的治疗。预防的措施包括：做好孕前期的准备以及整个孕期自身状态的调整，尽量减少孕期或围生期带来的损伤。进行早期科学的胎教，比如通过抚摩、弹扣、拍打、触压等方式进行运动胎教，可以徐进胎儿触动觉、平衡觉以及肢体运动的发展。通过反复训练，可以使胎儿建立起有效的反射，增强肢体运动、肌肉的力量以及相应功能的协调发育。

配合婴儿期感觉功能的迅速发展，全面丰富感觉刺激，借此来预防感觉统合失调的出现。比如，经常抱婴儿外出，听鸟叫、看花草、感受日常生活中各种各样的声音；在婴儿的小床边挂上各种各样颜色鲜明的玩具，并定期替换；有意识地刺激孩子的嗅觉、味觉、平衡觉、触觉，比如，带孩子到安全的地方，鼓励运用自己的各种感官让他们去探索外周的世界。许多家长因为怕脏而限制孩子用自己的小手去触摸外面的世界，这种做法是不可取的。

(2)感觉统合训练：感觉统合训练指的是针对感觉统合失调的儿童所采取的一系列游戏运动训练方法。感觉统合训练要从婴幼儿期开始，越早越好。一般认为，6 岁以前做才会有效。具体的做法如下。

大脑平衡功能训练：在孩子出生后的前 3 个月，要经常并且适度地抱着孩子轻轻摇晃，让孩子的大脑平衡能力得到最初的锻炼；在孩子 7、8 个月大的时候，一定要训练孩子的爬行能力，这样对锻炼孩子的手脚协调能力很有帮助；当孩子再大一些时，要让孩子多走平衡木，或者多做荡秋千、旋转木马等游戏。

本体感训练：让孩子参加各种各样的游戏和运动——从小就可以让孩子翻跟斗，让孩子拍皮球、跳绳、游泳、打羽毛球等训练。

触觉训练：从小让孩子玩水、玩沙、玩泥土；让孩子学习游戏；经常让孩子光着脚走路；给孩子洗澡后用比较粗糙的毛巾给孩子擦身体，并用电吹风给孩子吹干身体；经常用毛刷子给孩子刷身体；用毛巾把孩子卷起来和孩子一起游戏；和孩子玩一切需要身体接触的游戏。

（二）孤独症与多动症

请参考儿童期心理卫生部分。

三、如何保持儿童期的心理卫生

根据儿童期的生理心理发展特点，儿童期的心理卫生工作要根据具体时期来具体对待。不同的时期，有不同的内容。

（一）做好孕前及孕期的保健工作，保证母亲的身体和心理处在良好的状态

胎儿的生长发育完全依赖于母亲供给的营养，在妊娠的前三个月，孕妇的营养状态影响着细胞的分化、骨骼的生长以及神经系统的发育，这段时期与未来个体的心理健康关系相当密切。在其后六个月的妊娠期内，子宫内能量及营养素的供应，则决定着新生儿的大小。这两个阶段与个体未来的整个生理健康关系都相当密切。

除了保证孕期的营养状态之外，还要保证母孕期身体的健康。研究表明，宫内感染、某些药物、抽烟和饮酒均会对胎儿造成严重损害，导致胎儿低体重、畸形、脑发育异常。比如，酒精可通过胎盘进入胎儿体内，引起胎儿酒精中毒综合征，典型表现：体重低，中枢神经系统发育障碍，可有小头畸形；面部很怪，前额突起，眼裂小，斜视，鼻底部深，鼻梁短，鼻孔朝天，上口唇向里收缩，扇风耳；还有心脏及四肢的畸形。

一些疾病如风疹、糖尿病、高血压等疾病也会对胎儿的发育导致不良影响。比如，孕妇前三个月内感染风疹后，风疹病毒可以通过胎盘感染胎儿，使胎儿发生先天性风疹。重者可导致死产或早产，轻者可导致先天性心脏畸形、白内障、耳聋和发育障碍等，称为先天性风疹或先天性风疹综合征。

母亲的情绪状态会直接影响到胎儿，如前文所述，孕妇在情绪好的时候，体内可分泌一些有益的激素和酶，这些激素和酶可以改善胎盘的血液供应，进而促进胎儿的健康成长。在情绪不良的情况下，如在应激状态或焦虑状态中，孕妇体内会产生大量的肾上腺皮质激素，并随着血液循环进入胎儿体内，使胎儿产生与母亲一样的情绪，并破坏胚胎的正常发育。大量调查资料表明，孕妇在恐惧、愤怒、烦躁、哀愁等负性情绪状态中，身体的各部分功能都会发生明显变化，从而导致血液成分的改变，影响胎儿身体和大脑的正常发育。

另外，外部环境的一些物理和化学因素也会通过影响孕妇，间接的影响胎儿的发育。外部的物理因素：①射线，孕妇照 X 线，对胎儿有很大的影响，特别是妊娠头 3 个月，这时期是胚胎器官的发育关键时期，胚胎对各种有害因素异常敏感。②电磁辐射，孕妇在妊娠期的前三个月尤其要避免接触电磁辐射。③噪声，越来越多的研究表明，严重的噪声会影响胎儿听觉器官的发育。化学因素包括大气污染、水污染和空气污染等。

（二）胎儿期要进行胎教

研究表明，经过胎教的儿童爱唱爱跳的占 73%，为对照组的 2.3 倍。孕 20 周以后，胎儿即可形成条件反射，经过早期训练可以提高小儿的身心素质水平，促进多种心理潜能的发展，胎儿接受听觉训练对出生后的早期言语训练具有积极的先导作用。有节奏的音乐胎教可以刺激胎儿体内的细胞分析和谐地运动，进而促进机体的新陈代谢，并且还可以促进孕妇体内某些激素和酶的释放，这些激素和酶可以改善胎盘的血液供应，进而促进胎儿的健康成长。适时的运动胎教可以促进胎儿触动觉和平衡觉的发育，并开始建立一些早期的条件反射，为胎儿出生以后运动系统的发展打下良好基础。言语胎教可以促进个体的言语和智力发育。

根据上述研究结果可见，进行胎教有利于个体的身心健康发展，也会为个体的心理卫生打下良好基础。

由于我国的独生子女政策，似乎我们国家的父母更加重视胎教。但是进行胎教前有一个重要的前提是我们不能忽略的，即胎教的执行者，年轻的父母亲一定要在小生命孕育之前在心理和生理上都做好做父母的准备。无论是从物质条件上，还是从精神状况方面，都要做好迎接这个新生命的准备，这样才可能充满爱心地在一种温馨、平和的氛围中进行胎教。所以未婚先孕、意外妊娠等应激性的妊娠，都是不利于胎儿的生长发育的。

（三）在新生儿期给予足够的关爱，促进自体与客体的分化

如上文所述，在自闭阶段、共生阶段以及分离个体化阶段，照料者与婴儿的互动对于促进他们的心理发育相当必要。早期对于孤儿院的婴儿的研究提示，没有母亲照料的儿童仅仅能够得到必需的饮食，得不到拥抱、爱抚，在此种情况下，他们对外周的世界几乎没有反应，某些孩子因为消瘦和营养不良而死去。而同龄的有母亲照顾的孩子则可以发展出对外界刺激的觉察、处理和反应能力，在生理上也可以健康成长。因此，母亲（或者起到母亲作用的照料者）与婴儿之间的互动对于自我功能的成熟相当重要。

根据鲍比的依恋理论，个体的依恋水平与其终身的心理健康有着重要的关系。而依恋方式的建立也与早期母婴关系的质量密切相关。依恋理论认为，依恋类型分为安全型、焦虑型、回避型和紊乱型四种。

在这几种依恋类型中，第一种是安全型，后三种是不安全型。鲍比认为，安全依恋的个体可以有效地探索世界，社会功能较完好，而不安全依恋的个体会较多地罹患各种心理障碍以及严重的精神病。

那么如何才能建立安全型的依恋，并促进分离个体化过程的顺利度过呢？

首先要给予新生儿足够的关爱，给予其及时的、敏感的照料，保证其生理上的舒适性，同时使其在情感上能够得到足够的、及时的关注，以确保它在生命的早期获得足够的安全感。

其次，在儿童开始出现要求独立的行为表现时，给予其恰当及时的鼓励，既不要限制他，又要给他提供一个安全基地，即提供给他一个既允许他自由探索，又可以回去依赖的照料者。因为在分离个体化的早期，婴儿既有独立的愿望，又没有足够的自信，所以他们需要这样一个照料者。如果这个照料者能够很好地履行这一安全基地的功能，个体就能够顺利地度过这一时期。

第三，掌握正确的喂养方式。这段时期的营养十分重要，因为这段时期脑细胞仍在分裂。如这时缺乏营养，就会影响脑细胞的数量，也势必影响孩子的智力发展。另外，这段时期的母乳喂养也有很重要的心理学意义。现在公认，乳儿喝牛奶不如喝母乳，母乳和牛奶不仅营养上有差异，更重要的是母亲喂奶可以让小宝宝获得感情上的温暖。有人报道，国外有个育婴院，保育人员少，采取自动化喂奶的方法，到时候一按电钮就往孩子嘴里灌奶。结果孩子情绪很坏，患病率和死亡率很高。后来增加保育人员，并规定抱起来让孩子自由地吃奶，还规定每天抱起来逗着玩玩，结果情况大有改观。有人还研究，即使同样让孩子吃母乳，母亲的态度不同对孩子的影响也不一样。如果母亲把喂奶当任务，孩子吃着奶，自己想别的，忙别的，这不利于孩子的情感发展；如果把孩子抱在怀里，孩子一边吃奶，妈妈一边微笑着，拍着，抚摸着，孩子就不仅吸进乳汁，而且饱尝了母爱，有利于健康情绪的发展。同时，婴儿吃奶要定时定量，每天喂几次奶，什么时候喂奶，都要有规律，不可孩子一哭就用奶头堵嘴。据研究，一个成人良好的习惯，有规律的生活方式，往往与乳儿时期吃奶时的习惯有关。

从心理卫生的角度说，孩子对情感的需要与吃奶的需要同等重要。因为乳儿正是情绪急剧分化、丰富、发展的重要时期，这时如能多加关照，对培养健康的情绪具有重要的意义。所以，孩子所处的环境要优美，经常更换不同色彩的纸带、气球或其他玩具，经常听优雅轻快的乐曲，要经常逗逗孩子，要经常抱抱孩子。有人说孩子不能抱，抱惯了就放不下了。这是可能的，但不能因小失大。因为经常抱抱孩子，让孩子享受爱抚，有利于培养孩子良好的情绪，而且对促进孩子的智力发展也有重要意义。孩子一旦被抱起来，视野就会豁然开阔，绚丽多姿的外界信息就会大量映入眼帘，这对促进孩子的智力发展是有好处的。还有，婴儿从六个月起到一周岁，是心理活动急剧发展的时期，同时也是建立“母子联结”的关键时期，如果这个时期孩子能和母亲多接触，则容易培养良好的情绪；反之，如果孩子长期得不到母爱，则会出现夜惊、拒食、消化系统的功能紊乱，甚至造成发育缓慢。有人还认为，缺乏母爱和长大成人以后患神经症、精神病、心身疾病和病态人格都有关系。

第四，正确断奶。在这个阶段宝宝还有一个需要面临的问题是断奶。从心理学的角度来说断奶不仅是改变了进食方式，更主要的是切断了与母亲之间的那种亲密的联系。断奶对孩子来说是件大事，处理不好会对他幼小的心灵造成重大的精神创伤。有的孩子虽然实际上断了奶，可是心理上仍然没有断奶。表现为性格不成熟，遇事容易紧张，缺乏行动力，紧张的时候多通过吃东西来缓解。这些多与断奶时处理不当引起的不安全感有关。不恰当的断奶方法包括：为了断奶妈妈与孩子暂时隔离，让孩子在失去乳房的同时也见不到妈妈，在物质上和心理上彻底丧失这个依恋对象，这对家长来说是暂时的，但是对于孩子来说，在其心理上很可能以为永远失去妈妈了，同时还会联想到是不是我不够好，所以妈妈不要我了，进而影响其自尊心；妈妈下决心给孩子断奶，结果断一次未断成，让孩子再吃一段时间，然后想想还得断，又突然断一次，接二连三地给孩子造成重复的创伤；还有的往奶头上涂辣椒面。这些都对孩子心理健康不利，近期会造成孩子情绪不稳，大哭大闹，或者夜惊、拒食、难以喂养等情况，远期会为以后易感神经症埋下种子。正确的做法是有计划有步骤地做这件事，不要搞“突然袭击”。在断奶之前的两、三个月里，就应哄着孩子吃蛋糕、稀粥等食物，先找一些替代性的可以满足孩子物质需要和安全感的食物，而且这类食物的量要渐渐增加，等到孩子对这些食物产生了兴趣，而且虽然不吃奶了，但是仍然可以得到母亲的爱和关注时，断奶的目的就比较好达到了。

第五，耐心细致地对孩子进行大小便的控制训练。对孩子大小便自我控制训练不宜过早，一般认为从孩子两岁半开始训练为宜。在训练的过程中，要耐心，要和蔼，不要埋怨，不要斥责。有人研究，通过严厉斥责，甚至打骂来训练孩子大小便的自我控制，不但训练过程长，学会控制慢，而且容易造成心理创伤。使孩子形成肛欲期人格，表现为做事过分认真、超强控制、固执、刻板、犹豫不决、过分追求完美、注重细节，这些性格是强迫症重要的心理病理基础。

(四)把握幼儿期儿童的特点，有目的地进行引导

俗话说，三岁看大，七岁看老。说的是这个时期儿童的人格已经开始形成，初具雏形。儿童的人格形成和社会性发展是在社会化中实现的。所谓社会化是指个体在于社会环境相互作用的过程中，逐渐获得他所在的社会所要求的各种行为规范、知识技能和所能接受的价值观念，成为一个独立的社会成员，并且逐步适应社会的过程。在幼儿的社会化过程中，起主要作用的因素包括家庭、学前教育机构。

家庭中对儿童影响比较大的首先是父母以及扮演父母角色的照料者。由于此期的儿童模范能力特别强，所以作为对儿童直接产生影响，并且与儿童接触最多的照料者，其一举一动都会成为儿童效仿的模板。中国有句古话，叫作“上梁不正下梁歪”。从某一个侧面阐述了这个道理。这个时期的儿童没有形成自己独立的道德观和是非判断标准，父母和老师便成为他们直接学习的榜样。

无论在幼儿园还是在家庭中，父母和老师都要有意识地做到以下几点。

1.创造和谐的家庭环境，让孩子经常感受到家庭的温暖

温暖的家庭环境对于培养孩子良好的性格有重要意义。在一个和睦的家庭里，人们敬老爱幼，互相关心，互相爱护，这种和谐而又温暖的人际关系，会在幼儿心中种下良好的人际关系的模板，有利于其将来和谐的人际关系的构建。有人甚至认为，这对形成他终身的道德情操都有意义。相反，有的家庭今天吵嘴，明天打架，有的还拉着孩子盲目参战；还有的夫妻不和，把孩子夹在中间，拉来推去，弄得孩子无所适从，恐惧不安。有研究证明，这样的孩子易患口吃、夜尿症和胃病等。尤其是破裂家庭，对孩子的影响更大。据一项少年犯罪的调查来看，少年犯罪出现率最高的是四岁丧母或丧父的人。另对 135 名少年罪犯调查，其中有 40%的人出身破裂家庭。在破裂家庭中，父母离婚对子女的影响更坏。因此，构建一个和谐的家庭不仅是夫妻两个人的事，而且与孩子的心理健康有着密切的关系。所以夫妻一定要尽自己最大的努力搞好家庭中的人际关系，以自己的实际行动为孩子创建一个培养良好性格的环境。

2.正确对待和处理幼儿的口吃和遗尿等现象

口吃多是因幼儿模仿或精神突然紧张造成的，男孩大约有 4%，女孩大约有 2%。口吃实际上很常见，但是如果父母处理不当，就会对孩子造成严重的心理创伤，有些孩子的“口吃”会持续存在，同时因“口吃”形成孤独、退缩、羞怯、自卑等性格特征。还有些孩子在五岁以后还会尿床，称为遗尿症。遗尿症除少数是生理原因以外，大都是由于精神紧张造成的，也有的是父母对孩子溺爱不加训练造成的。实际上，大多数孩子在成长的过程中都会出现这样那样的偏差，比如学习别人眨眼睛、甩头，实际上他们并不知道这些行为有什么意义，有时只是出于好奇。当然像“口吃”和“遗尿”这样的现象多跟孩子精神紧张有关系。幼儿也有他们的心事，只是他们并不知道如何来用语言表达，更不知道如何解决，而且他们会更多地用躯体的形式来表达紧张的情绪。所以，一旦出现这些现象，首先家长不要太紧张，因为这些表现往往都是一过性的，一定不要以为他们是故意的，因此采取的一些过激的做法，比如打孩子，认为打怕了他们就会改了，然而越是打骂越会增加他们的紧张情绪，使本来可以自然消失的症状持续存在。适当的做法是，在孩子出现这些情况时，家长应该好好观察孩子，分析孩子精神紧张的原因，给予关心、支持和帮助。良好的亲子关系是治愈孩子这些异常行为的良药。

3.正确对待孩子的过失和错误

孩子小，知识经验少，能力不强，许多是非不清，因而出现过失和犯错误都是不奇怪的。成人尚“吃一堑，长一智”，孩子更是在过失和错误中不断学习增长见识的。基于这个道理，对于孩子的过失和错误要心平气和，教育要耐心细致，尤其要讲清道理，不要让孩子心里感到委屈。打孩子，骂孩子，都不是好办法，因为这些做法会损伤孩子的自尊心，使孩子更不易接受批评和教育，甚至形成不良的品德和人格。批评教育孩子时父母口径要一致。假如一方批评，一方袒护，就会使孩子是非混淆，出现认同的混乱。老百姓中流传的“女孩子要娇养、男孩子要贱养”的话是有失偏颇的。事实上，有研究表明，小的时候经常被父母打的孩子，无论是男孩子还是女孩子，都会出现低自尊、情绪调节障碍、更多的行为问题、人际关系问题以及社会适应问题。

4.支持孩子多做游戏

游戏是幼儿的主导活动，是幼儿的天职，也是身心健康发展的重要途径。要让孩子多玩自己爱玩的游戏，并且鼓励孩子们在一起玩，在玩的过程中成人不必多加干涉。孩子们在一起玩的过程，同时也是互相学习，互相交际的过程，而且还能饱尝游戏中的乐趣，体验生活的美好，这对他们的身心健康发展是有益的。关于游戏的重要性，前文已经提到，此处不再详述。

5.要重视孩子的独立愿望，并给予适当地引导

幼儿在心理发展上有个自我中心时期，三岁就可表现出独立的愿望。虽然他们本领不大，但往往这要自己来，那要自己干，显得不太听话了。常听有的父母说："真气人，才三四岁的孩子就有主意了，就不听话了！"其实，这正是孩子心理发展的一个明显标志，是独立性开始发展的表现。有人称这时为孩子的"第一个反抗期"。这个时期的孩子，要求独立，有时不太听话，这是儿童心理发展的客观规律，应该因势利导，切不可违背规律硬是要制服孩子的"犟劲"。与此同时，由于幼儿的自我评价能力比较差，容易受外部评价的影响，所以在这个阶段应该经常根据其行为特点，给予符合实际的积极评价，帮助儿童形成积极的自我评价，建立自信心和自尊心。

(五)把握童年期的特点，帮助其解决童年期常见的几个关键问题

1.上学困难

童年期常见的问题包括上学困难，有的书上把它称为学校恐惧症，并且有系统的诊断标准。我更倾向于称为一种障碍，而不愿意给予其一个病症的诊断。因为，儿童还处在一个发展变化的阶段，既然是发展变化就会有发展的快慢一说，孩子的发展受到先天遗传因素、父母养育因素、学校环境因素等各项因素的影响，在某一特定的时期，出现一些发展方面的问题就冠以疾病的帽子虽然对识别孩子的问题有利，但从长远的角度看，不利于孩子的心理健康发展。

上学困难主要表现为儿童从心理上不愿意去上学，起不了床，或者在该去上学的时候出现头痛、肚子痛、腹泻、呕吐等不适，被强制入学后出现焦虑、抑郁、哭闹等情绪和行为反应，每次都需要家长哄着才有可能去上学，甚至家长采取各种办法都很难说服他去上学。但是只要不去上学，待在家里或者从事其他活动没有任何异常。

一般来说，上学困难多出现在刚开始送去幼儿园的时候，或者最初送去上小学的时候。出现这种情况的根源在于孩子分离个体化过程出现了障碍，这个时候出现的是一种分离焦虑。

如前文所述，儿童在6～24个月间和妈妈或主要照料者之间的关系，决定了其是否出现这个问题。宝宝刚出生时，和妈妈"不分你我"，6个月后，才会出现"独立意识"。此时，宝宝对外界充满好奇，会开始人生的第一次"探索"。如果妈妈能给予适当鼓励，那么对宝宝日后独立能力的培养将至关重要。反之，如果妈妈因为宝宝表现出的独立意识而出现情绪波动，对宝宝完全置之不理或者过度限制，则会让宝宝无所适从。这样的宝宝到上幼儿园时就很容易出现"分离焦虑"，甚至影响其成年后独立解决问题的能力。

出现这个问题的时候妈妈或家长要做的是了解孩子心里的真实想法和担心，多给孩子提供心理上的支持和帮助。并帮助孩子建立一种观念，即，即使妈妈不在我身边，她还是会关心我的。如果妈妈自己处理起这些问题感到困难，还应寻求心理医师及校方的协调和帮助。比如，有的学生不愿意去上学，是因为害怕同桌，在这种情况下，与老师联系为其调换一个同桌，则可以有助于儿童重返课堂，找出原因，会比其他的方法和手段都有效。

另外，从幼儿园到小学还涉及另一个适应问题，即从以玩为主到以学为主的转变。这个问题是孩子上学困难的另一个原因。目前我国幼儿园和小学的衔接问题还没有完全处理好，给孩子

入学造成不少适应性困难。因此，学校和家长要认识到这个问题，并做好孩子从幼儿园进入小学的衔接工作。家长应给孩子做入学准备，进行入学教育，比如，孩子在家和在幼儿园的生活规律与小学大不一样，为了防止孩子突然出现适应困难，可在孩子入学前提前改变饮食、起居规律，使之渐渐与学校要求一致，尤其要教育孩子热爱学习，向往学校。而学校要布置吸引孩子的环境，和蔼可亲地欢迎新生，给孩子留下一个好的第一印象。小学老师也要有意识地带领孩子从一个每天游戏的状态，渐渐进入到一个学习占主导的状态中来，讲课时尽量营造一个和谐轻松的氛围，培养孩子的学习兴趣。一般说来，愉快的学校生活有益于学生的身心健康，如果让孩子把上学视为精神负担，势必有害于他们的心理健康，也不利于学业的完成。

2.学习困难

学习困难主要指的是儿童在学龄早期，在同等教育条件下，出现学校技能的获得与发展障碍。这类障碍不是由于智力发展迟缓、中枢神经系统疾病、视觉、听觉障碍或者情绪障碍所致。多起源于认知功能缺陷，并以神经发育过程中的生物学因素为基础，可继发或伴发情绪和行为障碍。

学习困难可以表现为阅读困难、计算困难、书写困难等。

针对这些问题要尽早地进行行为干预。主要方法包括三个方面，即提供产生特定行为的机会，操纵行为产生的后果。学习困难的儿童在学习过程中往往是被动的，不会使用或者很难发展适应自己的学习策略。作为老师和家长，要从改变其被动性方面入手，通过一些认知行为方面的干预，帮助其在学习中小步前进，并且及时地给予鼓励和奖赏，帮助其建立学习的乐趣。

帮助其建立学习的兴趣，还包括不要给孩子“加码”。现在小学生的课外负担普遍偏重，这已是应当解决的问题。可是，有的家长望子成龙心切，还额外给孩子加码，周末给孩子报各种各样的培训班，或者因为孩子学习困难，成绩不理想，而一厢情愿地给孩子额外请家教，而在孩子不愿意接受家教的情况下给孩子请家教，不仅会占用孩子很多的课外时间，令其无法好好休息，而且会使得孩子更加感到学习是一个负担，进而讨厌或憎恨学习，结果进入恶性循环，成绩更差。这些额外加码的行为在某种程度上导致孩子之间的竞争提前，不利于孩子的身心健康。很多家长这样做的原因是认为孩子成绩不好，将来就一定没有出息，没有前途。实际上分数高低并不能完全代表其智力水平，更不一定能预示其未来的成就。所以家长不要逼着孩子一定要考一百分或一定要争第一名。对小学生要注意培养学习兴趣，鼓励他们生动活泼地学习，切不可让分数把孩子压得直不起腰来，抬不起头来，将头脑束缚得死死的，更不可让他们完成力不从心的学习任务。当然，这么说，也不是要让家长对孩子不管不问，想学就学，不想学就不学，因为孩子毕竟是有惰性的，要视情况而定，教育孩子要把握一个度。

3.交往障碍

这个障碍是儿童期比较常见的另一障碍。交往障碍主要表现为儿童不知道如何与其他小朋友交往。因此表现为孤僻、少语、退缩，不喜欢参加集体活动。

回顾交往障碍儿童的成长史，多能发现一些线索，比如，小的时候父母很不放心，总是会限制其玩耍的机会，或者父母望子成龙心切，很小的时候为了让孩子多学东西，剥夺了他玩的时间。这也是在前文中提到的，一定要让孩子在该玩的时间，玩够了。不仅要支持他们玩儿，还要陪着他们玩儿。中国的父母总是望子成龙，希望孩子多学知识，为此不惜一切代价，花钱、花时间、有时甚至达到了残忍的程度。曾经有一个孩子，在上学前已经是个小才子了，美术、钢琴、小提琴、舞蹈、书法、英语几乎样样都很优秀，可是上了学之后，开始出现了学习障碍。家长不理解，后来经过咨询得知，孩子的学习障碍主要是缘于交往障碍。因为发现自己没有办法跟别的小朋友一起玩，感到很孤独，继而产生很多负性情绪，所以上课不能集中注意力，还会受老师批评，所以每天都不想上课。对于有交往障碍的孩子，应该多鼓励其参加集体活动，并有意识地给予其精神上和物质上的鼓励，并通过观察孩子与人交往以及与孩子沟通发现其交往过程中存在的问题，给予具体的指导和帮助，这样可以有效地减轻孩子在交往过程中的压力，尽快克服交往障碍。

（谢颂世）

第三节　青少年期心理卫生

青少年期是指12～18岁，从儿童过渡到成年，未成熟走向成熟的一个重要阶段。从生理学角度看，青少年时期是生理各方面快速发育，即将具有生育能力的时期；从心理学的角度看青少年是心智达到一定成熟状态，具有抽象与逻辑思考的能力，且情绪较稳定者。这个时期无论生理和心理均发生着巨大的变化，使得青春期的少男少女们感到“成长的烦恼”，也给家长和学校带来许多必须面对的问题。了解与掌握青春期生理和心理发展的特点，可以帮助孩子们顺利度过这一阶段。

一、青少年期主要的生理特点

在生理上，身高和体重的迅猛增长是青少年早期明显的生理特征，随后以肌肉快速增长为主要变化。虽然在10岁以前，儿童脑的重量已成长为成人的95%，但在13岁左右仍出现了大脑发育的第二个加速期，主要表现为大脑沟回的增多和加深，皮质功能趋于平稳，兴奋和抑制功能逐渐平衡，控制和调节能力明显加强，脑和神经系统发育基本完成。同时循环、呼吸、肌肉等各个组织系统的功能也明显增强。

在这个时期，尤为特殊的变化是在内分泌激素的作用下，男女少年第一性征发生了急骤的变化，性器官基本发育至成人水平。同时第二性征也相继出现，如声音，体形的改变和毛发的变化。伴随着性功能发育的成熟，男性出现遗精，女性出现月经来潮。到青少年后期，女生已处于性成熟的阶段，男生则处于性萌动到性成熟阶段。

二、青少年期的心理特点

与生理功能的变化相对应，青少年的心理世界也产生着巨大的变化，这段时期心理的基本特征是充满了矛盾动荡性，各种心理矛盾和冲突交织在一起，正如亚里士多德所说的：“暴躁、易发脾气、易于为冲动所驱使而失去控制。”又如霍尔所形容的：“人生中‘疾风怒涛’的时期，身体蕴藏极大能量、情绪不稳定、易激动、烦躁不安，对外界及自身易产生怀疑、不信任感。”多种心理问题会表现在这一时期，多种心理问题会起源于这一时期，因此青少年时期既是人生的黄金时期、关键期，也是问题频发的时期。青少年的心理主要有以下特征。

（一）自我意识迅猛发展

青少年时期是自我意识发展的第二个飞跃期，他们对自己的认识不断加深，逐渐意识到自己已长大成人，渴望父母把他们当“成人”看待，追求独立自主的人格，对任何事情都喜欢自己进行分析和判断，并倾向于坚信自己的观点。在自我意识增强的基础上，同时伴随着独立感、自由感、自信心、自尊心的增强。

（二）认知旺盛

逐渐从形象思维过渡到抽象、辩证性的思维，观察力、概括力、想象力、记忆力不断增强，思维敏锐，接受新事物快。儿童时期的那种直观、简单地看待问题的思维模式逐渐发展为创造性、辩证性、发散性和开放性地看待问题，标志着他们的思维正趋向成熟。

（三）情感丰富且不稳定

青春期的发育不成熟，高级神经活动兴奋和抑郁过程的强弱与不平衡，常表现为易动感情、情感比较强烈，遇事容易激动，同时存在多种情绪状态。尤其到了高中阶段，高中生消极情绪出现的频率及强度均高于积极的情绪，处于典型的烦恼困扰期。情绪调控能力较差，有时会出现狂风骤雨式的情绪反应，在强烈的情绪反应下容易出现冲动行为。

（四）性心理方面的发展

青春期生理、心理迅速发育，开始出现朦胧的性欲望及与此相联系的一系列内心体验。经历着从对异性排斥、反感到对异性好奇、向往、爱慕、并渴望获得异性关注的变化，这种吸引与交往的愿望常被看作是萌发恋情的动力，在外部因素促使下，转变为家长和学校所称的“早恋”行为。

（五）意志行为

青少年意志活动尚较薄弱，不坚定，缺乏意志的调控能力，难以长时间付出艰辛的努力完成一件事情。内心不确定性较强，耐挫折性较差，容易受打击，丧失自信心。他们往往只注重近期目标，很难将自己的行为同远大目标联系起来，因此行为常具有盲目性和冲动性的特点。

（六）社会性的发展

品德发展和人际交往发展是青少年社会化的两项任务。青少年的道德发展存在着稳定性、自觉性和自制力差的特点，因此容易受外界不良环境的影响。青少年容易与周围同学基于共同的需要、兴趣和态度等自发形成同伴关系。他们很重视他们的朋友，甚至经常感觉朋友比父母更知心、亲密。但这种同伴关系常不稳定，经常因为一些小事情而影响朋友关系。

三、青少年期心理发展中的常见问题和对策

（一）巨大的学习压力

青少年大都处于求学阶段，并且以初中和高中为主，在这个阶段经常会遇到来自学习方面的压力，这些压力的来源包括如下。

(1)现代社会知识更新越来越快，要求学生掌握的知识也越来越丰富，各种课程层出不穷，他们每天需要接受并掌握大量的新知识和新信息，面临着各种各样的考试和培训班。

(2)目前中国社会对文凭和毕业学校的要求越来越高，最直接地反映在父母和学校对青少年学习成绩的要求越来越高，把学习成绩当成衡量孩子优秀与否的唯一工具，因此青少年可能要经常面对因学习成绩不够理想，而被父母和学校施加压力的情况。

(3)青少年正处于特别需要周围环境肯定和重视的时期，他们非常关注自己，急切地期望自己超过同伴，但往往因能力有限实现不了这种愿望，因此容易受到打击，感到失落，产生自卑感。为了能让自己在学习上更加出色，学习的竞争日益激烈，很容易出现过分攀比，因为比不上其他同学而倍感压力的情况，由此可能出现由压力过大导致的一系列心理和行为异常的表现，如厌学、逃学、沉迷于网络、结伙打群架等。

学习压力的处理对策如下。①家长和学校需要给青少年提供一个较为宽松的学习环境，不强迫孩子整天学习和参加各种学习培训班，不以“题海”战术提高孩子成绩，而是通过各种方法提高孩子的学习兴趣，使其在学习中能找到乐趣，而不以此为任务和负担。例如经常肯定和鼓励孩子在学习中的每一次细小的进步、以实际的言语和行为表示相信他能做得更好，并通过适当的鼓励，如带孩子暑假旅游、购买奖品等方式作为一种正性刺激强化其努力提高成绩的行为，而不是总将成绩更好的学生与其对比，打击孩子的自信心和自尊心。②青少年正处在自我意识增加，富于幻想，求知欲强烈的时期，如家长和老师能以平等的朋友姿态与青少年交流，使其敞开心扉，进而了解青少年的兴趣所在，以及影响其学习成绩的因素，就能有的放矢，通过各种方式刺激其求知欲，将其注意力引导到学业上。有时让青少年寒暑假出去短暂打工，一方面能提高其解决实际问题的能力，另一方面能体会到工作和生活的艰辛，让青少年能更加珍惜学习的机会。如果家长和学校一味地训斥和苛责青少年，则可能导致强烈的逆反心理，反而适得其反，使其更不愿意学习。③不以学习成绩作为评价孩子优秀与否的唯一工具，鼓励孩子多尝试新的学习领域，挖掘其各种才能，使孩子能在除学习之外的其他领域中找到价值感和自尊。父母和老师要帮助孩子正确认识自己，了解自己的长处和不足，取长补短，并帮助孩子树立适当的奋斗目标，一步一步地去完成。增强其解决问题的信心，避免不必要的心理挫折和失败感。

（二）紧张的人际关系

青少年由于大多处于学习阶段，还未进入社会。故面临的人际关系比较单一，在学校主要是同学关系和师生关系。青少年对周围世界的观察越来越敏锐，内心世界的想法和情感越来越丰富，因此特别希望找到同伴来分享自己的内心想法，但同时他们都自尊心比较强，往往争强好胜，愿意表现自己，希望得到老师和同伴的承认和赞赏，一旦得不到满足，就会容易以暴怒或自欺欺人的方式来满足自尊心，这样容易导致周围人难以与其和平共处，不愿跟他过多交流。因此他们的朋友关系常不稳定，经常有变化，因为一些小事情而影响朋友关系。有些青少年在初、高中时期虽然有强烈的人际交往的欲望，但却寻不到一个真心的朋友，无法摆脱心灵的孤寂。尤其到了高中阶段，高中生消极情绪出现的频率及强度均高于积极的情绪，处于典型的烦恼困扰期，会因为缺乏朋友变得更加封闭内向，不愿与人交流，出现消极情绪，甚至自暴自弃。这对于青少年的成长和学业都会造成明显的负性影响，青少年与同伴交往模式特点和其可能造成的问题如下。

(1)青少年常常希望朋友对自己绝对忠诚和服从，希望对方成为自己的“影子”，随时相伴左右。有些青少年在和同伴交往中，强硬地提些自己的要求，而不顾对方的想法和感受，不考虑现实情况。同伴若没按照他的要求做，就会生气，烦恼，感到受到伤害，甚至与对方断绝来往。

(2)有些青少年认为搞好同伴关系就应该谨小慎微，认为不知道哪句话得罪了同学，因此和同学相处时最好多听少讲或者多讲对方的好话，不管自己心里是不是这样认为。殊不知这样对于同学之间真正沟通和建立友谊并无帮助。因为只有对同伴真诚、大度，并且能适时向对方表达自己的真心话，才能使双方打破心灵的隔阂，敞开心扉，消除不必要的误会。很多青少年交不到长久的朋友正是因为一些小误会、小摩擦得不到解释，而一时冲动断绝了交往。

(3)青少年主观推断和心理定式的倾向较强，容易犯先入为主，或以偏概全的毛病。常见的有首因效应，即根据与陌生人首次相遇形成的第一印象与他人进行交往，如认为对方言谈举止普通，就断定此人没有才能，没有吸引力；成见效应，即将同伴的最初印象不加分析地用来判断和推测其他品质，如同伴某一件事情没有做好，就认为对方什么都做不好；近因效应，指在人际交往中，对同伴最近情况的了解占优势，常掩盖了对他一贯的了解，如两个关系很好的同学，一个同学对另一个同学关怀备至，却因为一件小事没做好，引起了另一个同学的强烈不满，并与其断绝朋友关系，而完全不顾该同学之前对他的诸多照顾。

(4)青少年正处于烦恼困扰期，容易“少年不识愁滋味，为赋新词强说愁”，有些青少年总觉得自己的世界没人能懂，不相信同伴间能真正沟通，也不愿意主动与周围人交流，甚至拒绝同学好意的关心和交往。正是这种封闭的心态让他错失了很多与同学交流，融入集体环境的机会。

青少年人际交往问题的处理对策如下。①青少年在与同伴交往中要遵循一个“黄金法则”，即可以希望同伴做什么但不强行要求，如果同伴没有做到，提出希望的一方可以向对方表达失望，同时从对方角度出发理解其不能做到的原因。允许对方有和自己不一样的想法和感受，并不因此而认为对方“背叛”了自己，给对方留一个自己的空间，并真诚地与对方交流，学会从不同角度看待问题。这种对同伴真诚、大度、体贴的行为必能使其成为受同伴欢迎的人。②不轻易地受第一印象和先入为主的偏见影响，不轻易给交往的对方定性，不随意在了解对方较少信息的情况下，急于作出总体的判断。学会动态地、全面地、多角度地看待一个人。在与同伴交流的过程中尽量全面地表现自己，不进行过分掩饰，既让大家了解自己的优点，又让大家了解自己的缺点，给大家流下真诚、自然、宽容的印象。③引导青少年保持一种开放、接纳、真诚、友好的交友态度，相信同伴间能真正沟通，能互相理解。不拒绝同学的好意，主动参加到集体活动的交流中，增进与同学间的交往频率。如寒暑假参加夏令营、兴趣小组等活动，可以帮助自己找到有共同话题、兴趣爱好的朋友和社交圈子。

(三)亲子问题

进入青春期后，青少年自我意识明显增强，逐渐意识到自己已长大成人，青少年与父母之间的关系发生了许多微妙的变化。一方面他们开始变得不再轻易地相信父母的观点，他们渴望父母把他们当“成人”看待，不喜欢老师，家长过多的管束，想离开父母，渴求单飞，同时由于和同伴交往，在情感上产生新的依恋对象，他们对父母的情感不如小学时候亲密了，随着其生活范围的扩大和经验的丰富，他们心中有了新的偶像。往日父母在他们心目中的高大印象显得黯然失色，过去未曾发现的父母身上存在的某些缺点会大大地削弱其榜样作用，对父母充满了失望。另一方面他们阅历还浅，涉世不深，在许多方面还不成熟，外面陌生的世界让他们感到既新鲜、有趣又慌张、恐惧，因此生活上、学习上都对父母还有较大的依赖性。基于上述复杂、矛盾的心态，青少年与父母相处时常表现出不听话，不接受成人的意见，好与同龄人集群，但外面遇到挫折时又特别渴望父母保护和关爱的行为特点。

亲子问题处理对策如下。

(1)家长和学校不要以严厉、强制的形式管教青少年，而是要设身处地从青少年的角度去思考。即便对初中生或高中生，由于他们的独立意识，表面上似乎不愿与父母多讲，但碰到重要事情还是愿意与父母一起商量，当子女有烦恼时，家长应抱着理解之心，伸出援助之手，用平等交流的姿态与其沟通，耐心倾听其心声，尊重和允许青少年有不一样的想法，并帮助他们分析自己的想法，在肯定其想法有一定先进性和独特性的基础上，同时指出其想法的局限性和片面性，帮助其学会综合、全面、辩证地看待问题。

(2)当父母和青少年子女的意见出现分歧，并且双方都固执己见，不能被对方所说服时，父母和子女应采用“求同存异，和平共处”的态度，即不要强硬干涉和改变对方提出的意见和想法，暂时保留各自的意见，待时机成熟和双方情绪稳定后，再心平气和地讨论，互相理解对方的动机，达到双方都满意的结果。

(3)父母要学会理解和接受青少年逐渐长大,越来越独立的事实,一方面鼓励孩子多与同龄人交流,并且分享青少年的成长经验和秘密,与孩子达成"成长同盟"。另一方面充分理解青少年对于父母完美形象破灭后产生的失望情感,包容青少年这个特殊时期的一些矛盾、冲动行为,帮助青少年学会分析和感受内心复杂、矛盾的情感,坦诚地展示自己不完美的一面,使青少年逐渐意识和接受成人世界存在的缺陷性和真实性,为其在心理上踏入社会做铺垫。父母对青少年在外面世界受伤后切不可采取嘲讽、不理睬等行为,这样只会造成青少年更无法适应未来的社会。

(四)性的困惑

青春期生理、心理迅速发育,性器官和功能发育同时,开始出现朦胧的性欲望及与此相联系的一系列内心体验,但心理发育与生理发育常具有不同步的心理特征,因此产生一系列与性有关的困惑。常见的性困惑包括早熟和晚熟的烦恼,性功能发育的烦恼。

青少年的发育尤其是性发育存在着早熟和晚熟现象,是指他们发育高峰出现的时间以及发育的实际速度存在个体差异,一般来说女生的发育比男生早1～2年。但如果女生的发育过早,比同性同伴提前,她们将面临同伴尚未经历的身体变化,自己新发现的性发育的经验无法与同伴交流,容易感到孤独感、焦虑和不安全感。而早熟的男生与正常发育的同龄女生在心理体验上相似,会与女生更自然平等地交往,更容易受到老师的青睐和同伴的敬重,成为受欢迎的人。但是晚熟的男生在与同龄女生交往中处于不利地位,他们被当成孩子的时间较长,身体发育较同龄人晚,男性第二性征发育尚不明显,因此比较容易产生自卑感和男性身份认同障碍。对于早熟的女生,让她们认识到成熟是人生的必经之路,现在只不过是提早出现一段时间而已。应指导她们主动向母亲和其他同性年长者请教有关经验,尽快适应青春期的变化。对于晚熟的男生,要充分肯定其男性的身份,对于其表现男性特点的行为予以强化。使其知道自己性器官和身体的其他方面早晚会成熟的,只要耐心等待,一定会变成响当当的男子汉。

性功能发育给青少年带来的烦恼很多,影响较大的是遗精和手淫的问题。对于首次遗精,多数青少年男生感到害羞和恐慌,有的青少年男性受到不正确宣传媒介的影响,认为遗精会伤元气,损害身体健康。其实遗精是青少年身体发育走向成熟的标志,每月遗精的次数,没有公认的标准,一两次或三四次均属正常范围。同时青少年开始出现手淫行为,这种行为在男生中更是一种普遍现象。手淫是青少年期男生的一种自慰行为,是排除由于性冲动而引起的性紧张和性骚动的一种安全的发泄途径。《美国精神病学手册》中指出:手淫是标准性行为的一种。当今国际上广泛接受的新观念是,手淫既不是不正常的,也不是对自身有害的行为。但由于受传统文化的影响,青少年大都对性有羞耻感,很多青少年手淫过后又后悔,甚至产生犯罪感。

对上述性困惑问题的处理方式主要如下。

(1)父母和学校加强青少年性心理卫生教育,使青少年能够认识到自己身体和心理的变化是正常现象,是青少年必须经历的阶段,增加其对自身变化的认同感。

(2)父母和学校对青少年性困惑的问题抱着开放、接纳的科学态度,与青少年坦诚地沟通,避免增加其谈论此事的羞耻感。

(3)给予其一些具体的指导措施减少手淫次数,如自觉避免不良刺激,拒绝黄色淫秽书刊和影视剧影响、不穿过紧的内裤、不开挑逗性的玩笑,多从事有益于身心健康的文体活动,积极参加感兴趣的集体活动,将注意力和关注点进行转移,这样可有效淡化手淫的动机。

(五)关于"早恋"

早恋不是问题,而是一种正常的心理现象。为什么说早恋不是问题,而是一种正常的心理现象，是因为，它是心理发展过程中必然要出现的，就像人有生老病死一样。早恋，说白了，就是太早发生的恋爱。我们不能说一个人要谈恋爱是出问题了，所以大家之所以认为“早恋”是问题，问题出在“早”上，而这个“早”，是相对的。相对于孩子的学业来说，恋爱的出现早了点。但是从心理学的角度来看，对异性感兴趣，对亲密关系的需要出现在青春期正是时候。这就必然产生一个矛盾。

因为青春期的孩子正好处在初中这个阶段，也是老师和家长常说的黄金时期，正是学知识的时候。恋爱必然会花去孩子一部分精力，难免会对孩子的学习有些影响，也肯定会引起家长和老师的紧张和担心。

家长和老师出于对孩子负责的态度，肯定不会坐视不管，但是只要他们一出手，一场战争就爆发了。家长和老师作为一个阵营，两个早恋中的孩子作为另一个阵营，在战争开始以后，他们各自分居在一根弹簧的两端。如果两者都坚持己见，只能使战局处在僵持状态。也就是说这根弹簧始终不可能放松下来。

而且，在这场战争中，有一个特殊的心理现象，称为罗密欧与朱丽叶效应，简单说就是家长和老师的反对，反而会使两个孩子更加亲密。从家长的角度来看，就是事与愿违了。

那么，出现“早恋”现象时，应该如何处理呢？

1.从父母的角度来说

作为家长和老师，尤其是作为家长，首先要改变对于早恋这一现象的认识。要认识到对异性感兴趣，对亲密关系的需要是孩子在青春期必然要出现的一个现象。至于会不会早恋，那要看孩子在这个时候会不会碰上他喜欢的人。如果碰上了，那么出现早恋是再自然不过的事情。作为家长，应该感到高兴，而不应该出现灾难性的反应。如果你的孩子在青春期对异性一点都不感兴趣，这时候你反而应该感到担心，因为在精神科临床，一些有精神障碍的患者，详细询问时，往往在青春期，没有朋友，对异性不感兴趣。而这样的孩子，往往其他方面也会表现得比较差。当然这里举的是一个极端的例子，也未必这个时期对异性不太感兴趣的孩子，就一定会得精神障碍。孩子的心理发育有早有晚，有的孩子在刚进入青春期就开始萌生这样的念头，有的孩子在青春晚期才会开始对异性感兴趣。凡事都有一般也有个别，不能一概而论。

其次，要把握好管孩子的方式方法。尽量做到宏观调控，而不要管得无微不至。也就是说在大方向上要告诉孩子一些道理，而不是整天像特务一样偷看孩子的聊天记录、偷看孩子的短信、偷听孩子打电话，孩子出去了回来一定要委婉地审问一番。当然这是家长对孩子表达关心的一种方式，但是从另一方面来讲，也是家长缓解自己内心焦虑的一种做法。这种焦虑的来源有很多。比如，担心自己不管孩子就没有尽到做家长的责任，担心自己如果不管，孩子就会走弯路。事实上，不见得家长不管孩子就一定会走弯路。古语云：树大自然直。俗语说：人往高处走。人本主义心理学认为人生来就具有自我实现的能力，给予他一个积极的成长环境，他就可以不断地取得进步。但是，需要注意的是，这个积极的环境并不是要让家长多管，多做，而是一个理解的，接纳的，尊重的环境。而这里所说的进步，也不是说一帆风顺，很可能在某一个时期会有小的波折，但是，总的来说，在不停地往前进。从某种意义上来说，允许孩子走小的弯路，是对孩子将来遇到大挫折的最好的预防。那些从小到大学业上一直很顺利，也从来没有出现过早恋这种问题的孩子，到了大学毕业，家长认为该谈恋爱了的时候，因为没有与女孩子交往的能力而求助于心理咨询的不在少数。

所以，凡事有利必有弊。记住一句话，人生之不如意，十之八九。不管你管得多也好，少也好，孩子该经历的事情，还是需要他自己去经历，去体会。如果在他成功的时候，你能够倾听他，分享他的喜悦；在他遭遇了挫折，需要帮助的时候，你能够成为他信任的那个人，给予他支持。如果在任何情况下，你对他的态度都是不离不弃，你对他的爱都始终如一，你就是一个相对成功的父母。我说的是“相对成功”，因为天下只有爱孩子的父母，而没有完美的父母。

2.从孩子的角度来说

要认识到青春期是长身体、长知识的时候，也是心理发展的一个关键时期。在这个时期，你们要面临很多的事情，包括学习任务、人际交往、情绪调控、自卑感的克服与自尊心的建立、自我身份的认同。而恋爱，也就是说确立自己的性取向、学会建立并处理亲密关系则是这个时期需要特别处理的一件事情，也是最容易引起烦恼的一件事情。

发现自己喜欢上了一个人，本身就是一件会使自己心理产生压力的事件。她/他会喜欢我吗？我能向他/她表白吗？万一被拒绝了怎么办？万一他/她告诉老师了怎么办？万一父母知道我早恋了怎么办？如果我们谈恋爱了，会影响学习吗？……

在你发现自己喜欢上了一个人的时候，上述想法或者顾虑也就出现在了心头。记住，这是个信号，一个告诉你，你已经进入如何处理亲密关系这个阶段的信号。喜欢上一个人是一件很美好的事情，虽然它出现的不是时候。因为它给你的生活带来了很大的麻烦，老师会找你谈话，父母会一改往常的态度，对你进行说服教育，采取种种措施说服你跟他/她断绝关系，你会从一个好学生变成坏学生，或者从一个坏学生变成更坏的学生，好像你犯下了滔天大罪，整个世界对你的看法都完全改变了。

那么，作为进入“早恋”的你，应该怎么办呢？

首先，要认识到，这不是一件不应该出现的事情，而是一件需要花心思去处理的事情。在这件事情出现以后，你要学习去权衡学习和恋爱两方面的关系，在保证学习的基础上，去恋爱。这样，对你自己和对对方都负起了责任。老师和家长也就没什么可说的。堵住家长和老师的嘴的最好办法就是拿成绩说话。因为他们最担心的就是怕早恋会影响到你的学业，这是问题的关键。也就是说，他们不是不让你谈恋爱，而是担心你处理不好恋爱和学习的关系，影响了学习而不让你谈恋爱。某种意义上说，在家长眼里，不管孩子多大了，都永远都是个孩子。

他们需要时间来渐渐改变对你的认识。要让他们认识到你长大了，开始有自己的主见了，而且也渐渐地具有独立处理问题的能力了，最好的办法不是与他们争论，而是通过事实告诉他们，你可以独自闯荡了，而且还能闯荡得有模有样。

其次，要认识到，你已经开始有了自己的主见，大多数情况下可以去独立面对一些问题了。但是有时候，由于经历有限，必然会有一些问题，让你在独立处理的过程中感到吃力。就像让一个 2 个月的婴儿去跑步一样，是不太可能实现的。这是不得不面对的一个现实。人类虽然是万物之灵，但是总有一些不能够解决的问题，比如，不可能让一个人一出生就说话，这是不可改变的一个事实，事物的规律使然。这时候，要积极地去寻求帮助。一般来说，父母都是愿意提供给孩子帮助的。但是，由于这个话题比较敏感，大多数家长都会持有成见，所以如果感到问题解决不了了，或者你心里有些困惑，可以试着去向同龄人求助，获得同伴的支持，看看其他人在遇到同样问题的时候是怎么解决的；也可以求助于心理咨询人员，获得一些专业的帮助；当然，也要试着去向父母求助，或许会遇到一些困难，但是，记住，绝大多数家长都希望自己的孩子好，即使有些挫折，那也同样会带给你成长的机会，即学会去处理不同的意见。

最后，父母除了担心早恋会影响学业以外，更担心的是孩子会因为恋爱的问题处理不好，会在感情上和身体上受到伤害。其中，多数家长最担心的是孩子们会出现婚前性行为，尤其是女孩子的家长。青春期的你们对什么都充满了好奇，尤其是在中国，性仿佛是不能明言的，因而显得更加神秘，更加会激起青春期孩子们的求知欲望。这一点还是不要去尝试的。因为你们毕竟还没有到能够建立家庭的年龄，如果真正的爱对方，更要为对方考虑，也要对自己负责任。妊娠对于成年已婚的人，是一件喜事，对于青春期的孩子来说，就是一个负担了。毕竟，流产对于女孩子来说，身心都会受到伤害。而对于男孩子来说，也会在心理上产生恐惧感、内疚感，还会引发一系列后续的问题，包括来自女方家长、学校方面的压力。如果能够保留自己内心的这种好奇心，等到你有能力去建立家庭的时候，这是给你自己，和你未来的他/她的一个很美好的礼物。

要记住，恋爱是一件美好的事情，如果在你没有准备好的时候，它提前来了，那么不要去躲，也不要惊慌失措，这是你一生中必定要去面临的事情，或早或晚，早来了，你就有了更早地学会处理它的机会，在心理发展的道路上，先行一步。记住要把握原则，及时求助，尽量争取平稳地度过。

(六)意志薄弱、耐挫折能力差

青少年意志活动尚较薄弱，在处理具体事情时，青少年经常表现出决心大，信誓旦旦，而行动上却无法落实，说和做相脱离的情况。在学习中，往往今天他们对自己很严格，而明天又不重视这些要求了，很难将自己的行为同远大目标联系起来。另外青少年耐挫折性较差，容易因失利而受到打击，丧失自信心，甚至悲观绝望。我们经常从身边或者媒体上看到各种各样的事例，即青少年由于各种原因，如学习成绩不如意，恋爱受挫，人际关系紧张，受老师和家长批评等，采取离家出走，自暴自弃，甚至自伤、自杀等严重行为。目前全球青少年自杀率在不断上升，自杀年龄越来越小，我国青少年自杀问题也日益受到社会各界的重视。青少年自杀已逐渐成为自杀的高峰年龄段。据报道我国南方某地区最小的自杀者年仅10岁，割腕自杀的原因是因为“家长给孩子的学习压力太大，考试要90分以上，周末要参加各种培训班”等。提示我们在关注孩子学习成绩的同时，一定要同时关注孩子的心理发展。

提高青少年耐挫折能力的对策如下。

(1)在与孩子建立良好的亲子关系的前提下，父母帮助青少年提出奋斗目标，明确行动的方向，帮助其认识到意志行为结果的意义。他们对自身行为意义的认识越深刻，就越能增强克服困难的信心，任务也就完成得越好。奋斗目标应从短期到长期，从容易到困难逐步进行，使得青少年在奋斗过程中不断加强自信心，这样，他们就不会轻易被困难吓倒。

(2)为青少年提供培养意志力的机会。通过体育活动，社会实践活动等培养他们的意志力。如参加夏令营、暑假期短暂打工、军事训练体验等，在学校里，心理剧常被用作心理训练的形式。具体的做法是设置一个情景，如妈妈得了癌症或爸爸犯罪了，让学生扮演其中的角色，表演自己面临这种状况时的做法，其他同学也会七嘴八舌提出意见，大家再一起讨论哪些方法可行、效果最好。经过这种训练，以后当孩子遇到同类情况时，就不会束手无策。

(3)家长首先要充分理解青少年虽然长大了，但是他们毕竟尚未成人，若以成人的想法去看待他们、要求他们，必定会违背青少年的心理特征及其规律。当青少年碰到挫折或犯了错误之后，父母要设身处地从青少年的角度去思考，切忌单方面地认为子女犯了错误，因此用粗暴的方法训斥甚至打骂子女，这样容易伤害亲子关系并且使孩子感到无助和沮丧，以后再出现类似情况时不会再与父母沟通，进一步陷入孤立无援的境地。相反如果长辈能给予其理解和宽容，帮助其分析不足之处，并鼓励其坚持解决问题，反而能激发起孩子克服困难的决心，在应对挫折的过程中不断提高抗挫折的能力,并因为没有太大压力而发挥更好的水平。另外,在青少年无助时为其提供可寻求帮助的方式也是非常重要的,比如,在许多国家,社区和学校会给青少年发放一些自杀预防手册,上面有各种矛盾的解决方法、如何缓解压力等内容,还附有一些援助电话及援助机构的名单,这样,在青少年遇到挫折需要帮助的时候,会比较容易获得帮助,避免不幸的发生。

(七)道德感不强

青少年处在社会化的重要过渡时期,道德感的发展也成为社会化的一项重要任务。它包括道德认识、情感、动机、意志行为等各方面的发展。初中是青少年的道德发展关键期,也是动荡期,一般认为初中二年级是品德分化最激烈的时期,初中三年级以后即逐步稳定和成熟起来。初中生的道德认识特点表现为在思维评判性和创造性增加的同时,表面性和片面性仍然占有显著的地位,他们虽然对行为的是非、善恶标准和行为的具体规范已经有了基本的了解,但是由于其行为具有情绪化的特点,在较强烈的反抗心理的驱使下容易是非不清,作出不良行为。高中生所掌握的道德行为准则知识日趋增多,其道德知识结构也日益复杂。同时,他们对道德知识的掌握水平也有了新的特点,从形式上看,更加概括、抽象;从内容上看,更加深刻。青少年的道德情感不断发展,初中生的道德情感特点表现为温和、细腻性和强烈、狂暴性共存,情绪调控能力较差,有时会出现狂风骤雨式的情绪反应,在强烈的情绪反应下容易出现冲动、甚至违纪的行为。到了高中,其道德情感的形式主要包括直觉的道德感、想象性的道德感、伦理性的道德感三种形式。这三种形式的道德感都不同程度地存在于高中生不同的道德认识及行为之中,且每种形式本身又有程度与水平等级的问题。从总体上看,由于高中生的道德情感多建立在道德观念、意图、信念的基础上,也由于高中生道德情绪经验的积累对情绪经验的概括所起的重大作用,高中生的各种道德情感形式中,伦理性的道德感体验占据优势,由道德形象所引起的情绪体验也不断受到自我意识的控制,直觉的情绪体验日渐减少。

青少年的道德动机和行为虽然开始出现了主导性道德动机,且道德动机趋向稳定。但总的来说,仍存在多变的特征,容易受到外界不良环境的影响,导致道德感水平下降。同时在目前的家庭教育中,一方面许多家庭把智育作为压倒一切的教育活动,而忽视思想品德的培养,另外一方面大部分青少年都属于独生子女,在家里大多处于核心地位,在现在的许多青少年身上或多或少存在自私、冷漠、孤僻、缺乏责任感的现象,道德情感发育严重不足。

特别需要关注的网络对青少年的学习方式、交流手段和生活习惯等产生的巨大影响,由于青少年的道德正在发展过程中并且易受外界影响的特点,对于网络上各式各样的不良信息和潜在的不良影响他们并没有很强的抵抗力。由于网络法规建设的滞后和网络世界的无序状态,目前很多青少年沉迷于虚拟的网络游戏,缺乏与周围现实中的人交流,他们也很容易浏览到网上的一些反动的、暴力的、迷信的、色情的内容。由于他们自我约束的能力以及判别是非的能力都没有达到一定的水平,对任何事情都充满着好奇,其网络行为往往会得不到有效的正确引导,甚至学习和模仿网络上的不良内容,真实的情感和正确的认知被过度的不良刺激隔离开来,这些青少年容易变得自私、冷漠,无视现实中的法律法规,更甚者会导致青少年产生人格的分裂,形成网上、网下两种完全不同的人格,这无疑会对他们正在形成的个人价值观和道德观产生不良影响。我们很遗憾地发现网络上展现的多起令人发指的虐待动物行为,其部分始作俑者竟是一些青少年,就是一个佐证。他们在视频里的残暴和冷漠让人不寒而栗,也令人深思:对于青少年的道德培养,我们是否应该做些什么?

提高思想品德的对策如下。

(1)青少年的成长离不开良好的周围环境,如父母本身具有强烈的社会道德感,言传身教,这种长辈的榜样作用对青少年潜移默化的影响非常重要。学校里也需要经常开展道德培养活动,提供一个培养思想品德的环境,鼓励学生积极参与到道德文明建设中,在学校形成一种追求高尚品德的风气。

(2)结合青少年容易受影响的特点,我们可以趋利避害,加强引导,把青少年的德育教育工作与现代网络结合起来,利用网络的平等性、开放性和互动性的特点,寓教育于网络,通过网络来开展生动活泼的青少年思想政治工作,将具有传统思想政治工作不可替代的优势。要向家长和学生推荐优秀的、有吸引力的青少年网站,使得青少年不自觉地被其内容吸引,并形成归属感,而渐渐降低其浏览其他可能会对其有不良影响的网站的频率。与此同时,应加强技术研究与管理,以技术控制色情、犯罪、毒品、邪教、反政府等不良信息的传播,还校园一个洁净的网络空间。

(3)家庭教育中应把"爱"字放在第一重要的地位,通过家长的言传身教,教育孩子学会爱自己、爱别人。一个缺乏爱的人,不但冷漠他人,而且轻视自己,这是极为危险的倾向。很多青少年的冷漠和自私的表现是由于他们本身缺乏爱和温暖的环境,从未体验到过爱和温暖,因此也不会用爱和温暖的方式来对待别人,他们首先学到的就是家长对待他们的方式,并且在与人交往的过程中很自然地采取这些方式来与人进行互动。因此给予青少年足够的温暖和关爱,是培养其良好道德的捷径。这里说的温暖不等于没有批评和教育,关爱不等于溺爱,有些家长凡事都庇护青少年,甚至出现在家里长幼不分的情况,试想,这样的孩子怎么会形成尊师敬长的良好品德呢?

(4)学校和家长不应仅将学习成绩好坏作为评价学生优秀与否的唯一指标,更不要随便给学生扣上好学生和坏学生的帽子。举个例子,一个高中学生放学后在校外和另外一个人打起架来,学校老师发现后,对该学生提出严厉批评,并且不容其辩解。而且把其家长叫来,让其写保证书,保证以后不再打架。实际上,和这个同学打架的那个人是一个经常勒索学生钱财的人,这位同学之所以和他打了起来,是因为早就对其行为看不惯,恰好那天这个人又要向其索要钱物。本着为民除害的想法这个同学和那个人打了起来,可是万万没有想到会从此被扣上了坏学生的帽子。事隔三年,当这个孩子逐渐被同学疏远、成绩也开始下降之后打算退学时,才在心理治疗师的鼓励下说出了这件事情的原委。对于一个孩子,这三年是何等重要,而这三年的损失应该由谁来负责?实际上,如果当时有一个人能够让孩子把话说完,并且给予孩子正确的指导和帮助,而不是武断地、固执地认为只要打架就不是好学生、越辩解越说明其认错的态度不端正,那么就不会耽误这个孩子三年宝贵的时间。

就目前来说,我们所说的青少年都是1992年以后出生的孩子,也就是常说的"90后",这些青少年绝大部分都是独生子女,由于各种因素的影响,有一部分青少年表现出任性、自私、脆弱、独立精神差、承受挫折的能力差等缺点。但由于媒体的各种报道使得整个"90后"被贴上了各种各样,甚至带有侮辱性的标签,如"非主流""脑残的一代"等,这对他们其实是不公平的,也会使得社会对他们形成固定的负性印象。其实青少年的心理发展既遵循着一定的固有变化规律,也在不同的时代和社会环境变迁背景下呈现出不一样的特点,并不能把所有"90后"都一棍子打死称为不争气的一代,只是青少年的心理行为特点和当前社会环境的互相影响造就了有鲜明特点的"90后"。我们不能把所有的责任都归咎于心理尚未成熟的青少年,而同时应看一看这个时代是在如何影响着青少年。

(付　琳)

第四节　青年期心理卫生

青年期是个体从儿童走向成人的过渡时期，一般来说指的是18～35岁，基本上是从个体生理成熟到社会成熟的这段时期。人生的很多重要经历都是在这一时期完成的，包括个体的家庭发展：恋爱、结婚、生子，以及个体的职业发展：择业以及事业发展。这些发展任务的顺利完成是每个个体都要面对的，也是最容易引起心理波动的事件。掌握青年期的生理心理特点，有助于保持青年期的心理卫生。

一、青年期的生理心理特点

在青年期，人体各组织器官的生长发育趋于成熟：骨化完成，骨骼发育逐渐停止。大脑和神经系统显著发展，并逐渐成熟。中枢神经系统的兴奋和抑制过程趋于平衡。情绪较青春期也渐趋稳定和深刻。生殖系统功能成熟，第二性征的发育彻底完成，男女体态区分明显。各项生理功能逐渐成熟，各项生理指标如血压、肺活量趋于稳定。身体素质包括在机体活动中的力量、耐力、速度、灵敏性和柔韧性等都在青年期进入高峰。脑力劳动和体力劳动的效率都相应提高。胃肠道消化、吸收的功能强、免疫力增强，内分泌和代谢功能旺盛。18～30岁，个体的体力和精力也处于人生的鼎盛期。

青年期的个体认知语言能力成熟，抽象的逻辑思维能力和注意的稳定性日益发达，观察的概括性和稳定性提高。情绪情感丰富强烈但是仍不稳定，有时带有明显的两极性。青年的情感进入最丰富的时期，情感的内容带有明显的倾向性，情感的体验也更加深刻。青年人的意志行为特点是自觉性和主动性增强，行为的果断性有所增强，动机斗争过程逐渐内隐快捷。由于神经系统功能尤其是内抑制的发达，动机的深刻性和目的性的提高，自制力和坚持精神都有所增强。到了青年期，人格虽然还会受到内外环境的影响，但是已经基本趋于稳定。表现为自我意识趋于成熟，个体能够对自己和他人进行恰当的评价，能够做到自我批评和自我教育，能够尊重自己同时尊重他人。世界观、人生观、道德观已经初步成形。

这一时期，是个体从学校走向社会的早期阶段，也是成年的早期阶段。由于要面临恋爱、婚姻、生子、择业、就业等多个任务，也就意味着个体要承担多个社会角色。社会角色是社会心理学领域里的一个名词，是指与人们的某种社会地位、身份相一致的一整套权利、义务的规范与行为模式，它是人们对具有特定身份的人的行为期望，它构成社会群体或组织的基础。具体说来，它包括以下4个方面的含义：角色是社会地位的外在表现；角色是人们的一整套权利、义务的规范和行为模式；角色是人们对于处在特定地位上的人们行为的期待；角色是社会群体或社会组织的基础。

个体如果能够扮演好这些社会角色，就能够完成良好的社会功能，能够保持良好的自尊，情绪上也会保持稳定。否则，情绪上就会出现各种各样的变化，因此会对心理健康不利。

在整个青年期，个体需要完成的角色转换包括以下几点。

(一)从青少年到成年的转变

个体从一个懵懂少年变得开始需要对自己的行为负责任，同时还需要承担社会责任，变成了一个真正的社会人。

(二)从学生到上班族的转变

研究显示,青年个体多少已经能够根据自己的志向、理想、兴趣、爱好和特长,选择自己的学习方向、工作职业、生活方式和成才道路,力求在某些方面不断完善自己、发掘自己、实现自我价值。这个时期,大多数人最终都完成了学校教育,从一个象牙塔里的学生,开始步入成人社会,并开始寻找自己的职业定位。一份良好的工作不仅可以作为一个人的经济来源,更可以实现一个人的职业理想,使个体从中获得个人成就感。择业和就业源自个体自我实现的需要,反映了个体要求自我设计、自我完善以充分发挥自我潜能,实现自我价值的强烈愿望,反映了个体志向与理想的完善和稳定的程度。渴望自己有所创造、有所建树,并向社会显示自己存在的需要,是很多青年学生的三种主要需要。从学生到上班族的转变,除了要选择一个适合自己的职业之外,还包括适应工作环境,学会处理与同事的关系、与领导的关系、工作与休息之间的关系。

(三)从单身一族到别人的男朋友(女朋友)的角色转变

根据马斯洛的需要层次理论,每个人都有情感和归属的需要,这个需要指的是对友情、爱情和性亲密的需要。在青年阶段,每个个体都有获得亲密的人际关系的需要,大多数个体在这个阶段开始寻找男女朋友,寻求亲密感避免孤独感。根据埃里克森的心理社会发展理论,这也恰恰是该时期的主要发展任务。

(四)从未婚到已婚的角色转变

随着亲密关系的建立,个体很自然地会走到谈婚论嫁的阶段。小家庭的建立要求个体开始学会承担丈夫或妻子的角色,开始学会履行自己在新建立的小家庭中的义务,并承担起自己在这个小家庭中应尽的责任。

(五)从为人子女到为人姑爷(儿媳)的角色转变

已婚的青年个体,同时还要承担做姑爷或做儿媳妇的角色。自古至今,大家都知道婆媳关系非常不好处理。说的就是这个阶段所要面临的问题之一。能否扮演好这些角色是小家庭能否幸福的重要因素。作为姑爷其实同时要承担着三个角色,即父母的儿子、妻子的丈夫、丈人和岳母的姑爷。这时候,一个人要同时和五个人搞好关系,照顾到五个人的感受,想来对于初入社会的青年个体实属不易。对于儿媳这个角色也是一样。

(六)从为人子女到初为人父(母)的角色转变

除了上述角色以外,大多数个体在此期还要面对的是初为人父(母)的角色转变。子女的出生,对于每个家庭都是一件大事,小生命的诞生意味着更多的责任,年轻父母的身上又多了一份责任。如我们第二节所讲到的,为人父母实属一件不易之事。俗话说,养儿才知父母恩。这个角色转变需要很多心理和生理的调整。

二、青年期常见心理问题及处理

(一)性心理

青年期的开始阶段依然存在着生殖系统的发育已经完全成熟,但是性心理的发展相对延缓的矛盾,存在着性的生物性需求与性的社会性需求之间的矛盾,因此是发生性相关心理卫生问题的高峰期。主要表现如下。

1.对性的好奇、敏感与无知

随着生理发育的成熟、激素的分泌,青年人对性的好奇和需要是一种常见的生理现象。人是社会性的，但是首先是生物性的。对性的需要是生物的本能。我们的文化中存在着对性的一些偏见。很多青年在出现性方面的相关想法时会产生罪恶感、羞耻感，认为自己出现这些想法是可耻的，不道德的。还有些个体被生理冲动所控制，出现性行为的随便与不负责任。有研究表明，对性问题持有矛盾心理的占55%，感到敏感的占53%，感到神秘的占36%。

根据临床观察，有很多在这个时期有性方面困惑的个体都存在性知识的缺乏或歪曲。举个例子，有一个患者来心理咨询门诊就诊，告诉心理咨询师他为一个问题自责苦恼了10年，他觉得自己是个非常下流的人，心理很阴暗、很肮脏。把自己描述成了一个十恶不赦的恶魔、一个流氓。咨询师花了接近一个小时的时间才问出导致他苦恼了10年的问题是手淫的问题。在青年男性中，由于性冲动的出现，手淫和遗精是很常见的生理现象。当咨询师以一种很平静的语气告诉他，这是一个很正常的现象，很多人都有的时候，患者表示惊讶，之后就是一种怀疑。几经确定之后，患者的脸上露出了很放松的微笑，那是一种被别人接纳，同时也被自己接纳之后的一种快意，仿佛一个罪人被宣布无罪释放了。而随后，他手淫的行为也逐渐减少。由于对性知识的无知，这个年轻人苦恼了十年，来的时候他已经上了大学，可是在高中阶段，由于这种苦恼情绪的困扰，他无心学习，在这种痛苦的挣扎中，本来成绩优异的他第一次高考落榜。第二次勉强上了现在的大学。

2.与异性交往的问题

对异性的好感与爱慕是个体心理发展过程中出现的正常心理现象。但是由于对性相关知识的缺乏，很多年轻人处在想与异性交往，但是又担心别人会认为其下流、无耻的矛盾中。心理咨询门诊经常会见到一些患有社交恐惧症的患者，他们存在的问题主要是对与异性交往的恐怖。有的患者仅仅因为有异性坐在旁边，就会出现紧张、心慌，脑子里胡思乱想，无法做任何事情。有一位患者，在没有异性出现的时候，工作很正常。但是只要有异性出现在他工作的办公室里，他就会紧张、总想看对方，但是又不敢看，而且即使在没看对方的情况下，仍会觉得对方认为他在看她，因此觉得面红耳赤，脸红以后就更加担心，觉得对方肯定看到了自己脸红，一定认为自己很下流，因此心慌、手心出汗、什么都做不下去。

根据精神分析的理论，患者压抑了自己与异性交往的正常需要，之后它以社交恐怖这种神经症的方式把这种需要表达了出来。研究表明，有性压抑的青年占55%。而这些问题的出现，与患者对性知识的了解程度、从小接受的性方面的教育以及其生活的圈子中的其他成员对性的态度有关系。

3.由于性压抑而带来的其他异常行为

包括露阴癖、窥阴癖、摩擦癖、恋物癖等常见的性心理障碍。

(二)适应问题

由于青年期需要面对的诸多角色任务，此期个体常见的心理问题还包括适应问题。适应问题包括对工作的适应、对家庭生活的适应。

对工作的适应包括对工作本身的适应以及对工作场所中人际关系的适应。包括与同事的关系以及与领导的关系。

一般来说，个体总是倾向于选择自己感兴趣的，并且能够实现自己的理想和抱负的工作作为自己的职业。然而由于受到各种因素的影响，不是所有人都能够找到自己理想中的工作。一般来说，如果个体所选择的工作能够实现个体所希望的角色，个体就可以全身心地投入职业生活中去，并且能够获得成就感和价值感，因此也会适应良好。如果个体选择的工作与自己所学的知识和技能相符合，也就是说个体所学能够让其适应这份工作，那么个体的适应也会比较好。反之，个体就会出现各种各样的适应障碍，包括上班迟到，工作时开小差，效率低，工作时消极怠工，没有职业认同，甚至感受到工作倦怠、情感枯竭。由于不能胜任或者对工作的不喜欢会导致个体出现多种负性情绪，包括抑郁、焦虑、没有成就感、没有价值感，感觉到压力。这些负性情绪在工作的过程中会迁怒于同事，迁怒于领导，进而引起更多的人际关系问题。

进入了工作单位，人与人之间的关系就不再像学生时代那么单纯。人与人之间的关系更多的是一种利益和合作的关系。不想学生时代有那么强的情感的联结。所以很多年轻人在工作初期会感到非常不适应，会觉得周围的人好像都很势利。而且也开始看到以前在学校里看不到的一些不公平竞争。或者看到有一些能力不如自己的人却很受领导欢迎，一些很狡猾的人却很受领导的器重。开始发现自己有很多事情看不惯，心理总是七上八下的不平衡。这时候，需要花费很多心神去调整。

对家庭生活的适应包括适应婚后的家庭生活，以及为人父母之后的角色适应。

很多文学作品都在描述婚后的生活，有人把婚姻比作爱情的坟墓，把婚姻比作围城。描述了婚前婚后个体对婚姻的期望和体验。与爱情不同，婚姻是非常现实的。爱情是海誓山盟、花前月下。而婚姻则是柴米油盐酱醋茶，是相当现实的。如果把爱情比作是一杯美味的饮料，那么婚姻则是一本白开水。虽然没有味道，但是却是生活必需的。然而还没有放弃梦想的年轻人可能很难适应这种美梦的破碎。有些人抱怨被欺骗了，于是我们经常能够看到这样的句型：结婚前他……，结果呢，现在根本就不是那么一回事。本来以为……，现在好后悔。这些句型均在表达一种情绪，对婚姻的失望。婚姻是另外一种形式的事业，也是需要经营的。经营的原则包括：要对家庭和对方有责任心，坦诚相待；处理好性生活，这是成年人生活中的一个重要部分，性生活的和谐是保证婚姻美满的一个重要条件；妥善处理小家庭内部，大家庭成员之间的关系；夫妻共同努力，保障家庭的经济基础；重视家庭中日常琐事的处理，研究显示，导致夫妻离婚的原因，多数情况下不是因为原则问题，而是鸡毛蒜皮的小事。

小生命的诞生，会给小家庭带来很多欢乐，同时也会带来一系列的适应问题。年轻夫妇在宝宝出生后，在经济开支、工作、住房条件、家务负担、夫妻交流以及感情方面都会受到不同程度的影响。小生命诞生以后，家庭的经济开支和家务量会明显增大。有 62% 的父亲在孩子出生之后会感到被冷落，从某种意义上来说，宝宝是个“第三者”，会对夫妻之间的亲密关系造成直接的且强有力的冲击。年轻父母需要在心理上作出调整，来适应这一新的变化。当然，不同的是，这个“第三者”会给夫妻带来天伦之乐。有研究显示，即便是对婚姻不满的夫妻，也有 63% 的人认为孩子是婚姻中仅有的满足。

三、如何保持青年期的心理卫生

(1)树立一个意识：青年期要面临生命中的很多重要课题和诸多发展任务，因此需要不断进行心理调整。

(2)了解这些发展任务，并且早做准备，有利于保持心理卫生。此时期需要做的准备如下。

了解男女性之间的性吸引和交往需要是正常的，增加与异性的交往，并在交往过程中建立亲密关系甚至恋爱和婚姻关系，是这个阶段重要的发展任务。

步入社会以后，个体不再是社会需要呵护和关照的对象，而是变成了一个社会人，需要完成一个社会人需要完成的任务，需要遵守社会规范、法律法规，需要对社会作出自己的贡献。

了解自己的兴趣和特长，选择一份适合自己的工作。在工作中，不仅要努力做好本职的工作，还要搞好与同事、领导之间的关系，营造一个和谐的工作氛围。

做好结婚的物质和心理准备，包括承担婚后的各种角色的准备，以及为人父母的角色准备。

在这段时期，出现适应方面的问题是很常见的现象，因此需要经常面临心理调适。我国的年轻人很多都有完美主义情结，可能会在面临适应问题的时候出现强烈的自卑感，需要记住，没有谁可以不经过任何心理的调整就能平稳度过此期。

(3)这个时期的年轻人面临着要求独立但同时又不得不依赖父母的矛盾。随着青年人认识能力的提高，逻辑思维能力的加强，他们的活动范围和生活领域也不断扩大，同社会联系更加密切，同辈人的相互影响大于父母。父母对子女一般都非常关切，事事关心，处处过问，以致使子女们觉得妨碍了他们的独立，干预了他们的自由。他们不愿再被父母当作孩子来看待，坚持自己的理想和判断是非的标准，甚至对在求学、就业、交友、生活各方面的干涉表示反感，轻者不理睬，重则反抗，拒绝家长管教。

在道德观念、社会规范方面，不少青年不像儿童时期那样以父母师长为传统表率，他们不愿受社会传统限制，而是在同辈人中探求共同的标准。所以父母在求学、就业、恋爱、婚姻方面要尊重子女的意愿和情感；不适当的干预会导致家庭不和甚至形成代沟。每个人的性格特点都会染上时代的色彩，两代人的思想存在差别是正常现象，父母和子女之间要尊重这种差异性，要增加沟通和交流，父母要多给孩子一些个人的空间，尽量让他们独立地去做事。青年们也应重视老一辈的经历、经验，从中汲取有用的成分。俗话说，不听老人言，吃亏在眼前。经验是一笔无价的财富。

(4)面对这些适应问题，需要保持一个平常的心态，但是经过调整依然不能解决问题时，一定要积极地寻求帮助，能够提供帮助的人员包括，好朋友、长辈、心理卫生工作者。

(5)有些精神障碍，比如精神分裂症和情感障碍也多在此期发病，这些障碍或疾病现在已经可以有效地治疗，所以一旦发现，一定不要讳疾忌医，一定要尽早寻求治疗，争取尽快控制病情，并尽量恢复患病个体的社会功能。

(王　兴)

第五节　中年期心理卫生

关于中年期的年龄划分一般为35～55岁。有的发展心理学家把中年期提前到30岁，延迟到60岁、65岁。也有的发展心理学家认为45岁以上才是中年期。关于中年期的界定，不同的国家和民族有所不同，主要取决于这个民族的平均寿命。但是一般来说，中年期是延续青年期，并步入老年期的一个阶段。这个阶段比较漫长。有人认为，中年是人一生中精力最旺盛的时期，也有人认为进入中年也就进入了衰退期，实际上，这两者并不矛盾，所谓物极必反，正因为进入了鼎盛时期，才进入了衰退期。新的年龄段划分标准为45～59岁为中年期。

一、中年期的生理心理特点

(一)生理特点

中年期的各项生理功能和青年期相比都有不同程度的改变。中年早期，人的生理功能和心理状态都处于成熟阶段，也就是所谓的鼎盛时期。然而到了中年后期，即 50～59 岁，人体的各个系统、器官和组织的生理功能都开始走向衰退。

随着神经系统功能的衰退，中年人开始出现感觉功能的下降，首先出现的是视力和听力的衰退，即眼花和耳背。与此同时，脑重开始减轻。

心血管系统的变化是从 30 岁起，每 10 年心排血量下降 6%～8%，同期血压却上升 5%～6%。血管壁的弹性因动脉逐渐硬化而降低。血管运动功能和血压调节能力减弱，血液胆固醇水平呈现增高趋势，动脉管腔变窄，因此引起导致供血不足甚至缺血，尤以敏感脏器心脑为明显，造成诸如冠心病、心肌梗死、脑卒中等老年期常见病。中年期高血压的患病机会是青年人的 8 倍。

呼吸系统的变化是肺组织弹性逐渐减小，肺泡间质纤维增生，毛细血管壁增厚，肺的气体交换功能下降，抗病能力下降，慢性支气管炎，慢性阻塞性肺疾病等慢性呼吸道疾病的发病随着年龄的增长而增高。

内分泌系统的变化是各种内分泌器官的分泌量减少，其中胰岛素分泌量的减少使一些个体出现糖尿病倾向，或罹患糖尿病。性腺功能下降则引起一系列的性功能变化。对于男性来说，阴茎勃起需要更长时间，性高潮也变得不那么强烈，而且阴茎勃起后消退的速度更快。对于女性来说，也会出现性欲减退。45 岁左右，女性会出现绝经，生殖器官会随之萎缩和衰退。有 75%～85%的女性要经历“更年期综合征”，出现一系列的生理和心理变化，包括面部潮红、出汗、头晕、头痛、肢体麻木、小腹痛、心慌、气短等自主神经系统紊乱的表现，以及失眠、焦虑易怒、敏感多疑等心理方面的变化。男性也会经历这一特殊时期，部分男性个体会出现更年期综合征的表现，但是症状多不如女性明显。

其他器官系统的功能减退包括骨密度降低、肌肉开始萎缩；免疫监视系统对癌变细胞监视功能减弱，导致恶性肿瘤在此期多发。

研究显示，高血压病的发病在 40 岁以后迅速增加，有近 80%的患者在 40 岁以后发病。60 岁时的肺功能相对于 20 岁时下降了四分之一。

(二)心理特点

相对于生理功能的衰退，中年期个体的心理功能却还在继续发展。

俗话说“四十不惑、五十知天命、六十耳顺”，人的智力在中年期发展到最佳状态。中年时期，知识的积累和思维能力都达到了较高的水平，善于联想、善于分析并作出理智的判断，有独立的见解和独立解决问题的能力。随着智力的发展，中年人的创造力得到充分提高，因此中年期是最容易出成果和取得事业成功的阶段。一般认为 25～45 岁是人生的黄金时代，有人统计从公元 600 年到 1960 年出现的 1 243 位科学家的 1 911 项重大发明创造的最佳年龄是 35～45 岁。

中年人的情绪趋于稳定，较青年人更善于控制自己的情绪，较少冲动性，有能力延迟对刺激的反应，较少喜形于色。人到中年，经历了自我意识的建立、改造和再完善的反复锤炼，伴随着生活经验的不断丰富，中年人的自我意识明确，能够对自己有良好的自我评价和接纳。意志坚定，对于既定目标能够勇往直前，遇到挫折善于运用各种方法去解决问题。能够成熟的待人处事，能够适应环境并根据环境需要调整自己的行为。

(三)中年期需要完成的发展任务

1.做好本职工作

中年期生活内容的一个主要部分是自己的工作。职业活动是主导活动。良好的事业发展与自我的价值感、自身的效能感、自我的认同和社会性发展密切相关。中年人每天有一半的时间要与自己的工作打交道。处于领导层的中年人，甚至一多半的时间都要花在工作上。工作环境及其从事的活动会影响个体的智力、处理问题的能力、社交圈和价值取向。

2.建立并经营各种人际关系

研究表明，在应激状态中能够及时地获得有效的社会支持的个体，比较容易渡过危机。而各种人际关系构成了社会支持的主要部分。我们可以把各种人际关系分为三个部分：一部分是与婚姻关系相关的人际关系；一部分是与工作关系相关的人际关系；还有一部分是朋友关系。

第一种关系对于中年人来讲尤为重要。因为除了工作以外，中年人的大部分时间要花在家庭中。这个家庭是一个大的家庭概念，包括由一对夫妻和孩子组成的核心家庭以及与这个核心家庭有血缘关系的其他家庭成员。而在这些关系中，又以夫妻之间的关系尤为重要。良好的夫妻关系有利于个体良好地应对生活中出现的各种生活事件，有效地缓冲由于生活事件带来的各种压力。建立良好的夫妻关系需要夫妻双方共同的努力。爱是需要能力的，这些能力包括：夫妻双方都有维持这段婚姻关系的强烈的责任感；都极为重视发展有效的人际关系并建立和维持一种开放的沟通体系；都具有无条件地给予和接受对方爱的能力，接纳对方全部感受的能力；都能够接受并肯定彼此的独特性；彼此平等。具有这些能力的夫妻，能够不断地体验着越来越强烈的成就感和满足感，在互动中建立越来越亲密的夫妻关系。

与婚姻相关的关系中还包括与子女的关系。中年阶段比较长，伴随着子女从儿童期、青少年期甚至到成年期的转变，随着孩子的成长，亲子关系也发生着相应的变化。孩子小时候，与父母的关系是命令与服从的关系。随着孩子独立性的提高，渐渐进入逆反期，这段时间亲子关系之间会发生很多冲突和矛盾，这段时间需要进行心理调适，渐渐适应孩子已经长大的事实。之后，孩子成家开始独立生活，需要面临空巢感以及与孩子的小家庭成员之间的复杂关系中。

第二部分是工作关系。中年人处在事业的发展期，多数人在这个时候已经小有所成。但是也有点高不成、低不就。这个时候一定要注意处理好与领导和下属的关系。一方面要小心处理好与领导的关系，否则会被认为“翅膀硬了”，不服从领导。另一方面要注意多关心下属，否则会被认为“倚老卖老”“控制欲强”等。由于中年人生活的主导内容是工作，大多数时间都是在工作单位度过的，所以良好的工作关系对于中年人的心理健康也相当重要。

第三部分是朋友关系。由于忙于工作和家庭，再加上一些人自身社会地位的变化，或者工作场所的变更，过去的朋友会逐渐疏远。中年人应该注意和老朋友保持联系。良好的朋友圈子可以化解那些来自婚姻和工作中的压力。

这三部分人际关系犹如一个生态系统，是互相制约、互相依存的关系。三者的共存可以使各方面的压力都得到良好的宣泄。

二、中年期常见心理问题及处理

(一)体力日益下降而负担日益加重的矛盾

如上文所述，中年人的生理功能从成熟逐渐走向衰退，身体健康问题开始凸显。与此同时，由于生活阅历和知识的丰富，技能的成熟，人格的稳定，使得中年人成为社会和家庭的中流砥柱，并承担着家庭和社会的较大责任，成为推动社会进步和发展的中坚力量。因此中年人肩负着巨大的社会责任，面临着极大的工作压力。因此中年人经常会体验到心有余而力不足。

与此同时，中年人在家庭中处在一个上有老，下有小的位置，老人已经老了需要照顾，小的还没有成熟也需要操心。因此需要承担多个角色的任务，经常要面临角色超载、角色冲突的问题。

比如，一个大学教师，同时需要完成讲课、照顾生病的母亲、年幼的孩子、科学研究以及科普宣传等多项工作，因此处于角色超载的紧张状态；某警察由于工作原因经常不能去参加孩子的家长会，不能够辅导孩子的功课，不能够经常和妻子沟通并帮助妻子处理家庭事务，因此出现了“警察”这一本职工作的角色以及“父亲”和“丈夫”这两个家庭角色之间的冲突。

由于上述原因，中年人经常会感到心理上的疲劳感，表现为记忆力和注意力下降，对很多活动缺乏原有的热情，做事拖延、敷衍，主动性明显下降，工作效率降低，食欲减退，睡眠质量不高，有许多躯体不适感，包括头痛、头晕、腰酸背痛等。这些症状如果不能得到及时地缓解，容易诱发各种躯体和心理疾病。在日本，自杀人数的40%都是中年人。“过劳死”这一现象也多发生于中年期。有研究显示，年工作量如果超过3 000小时，因劳动强度太大而出现过劳死和自杀的概率就会上升3～5倍。

面对上述情况，中年人需要及时的自我调适，方法包括：①把握好生活和工作的界限，不要让工作侵占自己的生活时间。准点下班，而且不要把工作带回家中。要树立一个信念，工作是为了更好的生活，不能为了工作而工作。②把握好自己和他人的界限。中年人经常会被各种角色淹没掉，在各种角色的扮演中丧失了自我。以至于没有时间考虑自己个人的生活和需要，甚至没有时间调节自己紧张的情绪状态。为了保持个体的心理健康，每天需要留出一些时间给自己，做一些自己喜欢的活动，来放松自己的心情，进行自我减压。③发展一些兴趣爱好，丰富自己的业余生活。有些人会工作成了习惯，除了工作之外没有自己的生活。这种情况下，应该适当发展一些兴趣爱好。④学会倾诉。适当的倾诉可以及时地宣泄不良情绪。倾诉的对象应该是自己比较信得过，而且是与自己的关系比较亲密的人。这些人可以扮演比较好的倾听者，而且必要时还可以提供一些直接的支持。倾诉的对象，还可以是同龄人和朋友。同龄人和朋友与自己有许多共同的经历，比较容易理解对方。

（二）更年期

更年期标志着壮年向老年的过渡，一般从四十五岁或五十岁左右开始。对于不同个体来说，更年期来得早晚，持续时间长短各不相同。

前文已经讲到更年期的个体会出现一些生理和心理的变化。由于一些中年女性在这个时期会出现紧张、焦虑、敏感、多疑、絮叨多话、无故发火等心理变化加上一些自主神经系统功能紊乱的症状，家人常会发现与之相处比较困难。

面对更年期，当事人需要了解更年期的常见表现，做到自己对自己的状态心里有数，然后，在出现更年期的症状时才会在心理上有所准备。另外，还需要认识到更年期是每个人必经的过程，虽然对于某些个体需要一些药物方面的干预，但是并不属于疾病的范畴。所以，在出现更年期症状时不要害怕，它是人生的一个必经阶段，调整自己的心态坦然面对，有利于顺利度过。

除此之外，更年期的个体还需要增加与家人和朋友的沟通，让他们了解自己的状态，同时也要积极地调适自己的情绪和行为。不能把更年期当成一个借口，任由自己的性子走，要求别人迁就自己。这样反而不利于顺利度过更年期。

更年期的个体需要多增加一些休闲活动以及与同龄人的交流。多参加一些户外的集体活动，可以分散对自身感受的注意力。在与大自然的交流中，可以愉悦身心。在活动中通过与其他同龄人的交流，也可以获得社会支持，比如看到别人跟自己有过同样的经历，会大大减轻认为自己患病的灾难感。而且通过了解别人是怎样度过这一时期的，也可以获得经验上的支持和帮助，减轻迷茫和无助感，进而减轻因更年期带来的焦虑和紧张情绪。

(三)婚姻关系的演变

社会学家将婚后的夫妻关系分为以下几个时期:热烈期、矛盾期、移情期、深沉期。热烈期指的是新婚之后的那段时期,表现为夫妻之间强烈的爱慕和依恋。随着夫妻之间生活时间的延长,彼此的缺点日益显露,夫妻之间开始出现各种各样的小摩擦,这些小摩擦如果处理不好会酿成大矛盾,甚至婚姻危机。对于大多数夫妻,这两个阶段都不在中年期。移情期指的是孩子出生以后,夫妻双方都会把注意力转向孩子。夫妻之间的生活变得不再浪漫。深沉期指的是孩子长大以后,夫妻之间的注意力又开始转向了彼此身上,夫妻之间的依恋和亲近再一次显现出来。中年期要经历的多是移情期和深沉期。而在这两个阶段,往往是婚姻出现危机最多的时期。有些人会面临第三者插足的情况,面临是否要把婚姻进行下去的选择,面临离婚,还有些人会面临丧偶。夫妻关系的改变尤其是危机的出现会给中年个体带来巨大的心理压力。有些人会因此罹患抑郁症、焦虑症等心理障碍,或者原有的躯体疾病的加重。

三、如何保持中年期的心理卫生

(1)正确面对中年期的生理和心理变化,明确此期为多事之秋,需要面临各种压力和挑战。

(2)中年人由于体力日益下降,更需要建立规律的作息,保证良好的身体状态,来应对各种各样的压力。

(3)如上文所述,中年期要面对各种各样的压力,而且这些压力都是中年人不得不自己面对的,因此经常的和及时的减压尤为重要。减压的方法包括定期休假、积极地寻求社会支持、学会拒绝,不做自己力不能及的事情等。否则很容易出现工作倦怠的情况,罹患各种心身疾病和心理障碍。

(4)必要时一定要向心理卫生工作的专业人员寻求帮助。

(王　兴)

第六节　老年期心理卫生

更年期之后就是老年期了,一般来说,老年期从60岁开始,据报道,我国60岁以上的老年人已经超过1.2亿,是世界老年人口最多的一个国家。我国的一些大城市已经进入老龄化社会,关注老年人的心理健康已经成为一个不可回避的课题。

一、老年期的生理心理特点

(一)老年期的生理特点

老年期的生理功能开始走向衰退。很多老人开始慨叹:"老喽,不服不行了。""现在总觉得睡觉不解乏了,吃饭不如以前多了。"

进入老年期,首先开始面露老态,面部皱纹增多,出现棕褐色老年斑;毛发开始稀疏、两鬓斑白。步态上,表现为步履蹒跚、腿脚开始不太灵活。体形方面,由于椎间盘的萎缩、脊柱和下肢弯曲等,老年人的身高开始降低、甚至出现躯干弯曲、驼背。

除了外观上的老态之外,身体各系统、器官、组织和细胞会发生程度不一的器质性改变或功能衰退。细胞的数量开始减少,基础代谢量降低,储备能力降低,从病理学的角度来看,发生了各种病理学的改变。组织器官的重量开始减轻,并出现萎缩。70 岁老人的肺和肾的细胞数量相当于 20 岁年轻人的 60%。老年人的脾和淋巴结的重量相当于中年人的一半。

其中心、肾、肺等重要器官的储备能力明显下降。老年人的心肌纤维开始萎缩,心瓣膜变厚并硬化,弹性降低,因此老年人的心脏收缩力量减弱,心跳频率减慢,每搏输出量减少,因此供血功能明显下降。相应地,各器官均会出现供血相对不足的情况。呼吸系统功能的下降主要表现在肺泡的弹性降低、肺活量下降。消化系统的变化包括味觉减退、唾液分泌减少、胃液分泌减少、胃酸偏低等,因此消化能力明显减弱,容易出现消化不良。运动系统的改变是肌纤维变细、弹性降低、收缩能力相应减弱,因此老年人不能耐受长时间的运动。

随着生理功能的减退,会逐渐出现内环境稳定性的失调,这时,原本健康的老年人会出现适应能力减弱、免疫力下降,因此很容易出现水土不服、并容易罹患某些传染性疾病、代谢紊乱性疾病、恶性肿瘤等。而已经患有慢性病的老年人会出现原有疾病的病情恶化,或者在本来身体状况不好的情况下更容易患上新的疾病。

随着机体的衰老,体力逐渐减退,老年人往往动作迟缓、反应迟钝,行动多有不便,自理能力降低。这段时期,很容易出现意外事故,如老年人容易摔跤、跌伤等。

(二)老年期的心理特点

因大脑中枢和周围神经系统发生变化,脑细胞减少、脑组织萎缩、容积缩小,脑血流量比青壮年期减少五分之一,脑功能下降、可以发生一系列心理上的改变。

认知方面的改变:①记忆能力下降,表现为近记忆保持效果差、近事易遗忘,但远期记忆保持效果好,对往事的回忆准确而生动;机械记忆能力下降,速记、强记困难,但有意记忆是主导,在理解性、逻辑性记忆方面并不逊色;②智力改变,表现为流体智力下降,晶体智力相对容易保持,甚至会有所发展。

老年人的情绪也会发生改变,进入老年期,个体对外界事物,对他人的情感日见淡漠,缺乏兴趣,不易被环境激发热情;相对于中年期比较沉稳、深刻的情绪特点来说,老年人的情感变得不太稳定,易激怒,难自制,负性情绪占优势,经常产生抑制,疑病,孤独感,空虚感和对死亡的恐惧心理。

进入老年期,个体的性格会发生一些改变,表现为爱回忆往事,常惋惜无法挽回过去的美好情景,对过去的成就唠叨不休。少数有成就者变得傲慢自尊,难以倾听逆耳良言。老年人往往变得以自我为中心,固执己见,办事刻板;越老的老年人,越像老小孩,家人往往会发现有时候需要像对待小孩一样来对待他;进入老年后两性出现同化趋势,男性爱唠叨变得女性化,女性变得更爱唠叨。

二、老年期常见的心理问题与对策

(一)孤独感

老年人从工作岗位上退下来后,生活的主要内容从紧张的工作状态转为自由松散的休闲状态,与之相伴的是与工作有关的人际关系的疏远,同时伴随着子女离家、亲友来往减少、门庭冷落、信息不灵等变化,老年人很容易出现失落感、孤独感、无用感。

为了克服孤独感带来的伤害,老年人首先要认识到孤独带来的危害,认识到孤独与封闭常会加快老化的过程,因此要在退休之后调整自己的生活方式,有意识地结交一些新的朋友,恢复以前的兴趣和爱好，尽量让自己的生活变得丰富多彩；退休后应尽可能根据自己的情况做些与原专业有关的事情或工作，尽量保持与社会的联系，这样做可以让自己比较缓和地从工作中退下来，给自己缓冲的时间，减轻突然离开工作之后的失落感；养只宠物，各种各样的宠物可以使老年人获得心理安慰。活灵活现的宠物，可以有效地为老年人驱走孤独感。同时，精心地照顾小动物可以占用老年人大部分的时间和精力，丰富其生活的内容，还可以驱走空巢阶段的寂寞。从某种意义上来说，宠物是成年儿女的替代。变成老年人情感倾注的对象，使其重新拥有了牵挂和寄托。

（二）恐惧心理

进入老年期，也就意味着已经接近人生的终点了。老年期最大的恐惧是对死亡的恐惧。对死亡的恐惧可以变成老年人沉重的心理负担。有些人会因此而紧张、焦虑、失眠，甚至出现抑郁的情绪。面对死亡，每个人都会产生恐惧的心理。那么如何面对恐惧心理呢？首先要认识到死亡是每个人都需要面对的生理过程。生老病死乃人之常事。与其对其充满恐惧，不如好好地享受活着的生活。其次，要认识到死亡的恐惧是每个人都会有的。事实上，死亡是不是真的很痛苦，我们每个人都不知道，因为没有一个死者可以告诉我们他们的感受。对死亡的恐惧其实是生者的，从某种意义上来说，这种恐惧不全是针对死亡本身的，更多的原因是死亡之后，所有关于人生的美好记忆都会随之消失，享受人生的所有可能性也会随之消失。那是一种想继续体验人生而不能够再继续的无力感和无能感。有些患有不明疾病的人曾经做过这样的表达："哪怕是告诉我得了癌症都比我现在不知道自己得了什么病好，那样的话，至少我知道自己还能活几天。"所以，对死亡的恐惧，更多的是对未知的恐惧，对于美好的东西即将丧失的痛苦。为了回避这种痛苦，我们尽量避免谈及死亡，一定要谈到时，我们会选择一些好听的词语来表达，比如"去世""与世长辞""升天""入土"或"老了"。从心理学的角度来看，这些说法其实是对死亡的一种否认。许多宗教组织的哀悼仪式都强调同天国或灵魂王国里的死者继续保持接触，以减轻人们失去亲人的痛苦。美洲人对待死亡的方式是在更大程度上否认丧失亲人是无可挽回的，这种否认有助于减轻死亡所引起的恐惧。实际上，随着年龄的增长，各种疾病的增加，人们对死亡的恐惧少于通常的设想。对濒死患者的一项研究表明，在超过 60 岁的人当中有不到 1/3 的人感到非常恐惧，而 50 岁以下的人当中有 2/3 感到恐惧。对于那些长期患病或者由于病痛而很痛苦地活着的人来说，死亡实际上是一种解脱。所以，从某种意义上来说，安乐死对于那些痛苦地活着，而这种痛苦又无法解决的人来说是很人道的。

曾经有人描述过将死的感觉，著名医师威廉·洪特在病危时说："如果我还有足够的力气拿起笔来，我会写下死亡是多么轻松舒适。"

所以，从某种意义上来说，或许，对死亡的恐惧是更多的是生者，而不是死者。对于生者而言，面对亲人的痛苦而无能为力，面对即将与亲人的诀别而无能为力的感觉是相当可怕的，这种痛苦使人产生了极大的恐惧感。

为了克服死亡恐惧，建议老年人树立一个人生态度，活在当下。认真过好每一天，不管明天怎么样。实际上，过好了今天，明天也一样会好。即使明天就要面对生命的终结，也将不会遗憾。因为，死亡是一个无法抗拒的过程，但是过好每一天是我们可以控制的。

（三）不服老

老年期各项生理功能的衰退会给老年人的生活带来各种不便。这一点对于很多老年人来说是很不能接受的。这种不接受表现在坚持做以前年轻的时候做的事情、按照以前的生活规律来生活、遇到困难拒绝接受子女的帮助。然而随着衰老和身心功能减退，老年躯体疾病的发病率很高。高血压占老年人的一半左右,其他尚有冠心病、脑动脉硬化、糖尿病、老年慢性支气管炎、前列腺疾病、骨关节退行性病变和癌症等。老年人由于行动不便,以及认知方面的衰退,生病就医过程中需要人照顾,然而有些老年人会因为不愿意接受这样的现实,另一方面不想给子女添负担而隐瞒自己生病的事实,或者在儿女知道以后依然拒绝接受帮助。然而,有些老年人会因为独自处理一些事情带来一些差错,由此带来的麻烦远远大于让儿女提前帮忙给他们带来的负担。

所以,老年人进入老年阶段之后,一定要面对这个现实,并采取相应的对策。应该鼓励老年人做其力所能及的事情,力所不能及的事情一定要及时寻求帮助。

三、如何保持老年期的心理卫生

(一)注意老年期的养生保健

老年人需要建立和保持有益于自己的生活方式,起居要符合自身的规律。要合理膳食,注意营养。饮食中要以高蛋白质、高维生素、高纤维素,低糖类、低胆固醇、低盐为原则。

注意适当运动。由于心脏收缩能力降低,且运动系统的肌纤维变细、弹性降低、收缩能力相应减弱,因此老年人不宜从事剧烈的运动。有些老年人为了强身健体,每天要求自己做各种各样的锻炼,从养生的角度来看是不可行的。老年人的锻炼要适度,要以散步、慢跑、太极拳等比较缓和的运动为主,而且要量力而行。

养生保健还包括积极地治疗现有的疾病,并预防一些老年期常见病。有些老年人因为各种各样的原因生病之后不想去医院,结果小病变成了大病,不仅治疗起来比较困难,还会给自己和家人的心理上造成重大的负担。

(二)要有意识地学习

俗话说,活到老学到老。学习一方面可以延缓脑的衰老,另一方面,通过学习获得知识可以丰富老年生活,减轻老而无用的感觉。老年人应该学习一些与老年人自身有关的知识,如老年生理学、老年心理学、老年保健学和老年行为学,通过了解这些知识,老年人可以更好地了解自己所处的年龄段会面临的一些生理心理问题,学会更科学地生活。根据自己的情况,在退休之后可以适当地寻找一些自己能够胜任的工作,并且学习一些与自己承担的社会职责有关的内容,这样做可以使老年人在退休之后依然能够体验到自己的价值。老年人还可以学习一些关于心理学和教育学方面的知识,这样有利于老年人与晚辈之间的沟通。

(三)注意与家人的沟通

营造和睦的家庭氛围。进入老年期后,对进入青壮年的子女,应适时改变自己在中年期对待他们的态度以及与他们沟通的方式,注意接受成年子女的合理建议。对自己进入老年期要有一个清醒的认识,了解自己进入老年期之后会发生的生理和心理变化,并对自己的情绪进行适当地调节,以保持愉快的情绪,维持良好的家庭成员之间的关系,乐享晚年。老年人的生活以家庭生活为主,因此良好的家庭环境对于保持老年人的心理健康起着相当重要的作用。

(四)注意与朋友的沟通和交流

前文提到过老年人会经常体验到年老带来的孤独感、无能感,以及各种不良情绪。与朋友的沟通和交流,可以及时地宣泄这些不良情绪,同时在沟通和交流的过程中获得理解和支持。

(五)丧偶的老年人要尽量避免寡居

人是社会化的动物。寡居尤其对于丧偶的老年人不利。因为老年人行动不便,日常起居都需要别人照顾,而且由于老年人对于情感的需要得不到满足,他们更容易体验到孤独感。所以,对于丧偶的老年人来讲，要尽量避免寡居。随着人类平均寿命的延长，老年人在老年期遇到这种问题的人越来越多，已经成为一个社会问题，需要全社会共同的关注。儿女们能做的是尽量将父、母接来与自己同住，或者鼓励老年人在丧偶之后重组家庭。

(六)确立生存与死亡的意义

有意识地迎接死亡的来临，只有对死亡有思想准备、不回避，必要时对死亡作出决断，才能从容不迫；只有对死赋予生的意义，才能不恐惧，更能珍惜时间、尽量完成尚未完成的心愿，安然平静地度过生命的终点，在有生之年做到老有所为、退而不休。

(七)年轻的孩子们要尽量抽出时间来与父母进行沟通和交流

老年人经历丰富，有很多的感悟和体会，很希望告诉自己的孩子。而年轻人可能会觉得老人比较唠叨，而不愿意认真地听他们说话。孝顺父母是我们中华民族的传统美德，许多年轻人觉得孝顺父母就是要给老人买好多好吃的，好穿的，当然，这也是表达孝心的一种方式。然而，老年人在老了以后，对物质生活的欲求可能远不及精神需要，有时候他们真正需要的可能只是一双耳朵。

(王　兴)

第七节　群体心理卫生

群体心理卫生的主要任务在于侧重研究对个体身心健康、人格完善经常发生重要影响的各类群体，着重探讨个体与这些群体在相互作用的过程中可能遇到的心理卫生课题。对每一个体的心理状况发生直接影响的群体，多属于结构比较严谨而且相对稳定的有形群体，包括家庭、学校、工作单位、社区等。

一、家庭心理卫生

家庭是社会群体的基本单位，承担着各种社会职能。最基本的职能是组织生活、繁衍生息，满足两性间生理和心理的需要。夫妻情感是否和谐、亲子关系是否融洽、家族成员关系是否协调，影响着每位成员的心身健康。

(一)夫妻关系

在现代社会的小型家庭中，夫妻关系的重要性正在逐步增加。从人格心理和精神分析的角度来看，夫妻关系对家庭成员的情绪满足程度有着重要的影响。根据国外最新统计资料，一个神经质或有精神障碍的人，其心理问题可以追溯到早年生活史，即早年生活中家庭成员之间存在不协调的关系。这种不协调往往不是指表面争吵，而是指内在的精神、情绪、性方面的不协调。心理学家认为，夫妻关系的稳定是夫妇精神健康、成功养育孩子的保障，是儿童成长与发展的基础。

心理学家路易斯·汤姆经长期研究，取证 2 500 对夫妻，通过因子分析抽取出以下 5 个条件作为幸福家庭婚姻的保证。

(1)双方感到“我”得到了最佳的配偶，而非凑合着过日子，这样夫妻间的摩擦、矛盾较少。

(2)夫妻双方发生意见对立时，会共同努力去修补，而不是仅仅一方做努力，即弥补关系是双向而非单向的行为，在这种情况下，大多数夫妻之间的意见对立能够消除。

(3)对婚姻生活(精神、性、情感、经济)的不满足基本上没有或相当少。

(4)在心理投射测定中,双方在潜意识的深处对选择配偶没有后悔感,如果再选一次的话,仍会选择对方。

(5)对自己婚姻各方面的满意度在平均值以上,无论在何种艰难情况下,都确信“我”的婚姻是幸福的或至少曾经是幸福的。

(二)亲子关系

亲子关系是指父母和子女之间发生的相互关系。亲子关系是家庭心理卫生的重要方面。个人在家庭生活中所获得的经验及所受的教育对个体人格的发展最具影响力。研究表明,影响子女心理卫生的家庭因素有:

1.家庭不和睦

家庭中有父母死亡、离异、分居,父母不和,家庭成员中有违法乱纪行为或心身缺陷,以及子女长期与父母分离等,这些往往会使孩子失去亲情的温暖,或承受过多的负担、痛苦和情感伤害,易导致孩子的人格失调及人际关系的不良,从而阻碍孩子的身心发展。不良的家庭背景因素往往是造成儿童、青少年心理障碍、行为不良的高危险因素。

2.教育方式

父母是孩子的第一任教师,父母不当的教育方式往往会带来不良影响,比如对孩子过分的唠叨,会使孩子脆弱、骄傲,自我中心,过分依赖;过分严厉,会使孩子怯懦胆小,自卑或充满怨恨,有时会将这种不满以反抗的形式表现出来,自我放任,自暴自弃,自甘堕落。许多研究表明,在青少年犯罪、儿童的学习困难等心理行为方面均与父母的教育方式不当有关。

3.家庭背景

家庭背景主要包括家庭气氛、职业、经济与社会地位乃至家庭住宅环境等。一般来说,家庭经济情况良好,则孩子的需求容易得到满足,生活有安全感,在同伴中有相当的地位;但也可能养成骄奢的习惯,缺乏意志力。出身清贫的孩子,在人群中易产生自卑、胆怯的心理,但也有助于养成进取心和吃苦耐劳的精神。相对而言,经济富裕或贫寒家庭中的孩子比中层家庭中的孩子有更多的心理行为上的问题。家庭的气氛与子女的行为表现密切相关,研究认为,行为问题较少的家庭,更为融洽、和谐,能顺应各方,且家人间能进行双向多向的沟通和交流。家庭内外的住宅环境对孩子的行为也有影响。家庭住宅狭窄,缺少同龄儿童,会影响孩子的学习、活动以及人际交往,易导致心理闭塞、烦躁不安。不良的家庭社区环境,会使孩子潜移默化染上不良习气而导致不良行为的出现。

4.代际冲突

代际冲突又名代沟,是父母与子女之间有价值观、生活态度、情感活动、行为方式等诸方面存在着差异而发生的矛盾冲突。在家庭生活中,父母与子女、子女及与下一代子女之间由于各自生长的社会环境的不同和社会文化的发展,必然会对许多事物的认识态度方面产生矛盾冲突,进而影响家庭气氛。而差距形成后双方的交流机会减少,原来的距离会拉得更大,这种代沟因不同的时间、空间,不同的人和事而有差异,但是并非不可逾越。因此,在家庭心理卫生中要注意研究如何进一步增强代际交流,以缩小代沟,彼此适应,相互接纳。

二、学校心理卫生

学校是一个特定的社会群体,学校生活是人生极为重要的一个阶段。学校是形成健康心理,培养健全人格的主要场所。

学校心理卫生工作的目的是对学生的学习、心理、人格、适应和社会性发展等进行指导和援助。这种指导和援助主要是以心理辅导或咨询的方式来介入，可以划分为三个层次。这里所用的“介入”，意思是指一种积极的心理援助，或者对学生的心理问题进行积极地干预，使他们在学校教育的正常轨道上发展。

(一)第一层次，发展性心理辅导

对学生开展心理卫生工作，提高全体学生的心理素质。主要包括教育性开发、心理辅导，比如学校生活指导、适应指导、学习方法的指导、班级中的人际关系处理，以及如何成为一个受欢迎的学生的指导等。

(二)第二层次，预防性心理辅导

面对部分在学习、心理及生活上有潜在的或可能发生不适应问题或刚冒出问题苗头的学生，辅导的方法主要是培养学习的兴趣，进行游戏疗法、松弛疗法等。

(三)第三层次，治疗性心理辅导

面对在心理、学习、社会适应方面产生重大问题或不正常状态，或性格出现偏差，因而非常需要心理指导的特定学生，他们的表现多种多样，如学校恐怖症、逃学、缄默症、孤独、自闭、暴力、偷窃、说谎、离家出走等，主要的工作是针对特定学生的心理障碍或精神卫生问题采取适当的矫治方法(表 15-1)。

表 15-1 三个层次介入的作用与主要内容

介入层次	作用	主要内容	负责人
第一层次	发展性辅导	教育资源的开发； 研究素质教育：如何在素质教育中进行心理保健 入学指导：学校生活适应等	校长、全体教师
第二层次	预防性辅导	对学习、生活上可能有问题的学生进行心理适应性分析，进行学习能力基础训练、学习方法指导等	班主任、心理辅导教师
第三层次	治疗性辅导	对心理、学习等已经产生问题的学生进行心理测量，弄清其问题产生的原因、问题的严重程度等，并对其进行辅导、行为矫治等	心理咨询老师、特定专业人员

以上三个层次具有相辅相成的辩证关系。如果忽视第一层次的辅导，会使第二层次的特殊学生增加；忽视第二、第三层次的辅导，将使有问题或心理障碍的学生范围扩大，影响到全体学生的发展。三个层次之间的心理辅导必须有机地结合。

在对学生进行心理辅导的同时，还要对教师、家长进行心理援助和辅导，即实行统合型心理卫生教育。

三、职业生涯中的心理卫生

在职业生涯中，个人可以得到维持生活必需的经济报酬、得到社会归属的满足、通过努力工作表现才智、获得尊重和自我实现。但工作环境也是影响现代人身心健康的主要应激源。这主要是由于管理科学迅猛发展，使人力资源发挥了最大的作用，但同时职业压力也提高了。社会经济高速发展，服务业、运输业、电子通讯业、信息网络业等24小时运转，违反人们生理规律的工作领域不断扩大，致使人不分昼夜的工作。信息技术的发展对人的工作要求不断提高，要求做到高效率、高速度、高质量。在这种情况下，人的心理压力很大，很容易产生心理健康问题，事故和“过劳死”的危险率增大。而职业生涯中的最大压力源自工作中的人际关系。每个人都想干得出色，不想让上司的期待落空，并争取提薪升职。这样人与人之间相互的竞争感增强了，同时压力感也增强了，这就增加了心理疾病发生的危险性。这是由经济竞争的白热化所造成的。企业心理卫生的目的是将“工作机器人”、患“工作中毒症”的人转化为“社会的健全人”。

(一)职业压力

职业压力主要可分为职业环境、人际关系环境和家庭生活环境三大方面。

1.职业环境

(1)工作量：工作时间长短、有无加班加点、有无双休日等。

(2)工作的质：竞争的激烈程度、管理效率的高低、紧张感的强弱、责任感要求的高低、开展业务的困难度等。

2.人际关系环境

自己想做某件事，但由于人际关系不协调而使想做的事无法完成：上级和上司非常信任自己，也没有人际关系的摩擦、不协调，但上级对工作的要求在不断加码，不知不觉压力就加重了；对人际关系敏感的人，不想造成人际关系的恶化，或不想在业务谈判中失败，不想给工作单位添麻烦，无形中自我的压力就会加重；因为担心人际关系恶化而采取回避方式，即埋头到工作中去，这样易产生“工作中毒症”。上述问题的本质都是希望在职业环境中使人际关系和谐，希望自我得到企业管理者的高度评价和尊重，由此造成职业压力。

3.家庭环境

婚变、配偶或亲属患病、死亡，孩子有不良问题行为，经济状况恶性化(负债)，邻里的摩擦，上班路途太远、精力消耗大等。这些问题也容易造成精神上的急性压力症候群。

(二)矫治职业压力的措施

1.让个体具有抗压体验

让个体具有抗压体验，即在各种处境下，如何处理和克服困难及危机，认知可能面临的最坏情况，做最坏准备，以提高自我抗衡压力的心理水平。

2.培养抗压的技能

对各种困难、挫折能冷静地进行分析，探明原因，预测结果。

3.及时进行心理咨询

这需要完善社会、企业环境支援体制，主要包括情绪的支援，如共感、赞赏、激励；技术和物质的帮助，如钱财的支援；信息的提供，如专业知识、资料、培训等的提供；评价的支持，如承认、评估、及时反馈。

(付 琳)

第八节　社区心理卫生

一、社区心理卫生概念

社区有各种不同的解释，基本概念：居住在一个具体的地理范围，遵循相同规则，有相似的价值观、兴趣和需要的特定群体，如工厂、机关、学校、居民区、乡镇等。在社区内，人们相互交往，分享各种资源。

社区心理卫生是指卫生及有关部门向社区居民提供预防、医疗康复、健康教育等一系列心理卫生保健服务。

近年来，心理学家和精神卫生工作者非常重视社区精神文明和心理健康事业的开展，其中一个重要的原因是心理障碍或精神疾病是与社会文化生活的性质紧密联系在一起，是在社区生活中表现出来的。此外，公共卫生学、免疫学以及精神卫生宣传活动的开展都是以社区为基本单位的。

心理障碍者或精神病患者经入院治疗病情缓解，症状消除，最后，还是要回到自己所生活的社区，做进一步的静养、康复，这称为“社会的回归”。他们的回归及精神康复的程度如何，与他们在社区生活中是否适应有着密切的关系。社区生活既能使一个精神病患者康复，也能够制造出新的精神病患者来。此外，现代社会的精神卫生事业，并不是仅仅针对精神疾病患者，提高健康人的心理保健的质量，更是这一事业的重要组成部分。因此，随着现代社会的发展，社区对于人们的心理健康将会起到越来越大的作用。

二、社区心理卫生工作的特点

(一)社区中开展的是综合性的精神卫生服务

对社区中的精神病患者要介绍入院治疗；对人们的心理危机注重早期干预和介入，对可能出现心理障碍的人要进行定期的门诊治疗；同时开展广泛的心理咨询服务、心理健康教育活动(包括义务宣传活动)、医疗服务、调查研究、社区娱乐活动，开办老年大学等。

(二)强调一贯性和统一性

“一惯性”是指各种活动有一定的时序，长期进行；“统一性”是指各方协助，包括社区中的学校、医院、心理机构、司法机构等在心理健康事业上形成合力。

(三)以预防为主

对精神卫生工作者而言，预防重于治疗，要提高社区居民对心理健康的重视程度。

(四)吸收大多数居民参加

多听取意见，还要招募志愿者进行丰富多彩、居民喜闻乐见的宣传活动。

(五)遵循资源共享的原则

社区中的居民干部要促使生活在社区中的医师、护士、教师、律师、心理医师相互合作，让各种为身心健康服务的机构和人员献计献策，做到资源共享，共同合作，这样才能取得最大的成效。

三、社区心理健康的三级预防理论

社区心理健康教育的开展，要以预防精神卫生学的观点来实施，这已成为目前国际社会精神保健事业的共识。

（一）一级预防

一级预防是使社区中心理不健康现象或精神疾病的发生率降低，尽可能地消除产生心理障碍的环境因素，使社区中的居民不受疾病的危害。一级预防并不针对任何个人，它是在人们还没有请求帮助，或还没有被认为处在危险状态之下就进行的工作，一级预防又称初级预防，主要包括两个方面的工作：

1.生物学因素的咨询

（1）人口遗传学咨询：遗传只是给后代以患病的素质，而疾病本身并不直接遗传。如果精神障碍者的后代的生活环境不良，压力大，应听从专家劝告，避免在精神压力大的情况下结婚、生子，但最后应尊重个人的意愿决定，因为心理咨询仅是指导和劝告，并不代人做决定。此外，先天愚型、精神病是否会遗传给后代，可在胎儿出生前，对孕妇羊膜腔内的羊水进行测定，作出确切的诊断。

（2）胎儿、新生儿咨询：在有新生儿的家庭中，特别要注意对母亲育儿抑郁症的预防。如果母亲产生"产褥性抑郁症"（在做月子时产生）可能会把孩子抛弃或杀死。育儿抑郁症产生的主要原因：一是母亲在产后常会有一种抑郁状态，这是"生物学"因素所致；二是有的家庭养育孩子、与孩子进行情感交流的任务只有母亲一人承担，母亲从外界得到的援助及信息少，使其养育自信心丧失（一般在孩子长到两至三岁后这种情绪就会爆发）；三是母亲自己的人格不成熟，育儿的心理准备不足，导致精神和情绪的压力过重。

因此，要及时指导当事人到社区的"母婴保健所"进行母婴身心健康检查，建立母子身心健康记录手册；让当事人及时进行心理咨询，求得社区中专业的心理咨询医师和妇产科医师、护士的指导。

（3）其他方面的咨询：例如环境污染、食品污染对人的身心发展的影响等。

2.心理学因素的咨询

社区中家庭心理咨询，是保护社区中家庭结构的稳定，防止家庭结构的崩溃；社区文化和精神文明咨询，包括老年人孤独问题的心理咨询、老年痴呆症的咨询、对酒精依存和酒精中毒、药物滥用的咨询等。

（二）二级预防

二级预防指社区对居民心理障碍和精神疾病早期发现、早期治疗，使已经具有不适应症状的人缩短患病的时间，或防止症状的慢性发展。二级预防的对象是指那些"处于危险阶段"，但尚未形成确定症状的人们。一是早期进行心理健康诊断或定期进行身心健康的普查。二是早期介入，进行危机援助（又称求急援助）。也就是说，对已经发病但处于早期阶段的患者实施早期治疗，这样可避免症状的长期化、慢性化，避免急性抑郁症（青年主要由失恋引起）、急性错乱等。若发现问题，有关人员应及时向社区的卫生保健所通报，同时，督促当事人尽早入院检查，接受治疗，实施紧急住院措施。

对社区中原本就有情绪障碍、心理不适应问题的人更要早期介入，实施早期心理援助。精神障碍和精神分裂症产生前必然会出现情绪混乱期，一般持续两个月，这称为"情绪危机期"。在社区中，情绪危机的产生原因常常是：亲人死亡、下岗、无目标的跳槽、疾病、交通事故、受灾、遭抢劫、失窃、离婚……精神能量弱的人很可能导致内心世界不安定，并有自杀、社会性犯罪、行为异常等现象产生。援助的方法有提供信息、电话咨询、心理健康诊断等。

（三）三级预防

三级预防指使社区生活中有心理障碍、精神症状的人数量减少，并且为他们创造康复的生活环境，狭义地说，就是创建“无患者（指心理疾病）的健康小区”。三级预防的对象为精神疾病患者，主要致力于把不利情境的持久性与破坏性降至最低。

具体方法就是对出院的精神疾病患者和已稳定的心理疾病患者进行社区生活复归的训练。如患者出院后，为他们创造静养的空间，并教育周围的人不歧视、排斥他们，最好是让他们加入健康人的心理辅导团体，参加社会生活训练。有条件的地方，可建立社区生活复归体系。例如社区的精神卫生保健所定期开展检查、咨询和家庭访问活动，社区中专门设立福利院供老人、患者休养，组织出院患者到社区附近的福利工厂适当参加劳动，组织体育、文艺活动，定期开展团体心理辅导、心理健康教育宣传活动等。

（谢颂世）

第九节　心理保健

一、心理保健原则

（一）自我意识良好

自我意识良好的核心是自知和自爱。人贵有自知之明，但能做到自知是很难的。需要自我观察、自我认定、自我判断和自我评价。不能自知的人，不自量力，承担非力所能及的任务，不仅影响工作效果，而且可能由于过度疲劳和心理压力而罹患疾病。

自爱要比自知更难些。自爱是悦纳自己、爱惜自己、保护自己、重视身体健康、珍惜自己的品德和荣誉，以此取得别人的尊敬和友情，并能善于适应现实环境，力求事业的进展和自身的充分发展。自爱的反面是自暴自弃。

自尊、自信、自强、自制是自爱的内涵。自尊是人的基本动机之一。人的能力有大小、地位有高低、收入有多少，但作为一个社会人，在社会生活中和别人应居平等的状态，表现出不退缩，不畏惧，更不妄自菲薄。谦虚是美德，但谦而不卑方为适度。自卑就是对自己的不满意。严重的自卑，甚至可以发展为自疚、自责、自罪，持续下去会影响健康，罹患疾病，甚至失去生活信心。没有自信心的人是什么事情也干不成的。自己对自己的信任是以自知为基础的，以往成功的经验有助于强化自信。自强不息是立身之本，也是心理健康之本，人人都应力争自强。自制是指不但能控制自己的情绪，而且能根据自己的能力，做到有所作为和有所不为，能独立自主地做出决定，善于掌握和支配自己的行动。

自爱要以自知为基础，完全对自己“毫无了解”的人很少，但能真正完全了解自己的人也并不多。增进自知，培养自爱，非一朝一夕之功，尽管人随社会阅历而增添生活经验，如果没有明确的意识，自觉地进行培养，自知和自爱也难随岁月的增长而自然养成。

自知和自爱的实现原则：通过和别人比较来培养自制力，对自己做出正确的评价；尽力扩大生活领域，积累生活经验，在实践中检验自己的才能和品质；认真检讨自己的功过和得失，人没有十全十美，人人都有长处短处，但要认真分析和对待；调整“理想我”和“现实我”的差距，抱负是对自己成就的预想，可以成为一个人奋斗的目标和前进的动力。如果成就动机水平太低则不能充分发挥其潜力；成就动机水平过高，经过努力而不易完全实现，则会增添一个人的挫折感。因此，根据“现实我”对理想目标做出知觉的调整，对满足成就动机和个人心身健康都是有益的。

（二）社会适应良好

适应是个体为满足生存的需要而与环境发生的调节作用。或改造环境以适应个体的需要，或改造自身以适应环境的要求。

心理健康者能和客观环境保持良好的接触，在社会实践和生产实践过程中，从实际出发，对现实环境做客观观察并取得正确的认识，以便作正常、有效的适应。对生活中的人虽不能时时、事事都能顺利地解决他所遇到的问题，但是他所采用的方法应当是积极的。即使偶尔采取消极性的防卫措施，也不至于成为习惯性行为。

（三）人际关系良好

在人类社会生活中，良好的人际关系可以消除孤独感，获得安全感。心理卫生的原则是善于与人交往，乐于助人，在和别人相处时，持善意态度。

希望得到关心和注意，是人类基本动机之一，彼此相互关心能促进心理健康。

人与人之间需要信息的相互交流，在交谈中有三点对友谊的建立十分重要：真诚的鼓励和赞美；团结的愿望和善意的批评；尊重人格，不强加于人。

（四）积极的劳动实践

劳动是每个社会成员生存和发展的基本原则。通过劳动为社会做贡献，同时获得报酬，通过劳动维持心身健康。积极劳动也是心理卫生的原则。因为劳动可以促进个体的发展，人的大脑和各器官是在劳动中发展的，人的心理活动的发展也必须通过劳动实践；在劳动中加强了与现实的联系，便于把幻想转化为理想和计划，成为进行劳动的动力，在劳动中可以建立真正的友谊，良好的人际关系是健康的心理所必需的；劳动可以使人摆脱过分关注自己和消除不必要的忧虑；④劳动可以认识到自己存在的价值。

二、心理应对与心理平衡

人在遭受挫折后，挫折情境对人心理上的压力，会使人产生紧张，焦虑、不愉快的情绪体验，并导致心理、生理活动的不平衡状态，影响人的正常行为和活动能力。主体为减轻挫折造成的心理压力，常常有意无意地运用心理应对方式。因此，心理应对方式是指个体处在挫折、冲突的情绪紧张中或心理丧失平衡的情况下，用来应付这种情境，以求恢复心理平衡的一种心理适应性功能。

具体表现在：第一，减少情绪冲突；第二，从自身内在具有危险的冲动中保护自己；第三，减轻对失望的感受；第四，消除个人内在态度与外在现实之间的冲突；第五，缓和伤感和不良情绪的感受；第六，协助个体保持其充实感和价值观。

心理防卫机制的运用有两种作用：一种是积极的作用，它虽只能暂时减轻心理症状而不能解决根本问题，但使个体有更多时机寻找解决挫折的更为有效的方法。另一种是消极作用使个体依赖于防卫机制，逃避现实问题，而不能学会更有效地去解决问题。过分运用心理防卫机制甚至会表现为某种病态。

常见的心理应对有以下几种。

(一)合理化

“合理化”又称文饰作用,指个体的行为未达到要追求的目标,或不符合社会的价值标准时,为了减少和免除挫折而产生的焦虑与痛苦,保持自尊,而寻找种种理由或值得原谅的借口来替自己辩护,这种文过饰非的现象,便称为文饰作用。这些理由未必是真实的理由,而且在别人看来,往往是不合理的,但其本人却能以此说服自己,并感到心安理得。它类似于平常人们所说的“阿Q精神”。

在日常生活中,合理化是使用最多的一种心理防卫方式,它有多种变式,主要表现在四方面。

1.酸葡萄作用

在伊索寓言中,有一只狐狸看到一串串甜熟的葡萄,垂涎三尺,但因葡萄架过高无法触到,为了维护面子,它对旁边的动物说:“这葡萄是酸的,我才不想吃它呢!”酸葡萄作用,指个体在追求某一目标而失败时,为了避免自己内心的不安,常将目标贬低,以此安慰自己。例如,一个人很想吃到美味佳肴,但经济条件不允许,就说:“我最喜欢吃白菜、萝卜,最不喜欢吃鸡、鸭、鱼肉之类的东西了,一吃就倒胃口。”某人求爱遭到拒绝,为了维护自尊,会说:“她有什么了不起,我才不稀罕她呢!”

凡此种种,吃不着的葡萄就是酸的,得不到的东西就是坏的,达不到目标便是不喜欢达到或本来就没想达到等,诸如此类,均称为酸葡萄作用。其特点是为了掩饰自己的无能,而否定原先设定的目标。

2.甜柠檬作用

伊索寓言中还有一个故事:有只狐狸原想找些可口的食物,但没找到,只找到一只柠檬,这实在是一件不得已而为之的事,但它却说:“这柠檬是甜的,正是我想吃的。”

这种百般强调自己已得到的东西的好处,借此减轻内心失望与痛苦的心理,就被称为甜柠檬作用。例如,一个大学生极想报考研究生,但无奈功底不足,自知无法考上,便自我安慰道:大学学历也就够了,学历高未必好找工作;某人很想去旅游,但经济不允许,便对人说:“在电视里看风景,既省钱又省力。”

甜柠檬作用的特点,是淡化原先预定的目标与结果,夸大既得利益的好处,缩小或否定它的不足之处,以减轻达不到预定目的时的失望情绪。

3.推诿

推诿是将个人受挫的原因,归咎于自身以外的原因以摆脱内疚的适应方式。例,考试没考好,认为老师教得不好或题出得太难了;上班迟到了,推说手表有毛病,或是公共汽车不正点;字写得不好,抱怨笔不好用或自己没想好好写;应该完成的任务没有完成,推说“谋事在人,成事在天。”

4.援例

援例即引用某些事实为据,试图使自己不合理的行为合理化,不合法的行为合法化,以解脱面临的困境,减轻自己因过失而产生的内心焦虑和罪疚感。例如,上班迟到受到批评时,常常会为自己辩护说某人也常常迟到,他未受惩罚,因而,我也不应受惩罚。又如交通路口有人闯红灯,若被警察处罚时,他也会为自己辩护说是在看见别人闯红灯后他才闯的,别人没有受罚,他也不应该受罚等等。

援例的防卫方式，主要是把自己的行为同他人比较，进而强调别人既然可以这样做，他当然也可以这样做。至于别人的行为是否构成过失，则不去再作深究。

心理学的实验证明，文饰作用虽然只是一种表面化的处理方式，却可以马上带来精神上的解脱，产生暂时的心理平衡，以对抗舆论的压力。问题是仅仅停留在表面化的处理上是不够的，嘴上说得冠冕堂皇，心中仍不免耿耿于怀，更何况如果文饰作用成了一个人习惯化了的思维方式，就可能增长其惰性，成为进步的障碍，所以，真正的心理适应，还是要付出进一步的努力，力图使问题得到完全解决。

（二）升华

升华是弗洛伊德精神分析学说中的一个术语。指一些本能的冲动或欲望是意识所不能接受或不能容忍的，而且与社会道德规范或法律相违背，不能直接发泄出来，必须改头换面，以不同的方式来表现。也就是说，那些为社会所不能容忍的动机或欲望被加以改变，并以较高境界表现出来，以符合社会标准，保持内心的安静与平静，此即为升华作用。比如，歌德因失恋而写下了不朽名著《少年维持之烦恼》，孔子受到处置而著《春秋》都是升华的表现。在升华作用的防卫机制下，原来的动机冲突得到了宣泄，结果不但消除了因动机受挫而产生的焦虑，而且能使个人获得成功的满足。

（三）补偿

个体在所追求的目标受到挫折，或由于本身的某种缺陷而达不到既定目标时，以其他可能达到成功的活动或自己的特长来代替，从而弥补由失败而丧失的自尊心和自信心，称为补偿作用。它既可以是改变途径，也可以是变换目标，乃所谓"失之东隅，收之桑榆"，将个人的某种潜在力量予以充分发挥。

补偿行为在残疾人身上表现得尤为突出。人的某些部位或器官受到损伤而失去功能，身体的其他器官可以补偿这种功能，倘若再通过自己坚强的毅力和刻苦锻炼，就会使得没有手的人，脚可以练得像手一样灵活；失去听觉的人，触觉会异常敏感；双目失明的人，听觉会变得特别发达。张海迪身患高位截瘫，但意志顽强，攻克了外语关，翻译出版了外国小说，也显示了补偿的巨大作用。

补偿作用不只限于个体自身。有时自己的某种缺陷自知根本无法弥补时，也可能转向自己的亲人身上来求取补偿。例如，有些做父母的在年轻时由于种种原因未能接受高等教育，现已时过境迁，无法补偿，就全力培育自己的子女，期望自己的子女学有成就，能受到良好的高等教育，以此来弥补自己的不足。补偿作用在教育工作和企业事业的管理中，也有很大的意义。对子女，对学生，对职工，都需要"扬长避短"，使他们在生活中能够避免失败，获得成功。

补偿在个人对挫折的适应中，也可能有消极的一面。这往往发生在补偿不能适可而止的时候，由于过分补偿而导致心理活动的畸形。例如，一个其貌不扬、不受人注意的人物，也可能会以粗暴好斗、富于攻击性的随意恶作剧的方式来引起人们对他的注意和重视。这种消极的补偿是一种不仅于事无补，反而有害的活动。

（四）认同

认同又叫自居作用或表同作用。它是指把别人具有的、使自己感到羡慕的品质加在自己头上，或是将自己与所崇拜的人视为一体，以提高自己的信心、声望、地位，从而减轻挫折感。

认同作用有两种表现形式：一种是个体在现实生活中，无法获得成功或满足时，将自己比拟成为当代的或历史上获得成功的人物，模仿其衣着言行，或将自己比作幻想中的成功者，以幻想代替现实,陷入一种幻想的美好境界之中,从而在心理上分享成功者的愉快,消除挫折引起的苦闷、焦虑情绪。例如,有的人想当演员,但条件又够不上,于是就模仿某一明星的发型、姿态、手势、服装等,宛如自己也当上了大众所羡慕的明星一样;有的人很喜欢表白自己与某名人曾是同学、同事、同乡,或者很熟悉,似乎凭借这层关系,他人成功的光辉就能折射到自己身上。

认同的另一种表现形式是个体为迎合长辈或主管的欢心,以满足自己的某种需要,便在思想和行为上尽可能与其保持一致,模仿他们的所作所为,将自己与他们视为一体,处处事事顺从、认同,按照他们的思想、希望去行动。

在认同作用中,虽然多以个人为认同对象,但有时也以团体为认同对象。个人是团体的一员,团体的荣辱成败常常被视为个人的荣辱成败,外力给予团体的威胁也将被视为对个人的威胁。这种团体认同的心理作用,等于是使团体分担了个人因挫折而产生的焦虑,团体的名望也能增强自己的信心和自尊。例如,寒暑假期间,上了大学的原来中学的同学相聚时,大家都会赞誉和抬高自己所在学校的学术水平、教学环境等,其实就是在间接地赞誉和抬高自己。

由于认同作用的对象常常是被个体所崇拜的偶像,其所具有的个性特质,又常是自己所短缺的,所以,在一定范围内,认同作用不但无害,反而有助于个体优良品质的发展。

(五)投射

它与认同作用正相反,是把自己所不喜欢的,或不能接受的性格、态度、意念、欲望转移到外部世界或他人身上。即所谓"以小人之心度君子之腹。"

投射作用是客观存在的,又常常是无意识的。疑心邻居偷自己家里东西的人,总觉得邻居处处都像小偷的样子;一个对领导有成见的人,反而会到处散布说领导对他有成见。这些思想和行为,往往是在无意识中表现的,是一种将自己的坏的人格特质排除于自身之外,并加诸于其他人身上的潜意识倾向。

投射作用与文饰作用十分相近,两者都是以某种理由来掩饰个人的过失。所不同的是,文饰作用主要是找出理由为自己的过失辩护,而且多半都了解自己的缺点和过失。例如,由于自己不用功而考试失败了,却说老师教得不好,或出题太偏,评分不公正等。但在投射作用中,不仅否认自己有不为社会所认可的品质,反而将它加之于他人予以攻击。例如,自己作风不正派,反而猜测别人有不轨行为,或说是由别人引诱造成的。

(六)否定

否认不是把痛苦事件有目的地忘掉,而是把已发生的不愉快的事件加以否认,认为它根本没有发生过,以逃避心理上的刺激和痛苦。如亲人突然死亡,自己患了绝症,事业一败涂地,但根本不信此类事件的发生,这种心理应对是最低级原始的一种形式,如"掩耳盗铃""眼不见为净"。否认在一定程度上可以缓冲突然来临的打击,不致于过分震惊和过度悲痛,以避免精神崩溃,维持一时心理平衡,使心理上有所准备以接受痛苦的现实。

(七)退化

当人们遇到挫折时,放弃已经习得的成人方式而用早期幼稚的方式去应对处境和问题,或用以满足自己的欲望,谓之退化。晋升遇阻,大哭大闹如同小孩耍赖就是退化的典型例子。如有的患者曾受重伤或患重病而死里逃生,目前身体虽已复原,但患者用种种借口而不愿出院,虽生活能自理了,但仍依赖家人的照顾。这是因为患者经受巨大打击,不愿再去承担成人的责任,以免承担随之而来的恐惧与不安。退化现象在癔病性格人中常见。

（八）反向

反向又称“矫枉过正”现象。个体为了防止自认为不好的动机外露，采取与动机方向相反的行为，这种内在动机与外在行为不一致的现象，称为反向作用。它实际上也是对个人的冲动和欲望进行压抑的一种心理表现。

比如，一个女青年对某男青年有好感，但在和他见面时，反而采取冷淡的态度；凡是总爱在别人面前炫耀自己的人，恰恰反映了他内心有怕别人瞧不起的自卑感。人的某些行为如果过分的话，正表明他无意识中可能存在相反的欲望或动机，比如“此地无银三百两”“反客为主”等。

（九）幻想

遇到无力解决的问题时，却把自己置于一种脱离现实的想象的境界，企图以非现实的虚构方式来应对挫折或取得满足。幻想可暂时使人脱离挫折处境，偶尔为之，可缓冲紧张状态，但若完全依赖幻想来解决实际问题，则属异常。如一个大学生入学后学习成绩平平，他每天借助自己在中学所得到的各种荣誉来逃避现实。这种终日沉溺于幻境之中则属病态表现。

（十）压抑

压抑又称潜抑，是把不被社会所接纳的念头、情感等在尚未被觉察时压抑在潜意识层，或把痛苦的记忆主动忘掉、排除在记忆之外，从而免受动机冲突、紧张、焦虑而形成的心理压力。这是心理防卫机制中最基本的方式。但这些被压抑的东西并没有消失，而是在不知不觉地影响着人的心理和行为，如做梦、口误、笔误等，可能都是无意识的内容进入意识领域而引起的轻微、短暂的扰乱现象。

（十一）移置

移置是指通过转移对象来间接满足在原有对象身上无法或不便直接满足的欲念，以使心理获得平衡，如在外面受气就把气发泄到妻儿身上；找个“替罪羊”发一通火是这种心理防御机制的最常见表现。

（十二）幽默

幽默是一种成熟而有益于健康的心理防卫机制。人在受到挫折，处于尴尬的境地时，常以幽默化解困境，既无伤大雅，又可解除难堪的局面。例如，许多有经验的外交官都懂得在重要的场合灵活地以幽默应对，既渲染了气氛，又能及时地化干戈为玉帛。古时候，齐相晏子使楚，楚王侮其身材短小，另开小门相迎。晏子说：“这是狗洞，不是给人出入的。出使狗国，从狗洞进入，出使人国，还须从人门进入。”楚王只好开大门相迎。以幽默应对，既不受侮，又解除了困境。因此，这是一种较成功的高级适应方法。

采用心理防卫机制，虽不能从根本上真正消除人遭遇的心理挫折，但却是人们经常在有意无意地使用自我心理保护的方法，是人们在受到心理挫折和压力时所表现出来的一种心理状态和行为。在这个意义上，我们了解一个受挫折的人的这些心理状态和行为，就有助于施行心理治疗。某些消极色彩的应对（如退化、否认）在特定情况下可以避免压力太大、打击太重而导致精神崩溃，维持暂时的心理平衡以求得转机或使心理上有所准备，则具有积极意义。由于人格形成和社会化过程的复杂多样，人们的应对能力和应对方式常是不同的。良好的应对能力和适当的应对方式对心身健康的维护具有重要意义。

三、自我心理调节

要使心理健康，自我心理调节是关键。自我调节是通过自我意识来控制和调整自身的心理和行为。

自我控制与调节功能主要是自我意识对人格的发展和对情绪的作用。一个人只有对自己人格特征有比较清楚的认识，扬长避短，他的人格发展就置于自我意识的调节之下，才能做到自觉地、能动地指导自己人格的不断完善。

情绪和身心健康关系密切，任何情绪活动总伴随着生理、生化的变化，控制和调节情绪状态对心身健康影响很大。自我意识调节和控制情绪与对客观的认识评价和自我评价有关。学会善于掌握自我控制和调节情绪，适应社会发展，对维护身心健康至关重要。

（一）紧张适度、心身和谐

适当的紧张是健康生活所必需的。它不仅可使人们的生活富有节奏和情趣，而且能发挥自我潜能使心身达到最高效率状态，从而能获得较高级的心身和谐和健康人格结构。没有一定的紧迫感而松松垮垮是什么事情也干不成的。但是，持续的或超越个体负荷能力的紧张，既不利于健康，也不利于效率的持续高涨。有张有弛、有劳有逸、调节适度才能维持最佳的心身和谐状态。

（二）适当表现、疏导有方

控制情绪并非无限地压抑自己的情绪反应，持续的压抑也会导致心身障碍。喜怒哀乐乃人之常情。要使情绪能有适当表现，不过分、不过久，通过情绪表现来解脱和疏导。遇有烦恼时，找知心朋友倾吐积郁、发牢骚、诉委屈，即或不能得到什么有效的解决，但也可一吐为快，使心情平静下来。

（三）乐观开朗、风趣幽默

乐观的人一般都自我感觉良好，并能保持旺盛的生命力，从而心身健康、生活幸福、事业成功。悲观忧郁会降低个体的机体活力和免疫系统功能，导致寂寞感、抑郁症和心身疾病。乐观的态度是以科学的认识和正确的世界观、价值观、人生观为基础的，是以相信人类社会和生活不断进步为前提的。乐观的人习惯于从光明的一面看问题，对于生活和前途，充满希望和信心。乐观的人性格开朗，敢于面对现实、正视现实和接受现实的挑战，而不逃避、不畏缩，遇到挫折能采取有效的积极态度去应对，努力进取，永不失望。乐观的人能善于运用幽默应对挫折，丰富生活，缓解紧张，愉慰心身。

（王　兴）

参考文献

[1] 马辛，毛富强.精神病学[M].北京：北京大学医学出版社，2019.
[2] 陈德柔.临床抗精神病药物治疗[M].广州：暨南大学出版社，2020.
[3] 许冬梅.精神科护理风险评估手册[M].北京：中国医药科技出版社，2019.
[4] 胡林英.精神病学伦理学与法律研究[M].北京：中国社会科学出版社，2019.
[5] 李丽华.精神疾病康复学[M].杭州：浙江大学出版社，2021.
[6] 马存根，朱金富.医学心理学与精神病学[M].北京：人民卫生出版社，2019.
[7] 孙学礼.精神病学[M].北京：高等教育出版社，2020.
[8] 陆林，马辛.精神病学[M].北京：人民卫生出版社，2020.
[9] 刘勉，王一博.精神分裂症[M].北京：中国医药科技出版社，2019.
[10] 唐宏宇，方贻儒.精神病学[M].北京：人民卫生出版社，2020.
[11] 杨树旺，汤世明，李俊林.社区精神卫生理论与实践[M].武汉：武汉大学出版社，2019.
[12] 江开达，崔东红.精神分裂症精准医学临床诊疗指南[M].上海：上海交通大学出版社，2022.
[13] 彭洪兴，刘陈，赵亮.精神科常用药物手册[M].北京：中国医药科技出版社，2020.
[14] 赵冬梅.心理咨询原理与技术[M].北京：清华大学出版社，2021.
[15] 陈伟.精神心理疾病诊治基础与进展[M].长春：吉林科学技术出版社，2019.
[16] 唐宏宇，方贻儒.精神病学[M].北京：人民卫生出版社，2019.
[17] 林正华.精神病与心理卫生学[M].武汉：湖北科学技术出版社，2018.
[18] 于欣作.精神分裂症临床案例析评[M].北京：人民卫生出版社，2021.
[19] 唐建良，王志强，金卫东.抑郁障碍研究新进展[M].北京：中国发展出版社，2019.
[20] 曾干，欧阳国华，姚建华.新编神经系统与精神病学[M].天津：天津科学技术出版社，2018.
[21] 崔丽花.实用精神病护理指南[M].天津：天津科技翻译出版公司，2018.
[22] 王水轮，瞿胜，彭亮.精神疾病的诊断和治疗[M].长春：吉林科学技术出版社，2019.
[23] 纪爱建.临床常见精神病护理要点[M].武汉：湖北科学技术出版社，2018.
[24] 崔勇，许冬梅.精神障碍康复与护理[M].北京：中国医药科技出版社，2018.
[25] 武绍远.临床精神病与医学心理[M].北京：科学技术文献出版社，2019.
[26] 窦建军.简明精神药理学[M].北京：中医古籍出版社，2018.
[27] 刘显玲.精神疾病诊疗与药物应用[M].汕头：汕头大学出版社，2019.

[28] 霍大同.精神分析研究[M].北京:商务印书馆出版社,2019.
[29] 孙烨.实用精神科疾病诊疗学[M].长春:吉林科学技术出版社,2019.
[30] 刘小娟,田玉梅.精神心理疾病护理与康复[M].西安:陕西科学技术出版社,2018.
[31] 李娜.心理咨询理论与实践[M].成都:西南交通大学出版社,2021.
[32] 田博.现代精神疾病诊疗与心理卫生[M].北京:科学技术文献出版社,2019.
[33] 徐桂娟.常见精神障碍预防与治疗[M].沈阳:沈阳出版社,2018.
[34] 赵静波,马幸会.双相情感障碍[M].北京:中国医药科技出版社,2019.
[35] 唐云翔.心理咨询与治疗[M].上海:上海教育出版社,2021.
[36] 万发增,金晓忠.不同频次无抽搐电休克治疗难治性精神分裂症的临床效果及对 PANSS、TESS 评分的影响[J].临床医学研究与实践,2022,7(21):42-44.
[37] 岳佳.丁螺环酮联合帕罗西汀在焦虑症治疗中的效果观察[J].中国现代药物应用,2022,16(10):162-164.
[38] 罗炯,孙丛丛,潘伟刚,等.经颅交流电刺激联合抗抑郁药对抑郁发作的疗效及安全性[J].首都医科大学学报,2022,43(02):244-248.
[39] 阎婧.聚焦解决模式在焦虑症住院患者心理护理中的临床应用效果[J].中国医药指南,2022,20(14):127-129.
[40] 陈爱群,陈元林,蔡美香.碳酸锂联合阿立哌唑治疗双相情感障碍的效果[J].医学理论与实践,2022,35(14):2397-2399.